人工智能在口腔领域的应用
Artificial Intelligence in Dentistry

原　著　Kaan Orhan　Rohan Jagtap

主　译　金作林　翟广涛　牛丽娜

副主译　马艳宁　牛茜楠　文　艺

译　者　（以姓氏笔画为序）

马艳宁　王琰琪　　牛丽娜　牛茜楠　文　艺　叶宇佳

刘旭琳　祁祎喆　　许嘉宁　孙心玥　张　旭　张明欣

张浩霖　张羽博翰　陈　欣　金作林　贺娇娇　贾　隽

郭长刚　唐金侨　　强茹月　翟广涛　樊辛悦

人民卫生出版社

·北　京·

Editors
Kaan Orhan
Faculty of Dentistry
Ankara University
Ankara, Türkiye

Rohan Jagtap
School of Dentistry
University of Mississippi Medical Center
Jackson, MS, USA

First published in English under the title
Artificial Intelligence in Dentistry, by Kaan Orhan, Rohan Jagtap
Copyright © Kaan Orhan, Rohan Jagtap, 2023
This edition has been translated and published under licence from Springer Nature Switzerland AG.

图书在版编目（CIP）数据

人工智能在口腔领域的应用 /（土）卡安·奥尔汗
（Kaan Orhan），（美）罗汉·贾格塔普（Rohan Jagtap）
原著；金作林，翟广涛，牛丽娜主译. -- 北京：人民
卫生出版社，2025.5. -- ISBN 978-7-117-38012-6

Ⅰ. R78-39

中国国家版本馆 CIP 数据核字第 2025KH9312 号

人卫智网	**www.ipmph.com**	医学教育、学术、考试、健康，
		购书智慧智能综合服务平台
人卫官网	**www.pmph.com**	人卫官方资讯发布平台

图字：01-2024-4851 号

人工智能在口腔领域的应用
Rengong Zhineng Zai Kouqiang Lingyu De Yingyong

主　　译：金作林　翟广涛　牛丽娜
出版发行：人民卫生出版社（中继线 010-59780011）
地　　址：北京市朝阳区潘家园南里 19 号
邮　　编：100021
E - mail：pmph @ pmph.com
购书热线：010-59787592　010-59787584　010-65264830
印　　刷：人卫印务（北京）有限公司
经　　销：新华书店
开　　本：710×1000　1/16　　印张：20
字　　数：381 千字
版　　次：2025 年 5 月第 1 版
印　　次：2025 年 8 月第 1 次印刷
标准书号：ISBN 978-7-117-38012-6
定　　价：259.00 元

打击盗版举报电话：010-59787491　　E-mail：WQ @ pmph.com
质量问题联系电话：010-59787234　　E-mail：zhiliang @ pmph.com
数字融合服务电话：4001118166　　E-mail：zengzhi @ pmph.com

主译简介

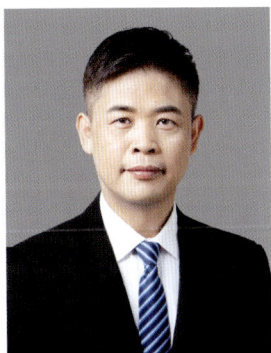

金作林，空军军医大学（第四军医大学）口腔医学院正畸科教授、主任医师，博士研究生导师。现任口颌系统重建与再生全国重点实验室 PI、第八届中华口腔医学会口腔正畸专业委员会（COS）主任委员，中华口腔医学会理事，《中华口腔正畸学杂志》副主编，国家级规划教材《口腔正畸学（第 8 版）》副主编，中国科协科技人才奖项评审专家，陕西省科技奖励评审专家，第二届陕西省口腔正畸专业委员会主任委员。主要研究方向为隐形矫治生物力学研究及口腔正畸与人工智能。负责国家自然科学基金 4 项，陕西省科技等项目 20 项，发表论文 146 篇，SCI 收录 41 篇，主编著作 3 部，主译论著 3 部，专利 6 项。获得国家科学技术进步奖二等奖，军队医疗成果奖二等奖，陕西省科学技术进步奖二等奖，陕西省教育厅科技进步奖一等奖，中国整形美容协会科学技术奖二等奖，陕西省一流课程，陕西省教学成果奖一等奖。

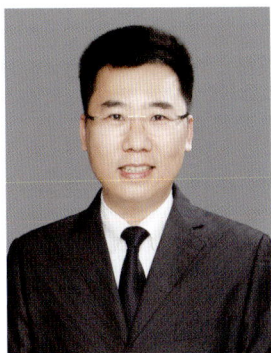

翟广涛，上海交通大学电子信息与电气工程学院教授，国家自然科学基金杰出青年基金获得者，多年从事多媒体智能相关研究，近年来发表国际期刊和会议论文 500 余篇，入选 Elsevier "中国高被引学者" 及科睿唯安 "全球高被引科学家"，获得 IEEE 多媒体汇刊最佳论文奖等国际奖励 20 余项。以第一完成人获得中国电子学会自然科学奖一等奖、技术发明奖一等奖及中国图象图形学学会技术发明奖一等奖，主持国家自然科学基金重点项目、国家重点研发计划等项目。任 Elsevier 期刊 *Displays* 主编、《中国科学：信息科学》编委、上海市图像图形学学会理事长。

3

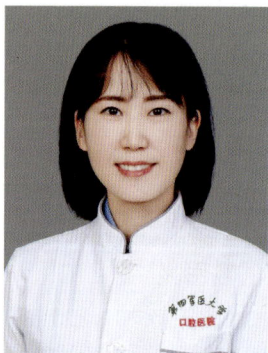

牛丽娜，教授、主任医师，博士研究生导师，教育部青年长江学者、国家自然科学基金杰出青年项目、优秀青年项目获得者。现任空军军医大学口腔医院院长、陕西省口腔医学会副会长、中华口腔医学会口腔医学教育专业委员会副主任委员、口腔修复学专业委员会常务委员。主要从事口腔颅颌面组织缺损修复的医教研工作。先后主持国家自然科学基金杰出青年项目、青年 863 计划项目等 20 余项基金。以第一作者或通信作者身份在 *Nature Materials* 等国际著名期刊发表英文论文 120 余篇。授权国际发明专利 2 项，国家专利 15 项。获教育部科学技术进步奖一等奖等省部级一等奖 3 项。

序

人工智能的兴起和应用对各行各业的发展均产生了巨大的冲击。它的出现给口腔医学领域带来了新的机遇与挑战，智能化口腔将会给患者带来更加精准便利的医疗服务，使优质医疗资源服务更多的患者。面对人工智能这一新概念新技术，口腔医生应先从根源出发，掌握其基础概念，理解医学各领域所涉及的人工智能技术，与此同时，要迎接新的挑战，丰富个人知识储备，提高数字化、数智化医疗的能力与素质。

本书从人工智能的基本知识出发，深入浅出地介绍人工智能的基本原理、应用领域及未来的发展方向。尤其在口腔医学领域。例如，牙体根管治疗、口腔修复学中的人工智能，极大地提高了口腔医生技能操作，使种植体的植入、口腔外科和牙周病学的诊断、治疗方法的选择更为高效；人工智能在口腔正畸学、口腔黏膜病变、阻塞性睡眠呼吸暂停、颞下颌关节病中的应用，同样高效准确地辅助口腔医生对患者进行检查、诊断和治疗。本书基于机器学习、深度学习和人工神经网络的机器学习应用研究，探索了人工智能在口腔医学中的技术和应用。

期待本书可以使更多的口腔医生受益，更好地将人工智能技术应用于口腔医学的各个领域，从而不断推动口腔医学人工智能化革新。希望本书的引进和出版也可以为所有口腔医生和口腔医学生提供参考，帮助他们掌握人工智能的口腔医学应用知识，从而更好地进行临床工作。

感谢人民卫生出版社在本书翻译工作中给予的帮助和支持，感谢所有翻译人员的付出。由于中外术语差异，中文版难免存在不足之处，在此恳请各位同仁批评指正，以进一步提高本书的质量，衷心感谢！

金作林

2025 年 5 月 8 日

目　录

第1章

人工智能导论

Kaan Orhan, Rohan Jagtap 著

一、人工智能的定义

人工智能（Artificial Intelligence，AI）是一个快速发展的计算机科学领域，旨在创造出一种智能机器，来执行只有人类智能才能完成的任务。这些任务包括语音识别、制定决策、解决难题、玩游戏，以及语言翻译。人工智能系统旨在模仿人类的认知和行为，以使其发展成为能够自动执行复杂和重复性任务的强大工具。

人工智能有两大类：狭义/弱人工智能和广义/强人工智能。狭义人工智能旨在执行单一任务，如下棋或语音识别，已被广泛应用于金融、医疗保健和零售等各行各业。广义人工智能有潜力完成人类能够完成的任何智力任务，但目前仍处于早期发展阶段。

人工智能技术是由算法驱动的，算法由指导计算机行动的指令集组成。人工智能中使用最广泛的算法包括决策树、神经网络和深度学习算法。决策树用于决策，神经网络用于模式识别，深度学习算法则用于图像和语音识别等任务。

机器学习是人工智能的一个子集，它使计算机能够从数据中学习，并随着时间的推移不断提高性能。在没有明确编程的情况下，利用算法分析庞大的数据集、识别模式、做出预测或决策。深度学习是机器学习的另一个子集，它利用深度神经网络处理和分析大型数据集，使计算机能够识别复杂的模式并执行复杂的任务。

自然语言处理（Natural Language Processing，NLP）是人工智能的重要领域之一，其核心是教会计算机理解和处理人类语言。它可以执行包括语音识别、情感分析和语言翻译等任务，广泛应用于虚拟助理和客户服务聊天机器人。

人工智能的另一个重要领域是计算机视觉，专注于指导计算机识别和理解图像和视频。这项技术可用于物体识别、图像分类，甚至自动驾驶汽车。

同样，机器人学也是人工智能的重要领域之一，包括设计和制造机器人，用来执行只有人类智能才能完成的任务。这些机器人可以通过编程来执行制造和

1

物流等行业的活动,将重复性任务自动化,并提高整体效率。

人工智能有可能彻底改变我们的生活和工作方式,它已经在众多行业中产生了深远的影响。然而,与任何技术一样,人工智能也会引发伦理和社会问题,包括裁员、隐私和决策中的偏见等问题。随着人工智能领域的不断进步和成熟,研究人员、决策者和公众必须认真考虑这些问题,并培养出负责任的人工智能。

二、人工智能如何工作

人工智能(AI)一词是指创建的计算机系统,用来执行只有人类智能才能完成的任务,如语音识别、视觉感知、决策和语言翻译。人工智能程序可以从数据中学习、辨别模式并得出结论或进行预测。人工智能有以下多种形式。

机器学习,主要是教授算法,使用数据进行预测或判断。根据所要解决的问题类型,机器学习算法可以是监督式、无监督式或半监督式。

人工神经网络,被用于深度学习,旨在模仿人脑的结构和运作。由这些网络驱动的深度学习算法已成功应用于图像识别等任务。

自然语言处理(NLP)旨在为计算机提供理解和分析人类语言的能力。NLP算法可以处理各种任务,包括机器翻译、情感分析和文本分类。

机器人学专注于开发机器人来执行通常需要人类智能才能完成的活动。为了创造能与真实环境互动的机器人,机器人学将人工智能与计算机视觉和机械工程等其他技术相结合。

计算机视觉旨在使机器能够理解和分析来自外部世界的视觉数据,包括图像和视频。计算机视觉算法可用于各种任务,如物体检测、场景理解和图像识别。

疾病传播和资源分配预测建模的案例包括使用机器学习算法创建的预测病毒传播的模型,这些模型使医疗保健系统能够更有效地分配资源,并为潜在的疾病暴发做好准备。例如,已开发出的预测模型被用来估算治疗所需的病床和重症监护室的数量。

此外,机器学习和人工智能在快速准确地追踪病毒感染病例方面也很有潜力。这些技术有助于确定热点地区和潜在疫情。例如,机器学习算法分析来自新闻报道、社交媒体和官方健康报告等各种来源的数据,用以识别潜在的疫情暴发并监控病毒的传播。

机器学习算法已被用于快速准确地分析放射扫描数据和其他影像数据。

利用人工智能辅助技术还可以进行药物研发和再利用。机器学习和人工智能已被用于识别潜在药物和重新利用现有药物进行治疗。例如,已开发出一些算法来分析庞大的化合物数据集,以确定具有潜在抗病毒特性的化合物,并预测哪些现有药物可能对病毒有效。

利用机器学习和自然语言处理技术开发了聊天机器人和虚拟助手,它们能够回答有关病毒的常见问题并提供自我护理指导。例如,已经创建的聊天机器人可以提供有关症状、疾病传播和治疗的信息。

三、人工智能的不同算法

人工智能有多种算法,主要列举如下。

监督学习:监督学习算法是一种已获得正确答案的算法,它利用这些知识学习如何解决问题。

无监督学习:无监督学习算法在学习过程中不需要提供任何相关数据或特征信息。例如,如果你想识别照片中猫的图像,无监督学习算法可以使用图像之间的相似性作为可能包含猫的识别模式的基础,而无须告知每张被分类的照片中是否真的有猫。

强化学习:这种形式的机器智能同时结合了监督学习和无监督学习算法,如果有必要,它可以通过试错实验和从长期经验中学到的新行为来提高性能。换言之,强化学习并不是像传统计算机程序那样,用预先编好的规则来指导自己的行为,而是灵活运用从以往经验中得到的反馈。这就意味着,在尝试新事物时,不会总是有明确的答案,因为有时基于反复试验而不是预先设定的规则,结果可能会比预期的更好。

四、人工智能对口腔专业的重要意义

人工智能有可能极大地推动口腔医学的发展,改善患者的治疗。在口腔医学领域,人工智能的应用方式如下。

精确诊断和治疗建议:人工智能系统可以利用大量口腔数据(包括放射图像和患者病史)进行训练,从而得出准确的诊断和治疗建议。这有助于口腔医生做出准确判断,为患者提供更好的治疗方案。

口腔问题预测建模:人工智能系统可以预测龋齿或牙龈疾病等口腔问题发生的可能性,并通过预测建模提出预防性治疗建议。这使口腔医生有能力采取预防措施,提高患者的治疗效果,减少侵入性治疗。

数字化模型:人工智能算法可以处理口腔数码照片,创建精确的数字印模,可用于制订治疗计划、牙齿矫正和牙齿修复。与传统印模相比,数字印模更快、更准确,可提高患者的舒适度,减少就诊次数。

口腔图像分析:人工智能算法可以通过分析影像图片和其他口腔图像,来发现问题并提供准确诊断。口腔专家可以实现更精确的诊断，从而为患者提供更好的治疗。

预测性维护： 人工智能算法可用于预测口腔设备的潜在故障，使口腔专家能够采取预防措施，避免设备停机。这样可以确保患者在不受干扰的情况下获得最佳治疗。

五、人工智能对医疗行业的重要意义

医务人员之所以重视人工智能，是因为它可以在以下几个方面大大提高医疗保健水平。

诊断和治疗： 人工智能算法可以分析患者的各种数据，包括病历、图像和检查结果，帮助医务人员更准确、更快速地诊断疾病。

预测分析： 通过分析可穿戴设备和电子健康记录等各种来源的数据，人工智能可以帮助医务人员识别疾病并预测健康状况。这样可以节省医疗成本，同时提高患者的治疗效果。

个性化治疗： 人工智能算法可以通过考虑患者的特征，如遗传学和生活方式，为患者制订个性化的治疗方案。

临床决策支持： 人工智能算法可以在诊断和治疗过程中为医学专家提供实时指导，帮助他们做出最佳决策。

药物研究与发现： 人工智能系统可以评估大量数据，有效识别潜在的新药，加快药物研发进程。

临床试验： 通过检查早期研究数据和患者记录的数据，人工智能算法可以帮助医疗人员设计和开展更成功、更高效的临床试验。人工智能通过提高诊断和治疗的精确性、有效性和及时性，以及为患者提供个性化的护理，有可能彻底改变医疗保健。医务人员通过人工智能的潜力来改善患者的治疗效果并开发药物。

图像分析： 人工智能算法能够分析 X 线、磁共振成像和 CT 扫描等医学影像结果，找出能够表明存在某种疾病的模式或异常。在人工解读图像有困难时，可以帮助医生做出更准确的诊断。

通过在大量的患者数据基础上训练出来的人工智能算法建立预测模型，可以预测患者罹患某种疾病的可能性，如癌症或心脏病。这种能力使医务人员能够采取预防措施并进行早期诊断，从而提高患者的治疗效果。

实时诊断： 人工智能算法可以协助医生实时诊断和治疗患者。例如，人工智能系统可以评估患者数据，并根据最新的循证研究为医务人员提供即时的最佳治疗方案和建议。

治疗规划：考虑到患者的遗传学和生活方式等特征，人工智能算法可用于制订个性化治疗方案。帮助医务人员为每位患者选择最佳的治疗方案，提高治疗效果，降低发生不良后果的可能性。

临床决策支持：人工智能算法可以在诊断和治疗过程中为医务人员提供实时指导，帮助他们为患者制订最佳治疗方案。例如，人工智能算法可以通过分析患者数据，并根据最新的循证研究为医疗人员提供最佳治疗方案的建议。

预测建模：人工智能算法可以在大量患者数据（如电子健康记录）的基础上进行训练，以预测患者罹患某种疾病（如心脏病或癌症）的可能性。这可以帮助医务人员采取预防措施并尽早做出诊断，从而提高患者的治疗效果。

人工智能算法可用于预测医疗设备可能出现故障的时间，使医务人员能够采取预防措施，避免设备停机，确保患者得到最好的治疗。

人工智能算法还可以分析来自电子健康记录、可穿戴设备和社交媒体等各种来源的大量数据，从而预测人群健康趋势，识别面临特定疾病患病风险的人群。这可以帮助医务人员开展预防措施，改善人群健康状况。

此外，人工智能算法可以在诊断和治疗过程中，通过分析患者数据并根据最新的循证研究预测最佳治疗方案，为医务人员提供实时指导。通过预测分析，医疗人员可以对未来的健康状况进行预测，并采取预防措施来提高患者的治疗效果，从而有可能极大地改善医疗服务。利用人工智能的力量，医务人员可以推动医学领域的发展，为患者提供更好的护理。

六、结论

一般来说，人工智能系统的工作原理是处理大量数据，识别数据中的模式和关系，并利用这些信息做出预测或决策。随着时间的推移，人工智能系统会接触到更多的数据并积累更多的经验，从而做出更好的预测和决策。人工智能有显著改善口腔医学领域的潜力，使口腔医务人员能够做出更准确的诊断，为患者提供更好的护理，并提高整体效率。利用人工智能的力量，口腔专业人员可以推动口腔医学领域的发展，为患者提供更好的医疗服务。

参考文献

Agrawal P, Nikhade P. Artificial intelligence in dentistry: past, present, and future. Cureus. 2022;14(7):e27405. https://doi.org/10.7759/cureus.27405.

Fatima A, Shafi I, Afzal H, Diez IT, Lourdes DRM, Brenosa J, Espinosa JCM, Ashraf I. Advancements in dentistry with artificial intelligence: current clinical applications and future perspectives. Healthcare (Basel). 2022;10(11):2188. https://doi.org/10.3390/healthcare10112188.

Hsu LP, Huang YK, Chang YC. The implementation of artificial intelligence in dentistry could enhance environmental sustainability. J Dent Sci. 2022;17(2):1081–2. https://doi.org/10.1016/j.jds.2022.02.002.

Nie Y, Wei J, Sun J. Machine learning models for predicting the number of confirmed COVID-19 cases in different regions. Chaos, Solitons Fractals. 2021;140:110610.

Orhan K, Bayrakdar IS, Celik O, Ayan B, Polat E. Can the blockchain-enabled interplanetary file system (block-IPFS) be a solution for securely transferring imaging data for artificial intelligence research in oral and maxillofacial radiology? Imaging Sci Dent. 2021;51(3):337. https://doi.org/10.5624/isd.20210144.

Orhan K, Bilgir E, Bayrakdar IS, Ezhov M, Gusarev M, Shumilov E. Evaluation of artificial intelligence for detecting impacted third molars on cone-beam computed tomography scans. J Stomatol Oral Maxillofac Surg. 2021;122(4):333–7. https://doi.org/10.1016/j.jormas.2020.12.006.

Orhan K, Shamshiev M, Ezhov M, Plaksin A, Kurbanova A, Unsal G, Gusarev M, Golitsyna M, Aksoy S, Misirli M, Rasmussen F, Shumilov E, Sanders A. AI-based automatic segmentation of craniomaxillofacial anatomy from CBCT scans for automatic detection of pharyngeal airway evaluations in OSA patients. Sci Rep. 2022;12(1):11863. https://doi.org/10.1038/s41598-022-159201.

Russell SJ, Norvig P. Artificial intelligence: a modern approach. Englewood Cliffs, N.J.: Prentice Hall; 1995.

Thurzo A, Urbanova W, Novak B, Czako L, Siebert T, Stano P, Marekova S, Fountoulaki G, Kosnacova H, Varga I. Where is the artificial intelligence applied in dentistry? Systematic review and literature analysis. Healthcare (Basel). 2022;10(7):1269. https://doi.org/10.3390/healthcare10071269.

第2章

从技术角度理解人工智能在口腔医学领域的应用

Nurullah Akkaya, Gürkan Ünsal, Kaan Orhan 著

一、概述

对于放射诊断医师来说,辨别和解读医学图像是一项重要的认知任务。尽管计算机视觉领域取得了诸多进展,但是要有效地实现这些任务的自动化,依旧困难重重。

最近,人工智能的一个分支——深度学习(Deep Learning,DL)在图像分类、物体识别、语音识别、语言翻译和自然语言处理等挑战性任务方面取得了重大进展。这一突破尤为重要,因为使用卷积神经网络(Convolutional Neural Network,CNN)的 DL 已经完全转变了识别模式。

使用卷积神经网络的 DL 在非医学领域取得的非凡成就为医学图像的计算机化处理带来了巨大的前景,引起了研究人员的浓厚兴趣。这一发展也凸显了放射学专家熟悉这一快速发展的技术的迫切性。人工智能研究人员猜测,在某些放射学报告中,DL 算法可能很快就会超过放射科医生。最近,DL 算法在诊断成像领域取得了进展,包括根据乳腺 X 线片检测乳腺癌、使用 CT 分割肝转移灶、使用 MRI 分割脑肿瘤,以及使用高分辨率胸部 CT 对间质性肺病进行分类。

通过定义重要的人工智能术语,概述开发 DL 系统的背景,本章将回顾 DL 的应用潜力,并介绍 CNN 的架构和神经网络(Neural Network,NN)的基本结构,探讨各种新兴的临床应用。此外,本章也将概述 DL 的技术和数据要求,并讨论该领域当前的局限性和未来的潜在前景。

二、人工智能

人工智能的目标是创造一个计算机系统,执行传统上需要人类智能才能完成的任务。这是一个涵盖各种方法和子领域的全面的概念。人工智能最著名的分支学科之一是机器学习(Machine Learning,ML),它包括基于数据识别模式的学习算法和基于数据进行预测的学习算法。因此,自动驾驶汽车、计算机视

7

觉和自然语言处理等领域都取得了巨大的进步。机器人技术是一个重要的课题，它涉及制造能够与现实世界交流的智能设备。制造业、医疗保健和太空探索只是应用机器人技术的几个行业。专家系统和进化计算是人工智能的其他分支领域，前者是为解决专业学科中的复杂问题而创建的计算机程序，后者则是模拟自然选择来解决优化问题。总之，随着科学家们不断创造出新的方法和技术来创建智能系统，人工智能领域也在不断发展壮大（图2-1）。

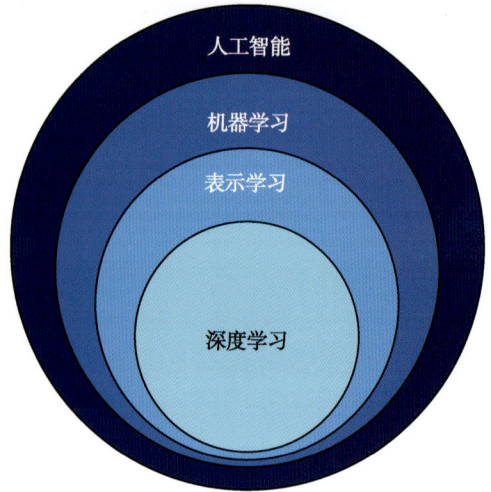

图2-1　显示AI、ML、表示学习和DL之间关系的维恩图

三、机器学习

　　机器学习是人工智能的一个分支，是从数据中推断模式来教授算法，执行任务，而不是直接对算法进行编程。在传统的机器学习中，统计技术被用于根据特征对数据进行分类或分离，而人类专家则需要发现数据中的特征并对其进行编码（图2-2）。例如，图像处理专家可以开发一种算法，将接收到的图像解构为边缘、梯度和纹理等基本元素，以便对其进行分析。为了对图像进行分类或解释，可以对图像中存在的某些特征进行统计研究。

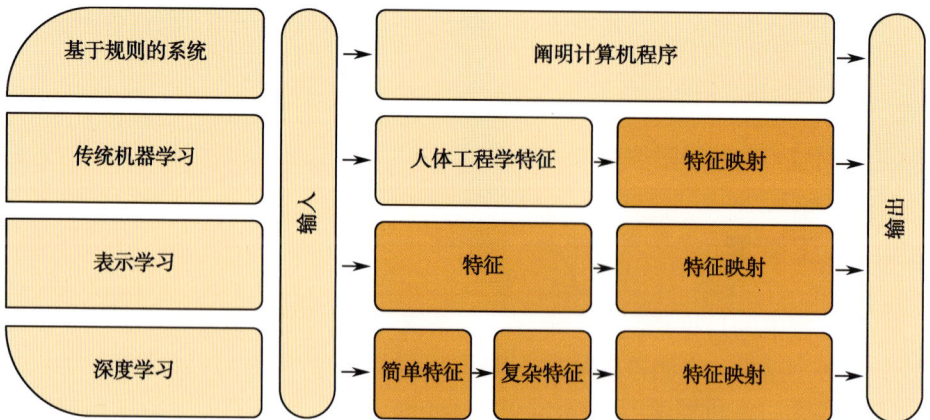

图2-2　各种人工智能系统的演变。从经典的基于规则的系统到DL

对于复杂的计算机视觉任务，即使是该领域的专家也往往无法明确定义ML算法的最佳图像特征。例如，仅根据像素亮度（图2-3）来教计算机识别解剖标志可能不会一目了然。因此，计算机系统除学习输出特征所需的映射外，最好还能自行学习和优化特征组合。

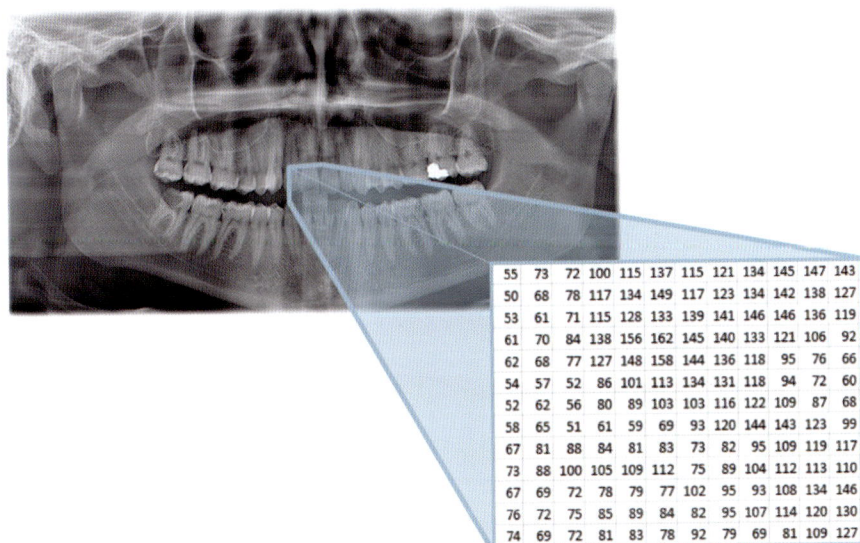

图2-3　人类如何解释图像与机器如何理解图像的比较

表示学习是一种不涉及特征工程的ML。相反，算法会自行决定哪些属性对输入数据的分类最为重要。如果有足够多可用的训练实例，基于表示学习的系统就能比依赖人工设计的系统产生更好的分类结果。我们面临的挑战是如何让人工智能系统直接从原始数据中学习复杂的结构。

在本章中，我们将重点讨论DL。这是一种表示学习算法，包括学习一系列捕捉数据内结构层次特征的算法。这些表征从较简单的表征建立起来，逐步变得复杂。这些DL系统采用端到端方式，学习信号强度、边缘和纹理等基本特征，并以此为基础构建形状、病变或器官等更复杂的特征。这使得DL系统能够利用图像的构成特性。

四、人工神经网络

许多最早的已知的学习算法都是作为生物学习的计算机模型而开发的，也就是说，它们旨在模仿大脑中可能发生或不可能发生的学习方式。

NN也称为人工神经网络（Artificial Neural Network，ANN）或神经网络，是

ML 的一个子领域,在 DL 算法中发挥着核心作用。这些网络的名称和结构源自人类大脑,模仿生物神经元之间的交流方式。

　　神经突触可以是电突触,也可以是化学突触,是大脑神经元相互通信的基础。树突将电化学信号从突触区传递到胞体,也就是细胞的本体(图 2-4)。细胞在达到特定的兴奋阈值后,会沿着轴突发出激活信号,与附近的神经元相互作用。这是神经网络能够编码复杂信号的基础。例如,视觉皮质中神经元的层次结构,可以通过结合来自不同视觉感受器的信号来识别边缘。

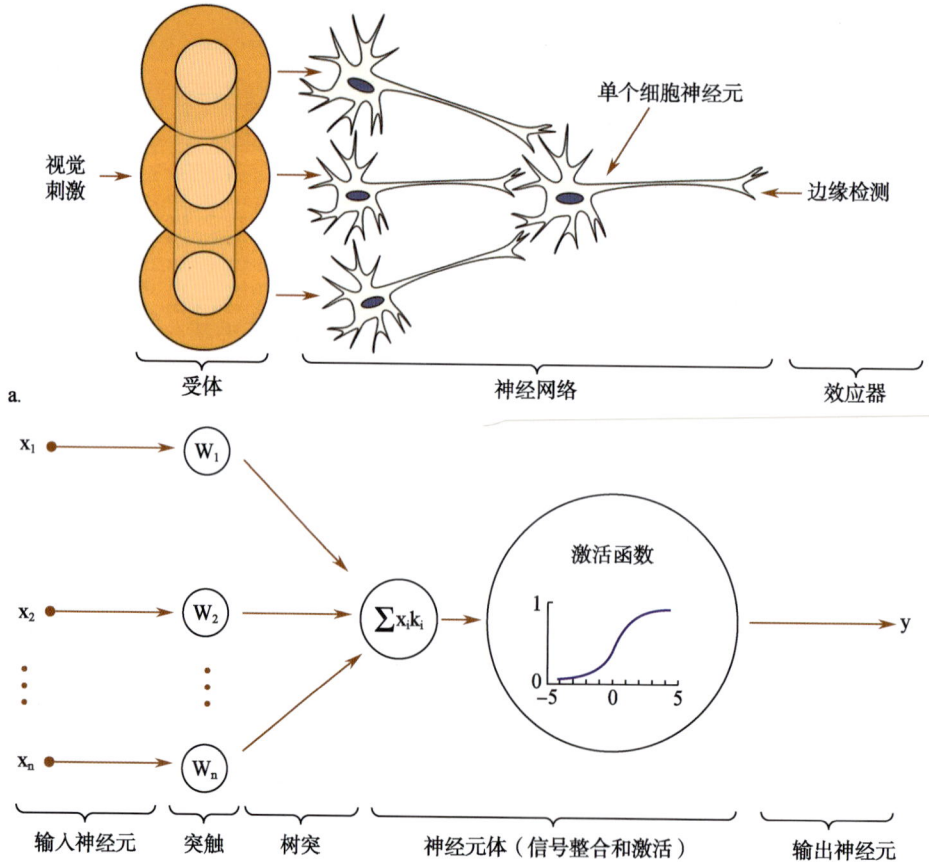

图 2-4　生物神经元和人工神经元的比较

　　人脑中发生的生物过程会影响神经网络。人工神经网络的基本组成部分是人工神经元或节点,它是一个简化模型,旨在模仿生物神经元的基本机制。

　　当人工神经元接收到一组代表特征的值时,每个特征都会乘以相应的权重。然后将得到的加权特征相加,并通过一个非线性激活函数。这一过程可使人工神经元评估一组证据并由此做出决策。

　　与简单的单个人工神经元相比，神经网络的设计可能相当复杂。例如，多层感知器由数百个神经元组成，可以表达非线性函数。这些多层感知器由许多神经元串联而成，层层堆叠，其中一层的输入传输到下一层的输出。

五、深度学习

　　在深度学习中，"深度"是指具有多个隐藏层感知器的多层结构。网络的输出层生成目标值，例如用于分类的目标值；而输入层对应输入数据，输入数据可以是单个像素强度，如第一层。中间层通常被称为隐藏层，计算中间输入特征的数值，有利于推理结果而不是立即产生可见的输出。

　　神经网络可以成功地模拟数据中不断增加的抽象程度，通过堆叠许多层以生成特征层次，这些特征层次由低级的输入信息逐步构成更复杂的组合。深度架构的组合强度使神经网络能够根据无形的想法做出判断。

　　通过使用神经网络，有必要依次计算每层、每个节点的激活，从输入层开始，一直到输出层，以便从图像等观察样本中得出预测结果。这个过程称为前向传播。

　　输出层的激活经常通过 SoftMax 函数发送，这是一个归一化的"挤压"函数，在执行分类任务时将实值向量转换为概率分布。输出层的原始激活信号通过 SoftMax 算法转换为目标类别概率。

　　为了训练神经网络，必须改变当前体系结构中每个节点的权重和偏差，这些权重和偏差共同构成了数百万个参数。梯度下降是一种优化过程，用于找到一组在训练数据集上表现良好的参数。这个过程从一个随机的初始配置开始。在前向传播的过程中，为特定的数据样本创建预测，并使用衡量预测不准确性的损失函数评估网络的性能。然后，通过反向传播对网络参数进行单独微调，使损失最小化。

　　每次循环都会随机选择一部分训练数据，根据内存限制和特定技术的优势来改变参数。这种策略是一种常用的优化方法，称为随机梯度下降。当模型在训练数据集中的每个样本上反复训练时，变量将朝着最大化模型准确值移动。

（一）深度卷积神经网络

　　由于局部属性和规律性在自然图像中经常占主导地位，深度神经网络能够构建特征。这使得从微小的局部特征构建复杂部件成为可能。这一特性使 CNN 能够处理比多层感知器更大、更复杂的输入信息。然而，多层感知器必须为所有可能的特征组合存储冗余数据。因此，当物体在形状、位置或方向上发生变化时，多层感知器通常表现不佳。

　　然而，CNN 通过执行卷积操作并在整个图像上运行每个内核来处理这些差异。这适用于自然图片，因为它使每个特征检测器能够在即时输入中找到局部特征。深度 CNN 利用真实图像的这种组成结构，即使图像中的物体发生移动或改变形状，也能继续保持良好的性能。使用包含卷积、激活函数、池化和 SoftMax 函数的简化模型架构，它们能够完成图像分类等具有挑战性的任务。

（二）卷积

这种特殊的网络利用卷积运算，将滤波器或线性核应用于输入中的局部区域。例如在图片存档与通信系统工作站中，典型的图像滤波器，例如，用于图像平滑和锐化的滤波器就是通过这种操作来运行的。这些滤波器通常表示特征，并由小权重的网格定义，通常为 $3 \times 3 \times 3$。如果输入包含 n 个通道（例如，不同的颜色通道），则滤波器大小将为 $n \times 3 \times 3 \times 3$。

滤波器的权重分布在图像的所有位置，以便对可能存在于图像中任何位置的特征进行准确建模。该方法不仅提高了模型的有效性，而且减少了对图像特征进行建模所需的参数。对于每一层，通常需要学习多个卷积滤波器，生成各种特征图。这些图上可以突出显示输入图像或前一个隐藏层被识别出的各种特征的位置。

（三）激活函数

激活函数是深度神经网络的一个重要组成部分。它是一种非线性函数，用于像卷积这样的线性运算的输出。通过堆叠这些函数，可以将输入数据转换为可由线性分类器进行分类的表示形式。激活函数的灵感来源于生物神经元，通常在神经网络层中充当选择函数。它可以将神经元的输入映射到输出端。

以前，激活函数（如 Sigmoidal 函数或双曲正切函数）很流行，因为它们被认为在生物学上是合理的。但如今，大多数 CNN 在其隐藏层中使用了整流线性单元（Rectified Linear Unit, ReLU）激活函数。当输入为正时，该函数是线性的，可以对其原封不动地进行传输，同时阻止负值输入。在各种计算机视觉领域中的应用已经证明该激活函数是有效的。

（四）下采样

CNN 采用下采样（或池化）操作作为附加组件。该操作将特征图的激活分组形成分辨率较低的特征图。下采样增强了后续滤波器的有效范围（又称感受野）。此外，该操作结合了卷积神经网络，使得模型对输入数据中小的平移或畸变变得不那么敏感。因为 CNN 的更深层能够捕捉到更抽象、更高层次的特征，从而使模型能够在变化的情况下做出稳定的预测。

下采样除了能有效地增加感受野外，还可以减少模型的内存占用。例如，每使用一次 2×2 池化算子时，每个特征图的大小将减少 4。

最大池化是一种常用的下采样形式。它的工作原理是将一个区域内的最大激活值转换成分辨率较低的特征图。通过连续重复这一过程，虽然我们得到的图像分辨率越来越低，但感兴趣区展示出了更丰富的信息。

（五）卷积神经网络

早期的反向传播卷积神经网络（CNN）是为了读取手写数字而创建的。新认知机是一种早期的网络架构，可以通过对简单和复杂的细胞进行分层来识别视觉模式，为最初开发的 CNN 提供灵感。Hubel 和 Wiesel 对初级视皮质中发现的两种不同细胞类型的研究，为新神经网络的创建奠定了基础。这项研究使他们获得了 1981 年的诺贝尔生理学或医学奖。

CNN 可以结合特征逐步获取更多的空间信息。在输入层，只有卷积核收集到的局部特征才是重要的，而远距离像素之间存在弱相互作用。网络中的每一层都保持这种模式。随着我们深入网络，卷积核会在更大、更广的空间尺度上分析特征，这导致下采样和池化层的出现，这些层会对特征性地理位置进行更抽象化的概括和定义。下采样和池化层降低了空间分辨率，而卷积层和激活函数改变了特征图。经过分类训练的标准网络通常会通过全连接层将接近输出的粗略特征表征转换为矢量形式，在全连接层中，每个神经元都与前一层的每个神经元相连。全连接层允许对整个图像的内容进行推断。在分类任务中，模型的输出节点可视为每个目标类别的对数概率向量。神经网络的输出可以在最后一层使用 SoftMax 函数进行归一化，以参数化类别概率的分类分布（图 2-5）。

由于 CNN 的复杂性和学习特征的能力，它们有时被称为不透明的"黑箱"。然而，有几种技术可以用来增强对训练有素的 CNN 思维过程的理解。检查图像中对特定特征图谱产生最大激活的相关感受野就是这样一种技术，它可以帮助我们了解图像的功能。例如，我们可以观察到，当低级特征图的感受野与不同类型的边缘和角落重叠时，低级特征图就会被激活，而中级特征图则会在器官部位被激活，高级特征图则包含整个器官和大型结构的信息。

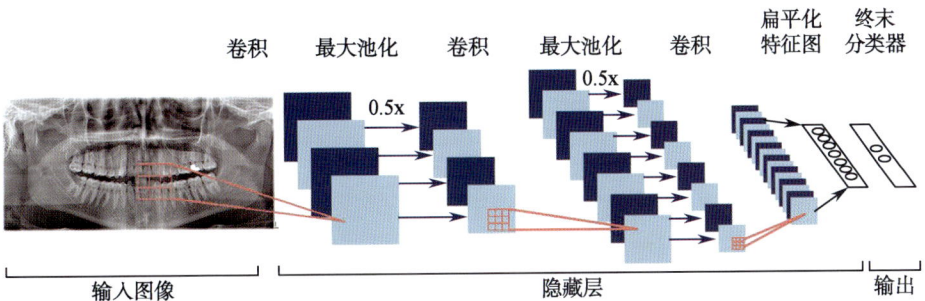

图 2-5 本章中罗列的构建模块如何组织成深度神经网络结构

深入了解CNN的另一种方法是检查最终分类层之前的pre-SoftMax层。这一层将图像表示为N维特征向量，这可能很难直接可视化。为了克服这一难题，可以采用降维技术，如t随机邻域嵌入（t-SNE），将N维向量投影到更容易可视化的二维空间上。t-SNE是一种常用的技术，它倾向于保持欧氏距离，这意味着高维空间中的接近向量在二维投影中会相互靠近。

（六）递归神经网络

递归神经网络（Recurrent Neural Network，RNN）是一种能够利用反馈回路处理连续数据的神经网络。这使得RNN在进行预测或分类时能够考虑到过去的信息，使它们在自然语言处理、语音识别和时间序列分析等任务中十分高效。在口腔医学领域，RNN已被应用于诸如口腔诊断、治疗计划制订和治疗结果预测等任务。例如，RNN已被用于分析口腔影像图片，预测牙齿龋坏或牙周炎的风险，以及识别牙齿形态特征，以制订正畸治疗计划。此外，RNN已被用于分析电子口腔记录，并预测种植牙的成功率或正颌手术的结果。RNN处理连续数据和整合过去信息的能力使其成为口腔医学领域改进诊断、治疗计划和提高患者预后的重要工具。

（七）生成对抗网络

深度学习技术使用两个神经网络（一个判别器和一个生成器）创建与给定数据集非常相似的新数据。当判别器判断样本是否为真实时，生成器生成相似的虚假样本。在二者博弈过程中，这两个网络同时接受训练以最大限度地实现各自的目标。生成对抗网络（Generative Adversarial Network，GAN）已经在许多口腔医学领域的应用中显示出可观的前景。例如，它们可以创建牙齿和牙龈等口腔内结构的虚拟图像，以训练和评估口腔成像算法。GAN还可用于生成患者特定的牙齿模型，以制订治疗计划。此外，GAN还可以生成逼真的口腔医学手术模拟，用于口腔培训或辅助虚拟口腔手术。总之，在口腔医学领域使用GAN有可能提高口腔手术和培训的准确性和效率，最终改善患者治疗效果。然而，想要充分探索GAN在这一领域的潜能，并解决与合成患者数据相关的伦理问题，还需要进一步的研究。

六、训练模型

（一）数据

数据是创建ML模型的必要条件。无监督学习和监督学习是机器学习的两类方法，它们的区别是用于训练的数据类型有所不同。在监督学习中，数据集中的每个实例都被赋予一个匹配的输出标签。例如，在用于肾恶性肿瘤分类的ML系统中，可以用适当的肿瘤类型标记特定的肿瘤图像，如"嗜酸细胞腺瘤"。

与监督学习相比，无监督学习不使用数据集中的注释数据。相反，该算法在聚类之前，会在数据点之间寻找共性或模式。虽然生成的结构可以帮助解决一些问题，如肿瘤分割或分类，但在实际应用中实现完全无监督学习仍然很困难。半监督学习是一种更实用的方法，它使用标记和未标记的数据来训练模型，通常使用的未标记数据多于标记数据。

当前任务的复杂性和性质决定了训练深度学习模型所需的理想数据集数量，数据量随着工作不同而变化。较大的数据集往往会提高深度学习模型的性能，使它们能够学习到更复杂的特征和相关性。然而，获得高质量的标记数据是一项困难且价值昂贵的任务。例如，两名专家可能需要1个月的工作时间来标注1 000张医学照片，以完成20min的图像分割任务。尽管存在这些困难，但拥有更大的数据集往往利大于弊，特别是在处理具有挑战性的任务时。

数据增强是一种技术，可以通过对数据进行随机转换来增加数据集的大小，同时保持标签分配的有效性。当可用的高质量数据数量有限时，这种方法非常有用。可用于图像变换的例子包括旋转、翻转、缩放、平移、倾斜和弹性变形。通过数据增强生成图像变量，可以增加训练数据集的大小，从而提高深度学习模型的性能。

机器学习中经常使用3个可用数据子集：训练集、验证集和测试集。通过对训练图像进行连续分析，并根据误差修改网络连接的权重，利用训练集对神经网络的参数进行优化。在整个训练过程中使用验证集进行模型选择和追踪模型的性能。验证集也是估计模型在测试集上的表现的最佳代表。测试集仅在研究结束时使用，以报告所有参数固定后的最终模型性能。需要注意的是，使用单独的测试集可以确保对模型在未见数据上的性能进行无偏倚评估。

（二）学习

超参数，即由用户定义而非模型学习的参数，对于构建高效的神经网络架构至关重要。网络结构、每层使用的滤波器数量和优化参数是超参数的几个例子。为了找到性能最优的体系结构，在选择超参数之前，要对许多配置进行尝试和训练。这个过程虽然耗时，但对于确保模型达到最佳状态是必不可少的。

在获得合适的数据集和神经网络架构后，下一步是学习模型参数。然而，重要的是避免过度拟合。过度拟合是指模型在训练集中学习到独特的统计变化，而不是特定任务的通用模式。通过分析模型在训练集和验证集上的准确性，可以检测到过度拟合。如果模型在训练集上准确度很高，但在验证集上准确度很低，则说明它对训练数据过度拟合。

如果我们在验证数据上对模型进行全面测试，就会存在过度拟合训练集和验证集的风险，这将导致模型在训练集上表现良好，但在测试集上得分很低。参数太多的模型会由于记忆训练数据，无法适应新数据而发生过度拟合。此时可以考虑降低模型的容量或灵活性，比如通过减少参数数量，使用更严格的数据增强来增加额外数据，以解决过度拟合问题。

七、技术要求

（一）硬件

现代深度学习模型从开始训练到结束经常需要大量计算。深度 CNN 的成功，部分归功于以图形处理器（Graphical Processing Unit，GPU）的形式引入了廉价的并行计算能力。尽管 GPU 主要用于游戏，但它们已被证明可以高效地并行处理矩阵上的运算，并经常被视为快速训练庞大、复杂的 DL 模型的关键。与传统的中央处理器相比，GPU 可以显著提高性能，使包含数十亿可训练参数的复杂模型在几天内完成训练，而基于 CPU 的训练则需要数月或数周的时间。

（二）软件

现在可以使用各种软件框架来构建和训练卷积网络和其他多层神经网络。Theano、Torch 和 TensorFlow 等流行框架为开发人员提供了有效的底层函数，这些函数可以用几行代码定义神经网络设计。与陷入低级细节的困境相比，这使开发人员能够专注于更高级别的体系结构挑战。此外，这些体系还能使研究人员快速访问 GPU 等处理工具。这些软件工具中的大多数都是开放源代码和免费的，这使得任何人都可以查看和编辑其代码库。由于这些技术的开放性，学术界和工业界研究小组正在加速共同研究机器学习问题，可以无限制地交换代码、模型、数据和论文。

八、人工智能的优势

由于人工智能有可能彻底改变包括口腔医学在内的多个领域，吸引了很多人的关注。人工智能能够更准确、更快速、更有效地完成以前由人类处理的工作。研究人工智能对口腔医生可能提供以下便利，比如自动化工作流程、减少人为错误，以及提高决策能力。这些优点可以提高患者的治疗效果和口腔全科治疗的有效性，包括但不限于以下几方面。

1. 自动化　人工智能可以脱离人类团队而自由发挥作用,如自动化工作流程。这可以降低劳动力成本,提高生产效率,并在进行日常活动时提高准确性。可以实现自动化口腔治疗,包括预约安排,提醒患者就诊,以及处理保险索赔。数字影像和三维(3D)打印技术可用于设计和制造牙冠或种植体等口腔修复体。

2. 减少人为错误　人工智能可以通过消除数据处理、分析、工业装配和其他过程中的人为错误来改进决策、提高安全性并改善结果。始终遵循预编程算法可以有效降低发生人为错误的可能性。通过在口腔医生做手术时给予实时反馈,人工智能可以帮助减少人为错误。例如,人工智能可以检查口腔手术期间拍摄的照片,并通知临床医生潜在的问题或需要进一步关注的地方。

3. 消除重复任务　人工智能可以用来将单调的操作自动化,释放人力资源,专注于解决影响更大的问题,提高生产力、工作幸福感和工作效率。数据输入、预约安排和患者提醒都是重复的操作,人工智能可以在口腔门诊将这些操作实现自动化。

4. 快速准确　人工智能能够比人类更快地处理更多数据,看到人类可能忽略的数据中的联系和模式。这有助于改进决策,并使组织能够更快地响应其环境中的变化。人工智能可以快速准确地处理大量患者数据,使口腔医生能够对患者护理做出明智的决策。例如,人工智能可以分析患者数据,识别口腔疾病的风险因素,并制订个性化的治疗计划。

5. 无限可用性　AI 不受时间限制。在云中运行时,人工智能和机器学习可以"永远在线",并完成指定的任务。通过虚拟咨询和远程监控,人工智能可以让患者全天候接受口腔治疗。这对于居住在农村地区或去口腔诊所有困难的患者是十分便利的。

6. 加速研发　如果能够及时分析大量数据,就会更快产生研发突破。例如,人工智能已被用于测量人类基因组或预测潜在的新治疗药物。为了找到与口腔健康相关的趋势和模式,人工智能可以用来检查大数据集。例如,人工智能可以检查患者记录,找到口腔疾病的风险因素或基因数据,从而找到新型口腔治疗的可能目标。

7. 个性化　人工智能可用于个性化体验,从根据客户数据推荐产品或服务,到根据个人学习风格定制教育内容。人工智能可以根据患者的个人需求和偏好来制订个性化的治疗计划。例如,人工智能可以分析患者数据,根据年龄、病史、生活方式和基因构成等因素,为特定患者制订最有效的治疗方案。

8. 节省成本　通过自动化重复流程,消除人工数据输入需求,提高效率,人工智能可以帮助降低口腔治疗的成本。例如,通过评估消费趋势并根据需求自动下订单,人工智能可以帮助口腔医生简化供应链。

9. 改进决策　通过分析大量数据并识别模式和趋势,人工智能可以帮助企业做出更好的决策,降低风险并优化绩效。还可以通过提供数据驱动的见解和建议支持各个行业的决策。例如,在金融领域,人工智能可以用来分析市场数据,并为财务顾问提供投资建议。

10. **提高效率** 人工智能可以帮助企业简化运营、减少低效,从而节省成本,提高生产力和客户满意度。通过自动化重复的程序和提供实时数据洞察,人工智能可以提高口腔诊所的生产力。例如,人工智能可以使用患者流量数据来评估预约安排,从而缩短等待时间,提高患者满意度。

11. **增强安全性** 人工智能可用于监控和应对潜在的安全风险,例如,监测和应对工作场所的危险,或者预测和预防设备故障。人工智能可以通过识别潜在的安全隐患,并向工人提供实时警报来提高制造业和运输业等各个行业的安全性。人工智能可以用来分析工厂机器的传感器数据,以识别潜在的安全风险,并提醒工人采取行动。

12. **改善客户服务** 人工智能可以通过对简单查询进行自动响应、提供个性化建议,以及实时识别和解决客户问题来帮助改善客户服务。例如,人工智能聊天机器人和语音助手可以帮助口腔医生与患者沟通,并提供全天候支持。这些工具可以帮助患者安排预约,询问有关程序的问题,并收到有关治疗计划的提醒。

13. **可持续性** 人工智能可用于优化资源使用、减少浪费和促进可持续性,如优化建筑物的能源使用或预测农作物产量。

14. **预测性维护** 人工智能可用于预测设备或机器何时可能发生故障,从而实现预防性维护,缩短停机时间,降低维护成本。人工智能可以为口腔医生提供预测分析,帮助他们识别口腔疾病的高风险患者,并制订预防性治疗计划。例如,人工智能可以分析患者数据,识别牙周病等口腔疾病的风险因素,并制订个性化治疗计划,以预防疾病的发生。

15. **欺诈检测** 通过检查数据趋势并发现可能的异常或可疑活动,人工智能可用于检测和预防欺诈。此外,人工智能还可以用来识别和阻止口腔保险索赔欺诈。例如,人工智能可以检查索赔数据,以发现欺诈或滥用的模式,帮助保险公司识别和阻止虚假索赔。

16. **改进医疗诊断和治疗** 人工智能可以通过分析医学图像、患者数据和其他相关信息,帮助医疗保健专业人员制订更准确的诊断和治疗计划。人工智能可以分析牙齿X线片或口腔扫描结果,帮助口腔医生准确诊断和制订治疗计划。例如,人工智能可以通过分析图像检测肉眼可能看不到的龋齿或骨质丧失。

17. **语言翻译** 人工智能可以将文本或语音从一种语言自动翻译成另一种语言,促进跨文化互动和协作。例如,人工智能的语言翻译技术可以帮助口腔医生与来自不同国家的客户沟通,确保他们理解治疗的步骤和医嘱。

18. **改善供应链管理** 人工智能可以通过分析库存水平、运输路线和需求模式等数据来优化供应链管理，从而节省成本并提高效率。人工智能可以通过分析库存水平、订购模式和需求模式来帮助口腔诊所优化供应链，以确保必要的供应始终稳定。

19. 改善教育和学习　人工智能可用于定制教育并给予学生实时的反馈和支持，有助于提高学习效果。口腔专业学生可以从个性化的学习体验中受益，使用人工智能来调整学习材料和反馈，以满足他们的特殊要求和学习偏好。

20. 改善网络安全　人工智能可用于检测和响应潜在的网络安全威胁，如识别和阻止恶意活动或分析潜在漏洞的数据。还可以用来保护患者数据，防止对口腔门诊的网络攻击。例如，人工智能支持的网络安全工具可以监控网络流量，实时监测和响应潜在威胁。

九、人工智能在口腔医学领域的应用

现已证实 DL 在临床应用中的出色性能，特别是对于使用真实图像（如图片）的工作。这促使医学影像处理学科迅速采用它。下文将重点介绍 DL 在分类、语义分割、目标检测、聚类、预测建模和异常检测任务中的最新应用。

（一）分类

预测输入信息的类别是监督人工智能过程（即分类）的目标。在放射学中，分类任务需要根据患者图像信息预测病变类型或病情。这种方法可以用来确定癌症的种类或确定疾病的存在，以及许多其他问题。特别是卷积神经网络（CNN），在深度学习中经常被用来处理放射学中的分类问题。在对输入图像进行前向传播后，SoftMax 层生成一个类别概率向量，其中最大值表示预测类别。DL 方法比传统的计算机视觉和 ML 技术更耗费数据。然而，缺乏有标记的医学影像数据集是该领域面临的一个严重问题。通过众包可以对数百万张自然照片进行标记，但对医学影像进行精确分类却十分困难，而且成本昂贵。鉴于临床实践中出现的病理状态种类繁多，要建立一个平衡且具有代表性的训练数据集可能比较困难。

迁移学习是解决标注图片不足的一种常用方法。这种方法需要在有充足数据的工作上对 CNN 进行预训练，然后对网络的最终层进行微调，使其与相对较小的专业数据集相匹配。由于可以免费获取在著名的 ImageNet 挑战数据集上预训练的算法，因此许多作者通过重复使用预训练的通用架构获得了很高的性能。准确性，即正确预测的样本在所有预测样本中的比例，通常用于评估这些模型的性能。在图像分类竞赛中，对于有多个目标类别的问题，前 5 名的准确度是常用的标准。这一标准评估的是正确的标签是否属于预期概率最大的 5 个类别。通过提供预期和真实的标签,混淆矩阵是一种用于可视化模型性能的常用方法。

例如,可以教 ML 算法将口腔 X 线片分类为健康或受影响,有助于早期识别和治疗,或者根据病变大小、形状和质地等标准诊断口腔病变为良性或恶性(图 2-6)。

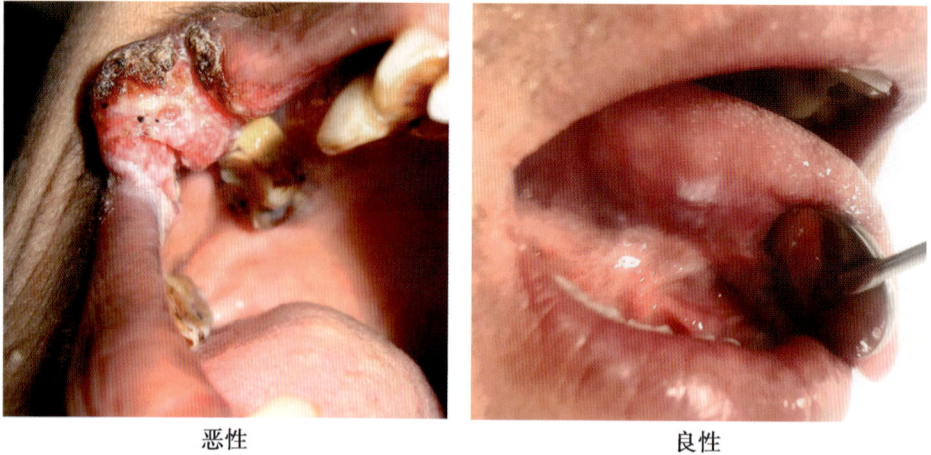

恶性　　　　　　　　　　　　　　　　良性

图 2-6　两种口腔病变的分类。该算法将鳞状细胞癌(左图)归类为恶性,将舌摩擦性角化病(右图)归类为良性

(二)语义分割

语义分割是计算机视觉的一个子领域,它涉及将图像划分为不同的区域或片段,并为每个片段分配语义标签。语义分割的目标是提取对图像视觉内容丰富而有意义的信息。语义分割在口腔医学领域中也变得越来越重要,可用于分析和诊断各种口腔疾病。语义分割的关键挑战之一是对边界的准确描绘。这不仅需要识别有问题的物体,还需要能够将其与周围的背景区分开来。为了实现这一目标,研究人员开发了各种基于 CNN 的深度学习模型,这些模型已被证明对语义分割非常有效。

由于大部分像素与目标类别并不对应,因此分割质量无法通过像素分类准确度来确定。通常使用的度量方法是交并比(Intersection over Union,IoU)或 Dice 系数,这些度量方法用来衡量真实情况和分割掩码之间的重叠精度,其取值范围从 0(无重叠)到 1(完全重叠)。

一种流行的语义分割方法是全卷积网络(Fully Convolutional Network,FCN)架构。FCN 是 CNN 的一种,用卷积层取代了传统 CNN 的全连接层,使其能够产生密集的像素输出。FCN 在带注释的图像的大型数据集上进行端到端训练,使其能够学习图像特征与其相应的语义标签之间的复杂关系。另一种流行的语义分割方法是 U-Net 架构，它是专门为生物医学图像分割而开发的。U-Net 架构包括对输入图像进行下采样的编码器网络和对特征图进行上采样以生成像素分割图的解码器网络。U-Net 架构已被证明在分割广泛的生物医学图像方面非常高效，包括口腔 X 线片和 3D 口腔扫描。

在口腔医学领域中，语义分割被用于各种场景，包括口腔疾病的诊断和治疗计划。例如，牙周炎作为一种常见的口腔疾病，影响牙齿的支持组织，语义分割可以用来分割牙周韧带、牙槽骨和牙龈组织。这种分割可以用来测量牙周韧带的厚度，这是判断疾病严重程度的关键指标。语义分割还可以用于诊断龋齿。龋齿是一种常见的由细菌感染引起的牙齿疾病。通过分割牙齿和龋齿，口腔医生可以准确地评估龋齿的严重程度，并制订合适的治疗计划。此外，语义分割可用于分割种植体和周围组织，从而可以评估种植体的稳定性和诊断种植体相关并发症。图 2-7 和图 2-8 分别显示了冠 / 桥修复体的自动分割和扁平苔藓的自动分割。

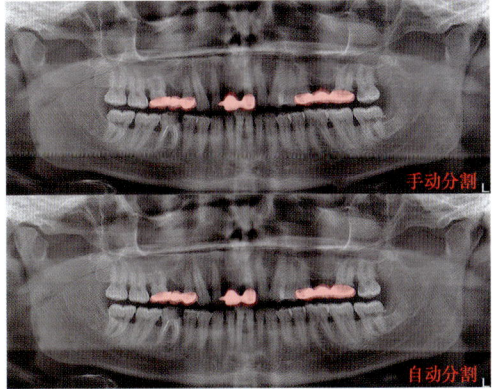

图 2-7　基于 OPG 图像的冠 / 桥修复体自动分割。临床医生手动分割（上图）和算法自动分割（下图）具有高度的空间重叠，表明算法在该任务中是成功的

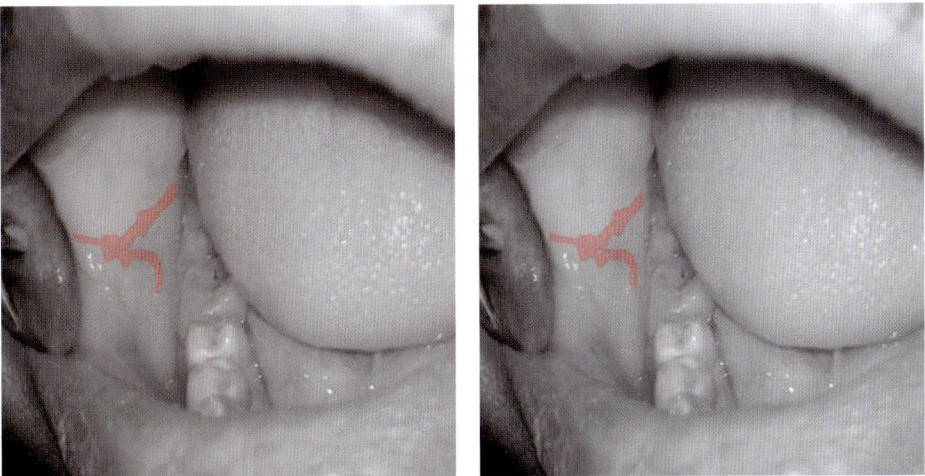

图 2-8　口腔内图像中网状扁平苔藓病变的自动分割。临床医生手动分割（左图）和算法自动分割（右图）具有高度的空间重叠，表明算法在该任务中是成功的

（三）目标检测

目标检测是在图像中发现可能的病变或异常区域的过程，比如肺结节。这些目标部位通常会被投影上边界框。第一种实现方法是对感兴趣区附近的潜在斑块进行采样并将其分类为阳性样本或阴性样本。第二种是通过检测关联部分产生的隐藏特征来直接进行图像分割。第三种是从输入图像中直接派生围绕目标区域的边界框坐标。在医学成像中，通常使用第一种方法。

在训练网络进行检测或分割时，经常出现目标类比背景类的实例少，而背景类具有更多的实例和变量。为了克服这个问题，对目标类和背景类的图块进行等量采样，以创建代理数据集，这样可以减少检测任务中经常存在的类别不平衡现象。

由于大多数图像通常包含正常组织（真阴性），因此将准确性作为检测任务的主要性能指标不是很有指导意义，并且可能会掩盖遗漏的病变（假阴性）。因此，经常会使用其他不考虑真阴性因素的评估标准，例如灵敏度、精密度和 F_1 指数。

通过目标检测，可以发现口腔癌等口腔病变。口腔医生可以训练机器学习模型区分这些病变的不同图像特征，并使用该技术进行早期诊断和治疗，从而改善预后（图 2-9）。

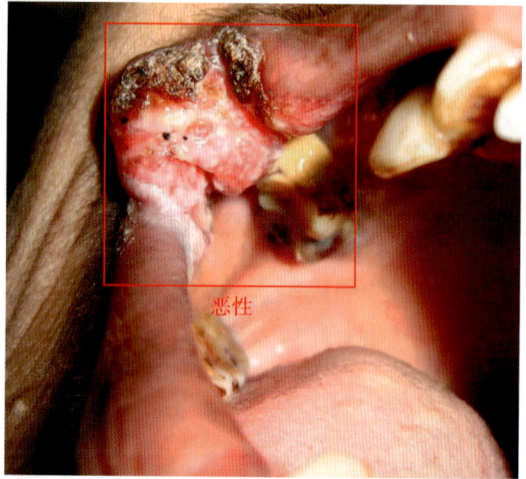

图 2-9　如红色方框所示，该算法可自动检测口角处的鳞状细胞癌（恶性病变）

（四）聚类

聚类是一种根据相关数据点的特征将它们组合成类的机器学习技术。该技术可应用于多种口腔医学场景，包括定位具有相似口腔健康问题的患者群体，根据牙齿的特性对牙齿进行分类，以及根据属性对影像图片进行分组。选择能够捕获数据点之间相似性或对比度的适当特征或属性是口腔医学聚类训练的一部分。聚类技术可以在检索图像特征后，将数据点组织成簇。口腔医学中常用的聚类技术包括 K 均值聚类、层次聚类和 DBSCAN 等。

用于评估口腔医学聚类方法的指标包括 Davies-Bouldin 指数、Dunn 指数和 silhouette 评分等，这些指标可通过聚类的相似性和差异性对聚类的质量进行评级。个体化治疗计划中的患者分层、正畸治疗计划中的牙齿分组，以及辅助诊断和治疗的放射影像聚类都是聚类在口腔医学的应用示例（图2-10）。在口腔医学研究中使用聚类算法有助于发现特征性患者或牙齿分组，这有助于创造新的技术和治疗计划。

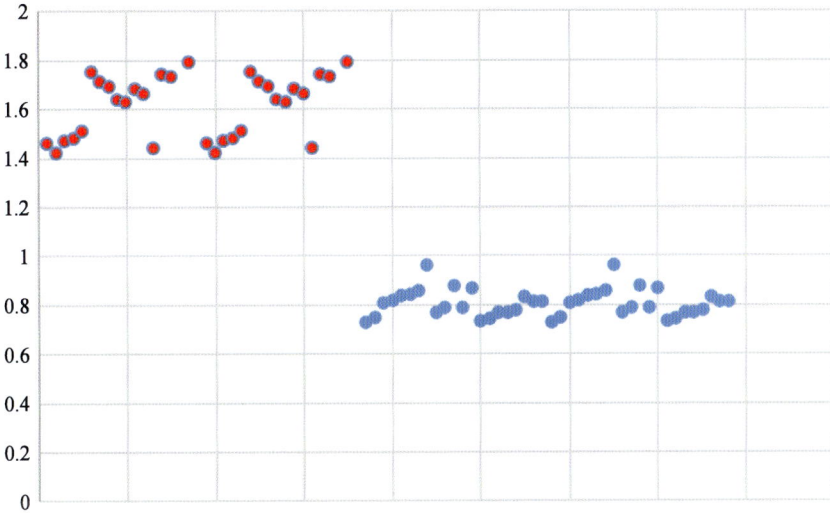

图2-10　基于人工智能聚类算法显示，良性病变（红点）和恶性病变（蓝点）的平均表观扩散系数（ADC）值存在明显分离

（五）预测建模

预测建模是一种基于历史数据对未来进行预测的机器学习方法。为了预测新的、不可预见的数据，必须构建一个基于已知输入和输出的模型。在口腔医学领域，该模型可以分析庞大的临床数据和图像数据，发现其趋势并预测疾病进程或治疗效果。预测建模包括多个训练步骤，为了保证数据的正确性、全面性和模型可用性，必须首先对数据进行收集和预处理。接下来，基于与预测任务的相关性来选择特征，并使用各种算法（如线性回归、决策树或神经网络）来训练模型。然后使用测试数据集评估训练好的模型，检验其准确性和外推性。最后，该模型才可以用于新数据的分析。

用于评估预测模型性能的指标包括准确度、精密度、召回率、F_1指数和曲线下面积（Area Under the Curve，AUC）。这些指标有助于衡量模型正确预测结果，以及平衡误报和漏报的能力。在口腔医学领域，这些指标可用于评估模型在预测疾病进展、治疗结果或一些疾病患病可能性等方面的性能。预测正畸或修复手术的结果只是预测建模的一种用途。此外，该模型可用于分析影像学数据以识别某些治疗的潜在问题或预测患龋的可能性。同时,该模型还可用于分析庞大的医疗记录数据集,以便发现有助于指导临床决策和改善患者预后的模式和趋势。

(六)异常检测

异常检测,通常称为离群值检测,是一种识别偏离预测行为的数据模式的方法。它尤其有助于发现一些不寻常或罕见的特征,这些可能是异常情况的前兆。异常检测的目标是构建一个可以区分正常和异常数据点的模型。训练异常检测模型时,需要定位和收集相关数据,选择相关特征,并使用合适的算法训练模型。聚类或密度估计等无监督学习技术经常用于寻找数据中的模式。

异常检测的评估取决于具体应用和数据性质,常见指标包括精密度、召回率和 F_1 指数等。精密度衡量的是检测到的异常中真正异常的比例,而召回率则衡量检测到的真正异常的比例。F_1 指数是精密度和召回率的加权平均值。异常检测在口腔医学中具有广泛的应用,包括识别放射图像中罕见疾病或异常情况,检测患者数据中的异常值,以及识别可能指示潜在问题的药物相互作用或不良事件的模式。异常检测还可用于识别欺诈或恶意行为,例如未经授权访问患者记录或其他违规行为。

参考文献

Alotaibi G, Awawdeh M, Farook FF, Aljohani M, Aldhafiri RM, Aldhoayan M. Artificial intelligence (AI) diagnostic tools: utilizing a convolutional neural network (CNN) to assess periodontal bone level radiographically-a retrospective study. BMC Oral Health. 2022;22(1):399. https://doi.org/10.1186/s12903-022-02436-3.

Amasya H, Cesur E, Yildirim D, Orhan K. Validation of cervical vertebral maturation stages: artificial intelligence vs human observer visual analysis. Am J Orthod Dentofac Orthop. 2020;158(6):e173–9. https://doi.org/10.1016/j.ajodo.2020.08.014.

Baur C, Wiestler B, Muehlau M, Zimmer C, Navab N, Albarqouni S. Modeling healthy anatomy with artificial intelligence for unsupervised anomaly detection in brain MRI. Radiol Artif Intell. 2021;3(3):e190169. https://doi.org/10.1148/ryai.2021190169.

Birkenbihl C, Ahmad A, Massat NJ, Raschka T, Avbersek A, Downey P, Armstrong M, Frohlich H. Artificial intelligence-based clustering and characterization of Parkinson's disease trajectories. Sci Rep. 2023;13(1):2897. https://doi.org/10.1038/s41598-023-30038-8.

Buyuk C, Akkaya N, Arsan B, Unsal G, Aksoy S, Orhan K. A fused deep learning architecture for the detection of the relationship between the mandibular third molar and the mandibular canal. Diagnostics (Basel). 2022;12(8) https://doi.org/10.3390/diagnostics12082018.

Buyuk C, Arican Alpay B, Er F. Detection of the separated root canal instrument on panoramic radiograph: a comparison of LSTM and CNN deep learning methods. Dentomaxillofac Radiol. 2023;52(3):20220209. https://doi.org/10.1259/dmfr.20220209.

Ezhov M, Gusarev M, Golitsyna M, Yates JM, Kushnerev E, Tamimi D, Aksoy S, Shumilov E, Sanders A, Orhan K. Clinically applicable artificial intelligence system for dental diagnosis with CBCT. Sci Rep. 2021;11(1):15006. https://doi.org/10.1038/s41598-021-94093-9.

Galante N, Cotroneo R, Furci D, Lodetti G, Casali MB. Applications of artificial intelligence in forensic sciences: current potential benefits, limitations and perspectives. Int J Legal Med. 2023;137(2):445–58. https://doi.org/10.1007/s00414-022-02928-5.

Gomes RFT, Schmith J, Figueiredo RM, Freitas SA, Machado GN, Romanini J, Carrard VC. Use of artificial intelligence in the classification of elementary oral lesions from clinical images. Int J Environ Res Public Health. 2023;20(5):3894. https://doi.org/10.3390/ijerph20053894.

Hung KF, Yeung AWK, Bornstein MM, Schwendicke F. Personalized dental medicine, artificial intelligence, and their relevance for dentomaxillofacial imaging. Dentomaxillofac Radiol. 2023;52(1):20220335. https://doi.org/10.1259/dmfr.20220335.

Keser G, Bayrakdar IS, Pekiner FN, Celik O, Orhan K. A deep learning approach for masseter muscle segmentation on ultrasonography. J Ultrason. 2022;22(91):e204–8. https://doi.org/10.15557/jou.2022.0034.

Keser G, Bayrakdar IS, Pekiner FN, Celik O, Orhan K. A deep learning algorithm for classification of oral lichen planus lesions from photographic images: A retrospective study. J Stomatol Oral Maxillofac Surg. 2023;124(1):101264. https://doi.org/10.1016/j.jormas.2022.08.007.

Kim KS, Kim BK, Chung MJ, Cho HB, Cho BH, Jung YG. Detection of maxillary sinus fungal ball via 3-D CNN-based artificial intelligence: fully automated system and clinical validation. PLoS One. 2022;17(2):e0263125. https://doi.org/10.1371/journal.pone.0263125.

Li X, Liu X, Deng X, Fan Y. Interplay between artificial intelligence and biomechanics modeling in the cardiovascular disease prediction. Biomedicine. 2022;10(9):2157. https://doi.org/10.3390/biomedicines10092157.

Mori Y, East JE, Hassan C, Halvorsen N, Berzin TM, Byrne M, von Renteln D, Hewett DG, Repici A, Ramchandani M, Al Khatry M, Kudo SE, Wang P, Yu H, Saito Y, Misawa M, Parasa S, Matsubayashi CO, Ogata H, et al. Benefits and challenges in implementation of artificial intelligence in colonoscopy: world endoscopy organization position statement. Dig Endosc. 2023;35:422. https://doi.org/10.1111/den.14531.

Mutasa S, Sun S, Ha R. Understanding artificial intelligence based radiology studies: CNN architecture. Clin Imaging. 2021;80:72–6. https://doi.org/10.1016/j.clinimag.2021.06.033.

Orhan K, Bayrakdar IS, Ezhov M, Kravtsov A, Ozyurek T. Evaluation of artificial intelligence for detecting periapical pathosis on cone-beam computed tomography scans. Int Endod J. 2020;53(5):680–9. https://doi.org/10.1111/iej.13265.

Salastekar NV, Maxfield C, Hanna TN, Krupinski EA, Heitkamp D, Grimm LJ. Artificial intelligence/machine learning education in radiology: multi-institutional survey of radiology residents in the United States. Acad Radiol. 2023;30:1481. https://doi.org/10.1016/j.acra.2023.01.005.

Saravi B, Hassel F, Ulkumen S, Zink A, Shavlokhova V, Couillard-Despres S, Boeker M, Obid P, Lang GM. Artificial intelligence-driven prediction modeling and decision making in spine surgery using hybrid machine learning models. J Pers Med. 2022;12(4):509. https://doi.org/10.3390/jpm12040509.

Schwendicke F, Chaurasia A, Wiegand T, Uribe SE, Fontana M, Akota I, Tryfonos O, Krois J, IADR e-oral health network and the ITU/WHO focus group AI for health. Artificial intelligence for oral and dental healthcare: Core education curriculum. J Dent. 2023;128:104363. https://doi.org/10.1016/j.jdent.2022.104363.

Shahnavazi M, Mohamadrahimi H. The application of artificial neural networks in the detection of mandibular fractures using panoramic radiography. Dent Res J (Isfahan). 2023;20:27. https://doi.org/10.4103/1735-3327.369629.

Xu IRL, Van Booven DJ, Goberdhan S, Breto A, Porto J, Alhusseini M, Algohary A, Stoyanova R, Punnen S, Mahne A, Arora H. Generative adversarial networks can create high quality artificial prostate cancer magnetic resonance images. J Pers Med. 2023;13(3):547. https://doi.org/10.3390/jpm13030547.

第3章

人工智能的发展：从医学到口腔医学

Kaan Orhan, Hakan Amasya 著

一、概述

世界卫生组织发布的《2022 年全球卫生支出报告》显示：2020 年全球医疗保健支出高达 9 万亿美元，占全球生产总值的 10.8%。加拿大皇家银行资本市场的数据显示，目前产生的数据量中约有 30% 是健康数据，预计到 2025 年，这一比例将达到 36%（Wiederrecht et al., n.d.）。

全球的医疗保健提供商通常面临一个共同的挑战，即以可承受的成本增加患者福利。随着医疗保健领域的数字化转型，每位患者产生的数据量与日俱增。使用机器学习工具分析大型医疗数据有助于在降低成本的同时，提高患者体验和服务质量（Gopal et al., 2019）。

Gopal 等报告了医疗保健数字化转型的四个阶段，即纸质（患者数据记录在纸上）、数字化（纸质记录数字化）、智能（全面实施）和基于价值的医疗保健（基于患者健康结果的支付）。数字化转型的阶段越高，机器学习工具的集成潜力和有效性就越大（Gopal et al., 2019）。

具有现代定义的人工智能（AI）技术始于 20 世纪 50 年代初。本章包含人工智能发展史上的里程碑及其在医学和口腔医学中的应用。虽然某些时期内实现功能的确切起止时间缺失，但这些功能可以作为反映该时期技术的实例。需要注意的是，部分技术的标注年份可能会有轻微偏差。

二、20 世纪 50 年代的人工智能

1943 年，Warren S. McCulloch 和 Walter Pitts 提出，由于神经活动具有"全或无"的特征，神经事件及其之间的关系可通过命题逻辑进行处理。研究人员开发了一个逻辑微积分模型来模拟神经元的工作机制（McCulloch and Pitts，1943）。他们提出的概念可以被视为人工神经网络（ANN）或深度学习（DL）模型现代架构的先驱元素。

英国数学家和计算机科学家 Alan Turing 提出了问题——"机器能思考吗"，并于 1950 年推出了"模仿游戏"（图 3-1）。图灵测试评估机器模仿人类的能力，涉及人类测试者、机器和人类 3 个组成部分。测试者处于隔离环境中，只能通过发送或接收文本与其他人通信。机器与人类竞争，使测试者相信它是人类。从这个意义上说，如果测试者错误地决定了谁是机器谁是人类，机器就可以被认为超越了人类智能。机器不仅模仿人类的高度智能化功能以通过测试，而且还模仿人类的行为模式，如延迟响应或故意犯错。因此，"机器不会犯错误"的说法受到质疑。图灵测试通常被认为是人工智能的开端。然而，确切的术语"人工智能"此时尚未被定义（Turing，1950）。

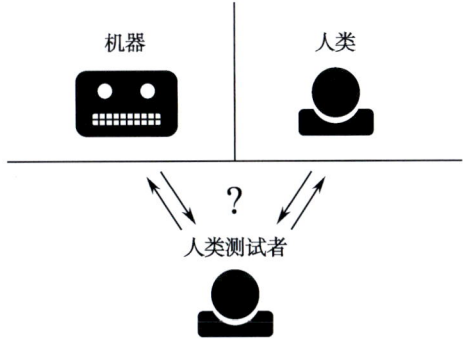

图 3-1　"模仿游戏"，又名图灵测试。测试者根据文本对话决定谁是人类或计算机。如果机器能够说服测试者它是人类，那么我们就可以认为它是智能机器

美国计算机科学家 John McCarthy 在 1956 年的达特茅斯夏季研究项目中使用了"人工智能"一词。在这个项目中，研究者深入研究人类学习和智能的特征，以便精确描述并回答机器如何模拟人类智能这一问题。人工智能难题的讨论主题包括自动化计算机，或者如何让机器使用语言。这个项目通常被视为人工智能作为一门研究学科的开端。选择"人工"和"智能"这两个术语来描述这些技术仍然存在争议。然而，如果当时采用另一个标签，如"计算机智能"，可能会对该领域产生影响（McCarthy et al.，2006；Moor，2006）。

1958 年，来自康奈尔航空实验室的加拿大心理学家和计算机科学家 Franck Rosenblatt 通过质疑生物系统中信息是如何被感知、存储、记忆或影响行为的，提出了"感知器"理论（图 3-2）。他所提出的神经系统假说可通过光感知类比得到证明，并使通过神经变量预测学习曲线成为可能（Rosenblatt，1958）。感知器概念的提出和完善有助于人工神经网络和其他机器学习技术的发展。

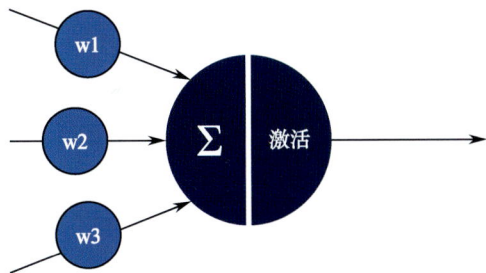

图 3-2　Franck Rosenblatt 定义的感知器概念的简单模型，类似于人类神经元

1959 年，Robert S. Ledley 和 Lee B. Lusted 在 *Nature* 上发表文章，用符号逻辑、概率和价值理论等学科分析了医学诊断中的推理步骤。在他们的文章中，符号逻辑被描述为患者的每个"特征"，例如，"肿胀"等症状或"骨质疏松症"等疾病，都由 x、y……符号表示。X＋Y 符号表示患者具有特征 x 和 / 或 y，而 X→Y 的符号表示如果患者存在特征 x，则存在特征 y。符号逻辑为逻辑推理提供了基本框架。概率概念强调，在"如果患者具有特征 x，那么患者肯定或有可能具有特征 y"的描述中，"有可能"而不是"肯定"的陈述方式可用于评估不同诊断或结果的可能性。"价值理论"通过分析患者的治疗方案、道德、伦理、社会和经济地位等参数，优化治疗方案。医疗专业人员可以采用这种技术来增强他们的诊断推理和决策能力（Ledley and Lusted，1959）。

三、20 世纪 60 年代的人工智能

1962 年，Frank Rosenblatt 描述了多层感知器的设计，该感知器包含 3 层：输入层、具有随机权重的隐藏层，以及具有学习连接的输出层（Rosenblatt，1962）。这一系统虽不是"深度学习"模型，然而，它在未来被定义为"极端机器学习"。

George Devol 于 1962 年发明了世界上第一款工业机械臂 Unimate，该产品由 Joseph Engelberger 销售。第一款产品安装在新泽西州特尔施泰特的通用汽车工厂装配线上，用于自动化压铸（Moran，2007）。正如之前描述的其他人形机器人一样，如 1495 年达·芬奇的"机械骑士"，Unimate 是当今达·芬奇机械臂等先进机器的先驱和灵感来源（Bogue，2020）。

1965 年，Edward Feigenbaum 和他的团队在斯坦福大学开始了 DENDRAL 项目，通过分析氨基酸质谱和化学信息，开发一种自动化系统来识别未知的有机分子（Lederberg，1966）。该项目分为启发式 DENDRAL 和 Meta-DENDRAL 两个主要项目。启发式 DENDRAL 使用系统中的算法和规则来分析质谱数据并确定有机分子的结构。Meta-DENDRAL 发布于 1978 年，旨在通过直接来自质谱数据电子库的知识来改进系统（Feigenbaum and Buchanan，1993；Buchanan and Feigenbaum，1978；Buchanan et al.，1969）。

1966 年，麻省理工学院的 Joseph Weizenbaum 开发了一个名为 ELIZA 的自然语言对话程序早期实例，以模仿人类对话。该程序基于分解规则和关键字对输入文本进行分析，使用模式匹配技术通过重组规则生成响应。据报道，这个早期聊天机器人的局限性包括定义关键词、发现最小语境、选择适当的转换技术、生成与关键字无关的响应，以及编辑 ELIZA"文本"的能力（Weizenbaum，1966）。尽管 ELIZA 在向用户生成独特的响应方面受到限制，但它仍表明机器可以产生人机交互意义上的对话。

四、20 世纪 70 年代的人工智能

1966—1972 年，斯坦福研究所人工智能中心的英国研究人员开展了一个项目，即开发一个名为 Shakey 的自动化移动系统。该项目的重点是开发一种具有自动化功能的移动机器，用于军事目的或行星探索等危险任务。1969 年推出了第一台 Shakey。该项目的关键词包括机器人、机器人系统、视觉处理、问题解决、问答、定理证明、世界模型、规划、场景分析和移动自动化。据报道，Shakey 系统拥有解决问题、建模和感知三种主要功能。该设备的主要部件包括全无线电控制的 SDS-940 分时计算机系统、电视、摄像头和其他传感器。其基本工作流程为处理感官数据，存储感知环境，并相应地规划动作顺序。推动物体是 Shakey 的一个代表性任务（Nilsson，1969；Nilsson，1984）。1971 年，科学家研发出改进版 Shakey。在这个版本中，SDS-940 被数字设备公司的 PDP-10/PDP-15 所取代，7 个被称为"猫须"的触觉传感器用于感知 Shakey 是否撞到什么物体等。Shakey 是包含视觉、触觉和声学传感器、信号处理和模式识别设备以及自动化机器人计算机编程的开创性研究项目之一（Nilsson，1984）。

1970—1973 年，由日本早稻田大学开发的开创性人形机器人 WABOT-1（早稻田机器人）诞生。该系统具有双足行走功能、立体视觉、语音识别、人造耳与嘴、距离和触觉传感器。1984 年，改进版 WABOT-2 诞生，该机器人具有演奏乐器的能力（Bogue，2020）。

1974 年，斯坦福大学人工智能医学实验计算机（SUMEX-AIM）建立。该项目基于全国共享的计算资源，利用 ARPANET 或 TYMNET 等全国性网络，研究人工智能在生物医学领域的应用。1980 年，SUMEX-AIM 共开展了 16 个研究项目和 3 个试点项目，如 DENDRAL、INTERNIST、MYCIN、CASNET、EXPERT、MOLGEN、PUFF 等（Freiherr，1980）。

在 20 世纪 70 年代，Jack D. Myers 和 Harry E. Pople 开发了一种内科咨询诊断程序——INTERNIST。该程序包含约 3 000 种不同的疾病表现，并基于其重要性被赋予 1~5 的评分，被分配至 400 种疾病类型。该系统会以 1~5 的评分形式反映疾病的"诱发强度"和"频率"。医生可输入存在或不存在的临床表现，系统将确认或否认疾病，从而辅助医生诊断（Myers and Pople，1977）。

MYCIN 是一个基于规则的专家系统，用于为细菌感染患者选择合适的抗菌疗法。该系统在 DEC PDP-10 计算机上运行，并使用 INTERLISP（LISP 语言的一种同源语）进行编程。MYCIN 系统由咨询、解释和知识获取子程序组成，并包含约 350 条规则，每条规则都是单一的、模块化的医学知识块（Van Melle，1978）。咨询系统根据患者数据和知识库提出治疗建议，解释系统可以解释提

出该治疗建议背后的原因，知识获取系统使专家能够更新 MYCIN 的静态知识库，而无需计算机编程（Shortliffe，1977）。此外，该系统也被用于医学教育（Van Melle，1978）。

因果关联网络（Causal-Associational Network，CASNET）是一个用于诊断青光眼、判断预后和提供治疗咨询的专家系统。该系统由罗格斯大学的 PDP-10 分时计算机和斯坦福大学的 SUMEX-AIM 项目开发出来。在开发过程中，来自西奈山医学院、约翰斯·霍普金斯大学、华盛顿大学、伊利诺伊大学芝加哥分校和迈阿密大学的专家通过全国计算机通信系统访问了 SUMEX-AIM。该系统的决策策略包括 3 个主要组成部分：观察、状态和分类。将对患者的观察与网络中的病理生理状态和模式相关联，旨在进行适当的疾病分类（Weiss et al.，1977）。据报道，CASNET 系统的主要创新点是从疾病定性模型中进行归纳，对随访管理进行推理，对有争议的主题提出不同的专家意见，并由青光眼研究人员使用计算机网络对其进行测试和更新（Weiss et al.，1978）。

当时开发出的专家系统一般局限于某一特定领域。例如，CASNET 或 MYCIN 等系统已更新为一个更具普适性的模型。EXPERT 是作为开发和测试此类专家系统的通用系统而开发的，与特定应用程序无关。该系统是 CASNET/青光眼模型的改进版本，采用类似 CASNET 的规则来开发内分泌学（甲状腺疾病）、风湿病学和眼科学的新模型。据报道，当时开发 EXPERT 系统的主要动机是增加稀缺的专家咨询的机会（Weiss，1979）。

麻省理工学院的 Stephen G. Pauker 等开发了一个计算机程序来研究水肿患者的临床认知。1975 年，该程序被命名为当前疾病程序。该程序是基于临床医生决策的认知开发的，然后通过一系列原型病例进行测试，并通过分析程序结果与临床医生决策之间的差异进行改进。作者表示，人工智能和计算机科学领域的进步使他们的研究成为可能，例如"目标导向"编程、模式匹配和大型联想记忆。该系统被描述为一个使用疾病和病理生理学知识，以及"常识"来实现其目标的程序（Pauker et al.，1976）。

1976 年，麻省理工学院的 Tomas Lozano-Perez 发表了一篇论文，描述开发了一个用于医疗诊断的简单 LISP 程序，即 PSUDOC。一个好的基线程序需要满足简单、灵活和有效性等特点，而达到这些目标的策略包括贝叶斯决策分析、特征交集和树遍历策略。贝叶斯决策分析指在约束良好的问题上程序可以正常工作，但当面对违反规则的普遍性问题时，程序缺乏对结果的解释。特征交集指在疾病集合中找到与当前症状匹配的疾病。然而，由于疾病的复杂性，该方法不利于医学诊断。树遍历策略是 3 种策略中最简单的一种，它就像一棵树，其内部节点是测试或问题，并最终链接到一片"叶子"（即诊断），类似于决策树算法（Lozano-Perez，1976）。

人工智能促进协会成立于 1979 年，属于非营利科学团体，名为美国人工智能协会［关于人工智能促进协会（AAAI）的成员组织等详情见官网］。

五、20 世纪 80 年代的人工智能

EMYCIN 在 20 世纪 80 年代被 Edward A. Feigenbaum 描述为"没有传染病诊断的 MYCIN"。其想法是删除 MYCIN 的知识库，为另一项系统制订新的规则。EMYCIN 不是面向终端用户的专家系统，而是用于开发专家系统的软件工具（Feigenbaum，1981）。例如，PUFF 是由 EMYCIN 工具开发的，用于分析肺功能的实验室测量值，以评估患者的肺部疾病。就像 MYCIN 或 EMYCIN 一样，PUFF 是用 INTERLISP 语言编写的，并在 SUMEX-AIM 的 DEC KI-10 上运行。作者使用 BASIC 语言开发了第二个版本的 PUFF，在 Pacific 医疗中心的 PDP-11上运行。专家系统分析了约 50 个定量参数，并按照现有知识生成了 3 种肺部疾病的自动报告（Feigenbaum，1981；Aikins et al.，1983）。

1986 年，Fikret Ulug 开发了 EMYCIN-Prolog 专家系统外壳。在他们的研究中，将 MYCIN 的推理引擎翻译成 PROLOG 语言，并报告了该系统的两个重要特征：内置的模式匹配和回溯能力。该研究的目的是研发一个用来生成专家系统的工具，并研究了两个不同的系统。一个系统（CAR）是为诊断汽车发动机问题而开发的，而另一个系统（FINANCE 分析系统）则提供财务建议。作者报道，利用开发的外壳可以快速建立一个专家系统（Ulug，1986）。

1986 年，David E. Rumelhart 等将人为神经元样单元网络定义为一种新的学习程序，称为反向传播。该过程被定义为通过调整隐藏单位的权重使输出和实际输出的差异最小化。隐藏单元独立于输入和输出层中，在学习过程中起着重要作用（Rumelhart et al.，1986）。这种技术的起源可以追溯到 20 世纪 60 年代，研究人员（例如 Franck Rosenblatt、Paul Werbos、Seppo Linnainmaa）用不同的方式对这一概念进行了部分描述（Werbos，1990；Linnainmaa，1970）。

1987 年，研发出 DXplain 作为计算机的诊断决策支持系统，它适用于没有计算机专业知识的医生。开发的系统通过全国计算机网络 AMA/NET 分发，医生通过回答有关患者数据和医学术语的问题与系统进行交流。系统将结果分别报告为常见疾病和罕见疾病。作者提出了决策支持系统的 6 个重要标准，例如无需计算机知识即可使用的易用性，基于全面的医疗信息，提供正确和准确的结果，证明结果的合理性，从家庭和医院等不同地点轻松访问，并随着用户交互而发展和改进（Barnett et al.，1987）。

六、深度学习模型简介

1998 年, Yann Lecun 等开发了 LeNet-5, 即卷积神经网络 (CNN) 架构, 这是一种基于梯度学习技术, 使用反向传播算法训练的多层神经网络。该系统是为对手写字符的模式进行分类而开发的, 并建议为商业和个人支票提供足够的记录准确性 (LeCun et al., 1998)。LeNet-5 在识别手写数字方面展现出了高精度, 并在图像分类任务的深度学习开发中发挥了关键作用。

2009 年, 引入了 ImageNet, 作为训练和评估计算机视觉模型的大规模数据集。它由数以百万计的标记图像组成, 具有广泛的对象类别, 包括动物、物体、车辆等。创建该数据集的目的是促进使用监督学习训练深度神经网络的实验, 从而显著改进对象识别和图像分类能力 (Deng et al., 2009)。

2012 年, Alex Krizhevsky、Ilya Sutskever 和 Geoffrey Hinton 开发了一个名为 AlexNet 的 CNN 模型。该系统由 8 层组成, 包括 5 个卷积层和 3 个全连接层, 并引入了创新功能, 如 ReLU 激活函数、重叠池化、局部响应归一化和丢弃正则化 (Krizhevskyet al., 2017)。AlexNet 赢得了 ImageNet LSVRC-2012 竞赛。

2015 年, Olaf Ronneberger、Philipp Fischer 和 Thomas Brox 提出了 U-Net, 这是一种专为生物医学图像分割任务而设计的卷积神经网络架构。该算法的 U 形结构由编码器路径和解码器路径组成, 可实现高效的特征提取和准确定位。U-Net 已广泛应用于医学成像, 包括肿瘤分割、细胞识别和器官分割。

2016 年, 由 DeepMind 开发的 AlphaGo 创造了历史。在一场五局三胜制比赛中击败了世界围棋冠军李世石。这一胜利是人工智能领域的一个重要里程碑, 并展示了深度学习和强化学习技术的力量。AlphaGo 的成功展示了其分析复杂棋盘并采取超越人类专业知识的战略举措的能力 (Wang et al., 2016)。虽然这不是机器第一次超越人类, 但它是产生全球影响的开创性事件之一。

七、人工智能的过去和未来

本章汇编了现代意义上的人工智能系统的起源和发展, 以及其在医疗领域的开创性应用的相关信息。特别是借助深度学习和高级自动化功能, 从其原始角度来看, AI 或 ML 已经达到了令人难以置信的境界。但是, 我们想强调的是, 这种系统的开始目标是将人类的思想和决策过程转移到机器上。在试图从数学上定义人类智能和决策过程的同时, 获得了有关生物过程的数据; 另外, 将获得的数据传输到机器的概念造成了机器人系统的发展。今天, 尽管深度学习模型以其杰出的成就展示出令人惊叹的结果，但它们在结果的可解释性等问题上的不足，与相关系统出现时的理念相矛盾。

参考文献

About the Association for the Advancement of Artificial Intelligence (AAAI) Member Organization. https://aaai.org/about-aaai/.

Aikins JS, Kunz JC, Shortliffe EH, Fallat RJ. PUFF: an expert system for interpretation of pulmonary function data. Comput Biomed Res. 1983;16(3):199–208.

Barnett GO, Cimino JJ, Hupp JA, Hoffer EP. DXplain: an evolving diagnostic decision-support system. JAMA. 1987;258(1):67–74.

Bogue R. Humanoid robots from the past to the present. Ind Robot Int J Robot Res Appl. 2020;47(4):465–72.

Buchanan BG, Feigenbaum EA. DENDRAL and meta-DENDRAL: their applications dimension. Artif Intell. 1978;11(1–2):5–24.

Buchanan B, Sutherland G, Feigenbaum EA. Heuristic DENDRAL: A program for generating explanatory hypotheses. Org Chem. 1969;30.

Deng J, Dong W, Socher R, Li L-J, Li K, Fei-Fei L. Imagenet: A large-scale hierarchical image database. 2009 IEEE conference on computer vision and pattern recognition, IEEE; 2009.

Feigenbaum EA. Expert systems in the 1980s. State of the art report on machine intelligence Maidenhead: Pergamon-Infotech. 1981.

Feigenbaum EA, Buchanan BG. Dendral and meta-Dendral. Artif Intell. 1993;59:233–40.

Freiherr G. The seeds of artificial intelligence: SUMEX-AIM: US Department of Health, Education, and Welfare, Public Health Service…; 1980.

Gopal G, Suter-Crazzolara C, Toldo L, Eberhardt W. Digital transformation in healthcare–architectures of present and future information technologies. Clin Chem Lab Med (CCLM). 2019;57(3):328–35.

Krizhevsky A, Sutskever I, Hinton GE. Imagenet classification with deep convolutional neural networks. Commun ACM. 2017;60(6):84–90.

LeCun Y, Bottou L, Bengio Y, Haffner P. Gradient-based learning applied to document recognition. Proc IEEE. 1998;86(11):2278–324.

Lederberg J. Systematics of organic molecules, graph topology and Hamilton circuits. A general outline of the Dendral system Interim report; 1966.

Ledley RS, Lusted LB. Reasoning foundations of medical diagnosis: symbolic logic, probability, and value theory aid our understanding of how physicians reason. Science. 1959;130(3366):9–21.

Linnainmaa S. The representation of the cumulative rounding error of an algorithm as a Taylor expansion of the local rounding errors: Master's thesis (in Finnish), Univ. Helsinki; 1970.

Lozano-Perez T. PSUDOC-A simple diagnostic program. 1976.

McCarthy J, Minsky ML, Rochester N, Shannon CE. A proposal for the Dartmouth summer research project on artificial intelligence, august 31, 1955. AI Mag. 2006;27(4):12.

McCulloch WS, Pitts W. A logical calculus of the ideas immanent in nervous activity. Bull Math Biophys. 1943;5:115–33.

Moor J. The Dartmouth College artificial intelligence conference: the next fifty years. AI Mag. 2006;27(4):87.

Moran ME. Evolution of robotic arms. J Robot Surg. 2007;1(2):103–11.

Myers J, Pople HE, editors. INTERNIST: A consultative diagnostic program in internal medicine. Proceedings of the Annual Symposium on Computer Application in Medical Care. American Medical Informatics Association; 1977.

Nilsson NJ. A mobile automaton: an application of artificial intelligence techniques. Sri International Menlo Park Ca Artificial Intelligence Center; 1969.

Nilsson NJ, editor Shakey the Robot; 1984.

Organization WH. Global spending on health: rising to the pandemic's challenges. Geneva: World

Health Organization; 2022.

Pauker SG, Gorry GA, Kassirer JP, Schwartz WB. Towards the simulation of clinical cognition: taking a present illness by computer. Am J Med. 1976;60(7):981–96.

Rosenblatt F. The perceptron: a probabilistic model for information storage and organization in the brain. Psychol Rev. 1958;65(6):386.

Rosenblatt F. Principles of neurodynamics, vol. 10. New York: Spartan; 1962. p. 318–62.

Rumelhart DE, Hinton GE, Williams RJ. Learning representations by back-propagating errors. Nature. 1986;323(6088):533–6.

Shortliffe EH, editor Mycin: A knowledge-based computer program applied to infectious diseases. Proceedings of the Annual Symposium on Computer Application in Medical Care. American Medical Informatics Association; 1977.

Turing AM. I.—Computing machinery and intelligence. Mind. 1950;LIX(236):433–60.

Ulug F. Emycin-Prolog expert system shell. Monterey, CA: Naval Postgraduate School; 1986.

Van Melle W. MYCIN: a knowledge-based consultation program for infectious disease diagnosis. Int J Man Mach Stud. 1978;10(3):313–22.

Wang F-Y, Zhang JJ, Zheng X, Wang X, Yuan Y, Dai X, et al. Where does AlphaGo go: from church-turing thesis to AlphaGo thesis and beyond. IEEE/CAA J Automat Sin. 2016;3(2):113–20.

Weiss S. The EXPERT and CASNET consultation systems. 情報処理学会研究報告医療情報処理 (MED). 1979;1979(15 (1979-MED-001)):1–5.

Weiss SM, Kulikowski CA, Safir A, editors. A Model-Based Consultation System for the Long-Term Management of Glaucoma. IJCAI; 1977.

Weiss S, Kulikowski CA, Safir A. Glaucoma consultation by computer. Comput Biol Med. 1978;8(1):25–40.

Weizenbaum J. ELIZA—a computer program for the study of natural language communication between man and machine. Commun ACM. 1966;9(1):36–45.

Werbos PJ. Backpropagation through time: what it does and how to do it. Proc IEEE. 1990;78(10):1550–60.

Wiederrecht G, Darwish S, Callaway A. The healthcare data explosion. https://www.rbccm.com/en/gib/healthcare/episode/the_healthcare_data_explosion.

第4章

人工智能在口腔医学中的应用

Prashant P. Jaju, Ibrahim Sevki Bayrakdar, Sushma Jaju, Vidhi Shah, Kaan Orhan, Rohan Jagtap 著

一、概述

> "预测未来不是魔法，而是人工智能。"
>
> ——戴夫·沃特斯（Dave Waters）

什么是人工智能（AI）？AI 在计算机科学领域被认为是聚焦于创造能够像人类一样思考和表现的智能机器。AI 应用的例子包括语音识别、解决问题、学习和规划。机器表现出来的人工智能，与人类表现出来的自然智能相对。AI 的核心是计算机训练出来的算法，旨在模仿人类智能（Human Intelligence，HI）。HI 是指人类在生物学上形成先天智慧的能力，包含各种技能，如感知、学习、解决问题、决策、语言理解和社交互动。人类的智力可以通过一生的经验和学习来提高。AI 属于计算机科学领域，专注于生产能够执行需要 HI 任务的机器。AI 可以通过分析大量的数据来进行训练，从而产生更好的效果，更准确的医学诊断和治疗结果。机器学习（ML）是 AI 的一个子集，涉及开发在没有详细编程的情况下从经验中学习和改进的算法。ML 算法旨在识别大型数据中的模式和关系，使其在图像识别、自然语言处理和预测分析等各种应用中非常有用。深度学习（DL）是一种利用人工神经网络（ANN）的 ML，其灵感来自人脑的结构和功能。DL 算法旨在通过分析大量数据从经验中学习和改进，使其能够执行复杂的任务（Shan et al.，2021；Khanagar et al.，2021a；Schwendicke et al.，2020b；Carrillo-Perez et al.，2022；Park and Park，2018；Hung et al.，2020b）（图 4-1）。

AI 的发展分为三个阶段。20 世纪 80 年代和 90 年代，第一代 AI 利用预定义的规则来处理

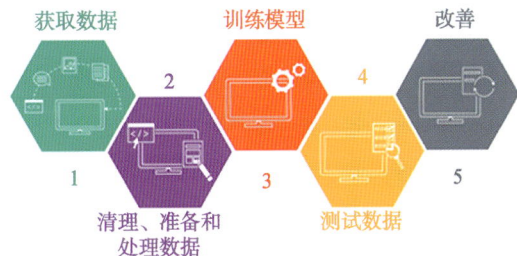

图 4-1 阐述 AI 软件发展

数据并生成输出。第二代 AI 在 21 世纪初引入了"学习"的概念,计算机可以根据人类提供的输入数据自主建立规则,并应用这些规则来产生输出结果。目前,我们正处于第三代 AI 发展阶段,专注于"DL"。DL 使计算机能够自动分析新数据、学习新规则并生成输出,而无须人工交互。第一个聊天机器人计算机程序 ELIZA,创建于 20 世纪 60 年代。1997 年(注:此处原著有误),IBM 开发的超级计算机深蓝(Deep Blue)击败了国际象棋冠军,创造了历史。2011 年 10 月,苹果公司的 Siri 作为 iPhone 4S 的一项功能推出,亚马逊公司的 Alexa 也是 AI 应用的例子,它们已成为我们日常生活的一部分。如今,AI 在各个行业无处不在,包括自动驾驶汽车、客服机器人、社交媒体监控、机器人制造、医疗保健管理,甚至口腔医学领域。AI 在医疗行业发挥着重要作用,包括电子健康记录、机器人手术和现在的口腔医学等领域。据《福布斯》报道,医疗保健中关键的 AI 应用包括行政工作、图像分析、机器人手术和临床决策支持(Marr,2018)。

　　尽管口腔医学最初在集成 AI 方面落后,但随着口腔医学技术的进步,AI 已迅速成为诊断和治疗的基本工具之一。口腔医学在很大程度上依赖于数字化工作流程,而 AI 正越来越深入地融入这一领域。AI 在口腔医学领域的应用包括诊断和制订治疗计划、图像分析、患者管理、预测分析和机器人技术。AI 在口腔医学领域的潜在影响是巨大的,因为它可以提高诊断准确性、缩短治疗过程并加强患者护理。本章重点介绍目前 AI 在口腔医学诊断和治疗计划中的应用。

二、AI 在口腔医学中的应用

(一)正常解剖

　　现在,使用 AI 生成的算法可以进行正常解剖结构的识别和分割。今天,AI 成功地帮助口腔医生自动检测和分割口腔 X 线片中的解剖结构,尤其是锥形线束 CT(cone beam computed tomography,CBCT)。除牙齿及其结构外,也可以成功分割颌面骨和其他解剖结构,如上颌窦、咽气道、下颌管和切牙管等结构,对帮助口腔医生在诊断和治疗过程中做出更快、更准确的决策具有显著优势(图 4-2)。在 AI 辅助软件的帮助下,现在可以对二维 X 线片和三维 CBCT 图像

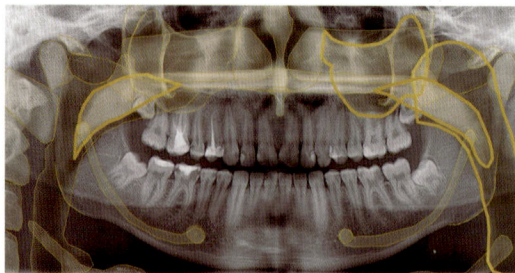

图 4-2　AI 生成的全景解剖结构分割图(图片由 CranioCatch AI 软件生成)

进行分割和分离，以提供更好的视角（图 4-3）。这使临床医生能够精确地研究
解剖结构（Lahoud et al.，2021；Hung et al.，2020a；Mohaideen et al.，2022；Hung
et al.，2023；Orhan et al.，2022）。

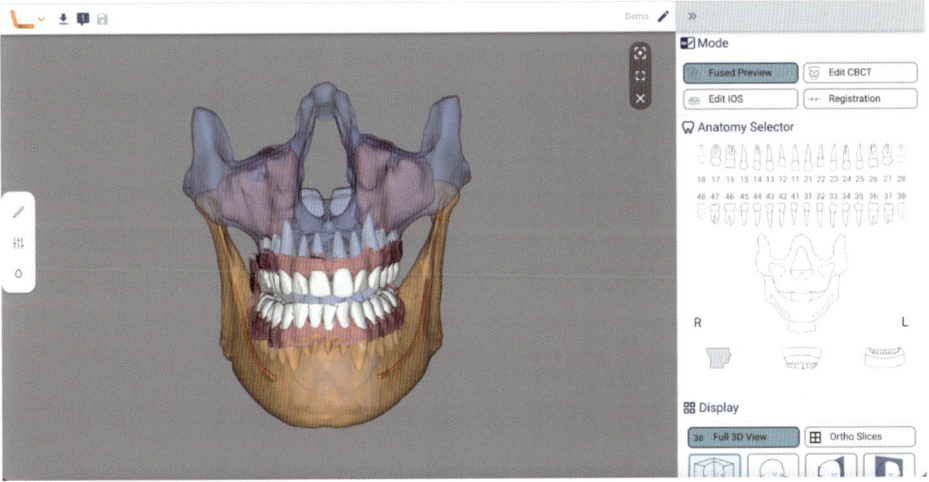

图 4-3　AI 生成的三维虚拟模型（图片由 Relu AI 软件生成）

（二）口腔状况报告 / 电子口腔记录

AI 可以在口腔科 X 线片和其他图像，包括口内 X 线片和口内扫描（intra-
oral scans，IOS）图像中检测和编号牙齿、识别修复体、检测病变等，从而报告
患者的状况（例如，在口内 X 线片和其他图像中检测牙齿和修复体）（图 4-4～
图 4-6）（Bilgir et al.，2021；Görürgöz et al.，2022；Kilic et al.，2021；Yasa et al.，
2021）。这种在治疗前自动化确定患者当前状态的流程极大地优化了工作并提
高了效率（Shan et al.，2021；Khanagar et al.，2021a；Schwendicke et al.，2020b；
Carrillo-Perez et al.，2022；Park and Park，2018）。

图 4-4　AI 生成的牙齿分割
（图片由 CranioCatch AI 软件
提供）

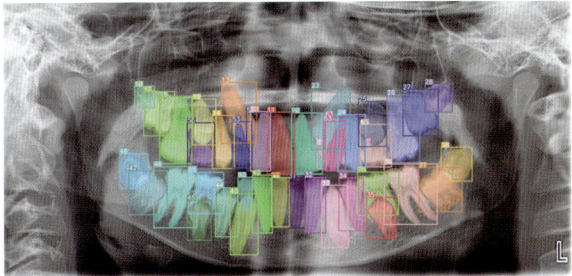

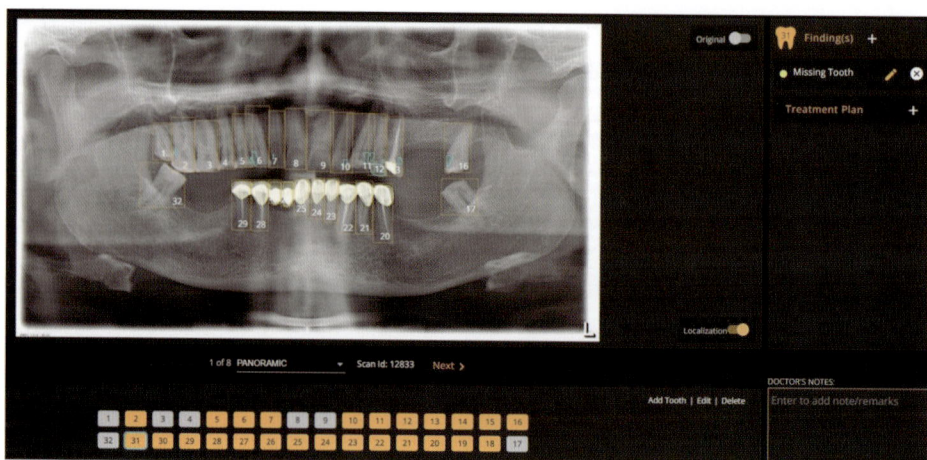

图 4-5　AI 系统在全景 X 线片上检测牙齿和龋齿以获取牙齿状况 / 记录（图片由 Velmeni AI 软件提供）

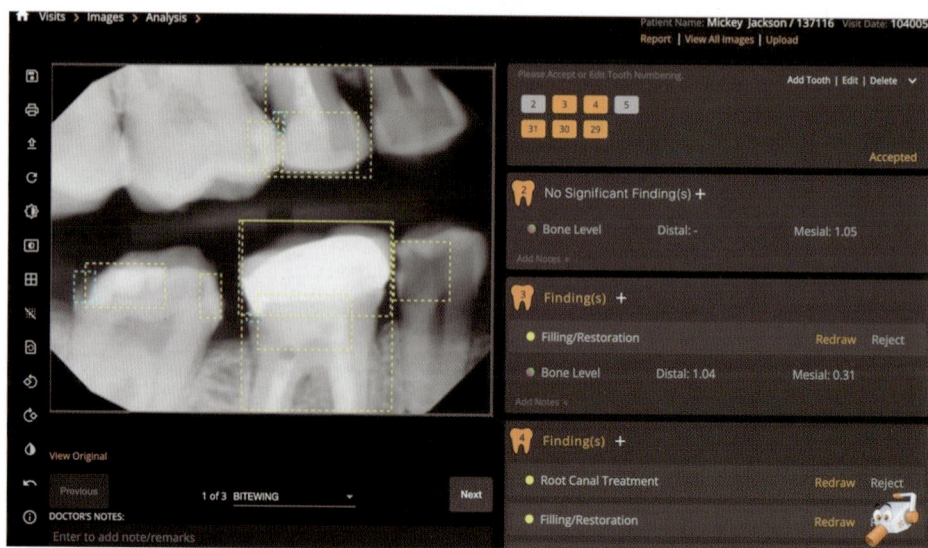

图 4-6　𬌗翼片的自动分割，显示根管治疗的牙齿、修复体和骨质丧失（图片由 Velmeni AI 软件提供）

（三）龋病学

龋齿是人类最常见的疾病之一，早期且准确检测龋齿对于治疗和预防进一步并发症至关重要。放射学检查在识别龋齿方面十分重要。口内 X 线片对于检测早期非空洞性龋齿尤为重要。虽然有几种用于龋齿检测的诊断方法，如近红外光透照法（near infrared light transillumination，NILT）、数字化光纤透照法（digital imaging fiber-optic transillumination，DIFOTI）、定量光诱导荧光法（quantitative light-induced fuorescence，QLF）和激光荧光法，但影像学评估在龋齿检测中仍然十分必要。目前已经开发了许多基于 DL 的 AI 模型以帮助口腔医生在全景 X 线片、根尖片、𬌗翼片和 CBCT 图像中检测和分类龋齿。使用 AI 进行龋齿检测有以下几个潜在的好处，如提高准确性、更快地诊断和减少对人工判读的依赖。将 AI 集成到龋齿检测中，可以更早、更准确地诊断，从而增强口腔护理并降低口腔疾病的患病率（Shan et al.，2021；Khanagar et al.，2021a；Schwendicke et al.，2020b；Carrillo-Perez et al.，2022；Park and Park，2018；Hung et al.，2020b；Hung et al.，2023；Revilla-León et al.，2022；Schwendicke et al.，2023；Ezhov et al.，2021）（图 4-7 和图 4-8）。

　　AI 模型在根据放射图像评估是否存在龋齿方面取得了成功。根据各种研究报道，AI 模型的龋齿诊断符合率为 76%～88.3%，灵敏度为 73%～90%，特异度为 61.5%～93%。例如，Valizadeh 等分析了一种从根尖周 X 线片诊断邻面龋的 AI 模型，该模型在诊断牙本质龋齿方面达到了 97% 的符合率，但在诊断牙釉质龋齿方面的符合率仅为 60%（Valizadeh et al.，2015）。同样，Devito 等评估了一种用于诊断𬌗翼片上邻面龋的 AI 模型，AI 表现优于最准确的口腔医生（Devito et al.，2008）。

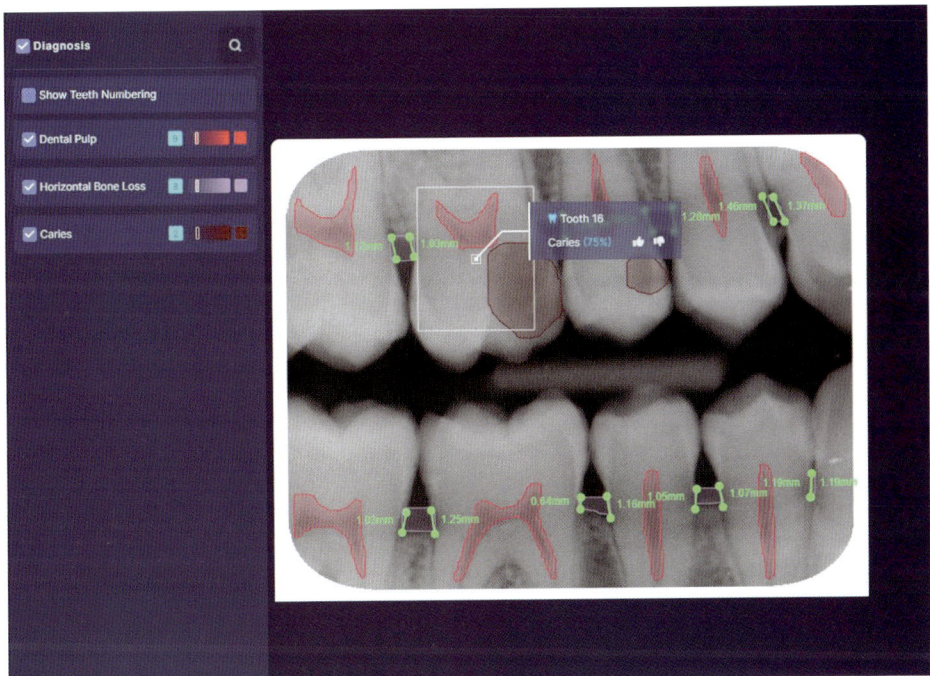

图 4-7　AI 生成的𬌗翼片上的龋齿分割（图片由 CranioCatch AI 软件提供）

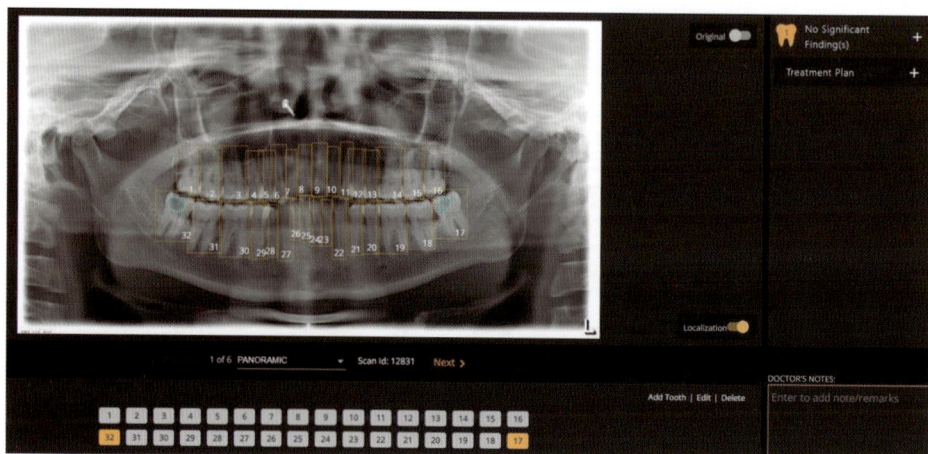

图 4-8 全景 X 线片上的牙齿识别和龋齿分割（图片由 Velmeni AI 软件提供）

Lee 等（2018a）评估了预先训练的 GoogleNet Inception v3 CNN 模型在检测根尖周图像上龋齿的成功率。前磨牙、磨牙和前磨牙 - 磨牙龋齿的检测符合率分别为 89.0%、88.0% 和 82.0%。前磨牙龋齿检测模型实现了最高的 AUC 值，并优于其他龋齿检测模型。

Srivastava 等（2017）开发了一种 CNN 模型，用于在𬌗翼片上检测龋齿，与 3 名普通口腔医生（34%～48%）相比，该模型的灵敏度（81%）明显更高（Srivastava et al.，2017）。Cantu 等开发了一种基于 DL 的 AI 模型，用于在𬌗翼片上分割龋齿，符合率、灵敏度、特异度和 F_1 指数分别为 80%、75%、83% 和 0.73。其中 75% 的灵敏度显著超过了口腔医生（36%）（Cantu et al.，2020）。

Bayrakdar 等开发了用于龋齿诊断的 AI 模型，该模型比有 2 年经验的口腔颌面放射住院医师和有 3 年经验的修复口腔住院医师表现更好。此外，还开发了各种 AI 模型，包括回归分析模型、决策树学习模型和人工神经网络模型，用于使用口内影像图片诊断龋齿。这些 AI 模型的诊断符合率为 80%～86.3%，特异度为 95.6%～98.3%，灵敏度为 80%～100%（Bayrakdar et al.，2022a）。

此外，Casalegno 等开发了一种深度 CNN 模型，通过近红外光透照（NILT）图像将龋齿分为存在或不存在，该模型在𬌗面龋和邻面龋中的受试者操作特征（receiver operating characteristic，ROC）分别达到了 83.6% 和 85.6%（Casalegno et al.，2019）。Schwendicke 等采用深度 CNN 方法，包括 Resnet18 和 Resnext50，来检测 NILT 图像中的龋齿，使用 Resnext50 架构实现了最佳的 AUC 值。在 95% 置信区间（confidence interval，CI）下，平均 AUC 为 0.74。灵敏度和特异度分别为 59% 和 76%（Schwendick et al.，2020a）。

（四）牙周病学

　　牙周病是全球普遍存在的一组疾病，可导致牙槽骨和牙周附着丧失，最终导致牙齿脱落。在牙周评估领域，AI 仍处于早期发展阶段，尚未得到充分利用。然而，它已被用于多个领域，例如在口腔 X 线片上检测和评估牙槽骨质流失和牙周受损的牙齿，使用口内图像评估牙龈炎，以及使用生物标志物数据预估牙周病的进展（图 4-9）。

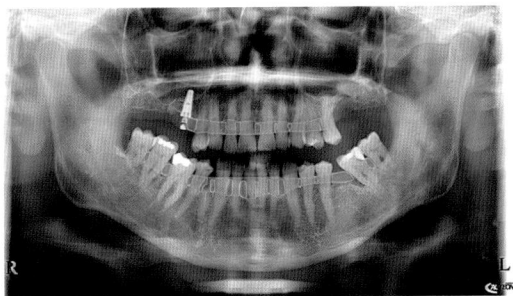

图 4-9　全景 X 线片上 AI 生成的牙周骨质丧失（图片由 CranioCatch AI 软件提供）

　　AI 模型已用于检测牙槽骨质流失、骨密度变化和评估口腔影像片上牙周炎分期分类（图 4-10）（Scot et al.，2023）。采用深度学习（DL）检测牙周病患者 X 线片骨质流失的研究显示，全景 X 线片的 F_1 指数为 0.75～0.93，根尖周 X 线片的 F_1 指数为 0.47～0.83。Chang 等（2020）使用 Mask R-CNN 架构开发的 DL 模型在根据全景 X 线片对牙周病进行诊断和分期方面取得了最佳表现。Moran 等（2021）采用 Inception 迁移学习模型将根尖周 X 线片上的区域分类为健康区域或显示牙周骨质缺损区域。Lee 等开发了一种 CNN 模型，该模型在根尖周图像上识别牙周受损的后牙并估计牙齿预后，符合率为 78.9%。该模型显示前磨牙的符合率（>80%）高于磨牙（Lee et al.，2018b）。

　　Kurt Bayrakdar 等开发了一个基于 GoogleNet Inception v3 的 CNN 模型，用于检测口腔全景 X 线片中的牙槽骨丧失，将全景 X 线片分为有牙槽骨质丧失或没有牙槽骨质丧失的符合率为 90%（Kurt Bayrakdar et al.，2020）。Thanathornwong 和 Suebnukarn 开发了一个 CNN 模型识别全景 X 线片上牙周受损的牙齿（Thana-thornwong and Suebnukarn，2020）。Kim 等和 Krois 等也开发了 CNN 模型，可在口腔全景 X 线片上自动检测牙周骨质丧失，AUC 值为 0.89～0.95，超过了几位普通口腔医生的表现（AUC 为 0.77～0.85）。此外，可以使用 CNN 模型对根尖片和全景 X 线片上的牙槽骨质丧失阶段进行自动分类（Kim et al.，2019；Krois et al.，2019）。

　　关于口内影像图片，DL 模型在检测牙龈炎方面的符合率为 77%～94%，Liu 等（2020）开发的模型使用 Mask R-CNN 作为物体检测器，显示出最佳性能。在生物标志物数据方面，DL 模型在牙周病分类方面的符合率为 73%～98%。Papantonopoulos 等（2014）采用基于免疫学和临床参数的多层感知器模型，在区分侵袭性和慢性

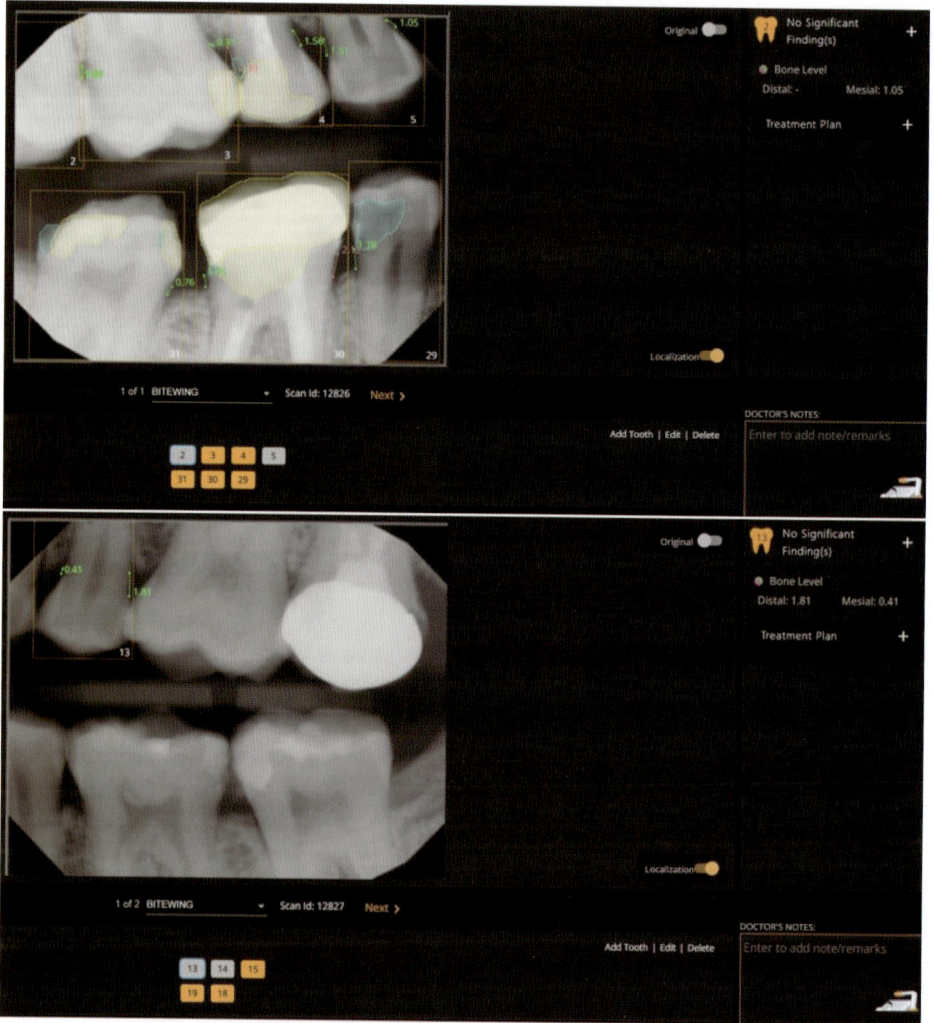

图 4-10　AI 软件在骀翼片上检测牙周骨质丧失（图片由 Velmeni AI 软件提供）

牙周炎方面的符合率达到 98%。此外，Nakano 等开发了一种多层感知器，该感知器利用唾液微生物群估计口臭的符合率为 96%（Nakano et al.，2018）。

（五）牙髓病学

　　AI 在牙髓病学的多方面检测和预测上取得了重大进展。在检测方面，AI 已用于识别根尖周病变、牙冠折断和牙根折裂、确定根管工作长度，以及检测牙根和根管形态（图 4-11）。预测任务包括对再治疗需求的评估。根尖周病变很常见，在诊断和制订治疗计划方面给口腔医生带来了挑战。早期发现这些病变可以预防疾病向周围组织扩散，从而提高治疗效果（Shan et al.，2021；Khanagar et al.，2021a；Schwendicke et al.，2020b；Carrillo-Perez et al.，2022；Park and Park，2018；Hung et al.，2020b；Hung et al.，2023；Aminoshariae et al.，2021）。

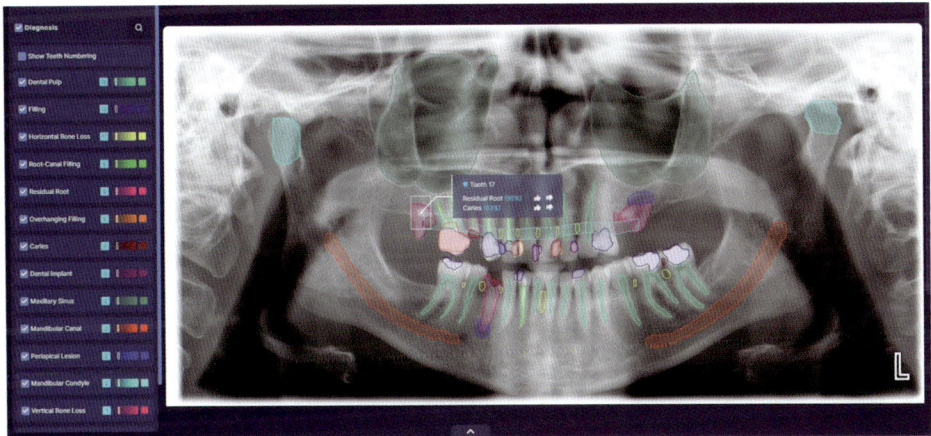

图 4-11　全景 X 线片上由 AI 生成的根管形态、解剖结构、修复体和病变图像（由 CranioCatch AI 软件提供）

　　Endres 等进行了一项研究，比较了 DL 模型和 24 名口腔颌面外科医生在全景 X 线片中检测根尖周病变的表现。该研究得出结论，基于 DL 的 AI 算法优于部分外科医生（Endres et al.，2020）。同样，另一项研究证明，CNN 模型在检测口内 X 线片上的模拟根尖周病变方面的表现优于 3 名口腔颌面放射科医生。Orhan 等使用了 109 个 CBCT 扫描图来测试一个 AI 系统，结果表明该系统的检测符合率很高，与放射科医生相比，该软件测量的病变体积没有显著差异（Orhan et al.，2020）。在临床实践中集成 AI 系统检测口腔 X 线片根尖周病变的可靠性和准确性可以媲美经验丰富的专家。此外，它还可以节省评估时间并协助自动记录（Aminoshariae et al.，2021；Endres et al.，2020；Orhan et al.，2020；Bayrakdar et al.，2022b）。

　　水平牙根折裂和垂直牙根折裂的诊断是一项具有挑战性的任务，需要医生具有丰富的经验。目前已开发出从二维和三维口腔放射学图像中自动检测牙根折裂的 CNN 模型。Fukuda 等证明 CNN 可以成为从全景 X 线片上诊断垂直牙根折裂的一种有前景的工具（Fukuda et al.，2020）。Johari 等的另一项研究使用概率神经网络检测垂直牙根折裂，符合率高达 96.6%。这些评估表明，AI 算法可以高效地从 CBCT 图像和全景 X 线片上检测垂直牙根折裂（Johari et al.，2017）。

　　准确测定根管的工作长度是根管治疗成功的关键步骤。研究表明，人工神经网络（ANN）可以用于准确测定工作长度。Saghiri 等报道称 ANN 可以作为在口腔 X 线片上定位根尖孔的辅助工具。他们将 ANN 与拔牙后的实际测量结果比较后证明根长测量结果没有差异（Saghiri et al.，2012）。

基于 CNN 的 AI 算法在二维和三维口腔放射学图像上的牙齿自动检测和分割方面显示出了很高的成功率。它的表现可与人类观察者相媲美，但处理时间要快得多。确定牙根和根管形态对于根管治疗的成功至关重要，而 AI 应用有可能在这些方面作出贡献。Hiraiwa 等开发了一种 DL 系统，该系统可以准确检测下颌第一磨牙远舌根（Hiraiwa et al.，2019）。

根管的自动检测和分类，包括确定根管数目和识别变异根管（如 C 形根管和近颊根管），已成为 AI 在牙髓病学中的另一个应用领域（图 4-12）。目前已经开发出了几种在二维和三维口腔放射学图像上对根管进行自动检测、分割和分类的 CNN 模型。此外，AI 还应用于牛牙症的检测。这些成功的 AI 模型的功能已经证明其效果与口腔医生技术相似，甚至更胜一筹（Lahoud et al.，2021；Leite et al.，2021；Hiraiwa et al.，2019；Zhang et al.，2022；Sherwood et al.，2021a；Jeon et al.，2021；Yang et al.，2022；Sherwood et al.，2021b；Duman et al.，2023）。关于评估部分，确实已有研究强调了 AI 在再治疗预测中的潜在应用价值。然而，这一领域仍需要进一步研究（Aminoshariae et al.，2021）。

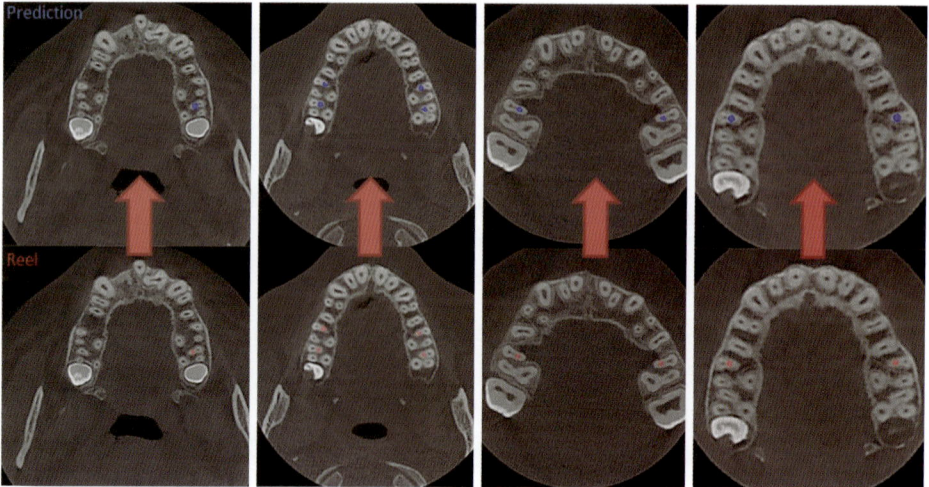

图 4-12 使用基于 YOLOv5x 的 AI 模型在 CBCT 轴位片上自动进行 MB2 分割（由 CranioCatch AI 软件提供）

三、口腔颌面外科学

在口腔颌面外科领域，AI 算法可提供诊断、治疗、结果预测和术前手术计划中的决策支持。利用 AI 算法可以进行阻生牙的检测并评估其与周围解剖结

构(如上颌窦、鼻前庭和下颌管)
的关系,成功率很高(图 4-13)。
AI 技术还用于预测拔牙术后的
面部肿胀。Zhang 等开发了一种
AI 模型,用于预测阻生下颌第
三磨牙拔除术后的面部肿胀情
况,该模型表现出出色的预测性
能(Zhang et al.,2018)。在另一
项研究中,使用一个深度 CNN

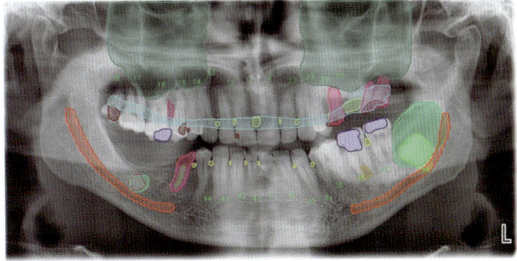

图 4-13　全景 X 线片上由 AI 生成的解剖结构、修复体和病变图像(由 CranioCatch AI 软件提供)

模型和 Pederson 难度评分(PDS)在全景 X 线片上对第三磨牙的拔除难度进行了评估。该模型在确定第三磨牙与升支的关系、角度和深度方面分别实现了82.03%、90.23% 和 78.91% 的成功率(Yoo et al.,2021)。

目前人们已开发出了各种 AI 工具来提高口腔医生对不同颌面部疾病诊断的准确性,从而提高疗效。基于 CNN 的 DL 模型在全景 X 线片上对成釉细胞瘤、牙源性角化囊肿、含牙囊肿和根尖囊肿的检测和分类方面表现出了高性能(Bispo et al.,2021;Yang et al.,2020)。此外,Lee 等开发了 CNN 模型,用于在全景 X 线片和 CBCT 图像上检测、分割和分类牙源性角化囊肿、含牙囊肿和根尖囊肿,其中 CBCT 模型表现出更好的性能(Lee et al.,2020)。与 2 名放射科医生相比,基于 CNN 的 AI 模型在识别口腔癌患者增强 CT 图像上的颈部淋巴结转移方面也表现出更优越的性能(Ariji et al.,2022)。

研究证明,AI 工具能有效检测和分割全景 X 线片和 CBCT 图像上的颌面部骨折和牙折,并能自动诊断颞下颌关节骨关节炎、测量下颌髁突头皮质厚度和诊断下颌髁突骨折(Fukuda et al.,2020;Johari et al.,2017;Rasteau et al.,2022;Eschert et al.,2022;Bianchi et al.,2021;Warin et al.,2023;Nishiyama et al.,2021)。

此外,还开发了基于 CNN 的 AI 模型工具,可以从全景 X 线片和 CBCT 图像上自动检测和分割上颌窦和病变部位。这些 AI 工具在辅助口腔医生诊断上颌窦疾病(如上颌窦炎、黏液潴留囊肿和黏膜增厚)方面表现出色(Hung et al.,2022a;Choi et al.,2022;Kuwana et al.,2021;Ha et al.,2023;Mori et al.,2021)。

在正颌外科领域,AI 算法的应用正在迅速扩展。人们已开发出各种 AI 模型,利用头颅 X 线片和临床照片评估患者的面部不对称性并确定是否需要进行正颌手术(图 4-14)。CNN 模型在正颌手术不同阶段(包括初始、术前、术后和拆除矫治器阶段)检测头影测量标志点时,已展现出临床可接受的成功率。此外,神经网络模型还能准确估计正颌手术的术后感染情况,成功率达到 98.7%(Mohaideen et al.,2022;Hung et al.,2023;Hung et al.,2022b;Shujaat et al.,2021;Rokhshad et al.,2023)。

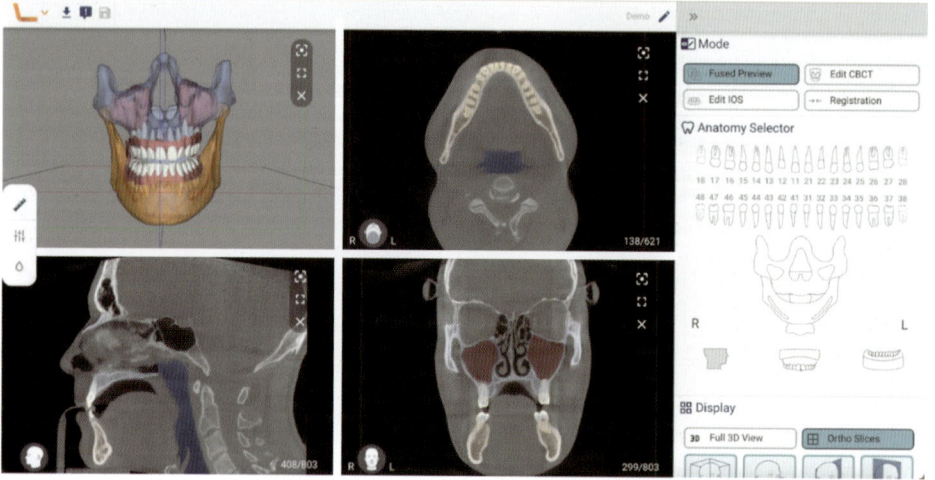

图 4-14　AI 生成的三维虚拟模型 + 正交的 CBCT 切面（由 Relu AI 软件提供）

　　AI 在口腔癌的检测方面也极具价值。基于 CNN 的模型已经证明能够在照片和激光共聚焦显微镜图像中自动检测口腔癌。这些研究凸显了 AI 模型在口腔癌早期诊断方面的潜力，可以极大地改善患者预后（Mohaideen et al.，2022；Hung et al.，2023；Hung et al.，2022b；Khanagar et al.，2021b；Patil et al.，2022；Patcas et al.，2022）。

四、口腔种植学

　　目前，基于 CNN 的 AI 模型已用于检测和分析与种植牙相关的各个方面。这些模型在口腔 X 线片上检测种植牙、种植体折断和种植体周围骨丧失方面表现出很好的性能。它们在根据各种标准对种植牙进行分类方面也展示出了很高的熟练程度（Revilla-León et al.，2023；Hadj Saïd et al.，2020；Liu et al.，2022；Cha et al.，2021；Lee et al.，2021；Kurt Bayrakdar et al.，2021；Mangano et al.，2023）（图 4-15）。

　　例如，Liu 等开发了一项 AI 算法，该算法在自动检测根尖片上的种植体周围骨丧失方面的表现与 2 名全科口腔医生相似。另一项基于口腔根尖片开发的 CNN 算法在测量种植体周围骨丧失并判断其严重程度（正常、早期、中度和重度）等方面表现出色（Liu et al.，2022；Cha et al.，2021）。

　　CNN 模型还用于检测种植体折断，并将其分类为水平或垂直折断（Lee et al.，2021）。在种植牙领域，CNN 模型已证明能够从 CBCT 图像上自动检测缺牙部位、鼻前庭、上颌窦和下颌管，并测量缺牙部位剩余牙槽骨的高度和宽度（Kurt Bayrakdar et al.，2021）。

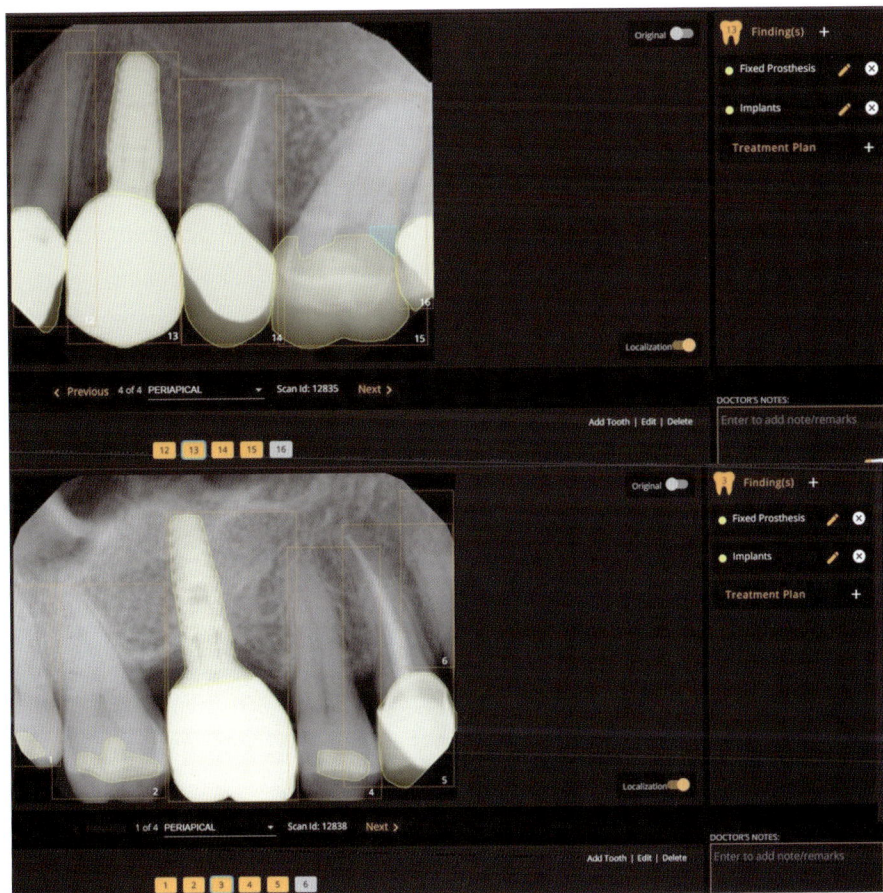

图 4-15　二维影像上的种植体自动检测（由 Velmeni AI 软件提供）

此外，有人提出了一种结合 AI 和增强现实（augmented reality，AR）技术的新型三维（3D）种植体规划方案。AI 和 AR 技术的结合有可能彻底改变现代导航种植手术，并有可能取代传统手术导航软件（Mangano et al.，2023）。

五、口腔正畸学

AI 在正畸领域具有巨大的潜力，其应用范围包括自动检测解剖标志点、头影测量分析、诊断、制订治疗计划、评估生长发育，以及治疗效果评价等多个方面。

在正畸学中，AI 最常见的应用领域之一是头影测量标志点的自动检测和分析，这对正畸诊断和治疗具有重要价值。AI 可在二维和三维放射学图像上生成头影测量描记图，这些软件工具的准确性在可接受范围内，可准确预测患者整体的骨骼和牙齿生长情况。与人类观察者相比，基于 CNN 的 AI 工具准确性较高。文献研究表明，在头影测量分析中，AI 生成的测量结果和角度与手工追踪分析结果的差异没有统计学意义。这种自动化减少了分析过程中所耗费的人力和时间（Hung et al.，2020a；Hung et al.，2023；Bichu et al.，2021；Mohammad-Rahimi et al.，2021；Arsiwala-Scheppach et al.，2023；Uğurlu，2022）。

　　诊断和治疗计划是正畸治疗的关键部分，具有主观性和复杂性。基于 AI 的临床决策支持系统可以协助临床医生应对这些挑战。例如，拔牙的决策在正畸学中很重要，而且不同医生之间可能存在差异。基于人工神经网络（ANN）的决策支持系统在估计拔牙决策方面具有很高的准确性，符合率达到 94%。这些工具还可以用于评估正畸治疗需求和预测治疗效果。人们已经开发出了 AI 模型对放射学图像和照片上的骨面型进行分类，效果良好，符合率超过 93%（Li et al.，2019；Lin et al.，2021）。

　　此外，人们还开发了根据 CBCT 图像评估正颌手术前后面部对称性的 AI 模型，符合率高达 90%。AI 还可以帮助预测阻生牙（如尖牙）的位置、方向和状况，为正畸医生提供临床场景的三维视角，并协助制订治疗方案（Chen et al.，2020）（图 4-16）。

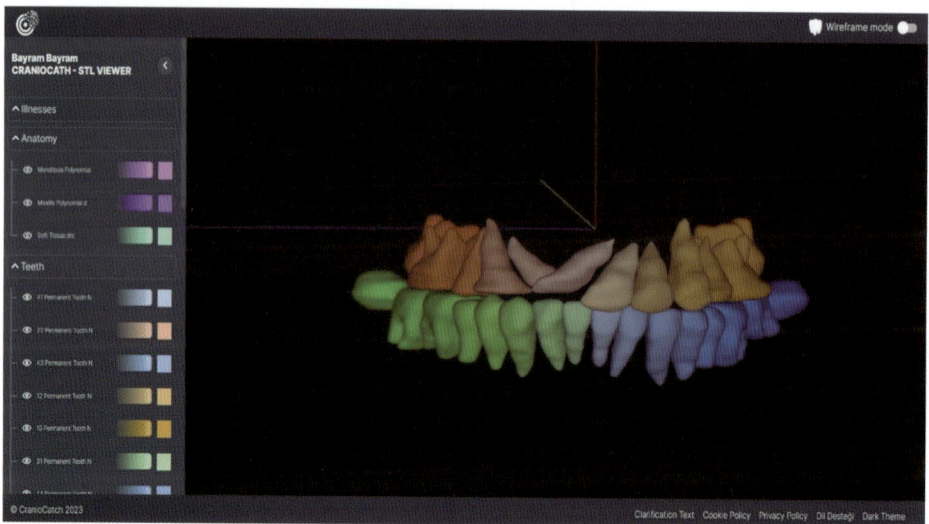

图 4-16　AI 生成的牙齿三维透视图（由 CranioCatch AI 软件提供）

　　AI 与正畸的结合在提高诊断准确性、治疗计划制订和整体治疗效果评估方面有着巨大的前景，同时也减少了传统方法带来的主观性和复杂性。

　　口内扫描仪和矫治器技术的进步为口腔正畸治疗 AI 预测软件的开发铺平了道路。这些数字化治疗计划工具直观且准确，为正畸医生提供更精确的治疗方法。基于 AI 的软件可以准确地模拟和预测正畸治疗过程中的牙齿移动，使正畸医生能够可视化预期结果并据此制订治疗计划。这项技术可以清晰地展示治疗过程和可能的结果,因此还有利于患者指导。

　　除了治疗计划之外,AI 辅助软件在正畸领域的气道评估方面也发挥着作用。它可以帮助确定气道模式、识别解剖变异并计算气道体积。该软件利用彩色编码来呈现气道及其结构,直观可视化(图 4-17 和图 4-18)。这使得正畸医生能够更有效地评估气道,并将气道方面的考量因素纳入治疗计划中(图 4-19)。

　　AI 算法在骨骼骨龄自动化评估、颈椎成熟度评估、骨面型分类,以及评估正颌手术对面部外观的影响方面显示出令人满意的结果(Li et al.,2019;Lin et al.,2021;Chen et al.,2020;Yu et al.,2020;Kök et al.,2019;Amasya et al.,2020b;Amasya et al.,2020a)。

图 4-17　利用 AI 模型在锥形束计算机断层扫描上对气道进行三维评估(由 Velmeni AI 软件提供)

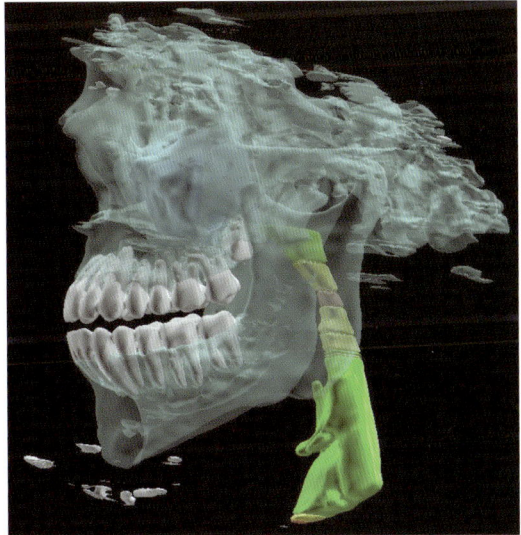

图 4-18　AI 在 CBCT 生成头颅侧位片上生成的咽部气道图像(由 CranioCatch AI 软件提供)

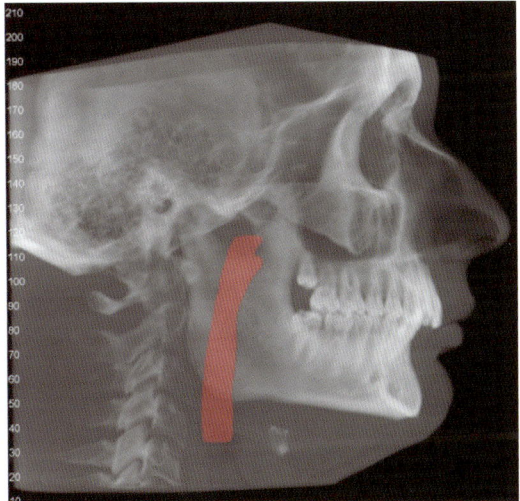

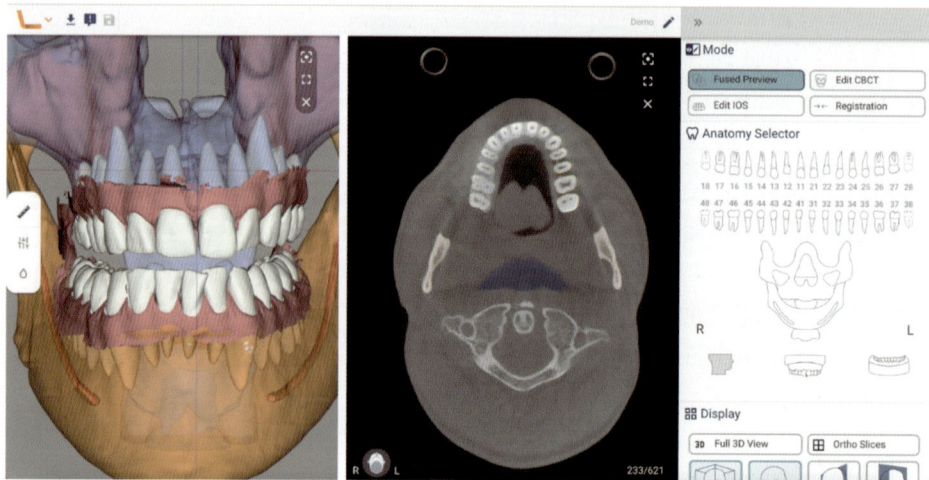

图 4-19　AI 生成的三维牙齿模型特写 + 轴向 CBCT 切片自动分割（由 Relu AI 软件提供）

六、口腔修复学

　　口腔修复学是口腔医学的一个专业领域，侧重于义齿、种植牙、冠修复和固定桥等治疗。近年来，AI 在修复学的各个方面都做出了重要贡献，包括 CAD/CAM 技术、种植手术模板设计、美容口腔、色彩匹配，以及 CAD/CAM 修复体的脱落预测等。这些 AI 技术为牙冠的咬合面设计、全口义齿的自动安装设计、口腔种植学的穿龈轮廓确定，以及可摘局部义齿的自动设计提供了巨大的便利（图 4-20 和图 4-21）。

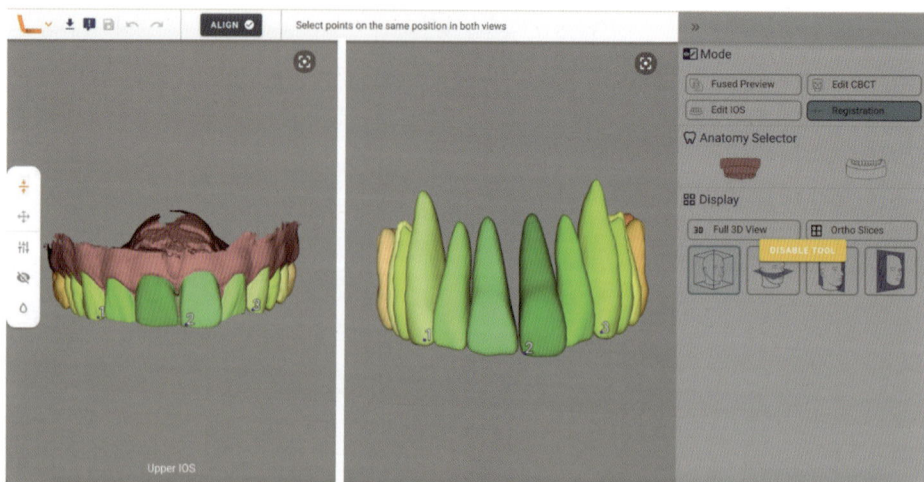

图 4-20　用于将 IOS 牙冠配准到 CBCT 牙根上的工具（由 Relu AI 软件提供）

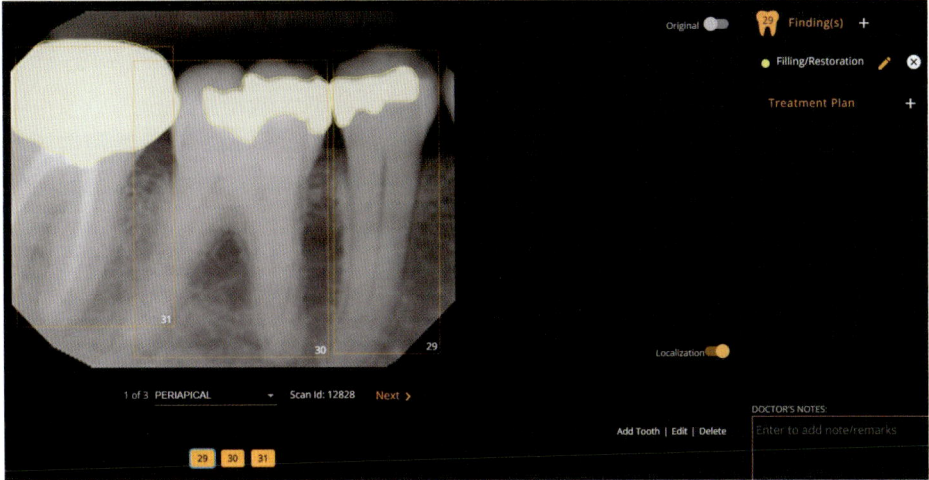

图 4-21　基于 CNN 的 AI 模型检测牙冠和修复体（由 Velmeni AI 软件提供）

AI 与口内扫描仪的结合可在几分钟内准确预测并设计出精密度极高的修复体，为修复学带来了革命性变化。这大大缩短了口腔技师所需的工作时间，并产生了可预测性更高的治疗效果（Bernauer et al.，2021；Lerner et al.，2020）。

七、儿童口腔医学

与其他口腔医学领域类似，AI 已应用于儿童口腔医学，在准确诊断、临床决策、预防措施和治疗计划方面做出了贡献。在儿童口腔医学的各种临床应用中，已经开发了多种 AI 模型，包括利用口内照片检测乳牙上的牙菌斑和对窝沟封闭剂进行分类。此外，AI 模型还用于在放射学图像上检测和编号乳牙和恒牙、识别多生牙（如正中额外牙），以及评估异位萌出和牙下沉。基于深度学习的 CNN 模型已被用于根据放射学图像对牙齿发育阶段进行分类和评估实际年龄。

此外，还设计了基于机器学习的 AI 工具包来评估儿童的口腔健康。这些工具包可以帮助口腔医生、家长甚至儿童自己了解个人的口腔健康需求和治疗要求。此外，机器学习算法还可用于儿童龋齿的早期预测，从而实现早期干预和预防措施（Vishwanathaiah et al.，2023）。

八、远程口腔医学

远程口腔医学是指通过电话、电脑、电子邮件、即时通信工具和电视等远程通信平台提供口腔护理和教育，从而实现远程诊断、提供治疗建议。随着 AI 的融入,远程口腔医学变得越来越智能和强大。AI 支持的远程口腔医学可用于筛查、分流、诊断、随访和反馈机制等多个方面。目前,这项技术发展迅速,并有可能在某些情况下取代传统的面对面咨询方式(Batra et al., 2022)。

远程口腔医学和 AI 的结合带来了诸多好处,例如,提高了服务稀缺地区或偏远地区的口腔护理的可达性。AI 算法可以协助远程筛查和分流,帮助确定患者的优先顺序并识别紧急病例。基于 AI 的系统还可以通过分析图像、放射学图像和患者数据来协助远程诊断口腔疾病,为口腔医生制订治疗计划提供宝贵的见解。此外,AI 还能支持远程随访护理,监测治疗进展,并向患者提供反馈。

随着技术的不断进步,AI 支持的远程口腔医学有可能彻底改变口腔医学治疗领域,提供高效和有效的远程口腔健康服务,减少就医障碍,并改善患者的整体口腔健康状况。

九、AI 在口腔医学领域的未来

毫无疑问,AI 已经在许多行业发挥了重要作用,口腔医学领域也不例外。它充当了患者和口腔医生之间的纽带。尽管 AI 在所有的口腔医学领域都得到了应用,但它仍有很大的发展前景。

义齿、种植义齿和手术模板的制作经常会用到 CBCT 和三维打印(又称 3D 打印)技术。然而,除了 CBCT 和 3D 打印之外,利用 AI 预测骨质并创建手术模板可显著提高模板和修复体的准确性。虚拟微笑设计和美学效果预测将成为 AI 领域的主要发展方向。未来有必要在牙髓病学领域开展 AI 模型训练,以便其能够有效预测根尖透射影的特异度并确定硬骨板增宽。在口腔正畸学领域,AI 可协助准确诊断,提供治疗方案。这将有助于减少人工操作,节省患者时间,提供适当的治疗,帮助口腔医生减少人为错误。未来的技术将通过减轻频繁就诊带来的不便和协助制订最佳的治疗策略,使口腔医生能够更好地指导患者并提供适当的医疗。口腔技术的进步对患者和临床医生都是有利的。

随着人们对 AI 技术的认可,问题也随之而来:人类是否会被机器人取代?但我们必须将 AI 视为工作中可提供额外支持的同事,它的作用是简化并高效地预测诊断和治疗计划,从而改善患者的整体口腔健康。在口腔治疗中,人与人之间的接触和情感的重要性是不可替代的。在缺乏优质口腔医生或专家的地区,AI 将发挥重要作用。正如 Matt Bellamy 所言,从长远来看,AI 和自动化将接管很多赋予人类使命感的工作。

总之,AI 是一个宝贵的工具,它简化了诊断过程、治疗计划制订,改善了口腔保健和整体健康,支持并增强了口腔医生和专家的能力,最终使患者和临床医生都受益。

参考文献

Amasya H, Cesur E, Yıldırım D, Orhan K. Validation of cervical vertebral maturation stages: artificial intelligence vs human observer visual analysis. Am J Orthod Dentofac Orthop. 2020a;158(6):e173–9.

Amasya H, Yildirim D, Aydogan T, Kemaloglu N, Orhan K. Cervical vertebral maturation assessment on lateral cephalometric radiographs using artificial intelligence: comparison of machine learning classifier models. Dentomaxillofac Radiol. 2020b;49(5):20190441.

Aminoshariae A, Kulild J, Nagendrababu V. Artificial intelligence in endodontics: current applications and future directions. J Endod. 2021;47(9):1352–7.

Ariji Y, Kise Y, Fukuda M, Kuwada C, Ariji E. Segmentation of metastatic cervical lymph nodes from CT images of oral cancers using deep-learning technology. Dentomaxillofac Radiol. 2022;51(4):20210515.

Arsiwala-Scheppach LT, Chaurasia A, Müller A, Krois J, Schwendicke F. Machine learning in dentistry: a scoping review. J Clin Med. 2023;12(3):937.

Batra P, Tagra H, Katyal S. Artificial intelligence in teledentistry. Discoveries (Craiova). 2022;10(3):153.

Bayrakdar IS, Orhan K, Akarsu S, Çelik Ö, Atasoy S, Pekince A, Yasa Y, Bilgir E, Sağlam H, Aslan AF, Odabaş A. Deep-learning approach for caries detection and segmentation on dental bitewing radiographs. Oral Radiol. 2022a;38(4):468–79.

Bayrakdar IS, Orhan K, Çelik Ö, Bilgir E, Sağlam H, Kaplan FA, Görür SA, Odabaş A, Aslan AF, Różyło-Kalinowska I. A U-net approach to apical lesion segmentation on panoramic radiographs. Biomed Res Int. 2022b;2022:7035367.

Bernauer SA, Zitzmann NU, Joda T. The use and performance of artificial intelligence in prosthodontics: a systematic review. Sensors (Basel). 2021;21(19):6628.

Bianchi J, Ruellas A, Prieto JC, Li T, Soroushmehr R, Najarian K, Gryak J, Deleat-Besson R, Le C, Yatabe M, Gurgel M, Turkestani NA, Paniagua B, Cevidanes L. Decision support systems in temporomandibular joint osteoarthritis: a review of data science and artificial intelligence applications. Semin Orthod. 2021;27(2):78–86.

Bichu YM, Hansa I, Bichu AY, Premjani P, Flores-Mir C, Vaid NR. Applications of artificial intelligence and machine learning in orthodontics: a scoping review. Prog Orthod. 2021;22(1):18.

Bilgir E, Bayrakdar İŞ, Çelik Ö, Orhan K, Akkoca F, Sağlam H, Odabaş A, Aslan AF, Ozcetin C, Kıllı M, Rozylo-Kalinowska I. An artificial intelligence approach to automatic tooth detection and numbering in panoramic radiographs. BMC Med Imaging. 2021;21(1):124.

Bispo MS, de Queiroz Pierre MLG, Apolinario AL, Dos Santos JN, Junior BC, Neves FS, et al. Computer tomographic differential diagnosis of ameloblastoma and odontogenic keratocyst: classification using a convolutional neural network. Dentomaxillofac Radiol. 2021;20210002.

Cantu AG, Gehrung S, Krois J, Chaurasia A, Rossi JG, Gaudin R, et al. Detecting caries lesions of different radiographic extension on bitewings using deep learning. J Dent. 2020;100:103425.

Carrillo-Perez F, Pecho OE, Morales JC, Paravina RD, Della Bona A, Ghinea R, Pulgar R, Pérez MDM, Herrera LJ. Applications of artificial intelligence in dentistry: a comprehensive review. J Esthet Restor Dent. 2022;34(1):259–80.

Casalegno F, Newton T, Daher R, et al. Caries detection with near-infrared transillumination using deep learning. J Dent Res. 2019;98:1227e33.

Cha JY, Yoon HI, Yeo IS, Huh KH, Han JS. Peri-implant bone loss measurement using a region-based convolutional neural network on dental periapical radiographs. J Clin Med. 2021;10(5):1009.

Chang HJ, Lee SJ, Yong TH, et al. Deep learning hybrid method to automatically diagnose periodontal bone loss and stage periodontitis. Sci Rep. 2020;10(1):7531.

Chen S, Wang L, Li G, Wu TH, Diachina S, Tejera B, et al. Machine learning in orthodontics: introducing a 3D auto-segmentation and auto-landmark finder of CBCT images to assess maxillary constriction in unilateral impacted canine patients. Angle Orthod. 2020;90(1):77–84.

Choi H, Jeon KJ, Kim YH, Ha EG, Lee C, Han SS. Deep learning-based fully automatic segmentation of the maxillary sinus on cone-beam computed tomographic images. Sci Rep. 2022;12(1):14009.

Devito KL, de Souza BF, Felippe Filho WN. An artificial multilayer perceptron neural network for diagnosis of proximal dental caries. Oral Surg Oral Med Oral Pathol Oral Radiol Endod. 2008;106(6):879–84.

Duman S, Yılmaz EF, Eşer G, Çelik Ö, Bayrakdar IS, Bilgir E, Costa ALF, Jagtap R, Orhan K. Detecting the presence of taurodont teeth on panoramic radiographs using a deep learning-based convolutional neural network algorithm. Oral Radiol. 2023;39(1):207–14.

Endres MG, Hillen F, Salloumis M, Sedaghat AR, Niehues SM, Quatela O, Hanken H, Smeets R, Beck-Broichsitter B, Rendenbach C, Lakhani K, Heiland M, Gaudin RA. Development of a deep learning algorithm for periapical disease detection in dental radiographs. Diagnostics. 2020;10(6):430.

Eschert T, Schwendicke F, Krois J, Bohner L, Vinayahalingam S, Hanisch M. A survey on the use of artificial intelligence by clinicians in dentistry and oral and maxillofacial surgery. Medicina (Kaunas). 2022;58(8):1059.

Ezhov M, Gusarev M, Golitsyna M, Yates JM, Kushnerev E, Tamimi D, Aksoy S, Shumilov E, Sanders A, Orhan K. Clinically applicable artificial intelligence system for dental diagnosis with CBCT. Sci Rep. 2021;11(1):15006. https://doi.org/10.1038/s41598-021-94093-9. Erratum in: Sci Rep. 2021;11(1):22217.

Fukuda M, Inamoto K, Shibata N, et al. Evaluation of an artificial intelligence system for detecting vertical root fracture on panoramic radiography. Oral Radiol. 2020;36:337–43.

Görürgöz C, Orhan K, Bayrakdar IS, Çelik Ö, Bilgir E, Odabaş A, Aslan AF, Jagtap R. Performance of a convolutional neural network algorithm for tooth detection and numbering on periapical radiographs. Dentomaxillofac Radiol. 2022;51(3):20210246.

Ha EG, Jeon KJ, Choi H, Lee C, Choi YJ, Han SS. Automatic diagnosis of retention pseudocyst in the maxillary sinus on panoramic radiographs using a convolutional neural network algorithm. Sci Rep. 2023;13(1):2734.

Hadj Saïd M, Le Roux MK, Catherine JH, Lan R. Development of an artificial intelligence model to identify a dental implant from a radiograph. Int J Oral Maxillofac Implants. 2020;36(6):1077–82.

Hiraiwa T, Ariji Y, Fukuda M, Kise Y, Nakata K, Katsumata A, Fujita H, Ariji E. A deep-learning artificial intelligence system for assessment of root morphology of the mandibular first molar on panoramic radiography. Dentomaxillofac Radiol. 2019;48(3):20180218.

https://www.impactfund.org/legal-practitioner-blog/ai-civilrights

Hung K, Montalvao C, Tanaka R, Kawai T, Bornstein MM. The use and performance of artificial intelligence applications in dental and maxillofacial radiology: a systematic review. Dentomaxillofac Radiol. 2020a;49(1):20190107.

Hung K, Yeung AWK, Tanaka R, Bornstein MM. Current applications, opportunities, and limitations of AI for 3D imaging in dental research and practice. Int J Environ Res Public Health. 2020b;17(12):4424.

Hung KF, Ai QYH, King AD, Bornstein MM, Wong LM, Leung YY. Automatic detection and segmentation of morphological changes of the maxillary sinus mucosa on cone-beam computed tomography images using a three-dimensional convolutional neural network. Clin Oral Investig. 2022a;26(5):3987–98.

Hung KF, Ai QYH, Wong LM, Yeung AWK, Li DTS, Leung YY. Current applications of deep learning and radiomics on CT and CBCT for maxillofacial diseases. Diagnostics (Basel). 2022b;13(1):110.

Hung KF, Yeung AWK, Bornstein MM, Schwendicke F. Personalized dental medicine, artificial intelligence, and their relevance for dentomaxillofacial imaging. Dentomaxillofac Radiol. 2023;52(1):20220335.

Jeon SJ, Yun JP, Yeom HG, Shin WS, Lee JH, Jeong SH, Seo MS. Deep-learning for predicting C-shaped canals in mandibular second molars on panoramic radiographs. Dentomaxillofac Radiol. 2021;50(5):20200513.

Johari M, Esmaeili F, Andalib A, Garjani S, Saberkari H. Detection of vertical root fractures in intact and endodontically treated premolar teeth by designing a probabilistic neural network: an ex vivo study. Dentomaxillofac Radiol. 2017;46(2):20160107.

Khanagar SB, Al-Ehaideb A, Maganur PC, Vishwanathaiah S, Patil S, Baeshen HA, Sarode SC, Bhandi S. Developments, application, and performance of artificial intelligence in dentistry - a systematic review. J Dent Sci. 2021a;16(1):508–22.

Khanagar SB, Naik S, Al Kheraif AA, Vishwanathaiah S, Maganur PC, Alhazmi Y, Mushtaq S, Sarode SC, Sarode GS, Zanza A, Testarelli L, Patil S. Application and performance of artificial intelligence technology in oral cancer diagnosis and prediction of prognosis: a systematic review. Diagnostics (Basel). 2021b;11(6):1004.

Kılıc MC, Bayrakdar IS, Çelik Ö, Bilgir E, Orhan K, Aydın OB, Kaplan FA, Sağlam H, Odabaş A, Aslan AF, Yılmaz AB. Artificial intelligence system for automatic deciduous tooth detection and numbering in panoramic radiographs. Dentomaxillofac Radiol. 2021;50(6):20200172.

Kim J, Lee HS, Song IS, Jung KH. DeNTNet: deep neural transfer network for the detection of periodontal bone loss using panoramic dental radiographs. Sci Rep. 2019;9:17615.

Kök H, Acilar AM, İzgi MS. Usage and comparison of artificial intelligence algorithms for determination of growth and development by cervical vertebrae stages in orthodontics. Prog Orthod. 2019;20(1):41.

Krois J, Ekert T, Meinhold L, Golla T, Kharbot B, Wittemeier A, et al. Deep learning for the radiographic detection of periodontal bone loss. Sci Rep. 2019;9:8495.

Kurt Bayrakdar S, Celik O, Bayrakdar IS, Orhan K, Bilgir E, Odabas A, Aslan AF. Success of artificial intelligence system in determining alveolar bone loss from dental panoramic radiography images. Cumhuriyet Den J. 2020;23(4):318–24.

Kurt Bayrakdar S, Orhan K, Bayrakdar IS, Bilgir E, Ezhov M, Gusarev M, Shumilov E. A deep learning approach for dental implant planning in cone-beam computed tomography images. BMC Med Imaging. 2021;21(1):86.

Kuwana R, Ariji Y, Fukuda M, Kise Y, Nozawa M, Kuwada C, Muramatsu C, Katsumata A, Fujita H, Ariji E. Performance of deep learning object detection technology in the detection and diagnosis of maxillary sinus lesions on panoramic radiographs. Dentomaxillofac Radiol. 2021;50(1):20200171.

Lahoud P, EzEldeen M, Beznik T, Willems H, Leite A, Van Gerven A, Jacobs R. Artificial intelligence for fast and accurate 3-dimensional tooth segmentation on cone-beam computed tomography. J Endod. 2021;47(5):827–35.

Lee JH, Kim DH, Jeong SN, Choi SH. Detection and diagnosis of dental caries using a deep learning-based convolutional neural network algorithm. J Dent. 2018a;77:106–11.

Lee JH, Kim DH, Jeong SN, Choi SH. Diagnosis and prediction of periodontally compromised teeth using a deep learning-based convolutional neural network algorithm. J Periodontal Implant Sci. 2018b;48(2):114–23.

Lee JH, Kim DH, Jeong SN. Diagnosis of cystic lesions using panoramic and cone beam computed tomographic images based on deep learning neural network. Oral Dis. 2020;26:152–8.

Lee DW, Kim SY, Jeong SN, Lee JH. Artificial intelligence in fractured dental implant detection and classification: evaluation using dataset from two dental hospitals. Diagnostics (Basel). 2021;11(2):233.

Leite AF, Gerven AV, Willems H, Beznik T, Lahoud P, Gaêta-Araujo H, Vranckx M, Jacobs R. Artificial intelligence-driven novel tool for tooth detection and segmentation on panoramic radiographs. Clin Oral Investig. 2021;25(4):2257–67.

Lerner H, Mouhyi J, Admakin O, Mangano F. Artificial intelligence in fixed implant prosthodontics: a retrospective study of 106 implant-supported monolithic zirconia crowns inserted in the posterior jaws of 90 patients. BMC Oral Health. 2020;20(1):80.

Li P, Kong D, Tang T, Su D, Yang P, Wang H, et al. Orthodontic treatment planning based on artificial neural networks. Sci Rep. 2019;9(1):2037.

Lin H-H, Chiang W-C, Yang C-T, Cheng C-T, Zhang T, Lo L-J. On construction of transfer learning for facial symmetry assessment before and after orthognathic surgery. Comput Methods Programs Biomed Mar. 2021;200:105928.

Liu L, Xu J, Huan Y, Zou Z, Yeh SC, Zheng LR. A smart dental health IoT platform based on intelligent hardware, deep learning, and mobile terminal. IEEE J Biomed Health Inform.

2020;24(3):898–906.

Liu M, Wang S, Chen H, Liu Y. A pilot study of a deep learning approach to detect marginal bone loss around implants. BMC Oral Health. 2022;22(1):11.

Mangano FG, Admakin O, Lerner H, Mangano C. Artificial intelligence and augmented reality for guided implant surgery planning: a proof of concept. J Dent. 2023;104485.

Marr B. How is AI used in healthcare—5 powerful real-world examples that show the latest advances. Forbes. 2018.

Mohaideen K, Negi A, Verma DK, Kumar N, Sennimalai K, Negi A. Applications of artificial intelligence and machine learning in orthognathic surgery: a scoping review. J Stomatol Oral Maxillofac Surg. 2022;123(6):e962–72.

Mohammad-Rahimi H, Nadimi M, Rohban MH, Shamsoddin E, Lee VY, Motamedian SR. Machine learning and orthodontics, current trends and the future opportunities: a scoping review. Am J Orthod Dentofac Orthop. 2021;160(2):170–192.e4.

Moran M, Faria M, Giraldi G, Bastos L, Conci A. Do radiographic assessments of periodontal bone loss improve with deep learning methods for enhanced image resolution? Sensors. 2021;21(6):2013.

Mori M, Ariji Y, Katsumata A, Kawai T, Araki K, Kobayashi K, Ariji E. A deep transfer learning approach for the detection and diagnosis of maxillary sinusitis on panoramic radiographs. Odontology. 2021;109(4):941–8.

Nakano Y, Suzuki N, Kuwata F. Predicting oral malodour based on the microbiota in saliva samples using a deep learning approach. BMC Oral Health. 2018;18(1):1–7.

Nishiyama M, Ishibashi K, Ariji Y, Fukuda M, Nishiyama W, Umemura M, Katsumata A, Fujita H, Ariji E. Performance of deep learning models constructed using panoramic radiographs from two hospitals to diagnose fractures of the mandibular condyle. Dentomaxillofac Radiol. 2021;50(7):20200611.

Orhan K, Bayrakdar IS, Ezhov M, Kravtsov A, Özyürek T. Evaluation of artificial intelligence for detecting periapical pathosis on cone-beam computed tomography scans. Int Endod J. 2020;53(5):680–9.

Orhan K, Shamshiev M, Ezhov M, Plaksin A, Kurbanova A, Ünsal G, Gusarev M, Golitsyna M, Aksoy S, Mısırlı M, Rasmussen F, Shumilov E, Sanders A. AI-based automatic segmentation of craniomaxillofacial anatomy from CBCT scans for automatic detection of pharyngeal airway evaluations in OSA patients. Sci Rep. 2022;12(1):11863.

Papantonopoulos G, Takahashi K, Bountis T, Loos BG. Artificial neural networks for the diagnosis of aggressive periodontitis trained by immunologic parameters. PLoS One. 2014;9(3):e89757.

Park WJ, Park JB. History and application of artificial neural networks in dentistry. Eur J Dent. 2018;12(4):594–601.

Patcas R, Bornstein MM, Schätzle MA, Timofte R. Artificial intelligence in medico-dental diagnostics of the face: a narrative review of opportunities and challenges. Clin Oral Investig. 2022;26(12):6871–9.

Patil S, Albogami S, Hosmani J, Mujoo S, Kamil MA, Mansour MA, Abdul HN, Bhandi S, Ahmed SSSJ. Artificial intelligence in the diagnosis of oral diseases: applications and pitfalls. Diagnostics (Basel). 2022;12(5):1029.

Rasteau S, Ernenwein D, Savoldelli C, Bouletreau P. Artificial intelligence for oral and maxillofacial surgery: a narrative review. J Stomatol Oral Maxillofac Surg. 2022;123(3):276–82.

Revilla-León M, Gómez-Polo M, Vyas S, Barmak AB, Özcan M, Att W, Krishnamurthy VR. Artificial intelligence applications in restorative dentistry: a systematic review. J Prosthet Dent. 2022;128(5):867–75.

Revilla-León M, Gómez-Polo M, Vyas S, Barmak BA, Galluci GO, Att W, Krishnamurthy VR. Artificial intelligence applications in implant dentistry: a systematic review. J Prosthet Dent. 2023;129(2):293–300.

Rokhshad R, Keyhan SO, Yousefi P. Artificial intelligence applications and ethical challenges in oral and maxillo-facial cosmetic surgery: a narrative review. Maxillofac Plast Reconstr Surg. 2023;45(1):14.

Saghiri MA, Asgar K, Boukani KK, Lotfi M, Aghili H, Delvarani A, Karamifar K, Saghiri AM, Mehrvarzfar P, Garcia-Godoy F. A new approach for locating the minor apical foramen using an artificial neural network. Int Endod J. 2012;45(3):257–65.

Schwendicke F, Elhennawy K, Paris S, Friebertshäuser P, Krois J. Deep learning for caries lesion detection in near-infrared light transillumination images: a pilot study. J Dent. 2020a;92:103260.

Schwendicke F, Samek W, Krois J. Artificial intelligence in dentistry: chances and challenges. J Dent Res. 2020b;99(7):769–74.

Schwendicke F, Chaurasia A, Wiegand T, Uribe SE, Fontana M, Akota I, Tryfonos O, Krois J. IADR e-oral health network and the ITU/WHO focus group AI for health. Artificial intelligence for oral and dental healthcare: Core education curriculum. J Dent. 2023;128:104363.

Scott J, Biancardi AM, Jones O, Andrew D. Artificial intelligence in periodontology: a scoping review. Dent J (Basel). 2023;11(2):43.

Shan T, Tay FR, Gu L. Application of artificial intelligence in dentistry. J Dent Res. 2021;100(3):232–44.

Sherwood AA, Sherwood AI, Setzer FC, Shella Devi K, Shamili JV, John C, Schwendicke F. A deep learning approach to segment and classify C-shaped canal morphologies in mandibular second molars using cone-beam computed tomography. J Endod. 2021a;47(12):1907–16.

Sherwood AA, Sherwood AI, Setzer FC, et al. A deep learning approach to segment and classify C-shaped canal morphologies in mandibular second molars using cone-beam computed tomography. J Endod. 2021b;47(12):1907–16.

Shujaat S, Bornstein MM, Price JB, Jacobs R. Integration of imaging modalities in digital dental workflows - possibilities, limitations, and potential future developments. Dentomaxillofac Radiol. 2021;50(7):20210268.

Srivastava MM, Kumar P, Pradhan L, Varadarajan S. Detection of tooth caries in bitewing radiographs using deep learning. arXiv. 2017.

Thanathornwong B, Suebnukarn S. Automatic detection of periodontal compromised teeth in digital panoramic radiographs using faster regional convolutional neural networks. Imaging Sci Dent. 2020;50:169–74.

Uğurlu M. Performance of a convolutional neural network- based artificial intelligence algorithm for automatic cephalometric landmark detection. Turk J Orthod. 2022;35(2):94–100.

Valizadeh S, Goodini M, Ehsani S, Mohseni H, Azimi F, Bakhshandeh H. Designing of a computer software for detection of approximal caries in posterior teeth. Iran J Radiol. 2015;12(4):e16242.

Vishwanathaiah S, Fageeh HN, Khanagar SB, Maganur PC. Artificial intelligence its uses and application in pediatric dentistry: a review. Biomedicine. 2023;11(3):788.

Warin K, Limprasert W, Suebnukarn S, Paipongna T, Jantana P, Vicharueang S. Maxillofacial fracture detection and classification in computed tomography images using convolutional neural network-based models. Sci Rep. 2023;13(1):3434.

Yang H, Jo E, Kim HJ, Cha IH, Jung YS, Nam W, et al. Deep learning for automated detection of cyst and tumors of the jaw in panoramic radiographs. J Clin Med. 2020;9:1–14.

Yang S, Lee H, Jang B, Kim KD, Kim J, Kim H, Park W. Development and validation of a visually explainable deep learning model for classification of C-shaped canals of the mandibular second molars in periapical and panoramic dental radiographs. J Endod. 2022;48(7):914–21.

Yasa Y, Çelik Ö, Bayrakdar IS, Pekince A, Orhan K, Akarsu S, Atasoy S, Bilgir E, Odabaş A, Aslan AF. An artificial intelligence proposal to automatic teeth detection and numbering in dental bite-wing radiographs. Acta Odontol Scand. 2021;79(4):275–81.

Yoo JH, Yeom HG, Shin W, Yun JP, Lee JH, Jeong SH, et al. Deep learning based prediction of extraction difficulty for mandibular third molars. Sci Rep. 2021;11:1954.

Yu HJ, Cho SR, Kim MJ, Kim WH, Kim JW, Choi J. Automated skeletal classification with lateral cephalometry based on artificial intelligence. J Dent Res. 2020;99(3):249–56.

Zhang W, Li J, Li ZB, Li Z. Predicting postoperative facial swelling following impacted mandibular third molars extraction by using artificial neural networks evaluation. Sci Rep. 2018;8:12281.

Zhang L, Xu F, Li Y, Zhang H, Xi Z, Xiang J, Wang B. A lightweight convolutional neural network model with receptive field block for C-shaped root canal detection in mandibular second molars. Sci Rep. 2022;12(1):17373.

第5章

人工智能在牙体牙髓病学和口腔修复学中的应用

Kaan Orhan, Umut Aksoy, Seçil Aksoy 著

一、概述

创新和技术进步造就了不断演变的医疗保健环境。其中，人工智能（AI）以其多变的表现形式，如机器学习算法和深度学习网络，一跃成为一股变革力量。AI 具有彻底改变医疗保健格局的巨大潜力，口腔医学是受该技术演变影响的众多领域之一。

牙体牙髓病学和口腔修复学是口腔保健的两个基本领域，受到 AI 技术的巨大影响。牙体牙髓病学专注于牙髓和根尖周组织的研究和治疗，口腔修复学专注于口腔功能和美学的重建和维护，二者都见证了通过集成 AI 实现显著增强。

本章的目标是阐述 AI 在这些口腔医学关键领域的多元化应用。首先，我们建立起对 AI 的基本理解，追踪其变革，并解释其与口腔行业的相关性，为后续详细探索 AI 在牙体牙髓病学和口腔修复学的具体应用奠定基础。

其次，研究了 AI 在牙体牙髓病学中的作用，讨论了其在诊断、治疗计划和诊疗程序方面的效用。同样，还探讨了 AI 对口腔修复学的影响，包括其在诊断口腔疾病、制订修复计划和促进修复过程中的应用。

在承认 AI 具有变革潜力的同时，我们还评估了其对口腔临床的广泛影响。包括对 AI 与口腔保健相整合的优势、局限性、伦理考量，以及潜在的法律影响的探讨。本章以前瞻性的视角，讨论了 AI 在牙体牙髓病学和口腔修复学中的新趋势、潜在应用和未来可能的发展方向。

我们期望本章对目前口腔医学领域中的 AI 研究做出实质性贡献，全面了解 AI 在牙体牙髓病学和口腔修复学中的角色，并将讨论建立在最新研究和专业实践的基础之上。

二、背景

AI 的出现可以追溯到 20 世纪中期，这一时期的标志是基于机器的类人智

能概念的诞生。这一概念在随后的几十年里不断演变，在经受巨大考验的同时取得了飞速进步。AI 已经从最初的基于规则的系统转变为目前复杂的机器学习和深度学习算法。

随着 AI 的成熟，其在口腔医学等众多领域的应用激增。最初，AI 在口腔医学领域用于执行数据分析和图像识别等简单任务。之后随着技术的进步，AI 在口腔临床实践中的应用拓展至诊断、制订治疗计划、程序协助和患者管理。

AI 对牙体牙髓病学和口腔修复学领域的影响尤为显著。在牙体牙髓病学中，AI 改良了依赖于影像学的传统诊断过程，这一过程常受到主观性和可变性的影响，而 AI 算法提高了该过程的准确性和一致性。此外，AI 利用其预测功能改进了异常根管的识别，优化了治疗计划（图 5-1 和图 5-2）。

图 5-1 牙齿的自动分割。上图为手动分割，下图为自动分割。每颗牙齿根据 FDI 世界牙科联盟法命名

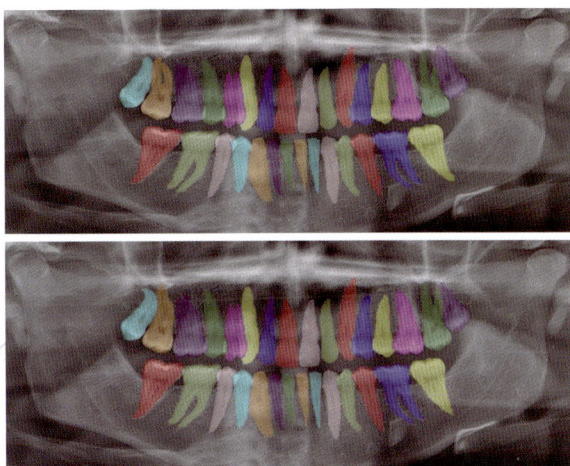

图 5-2 根管充填的自动分割。上图为手动分割，下图为自动分割

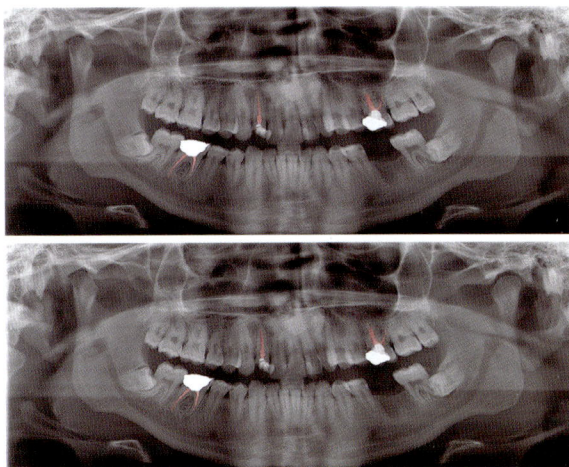

在口腔修复学中，AI 将龋齿检测从主观过程转变为客观可靠的过程，使其发生了彻底改变。AI 还改变了修复体的设计和制造过程，产生个性化、准确高效的修复效果。此外，AI 可帮助选择修复材料和技术，改善治疗效果。

本质上，AI 在牙体牙髓病学和口腔修复学中的重要意义在于能够提高口腔保健的准确性、效率和个性化程度。AI 开创了一个以精确性、可预测性和个性化为标志的新时代。我们正站在这个激动人心的时代节点上，很明显，AI 的影响力将继续提升。

三、牙体牙髓病学中的 AI

（一）AI 评估根管形态

在牙体牙髓病学和口腔修复学领域，评估根管系统在诊断、制订治疗计划和预后估计等方面发挥了关键作用。根管解剖的复杂性，如多变的 C 形根管，给临床带来巨大挑战。传统根管形态评估依赖于二维影像，但二维影像往往无法反映根管系统的三维复杂性，导致最终治疗效果欠佳，急需更加先进、可靠、准确的评估工具。人工智能（AI）具有分析复杂数据和识别模式的能力，提供了一个具有前景的解决方案。

Hiraiwa 等进行的研究（2019）侧重于评估深度学习系统使用全景 X 线片对下颌第一磨牙根形态进行分类的诊断性能。为了建立可靠的金标准，使用口腔锥形束 CT（CBCT）图像进行比较。结果表明，深度学习系统在确定远中根是单根管还是多根管方面的诊断符合率为 86.9%。作者得出的结论是，深度学习系统在下颌第一磨牙远中根为单根管或多根管的鉴别诊断中具有较高的准确性，可以辅助缺乏经验的临床医生解读图像。

Sherwood 等的另一项研究（2021）旨在开发一种深度学习模型，根据锥形束 CT（CBCT）对下颌第二磨牙的 C 形根管解剖结构进行分类（Sherwood et al., 2021）。该研究得出的结论是，深度学习可能有助于 C 形根管解剖结构的检测和分类。另有人提出，CBCT 图像的自动分割工具可以改善临床医生对 C 形根管形态的判断，从而提高治疗的安全性和效率。

Jeon 等（2021）进行了一项研究，以评估卷积神经网络（CNN）系统根据全景 X 线片预测下颌第二磨牙 C 形根管的有效性。结果表明，CNN 模型展现出了不俗的性能指标，符合率、灵敏度、特异度和精密度分别为 95.1%、92.7%、97.0% 和 95.9%。因此，作者得出结论，深度学习系统利用全景 X 线片预测下颌第二磨牙 C 形根管具有较高的准确性。

Yang 等（2022）最近进行了一项研究，他们创建并验证了一个视觉上可解

释的深度学习模型,以对下颌第二磨牙根尖周和全景 X 线片中的 C 形根管进行
分类。该研究旨在评估深度学习系统的诊断能力,即以 CBCT 为参考标准,判
断下颌第二磨牙是否具有 C 形根管结构。结果表明,无论使用根尖片还是全景
X 线片,深度卷积神经网络算法模型在预测下颌第二磨牙 C 形根管变异方面均
表现出良好的准确性。

　　这些研究共同表明,AI 模型可以有效辅助评估牙根形态,尤其是下颌磨牙
的 C 形根管,进一步改善牙体牙髓病学的临床实践和教育。然而,他们也强调
了深入研究和开发的必要性,以充分发挥 AI 在这一领域的潜力。

(二) AI 预测病例难度

　　人工智能(AI)在牙体牙髓病学中的应用已有理想结果,特别是在预测病例
难度方面。这是牙体牙髓疾病治疗计划的一个关键方面,因为它可以实现更准
确的诊断、更好的患者沟通和更有效的治疗结果。

　　这一领域的创新之一是使用机器学习算法来预测牙体牙髓病例的难度。
Mallishery 等的一项研究(2020)证明了这种方法的有效性。研究人员使用标准的
美国口腔牙体牙髓病学会牙体牙髓病学病例难度评估量表(American Association
of Endodontists,n.d.)诊断了 500 例可能有根管疾病的患者。2 名牙体牙髓病学
家对完整量表进行预先校准,在出现不同意见时征求第 3 名牙体牙髓病学家的
意见,并通过人工神经网络生成算法。

　　这项研究的结果令人鼓舞,机器学习算法的灵敏度高达 94.96%。这种高灵
敏度证明了机器学习算法在准确预测牙体牙髓病例难度方面的潜力。在他们的
研究中,作者发现机器学习算法可替代传统方法预测病例难度。这一创新能够
辅助医生快速决策,提供参考,将自动化技术引入临床。

　　Qu 等(2023)致力于构建和验证机器学习模型,目的是预测显微根尖外科
病例的复杂性,从而为临床医生进行术前评估提供工具。

　　研究人员收集了 261 例患者的 CBCT 图像,共 341 颗牙齿,进行影像学检
查和测量。利用多种机器学习算法,包括线性回归(linear regression,LR)、支
撑向量回归(support vector regression,SVR)和极端梯度增强(extreme gradient
boosting,XGBoost),建立了四个不同的模型,并对模型进行五重交叉验证。

　　通过一系列指标评估模型的有效性,包括平均绝对误差(mean absolute error,
MAE)、决定系数(coeffcient of determination,R2)、解释方差得分(explained
variance score,EVS)、均方误差(mean squared error,MSE)和中位数绝对误差
(median absolute error,MedAE)。XGBoost 模型在所有评估指标中都表现出优
异的性能,从而证明其在协助临床医生进行术前分析方面具有很大潜力。

　　该研究还确定了许多可以作为牙髓显微根尖外科病例难度的预测因素。将

这些因素按其相对重要性排序如下：病变大小、根尖与相邻重要解剖结构之间的距离、牙齿类型、根管曲率、根尖直径、根管充填密度、牙根吸收、牙齿长度、根管充填长度和根管数量。

在他们的结论中，作者认为 XGBoost 模型预测显微根尖外科病例难度的能力强于 LR 和 SVR 模型。他们提出，特征的相对重要性可以作为开发显微根尖外科病例难度评估系统的参考。他们进一步建议开展一项更大规模的多中心研究，纳入经验丰富的牙体牙髓病学家。他们并不是算法开发团队的成员，而是为了帮助优化模型。

虽然研究结果显示出 AI 具有很大的潜力，但 AI 在预测牙体牙髓病例难度方面仍面临挑战。该算法的性能会因病例的复杂性和输入数据的质量发生变化。因此，需要更深入的研究和开发来提高这些 AI 模型的准确性和可靠性。

总之，AI 模型特别是机器学习算法，在预测牙体牙髓病例难度方面表现出巨大的潜力。这些模型可以加快决策速度，提高决策准确性，从而改善预后。然而，为充分发挥 AI 在这一领域的潜力，还需要进一步研究和开发。

（三）AI 检测牙髓疾病

人工智能（AI）在牙髓疾病检测领域极具前景。深度学习模型，特别是卷积神经网络（CNN），已被用于高精度诊断深龋和牙髓炎。

Tumbelaka 等（2014）证明了 AI 在诊断牙髓炎方面的潜力。研究人员利用 10 张牙齿影像学照片，应用边缘检测、纹理描述和人工神经网络（ANN）来鉴别牙髓炎。该模型在诊断可复性和不可复性牙髓炎方面尤其有效，为牙髓治疗提供了有价值的见解。然而，作者建议，应直接解读影像学照片，以更好地进行诊断验证。

Zheng 等近期的研究（2021）着眼于深度学习，这是人工智能的一个子集，用于检测和诊断深龋和牙髓炎。他们使用了一种被称为卷积神经网络（CNN）的特定类型的深度学习模型，该模型具有突出的图像识别功能。Zheng 及其团队共使用 844 张影像图片以测试模型的性能。他们将 85% 的图像用于训练模型，将剩余的 15% 用于测试模型，得到了令人振奋的结果：该模型的性能胜过同行，甚至是经验丰富的临床医生。然而值得注意的是，这项研究也有局限性，因为此研究仅关注患有单个龋病的牙齿，忽略了有多个龋病的病例。这表明尽管该研究提供了一个有希望的方向，但进一步研究仍是必要的。

（四）AI 检测根尖周病变

AI 在根尖周病变检测中的应用蓬勃发展，在提高诊断准确性和效率方面已取得了可喜的进展。根尖周疾病常由牙髓疾病发展而来，使用传统方法准确检测具有一定的挑战性。而 AI 的出现可以辅助完成牙髓疾病的检测。

举例来说，Ekert 等的研究（2019）开发出使用全景 X 线片检测根尖周病变的深度学习模型。该模型的 AUC 值为 0.85，作者指出在灵敏度等方面仍有改进的空间。也就是说，尽管 AI 在病变检测中的潜力很大，但仍需要进一步优化模型性能。

另一项研究（Endres et al.，2020）使用深度学习模型来帮助口腔颌面外科医生根据全景 X 线片检测根尖周病变。该研究强调，口腔医生读取全景 X 线片的能力有一定差异，AI 在降低误诊率和改善预后等方面具有潜力。

此外，在 CBCT 图像领域，Orhan 等（2020）使用基于深度卷积神经网络方法的人工智能系统来检测根尖周射线透射。他们的 AI 系统在检测根尖周病变方面的可靠性高达 92.8%，展示出 AI 在根尖周疾病诊断和治疗中的作用。

一方面，基于 AI 在 CBCT 图像中的应用，Setzer 等（2020）使用深度学习（DL）算法对 CBCT 图像进行自动分割和根尖周病变检测。结果显示 AI 在提高 CBCT 图像中根尖周病变检测准确性方面有巨大潜力。

另一方面，Li 等（2021）使用卷积神经网络（CNN），利用根尖周影像学图片检测根尖病变。尽管他们的模型优于其他模型，但仍有进步的空间。

Pauwels 等（2021）的一项对照研究对比了卷积神经网络（CNN）与人类观察者的诊断性能，以模拟检测根尖周病变。鉴于 CNN 显示出与人类观察者相当或更好的诊断能力，AI 在临床应用中的潜力变得更加确切。

Bayrakdar 等（2022）使用深度卷积神经网络（D-CNN）模型对口腔全景 X 线片上的根尖周病变从检测拓展到分割。研究结果表明，AI 系统可以克服特定的临床挑战，促进基于全景 X 线片的根尖周病理评估。

Calazans 等（2022）在该领域取得了重大进展。他们开发了一种自动分类系统，用于在成对的 CBCT 图片中检测牙髓病变。尽管在检测微小病变时仍存在挑战，该系统的成功仍凸显了 AI 作为病变检测工具的潜力。

在一种独特的两步方法中，Kirnbauer 等（2022）开发了一种深度卷积神经元网络，利用 CBCT 数据集进行溶骨性根尖周病变的自动检测，成功展示了 AI 面对不同外观、大小和形状的根尖周病变仍具有检测能力。

最后，Moidu 等的一项研究（2022）证明了 AI 在根尖周病变评分方面的潜力。他们训练的 CNN 模型基于根尖周指数（PAI）评分系统对根尖周病变进行评分并取得了理想结果。这表明 AI 不仅在检测根尖周病变，而且在评估根尖周病变严重程度方面具有潜在的应用前景。

总之，这些研究代表了 AI 在检测根尖周病变方面取得的巨大进展。然而，它们也强调了模型的性能需要持续改进，以及 AI 在该领域未来的发展潜力。

（五）AI 与牙腔分割

人工智能（AI）在牙腔分割中的应用越来越受到牙体牙髓病学领域的重视。在

Lin 等（2021）进行的一项研究中，利用微计算机断层扫描（micro-CT）数据来训练 U-Net 网络，从而引入了一种新的数据管道，其目的是实现 CBCT 图像中牙腔和牙齿结构的自动精确分割。这一开创性方法使 AI 应用于牙体牙髓病学领域成为可能。

研究人员收集了 30 颗牙齿的 CBCT 和 micro-CT 扫描数据进行研究。对 CBCT 数据进行处理，并将其转换为单颗牙齿的高分辨率、小视图图像。在 30 个集合中，随机选择 25 个作为训练集合，剩余 5 个被指定为测试集合。这种数据收集和处理为本研究的后续阶段奠定了基础。

在此基础上，使用两条数据管道进行 U-Net 网络训练：一条由牙体牙髓病学专家手动标记，作为对照组；另一条由 micro-CT 数据处理而成，作为实验组。这种双重方法使手动标记与基于 AI 分割的有效性进行全面比较成为可能。

使用测试集中 micro-CT 数据构建的三维模型为基础。进一步使用 Dice 相似系数、Hausdorff 距离、召回率、精确度、平均对称面距离和形态学分析进行性能评估。而评估的结果对确定基于 AI 分割的有效性至关重要。

使用这些指标测量的实验组的分割精度明显优于对照组，证明了 AI 在提高牙腔分割准确性方面的潜力。

总之，这项研究证明：利用 CBCT 图像进行牙齿和牙腔分割在科学研究和临床应用中都有潜在价值。它为神经网络提供了精确的训练样本，即使是困扰牙体牙髓病学专家的微小根管也能进行准确标记。该方法缩小了个体识别图像的差异，并确保了可靠的神经网络训练样本。

然而，这项研究也强调了进一步研究的必要性。随着 AI 的出现，研究者们正在努力开发出越来越先进的牙齿分割模型以获得更精确的结果。尽管如此，AI 分割模型可获得的高质量训练样本仍相对有限。这提醒我们，尽管 AI 在牙体牙髓病学领域前景广阔，但仍有挑战亟待解决，以充分发挥其潜力。

（六）AI 确定根管工作长度

正确测量根管工作长度是确保根管治疗成功的关键步骤。超填会导致疼痛、感染等治疗后并发症，欠填会导致根管内残留细菌和碎屑，以上情况均可通过恰当的根管充填避免。工作长度的传统测量方法主要依赖医生触觉、影像学检查和电子根尖定位仪的联合使用。然而这些方法有其局限性，包括操作者的主观性、射线暴露和解剖变异或根管内电解质导致的测量不准确。

在这种情况下，AI 在确定根管工作长度方面已成为一种很有前景的研究途径。AI 凭借其从数据中学习和预测的能力，有可能克服传统方法的限制，提高确定工作长度的准确性和一致性。Qiao 等的一项研究（2020）特别关注基于神经网络的多频阻抗法来测量根管长度。该方法将电子长度测定原理与 AI 相结合，为确定工作长度提供了一种更准确可靠的方法。研究表明，基于神经网络的多频方法可用于确定工作长度。与传统的双阻抗比法相比，效果更加准确、稳定。同时，该研究也强调通过改进神经网络结构、使用不同的评估策略、不同的优化方法等进一步提高准确性，其中最重要的方法是拓展数据集。

（七）AI 诊断牙根纵折

牙根纵折（vertical root fracture，VRF）是牙体牙髓病学和口腔修复学中诊断较为困难的疾病。传统的诊断方法，如临床检查和影像学检查，在确诊 VRF 方面存在局限性。人工智能（AI）的发展在提高 VRF 诊断的准确性方面显示出了希望。

Fukuda 等最近的一项研究（2020）开发了一种卷积神经网络（CNN）系统，利用全景 X 线片检测 VRF。CNN 模型利用 1 000 张全景 X 线片作为数据集进行训练，召回率为 75%，精密度为 93%，F 度量为 0.83。表明基于 AI 的系统有可能提高全景 X 线片诊断 VRF 的准确性。

虽然这项研究的重点是全景 X 线片，但也研究了其他成像模式，如根据 CBCT 图像使用 AI 诊断 VRF。Ma 等的一项系统评价和 Meta 分析（2016）发现，CBCT 在根折的检测中具有较高的精度，灵敏度为 91%，特异度为 98%。基于 AI 的系统也可能提高 CBCT 中 VRF 诊断的准确性。

总之，基于 AI 的系统在提高牙体牙髓病学和口腔修复学中 VRF 诊断的准确性方面具有应用前景。虽然还需进一步研究来验证这些假设并优化 AI 模型的性能，但 AI 无疑在 VRF 诊断中具有潜在优势。

四、口腔修复学中的 AI

人工智能（AI）在口腔医学的各个领域取得了重大进展。在口腔修复学领域，AI 在诊断、制订治疗计划和预测治疗结果方面表现出很大潜力。

AI 模型已越来越多地用于诊断龋病、检测牙体预备的边缘和预测失败的修复体。自 2019 年以来，这些模型的使用量大幅增长，表明 AI 整合于口腔修复学呈上升趋势（Revilla-León et al.，2022）。

AI 模型是辅助诊断龋齿的强大工具（图 5-3）。这些模型可以综合分析各种模式的口腔图片，从而能够更准确、更早期地检测异常情况，及时提供干预、改善预后。

此外，AI 可用于检测牙体预备的边缘，这是戴冠等修复过程中的重要步骤。AI 可以提高修复体的精密度，从而提高修复体的匹配度，延长其使用寿命。

AI 模型也可以预测牙齿修复的失败。通过分析各种因素，如修复类型、患者特征和口腔健康状况，为修复失败的原因提出有价值的见解。AI 可指导临床医生为患者选择最合适的修复材料和修复技术，降低再治疗概率。

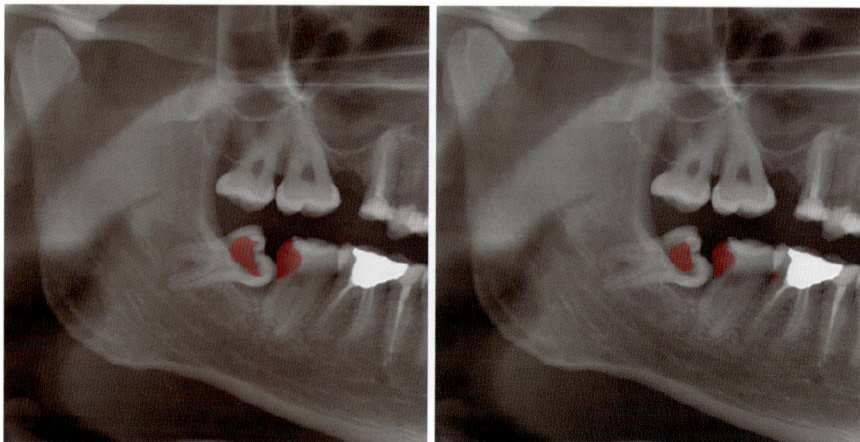

图 5-3　右侧下颌第二、第三磨牙龋坏的自动化分割。左图为手动分割，右图为 AI 自动分割

　　然而，值得注意的是，应用于口腔的 AI 模型仍在开发中，其在口腔修复领域的临床表现需要进一步评估。数据集的标准化和基准测试可能会提高 AI 模型诊断牙齿状况和预测修复失败的准确性。开放数据集将加速 AI 模型的发展。

　　总的来说，AI 具有通过提高诊断正确性、优化治疗计划和预测治疗结果彻底改变口腔修复学的潜力。随着 AI 模型的不断发展和改进，有望在口腔修复学领域发挥越来越重要的作用。

参考文献

American Association of Endodontists. Endodontic Case Difficulty Assessment Form and Guidelines. https://www.aae.org.

Bayrakdar IS, Orhan K, Çelik Ö, et al. A U-Net approach to apical lesion segmentation on panoramic radiographs. Biomed Res Int. 2022;2022:7035367. Published 2022 Jan 15. https://doi.org/10.1155/2022/7035367.

Calazans MAA, Ferreira FABS, Alcoforado MLMG, Santos AD, Pontual ADA, Madeiro F. Automatic classification system for periapical lesions in cone-beam computed tomography. Sensors (Basel). 2022;22(17):6481. Published 2022 Aug 28. https://doi.org/10.3390/s22176481.

Ekert T, Krois J, Meinhold L, et al. Deep learning for the radiographic detection of apical lesions. J Endod. 2019;45(7):917–922.e5. https://doi.org/10.1016/j.joen.2019.03.016.

Endres MG, Hillen F, Salloumis M, et al. Development of a deep learning algorithm for periapical disease detection in dental radiographs. Diagnostics (Basel). 2020;10(6):430. Published 2020 Jun 24. https://doi.org/10.3390/diagnostics10060430.

Fukuda M, Inamoto K, Shibata N, et al. Evaluation of an artificial intelligence system for detecting vertical root fracture on panoramic radiography. Oral Radiol. 2020;36(4):337–43. https://doi.org/10.1007/s11282-019-00409-x.

Hiraiwa T, Ariji Y, Fukuda M, et al. A deep-learning artificial intelligence system for assessment of root morphology of the mandibular first molar on panoramic radiography. Dentomaxillofac

Radiol. 2019;48(3):20180218. https://doi.org/10.1259/dmfr.20180218.

Jeon SJ, Yun JP, Yeom HG, et al. Deep-learning for predicting C-shaped canals in mandibular second molars on panoramic radiographs. Dentomaxillofac Radiol. 2021;50(5):20200513. https://doi.org/10.1259/dmfr.20200513.

Kirnbauer B, Hadzic A, Jakse N, Bischof H, Stern D. Automatic detection of periapical osteolytic lesions on cone-beam computed tomography using deep convolutional neuronal networks. J Endod. 2022;48(11):1434–40. https://doi.org/10.1016/j.joen.2022.07.013.

Li CW, Lin SY, Chou HS, et al. Detection of dental apical lesions using CNNs on periapical radiograph. Sensors (Basel). 2021;21(21):7049. Published 2021 Oct 24. https://doi.org/10.3390/s21217049.

Lin X, Fu Y, Ren G, et al. Micro-computed tomography-guided artificial intelligence for pulp cavity and tooth segmentation on cone-beam computed tomography. J Endod. 2021;47(12):1933–41. https://doi.org/10.1016/j.joen.2021.09.001.

Ma RH, Ge ZP, Li G. Detection accuracy of root fractures in cone-beam computed tomography images: a systematic review and meta-analysis. Int Endod J. 2016;49(7):646–54. https://doi.org/10.1111/iej.12490.

Mallishery S, Chhatpar P, Banga KS, Shah T, Gupta P. The precision of case difficulty and referral decisions: an innovative automated approach. Clin Oral Investig. 2020;24(6):1909–15. https://doi.org/10.1007/s00784-019-03050-4.

Moidu NP, Sharma S, Chawla A, Kumar V, Logani A. Deep learning for categorization of endodontic lesion based on radiographic periapical index scoring system. Clin Oral Investig. 2022;26(1):651–8. https://doi.org/10.1007/s00784-021-04043-y.

Orhan K, Bayrakdar IS, Ezhov M, Kravtsov A, Özyürek T. Evaluation of artificial intelligence for detecting periapical pathosis on cone-beam computed tomography scans. Int Endod J. 2020;53(5):680–9. https://doi.org/10.1111/iej.13265.

Pauwels R, Brasil DM, Yamasaki MC, et al. Artificial intelligence for detection of periapical lesions on intraoral radiographs: comparison between convolutional neural networks and human observers. Oral Surg Oral Med Oral Pathol Oral Radiol. 2021;131(5):610–6. https://doi.org/10.1016/j.oooo.2021.01.018.

Qiao X, Zhang Z, Chen X. Multifrequency impedance method based on neural network for root canal length measurement. Appl Sci. 2020;10(21):7430. https://doi.org/10.3390/app10217430.

Qu Y, Wen Y, Chen M, Guo K, Huang X, Gu L. Predicting case difficulty in endodontic microsurgery using machine learning algorithms. J Dent. 2023;133:104522. https://doi.org/10.1016/j.jdent.2023.104522.

Revilla-León M, Gómez-Polo M, Vyas S, et al. Artificial intelligence applications in restorative dentistry: a systematic review. J Prosthet Dent. 2022;128(5):867–75. https://doi.org/10.1016/j.prosdent.2021.02.010.

Setzer FC, Shi KJ, Zhang Z, et al. Artificial intelligence for the computer-aided detection of periapical lesions in cone-beam computed tomographic images. J Endod. 2020;46(7):987–93. https://doi.org/10.1016/j.joen.2020.03.025.

Sherwood AA, Sherwood AI, Setzer FC, et al. A deep learning approach to segment and classify C-shaped canal morphologies in mandibular second molars using cone-beam computed tomography. J Endod. 2021;47(12):1907–16. https://doi.org/10.1016/j.joen.2021.09.009.

Tumbelaka B, Baihaki F, Oscandar F, Rukmo M, Sitam S. Identification of pulpitis at dental X-ray periapical radiography based on edge detection, texture description and artificial neural networks. Saudi Endod J. 2014;4:115.

Yang S, Lee H, Jang B, et al. Development and validation of a visually explainable deep learning model for classification of C-shaped canals of the mandibular second molars in periapical and panoramic dental radiographs. J Endod. 2022;48(7):914–21. https://doi.org/10.1016/j.joen.2022.04.007.

Zheng L, Wang H, Mei L, Chen Q, Zhang Y, Zhang H. Artificial intelligence in digital cariology: a new tool for the diagnosis of deep caries and pulpitis using convolutional neural networks. Ann Transl Med. 2021;9(9):763. https://doi.org/10.21037/atm-21-119.

第6章

人工神经网络对种植体的设计优化

Jason A. Griggs 著

一、人工智能在工程设计中的应用

由于 AI 在健康科学领域中应用便捷,故通常用于疾病识别(Vujanovic and Jagtap, 2023)或诊断(Yamaguchi et al., 2019)。AI 可处理绝大多数的工作,仅需少量人工工作。然而,AI 在工程设计领域的应用是一项挑战,因为作业者需要在 AI 应用之前定义相关参数与约束条件。这需要确定可改变的测量值或设计特征,以及参数的最优设定值与变化范围,从而保证相关参数彼此独立,不会因为其中之一的变化而相互影响。没有 AI 辅助的情况下操作者需要付出大量努力设定这些参数,随后再训练 AI 预测数值性能指标。由于 AI 能够在几分之一秒内预测设计的性能,因此在训练完成后它可以节省大量的时间成本。在工程设计过程中,用于训练的数据不是与专家解释配对的现有图像。训练和验证数据可来自物理测试(操作人员需要数天才可获取每个数据点),也可来自有限元分析软件(每个数据点需要数小时)。在任何一种情况下,获取数据创建 AI 都是十分费力的。经过训练和验证,操作人员通常需要指导 AI 或使用遗传算法,因为 AI 输出的性能预测通常会形成一个复杂的响应面,其中包含许多局部最大值和最小值。设计空间中与这些点相对应的设计数量过度会阻碍算法找到全局最优设计。因此,与在物体识别和医疗诊断方面节省的人力相比,目前的 AI 技术在工程设计问题上节省的人力比例相对较低。尽管如此,AI 对于卫生健康科学及其他领域的工程师来说都是一个有价值的工具。在介绍成功使用 AI 进行设计优化的项目之前,了解优化设计的过程具有重要意义。

二、设计优化过程

图 6-1 总结了工程设计优化过程的步骤。

第一步是定义设计因素及其限制。设计因素是种植体的一个可控因素,会对种植体植入后的性能产生影响,如种植体长度、外径和内径。然而,在调整种

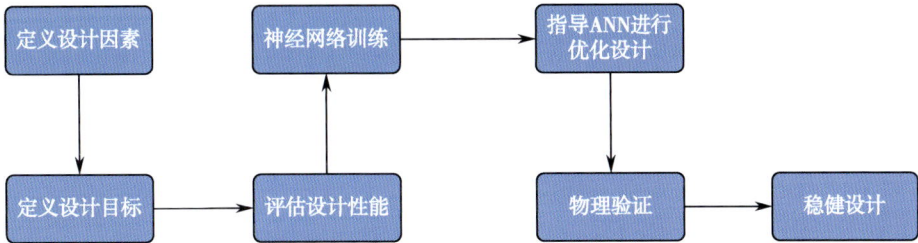

图 6-1　工程设计优化流程

植体产品的几何因素过程中,应根据种植体标志点之间的距离进行设计,避免产生冲突。例如,若种植体外径过小或内径过大时,可能会导致种植体厚度丧失。此外,研究者们还应仔细识别非真正相互独立的因素,并将其合并为同一因素进行考虑。

　　第二步是定义设计目标。设计目标是性能指标,要么是最大化其值(强度、寿命、疲劳极限),要么是最小化其值(强度变异性、成本、挠度),要么是设置一个最优中间值(在健康范围内无萎缩及无微骨折的骨应变)。可以为每个目标构建一个期望函数,这为比较竞争产品设计提供了定量和非主观的手段(图 6-2)。期望函数的范围从 $d=0$(不可取的)到 $d=1$(可取的)。如果设计目标需要最大化,则 $d=0$,直到目标达到下限(L),从下限到目标值(T),d 从 0 增加到 1。若数值已高于目标值,则 $d=1$。另外,如果设计目标需要最小化,那么 $d=0$ 是高于预期的,而 $d-1$ 反而是低于预期的。如果目标值处于中间水平是最有价值的,那么期望函数将同时包含上限和下限,而 d 接近任何极值均是需要调整优化的。在存在多个设计目标的情况下,相同的设计因素组合不太可能保证每个目标的最优 d 值,因此必须在各种目标最优值之间进行折中,以产生总体最优 d 值(D)。D 的计算方法是各个 d 值的调和平均值(图 6-2)。

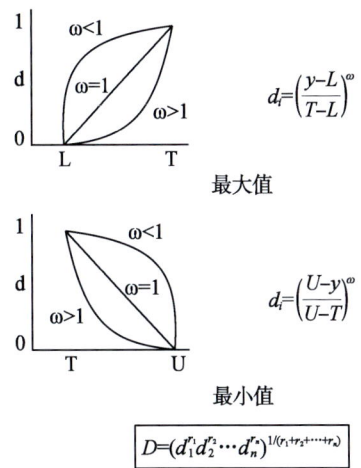

$$d_i=\left(\frac{y-L}{T-L}\right)^{\omega}$$

最大值

$$d_i=\left(\frac{U-y}{U-T}\right)^{\omega}$$

最小值

$$D=(d_1^{r_1}d_2^{r_2}\cdots d_n^{r_n})^{1/(r_1+r_2+\cdots+r_n)}$$

图 6-2　设计目标最大值和最小值之间的期望函数

　　第三步是确定每种设计因素组合的可取性和客观结果。这可以通过铣削或 3D 打印每个设计的原件并进行物理测试来实现,但工程师通常使用有限元分析(finite element analysis,FEA)软件来节省预测每个设计元素性能的用时。将计算机断层扫描(CT)和 CAD 软件相结合,在计算机中创建一个虚拟的"实体"模型。然后,将材料特性(杨氏模量、泊松比等)赋给每个组件,并在设备的适当位置施加虚拟力和支撑。FEA 可以预测种植体内应力和应变的方向和大小、邻近骨的应力和应变、挠度、固有谐波频率、流体流动性和温度变化。

    然而,测试或预测每一个可能的设计因素组合的性能通常会过度增加工作量。对于有 16 个不同因素的种植体,即使每个因素只考虑 3 种设置,也将产生 $3^{16} = 43\ 046\ 721$ 种不同的设计! 常见的减少工作量的策略是每个因素只使用 2 个设置,但此方法并不可取,因为实验将无法注意到非线性性能,这会忽略可能存在于中间设置值的最佳设计(图 6-3)。更好的解决方案是使用部分析因实验。半析因实验将设计数量减少了一半(图 6-4),唯一的不足是损失了检测最高阶交互的能力。例如,对于 3 个设计因素,半析因实验能够检测这些因素的主要影响及其交互作用,但无法检测可能的三方交互作用。根据 Pareto 原理(也称为效应稀疏性原理或 80/20 法则),即 80% 的效应由 20% 的因素控制决定。实验可能会多次减半,每减半一次将会损失一个交互阶数。这就导致了高度分数的设

图 6-3　设计路线一(绿色)未能实现非线性行为,从而忽略了设计路线二(红色)的最优选择

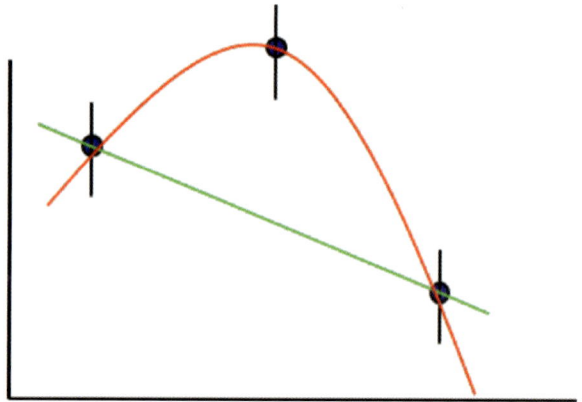

半分数因子,三因素实验（2^{3-1}设计）

	A：因子1	B：因子2	C：因子3
1	低	低	低
2	高	低	低
3	低	高	低
4	高	高	低
5	低	低	高
6	高	低	高
7	低	高	高
8	高	高	高

图 6-4　分数阶乘实验可减少待评估的设计数量

计，比如流行的 Taguchi 正交阵列，即通过策略性地改变多个因素，正交阵列允许随后使用多元回归或 ANN 分析，根据 7～16 个因素中的 8～27 个设计的性能，分离每个因素的影响（图 6-5）。各种各样的实验设计（design of experiments，DOE）软件包可用于设计部分析因实验和创建正交阵列（Burnham，1998）。

	A：因子1	B：因子2	C：因子3	D：因子4	E：因子5	F：因子6	G：因子7
1	低	低	低	低	低	低	低
2	低	低	高	高	低	高	高
3	低	高	低	高	高	低	高
4	低	高	高	低	高	高	低
5	高	低	低	高	高	高	低
6	高	低	高	低	高	低	高
7	高	高	低	低	低	高	高
8	高	高	高	高	低	低	低

图 6-5　仅使用 Taguchi 正交阵列法中 8 种设计方法即测算出 7 个设计元素的最优主效应

第四步是将统计模型拟合到数据中，或者根据数据训练人工神经网络（ANN），这样就可以预测额外的假设设计性能，而无须在 FEA 或制造原型上花费更多的时间。这是 ANN 擅长的地方。一个包含隐藏层和两个神经元的简单 ANN（图 6-6）能够学习大量设计因素及其相互作用的影响。使用单个神经元是不可取的，因为存在单个神经元无法解决的问题，但少数神经元足以解决大多数工程设计问题。ANN 将每个设计因子乘一个加权因子（w），并将所有乘积相加，从而计算出神经元的膜电位。例如，在图 6-6 中，螺纹间距（thread pitch，TP）、螺纹深度（thread depth，TD）和植体直径（shank diameter，SD）都对隐藏层神经元 1 的膜电位（membrane potential，MP）或输入有贡献：$TP \times w_{11} + TD \times w_{21} + SD \times w_{31} = MP_1$。神经元的输出或动作电位（action potential，AP）可以是基于其输入的任何函数。通常使用 S 形函数，在达到阈值输入水平（θ）之前几乎没有动作电位发生，而在达到阈值后动作电位迅速攀升。

$$AP_1 = \frac{1}{1 - \exp(\theta - MP_1)}$$

S 形函数有助于非线性效应的建模，它也可以模拟生物神经元的作用，利用误差反向传播对 ANN 进行训练。对于每个设计，ANN 的性能或期望值的预测与原型测试或 FEA 的预测数据进行比较。根据每个神经元贡献的比例将差异分配到神经元之间，并调整权重因子以减少差异。只要部分误差被修正，ANN 就能记住其过去的所有训练，而修正的误差通常会随着时间的推移而减少，以

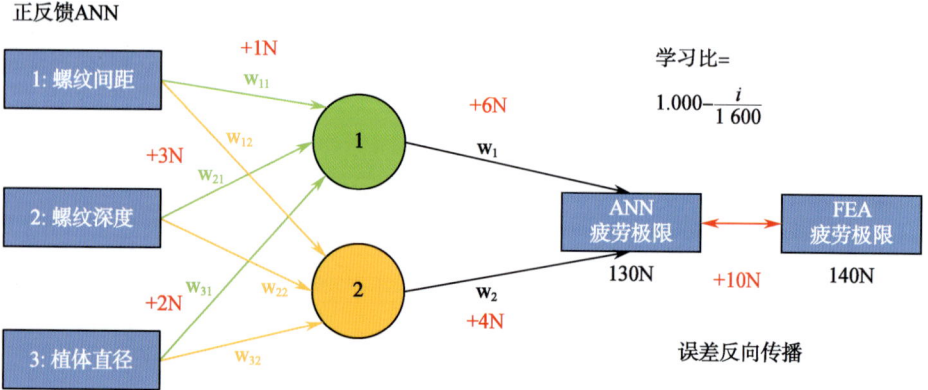

正反馈ANN

1: 螺纹间距 +1N w_{11}

w_{12}

+3N w_{21}

2: 螺纹深度

w_{31} w_{22}

+2N

3: 植体直径 w_{32}

1 +6N w_1

2 w_2 +4N

学习比= $1.000 - \dfrac{i}{1\,600}$

ANN 疲劳极限 130N +10N

FEA 疲劳极限 140N

误差反向传播

图6-6 一种简单的人工神经网络结构和训练过程

避免 ANN 试图学习产品性能的微小波动。通常这些波动大多是由随机误差而不是设计本身引起的。用多元回归代替人工神经网络,可以对数据进行多项式拟合。然而,ANN 始终更优于多元回归。

第五步是确定与最大性能(最大总体可取性,D)相对应的各种设计因素的组合。虽然经过训练的 ANN 可以在几分之一秒内预测任何给定设计的性能,但它缺乏指导自我评估的能力。ANN 对数据集的出色拟合能力往往会导致包含许多局部最大值和最小值的复杂响应面。与这些点对应的设计数量过多,从而阻碍了多种算法找到全局的最优设计。一个常见的起点是使用拉丁平方、立方或超立方生成器来创建一个均匀地跨越设计空间的设计列表,然后将该列表提交给 ANN。另一种策略是顺序最小能量设计(Dasgupta,2007),它将设计视为带电粒子,并通过计算设计空间中的位置,使新设计与之前所有设计之间的总静电排斥力最小,从而选定下一个设计的位置进行尝试。性能较差的设计会被分配较大的电荷,而性能良好的设计会被分配较小的电荷,因此算法在性能较好的设计附近会花费更多的时间。另一种定位全局性能最大值的有效方法是使用遗传算法,该算法将设计视为自然选择过程中竞争的基因组。期望函数是适应性的衡量标准,计算机模拟自动向 ANN 查询种群中每个设计的预测适合度,并产生新一代的设计,这些设计继承了上一代优秀设计的一些设计因素,同时还包括通过突变偶尔出现的设计因素。MATLAB 软件既可以用于构建人工神经网络,又可以用于构建遗传算法,并且协调这两种特性很好地协同工作(MATLAB 2015,2020)。

第六步与第七步通常会被忽略。它们分别是通过对原型进行物理测试来验证优化设计的预测性能,以及使用 Taguchi 稳健设计降低变异性从而进行优化(Taguchi,1986)。稳健设计传统上增加了一个由外来(干扰)因素组成的外部正交阵列。它可定位具有接近最佳性能的设计，并且在所有条件下也具有相似的性能（技术灵敏度低）。稳健设计的现代方法是在目标中包括性能的标准偏差，分配一个单独期望函数以最小化标准偏差。总体最优性能是其值与标准差的调和平均值。总体最优化是性能最优与稳健性之间的折中。

三、使用 AI 进行设计优化的例子

简单的反向传播 ANN 已经成功地用于设计流体叶轮、无线电天线和可变截面结构梁，以及健康科学以外的许多其他工程应用（Babiker et al., 2012; Kim et al., 2009; Mahouti, 2019）。然而，迄今为止，使用 ANN 进行医疗植入物设计的案例只有 7 例。

四、牙种植体

1. 牙种植体组件　口腔种植体在设计和功能上与矫形螺钉大体相似。牙种植体确实有外部螺纹，这些螺纹帮助牙种植体穿透骨骼并保持其内部的稳定性。然而，由于延迟加载和成角等特性的需要，牙种植体的设计要比骨螺钉复杂得多。人类颌骨不能容忍种植体相对骨骼的任何微小移动，任何微小移动都会使种植体周围形成纤维包裹从而导致骨整合失败。为了避免这类失败，口腔种植体通常由两部分组成：①种植体体部，被螺丝固定在颌骨中，并有足够的时间（通常是数月）完成骨整合；②种植体基台，会在骨整合完成后被安装到种植体上。大多数口腔种植体采用这种模块化设计的原因可能是没有足够的骨量来固定种植体。在这种情况下，种植体应以一定角度放置在颌骨中以确保与骨骼产生足够的接触面积，并且需要安装一个角度相同的种植基台以便位于基台上的修复义齿与口腔中的其他牙齿排列整齐。种植基台可以连入种植体内（实现内部连接），也可位于种植体平台的顶部（外部连接）。无论采用哪种连接方式，都需要一个微小的连接螺钉穿透并贯通种植基台和种植体体部。这 3 个组件之间可能会发生微小的相对运动，从而造成连接松动的风险，导致疲劳断裂。连接松动是目前种植牙最常见的并发症（Griggs, 2017）。同时也存在防旋转的设计，如六角形或八角形套筒、锥形套筒等以期减少种植体松动。连接器螺钉还可设计为承受较重的预载荷，从而保护其他两个组件，并降低松动的发生率。这 3 种组件的功能千差万别，使得不同的材料（种植体采用 4 级 CP-Ti，种植体基台采用 Ti-6AL-4V 合金，连接头螺钉采用 316L 不锈钢）应用于不同组件的情况越来越普遍。

2. 抗疲劳断裂性　缩径的种植体用于下颌切牙和上颌侧切牙。虽然标准

直径的种植体很少发生疲劳断裂，但小直径种植体的连接螺钉松动和疲劳断裂发生率较高（Griggs，2017）。为了在不增加种植体整体尺寸的情况下最大限度地提高缩小直径的种植体疲劳极限，有学者开展了一项研究（Satpathy，2022）。对物理试样进行疲劳测试，以开发从原型收集抗疲劳数据的更快速方法（Duan and Griggs，2018），并对 FEA 预测小直径植入物抗疲劳应力的准确性进行验证（Duan et al.，2018）。在另一项初步研究中，对市面销售的 4 种不同种植体进行物理加速寿命测试（Gonzalez，2010）。选择了性能最佳的种植体系统（3.25mm×15mm 平行壁外六角连接，3i T3，Biomet 3i Dental）作为后续设计优化研究的参考模型。最初确定了 26 个设计因素，其中有些因素不能相互独立变化，因此定义了16 个设计因素的简化版本（表 6-1）。每个设计因素与参考设置相差 20%，为每个因素创建 3 个不同设置变化。Taguchi 正交阵列仅允许 27 种种植体设计探索简化后的 16 个因素的不同设置变化。使用 SOLIDWORKS 为 27 种设计分别建立虚拟与实体模型，并在 ABAQUS 中进行网格划分和求解。使用 fe-safe 后置处理器确定每个设计的疲劳极限（图 6-7），将疲劳极限定义为可以承受无限次

表6-1 小直径种植体的 16 个设计参数的定义

设计参数	下限值 /mm	推荐值 /mm	上限值 /mm
冠状面锥度（A）	0.192	0.240	0.288
种植体总长度（B）	12.096	15.120	18.144
种植体螺距（C）	0.48	0.60	0.72
螺纹高度（冠状）（D）	0.12	0.15	0.18
不带螺纹的螺钉直径（冠状）（Z）	2.28	2.85	3.42
螺钉顶端锥度（E）	0.264	0.330	0.396
从骨平面到种植体顶部的距离（F）	0.512	0.640	0.768
无螺纹螺钉直径（冠状）/ 有螺纹内直径（G）	0.56	0.70	0.84
基台螺钉总长度（H）	5.872	7.340	8.808
基台螺钉顶部直径 / 有螺纹基台螺钉直径（I）	0.36	0.45	0.54
基台螺钉顶部到骨平面的距离（J）	2.496	3.120	3.744
基台螺钉底部到内腔底部的距离（K）	1.048	1.310	1.572
带螺纹内直径 - 有螺纹基台螺钉直径（L）	0.04	0.05	0.06
基台螺纹高度 / 内螺纹高度（M）	0.008	0.010	0.012
基台螺距（N）	0.336	0.420	0.504
骨水平至大部分冠状基台螺纹（O）	0.536	0.670	0.804

循环的最大咬合力，支架材料的几何形状和载荷应用则根据 ISO 14801 的标准定义。为确定模拟连接螺钉上预载荷的最精确方法和骨结合对种植体疲劳极限的影响，学者们进行了初步研究（Satpathy et al.，2022a，b）。基于疲劳极限数据，进行了具有一个隐藏层和两个神经元的简单 ANN 训练，经过 1 600 次迭代，完成 ANN 学习。与二次项和交互项的多元回归模型（$R^2 = 0.95$）相比，ANN 模型的拟合效果更好（$R^2 = 0.99$）。使用拉丁超立方体生成器创建了 1 000 个种植体的设计，这些设计分布在 16 维设计空间中，同时对响应面进行了人工搜索。人工搜索和多元回归模型预测了设计空间角落的最优设计，并构建了 FEA 模型来验证这些位置的疲劳极限。然而，由于设计空间角落方面缺乏训练数据，ANN 模型和多元回归模型都高估了这些设计的疲劳极限。利用验证数据对 ANN 进行再训练，并在迭代循环中确定新的最优设计。最终，ANN 识别出的设计比参考模型的疲劳极限高 8.6%，而通过多元回归模型识别出的最佳设计的疲劳极限仅比参考模型高 0.7%。

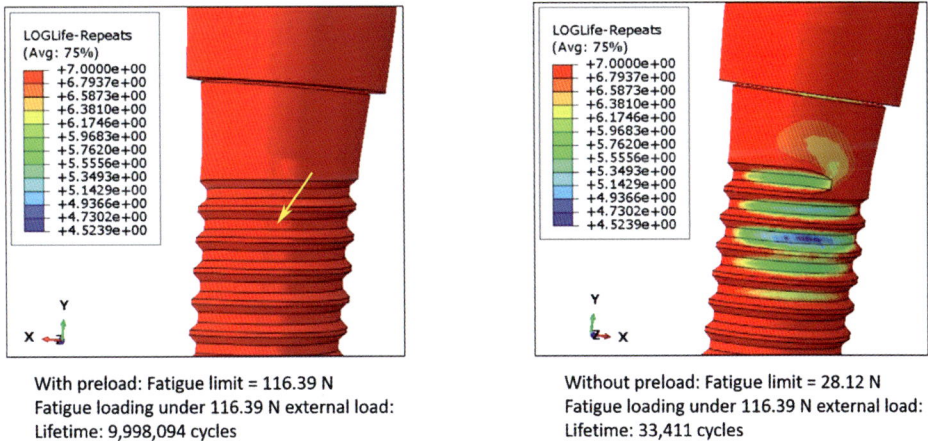

With preload: Fatigue limit = 116.39 N
Fatigue loading under 116.39 N external load:
Lifetime: 9,998,094 cycles

Without preload: Fatigue limit = 28.12 N
Fatigue loading under 116.39 N external load:
Lifetime: 33,411 cycles

图 6-7 FEA 后处理器（fe-safe）预测连接螺钉预载荷对种植体抗疲劳性能的影响。热图显示了种植体上每个位置预期失效的时间，冷色（蓝色）表示寿命短，热色（红色）表示寿命长（Satpathy et al.，2022a，b）

3. 骨微应变 ANN 和遗传算法的结合可优化口腔种植体，目标是在种植体附近的骨骼中保持 2 500 微应变（Roy et al.，2018）。Frost 机械力仪器（Frost，1987）设计的健康骨骼参数值是 1 500～3 000 微应变，过低或过高都会导致骨骼退化，因此学者们设置了以 1 500～3 000 微应变为极限的期望函数。当微应变从 1 500 增加到 2 500 时，D 值从 0 增加到 1；当微应变从 2 500 增加到 3 000 时，D 值从 1 减少到 0。采用 FEA 预测邻近骨骼的微应变，针对 180 例患者采用全因子设计建立了有限元模型。设计参数为种植体孔隙率（0%、10% 和 20%）、种植体长度（9mm、10mm、11mm 和 12mm）和种植体直径（4mm、5mm 和 6mm）。外部因素是骨质量（杨氏模量分别为 1.872GPa、2.497GPa、3.121GPa 和 3.745GPa）。模型中假设沿种植体长轴施加 120N 的咬合力。使用 FEA 预测结果训练包含 1 个隐藏层和 12 个神经元的简单 ANN。然后，使用超过 500 代的遗传算法对每种骨质量的最佳种植体设计进行优化，每代设计中的 95% 是上一代最优设计（最高期望函数）的后代，将其突变率控制在 1%。最佳种植体直径为 5mm 且不依赖骨质量。低质量骨的最佳种植体长度为 10.5mm，高质量骨的最佳种植体长度为 12mm。低质量骨的最佳种植体孔隙度为 16%，高质量骨的最佳种植体孔隙度为 20%。ANN 预测所有优化设计将达到 100% 合意性（在 2500 微应变范围内）。然而，微应变的 ANN 预测值相较于 FEA 预测值始终较低（199～400 微应变）。

4. 种植体基台　种植体基台的设计类似于拉力螺栓，螺纹位于离咬合面最远的骨皮质处。一项研究优化了种植体基台的设计，试图将邻近骨的应变保持在 Frost 机械力仪的适应窗口内（Choudhury et al.，2022）。采用 Taguchi 稳健设计对 3 个设计因素（螺纹深度、螺纹长度和螺纹螺距）和两个外部相对无关因素（骨高度和骨宽度）分别进行 5 种不同水平的探索。在种植体冠状面施加 200N 轴向载荷，使种植体冠状面与覆盖义齿相匹配。利用 FEA 预测每种种植体设计在每种骨形态下的骨微应变，并计算每种情况下的期望函数。设计目标是使适应值参数最小化。ANN 经过训练后，利用遗传算法探索设计空间，以生成表现最佳的设计，同时在每一代函数的下一代引入控制数量的突变变异。5 种设计参数的最优设置值取决于骨骼的形状，最佳螺纹长度范围为 4～6mm，最佳螺纹深度范围为 3～5mm，最佳螺纹间距范围为 0.5～1.5mm。

五、骨科植入物

1. 脊柱融合术　ANN 已被成功用于优化腰椎前路椎体间融合术的椎间融合器设计（Nassau et al.，2012）。其目标是最大限度地减少椎间融合器邻近骨上的 von Mises 应力，因为椎间融合术失败的主要原因是融合器沉降，即融合器嵌入终板或骨松质导致椎间高度降低。目前，椎间融合器设计涉及 6 种因素（融合器表面凸起的高度、宽度和倾斜度，融合器表面凸起与椎体接触面积，融合器的表面积，以及其自身刚度）。Taguchi 正交矩阵被用于规划最小设计数量，以阐明 6 个设计因素中每个设计因素的重要性。有限元分析（FEA）被用于预测每种设计中骨骼的最大应力。利用具有 1 个隐藏层和 3 个神经元的简化 ANN 模型对数据进行训练，在预测 18 个正交矩阵的 von Mises 应力时，误差为 1% 或更低（FEA 预测），说明获得了良好的精密度。然而，最优设计被限定于 6 种设计因素之内则存在一个问题，即性能更好的设计是否可能位于现有设计因素的范围之外？同时另一个问题也随之产生，即如果该设计存在于验证集内，ANN 的预测误差是否会很低？

2. 股骨假体的初始稳定性　与口腔种植体类似，为了使股骨假体具有良好的初始稳定性，应尽可能减少骨 - 植入物界面的移动。利用有限元分析（FEA）得出的初始移动度数据进行训练，ANN 和遗传算法结合应用可将初始移动度降低 37%（Chanda et al., 2016）。实体模型由患者病历中所含信息构建而来。骨骼的杨氏模量、泊松比和骨密度会随位置而变化。种植体的弹性模量是恒定的，通常使用 Ti-6AL-4V 合金的弹性模量。已知在正常行走和爬楼梯时有 7 块肌肉会对股骨施加力，故对有限元模型进行加载模拟（Bergmann et al., 2001）。将骨 - 植入物界面的微动集成在一起，以提供总体标准化的不稳定性指数（index of instability, IoI）。设计目标是通过改变假体长轴四个位置横截面形状的设计参数来最小化 IoI。在每个横截面上，长轴、短轴和倒角的数值均是不同的。在 IoI 数据的基础上训练具有 1 个隐藏层，隐藏层中包含有 2~8 个神经元的简化 ANN 模型，最终明确得知隐藏层中包含 4 个神经元、学习率为 20%、动量常数为 0.4 时精密度最高（$R^2 = 0.82$）。一旦 ANN 在 160 种设计上进行了训练，并在另外 26 种种植体设计上进行了验证，其后续预测就可节约大量时间，因为无须再通过 FEA 来预测候选设计的 IoI。利用遗传算法对 12 维设计空间进行探索，当种群规模（每代设计数）为 125 且 80% 的设计元素均继承上一代最优设计时，IoI 的下降速度最快。仅经过 40 代的训练后，优化植入物的 IoI 就比市面流通的普遍降低了 37%。

3. 胫骨锁定螺钉　我们将多元回归模型（线性、二次插值和二次交互作用）与 ANN 模型进行比较，以最小化螺钉承受的应力（Hsu et al., 2011）。假设螺钉将嵌入两端等量的骨中，并在中点处进行侧向加载，这将在与加载点相对的表面上螺杆长度的中点处产生最大的拉伸应力。设计目标是将 FEA 预测到的最大拉伸应力点的应力降至最低。可改变的设计因素包括螺纹的直径（顶到顶）、螺杆的直径（根到根）、螺纹节距、螺纹宽度和螺纹与螺钉法线的夹角（与螺钉长轴夹角减 90°）。Taguchi 正交矩阵中设计因素有 5 种水平，于是就有 22 种设计方案被用于训练 ANN，并随机选择 5 种设计方案进行验证。根据 FEA 的预测数据对 3 个包含一个隐藏层，1 个、2 个或 3 个神经元的简单人工神经网络进行训练。含有一个神经元的 ANN 误差（0.4%~14.0%，$R^2 = 0.980$）与多元线性回归（0.2%~9.5%，$R^2 = 0.980$）、多元二次回归（0.3%~11.5%，$R^2 = 0.988$）和交互项回归（0.2%~8.8%，$R^2 = 0.990$）相似。含有 2 个神经元的 ANN 模型（0.0%~8.9%，$R^2 = 0.992$）和含有 3 个神经元的 ANN 模型（0.0%~4.0%，$R^2 = 0.998$）的性能均优于其他所有回归模型。最优设计是其中一个训练设计，靠近设计空间的边界，除螺纹角度外，每个设计参数都有允许的最大值或最小值。由于没有对原始正交阵列和验证点以外的设计空间进行搜索，因此存在一个问题，即附近的另一种设计是否可能具有更优越的性能？考虑到最优设计的位置靠近设计空间的边界，在允许的设计空间之外可能会存在更好的设计。

4. 脊柱椎弓根螺钉　采用 ANN 模型来优化椎弓根螺钉的应力（Hsu et al.，2011）。FEA 建模是按照这些螺钉的螺纹部分完整地嵌入骨中，并在螺钉尖端附近的骨上施加横向载荷进行的。螺钉头的位置默认是固定的，设计目标是使 FEA 预测的应力集中区域（螺杆与螺头相邻的表面）的数值最小。可以改变的设计参数包括螺杆直径、螺纹宽度、螺纹节距、螺纹近端的角度、螺纹根部的曲率半径，以及相邻螺纹之间的距离。Taguchi 正交矩阵中每个设计因素包含 5 种水平，并提供了 22 种设计用于训练 ANN，并从中随机选择了 5 个设计进行验证。根据 FEA 的预测，对包含一个隐藏层，1 个、2 个或 3 个神经元的简单人工神经网络进行训练。含有 1 个神经元的 ANN（0.2%～11.1%，$R^2 = 0.979$）、含有 2 个神经元的 ANN（0.0%～7.1%，$R^2 = 0.997$）和含有 3 个神经元的 ANN（0.0%～5.6%，$R^2 = 0.998$）的误差均优于多元线性回归（2.0%～27.2%，$R^2 = 0.857$）、多元二次回归（1.3%～16.9%，$R^2 = 0.955$）和有交互项的回归误差（0.1%～17.5%，$R^2 = 0.968$）。

六、总结

简化的 ANN 有一个隐藏层，仅包含几个神经元，利用 FEA 结果对其进行训练后即可达到很高的精度，并可用于口腔和骨科的各种植入物设计。Taguchi 正交矩阵通常是探索大量设计因素性能最优值的有效方法，遗传算法在引导 ANN 向最优设计方向发展具备重要作用。

参考文献

Babiker S, Adam F, Mohamed A. Design optimization of reinforced concrete beams using artificial neural network. Int J Eng Invent. 2012;1(8):07–13.

Bergmann G, Deuretzbacher G, Heller M, Graichen F, Rohlmann A, Strauss J, et al. Hip contact forces and gait patterns from routine activities. J Biomech. 2001;34(7):859–71.

Burnham R. How to select design of experiments software. Quality Digest. 1998;18:32–6.

Chanda S, Gupta S, Pratihar DK. A combined neural network and genetic algorithm based approach for optimally designed femoral implant having improved primary stability. Appl Soft Comput. 2016;38:296–307.

Choudhury S, Rana M, Chakraborty A, Majumder S, Roy S, RoyChowdhury A, et al. Design of patient specific basal dental implant using finite element method and artificial neural network technique. Proc Inst Mech Eng Part H. 2022;236(9):1375–87.

Dasgupta T. Robust parameter design for automatically controlled systems and nanostructure synthesis. Georgia Institute of Technology; 2007.

Duan Y, Griggs JA. Effect of loading frequency on cyclic fatigue lifetime of a standard-diameter implant with an internal abutment connection. Dent Mater. 2018;34(12):1711–6.

Duan Y, Gonzalez JA, Kulkarni PA, Nagy WW, Griggs JA. Fatigue lifetime prediction of a reduced-diameter dental implant system: Numerical and experimental study. Dent Mater. 2018;34(9):1299–309.

Frost HM. Bone "mass" and the "mechanostat": A proposal. Anat Rec. 1987;219:1–9.

Gonzalez J. Fatigue load resistance in reduced diameter implants: The Texas A&M. University System Health Science Center; 2010.

Griggs JA. Dental implants. In: Ferracane J, Bertassoni LE, Pfeifer CS, editors. Dental biomaterials, an issue of dental clinics of North America, vol. 61. Elsevier Health Sciences; 2017.

Hsu C-C, Lin J, Chao C-K. Comparison of multiple linear regression and artificial neural network in developing the objective functions of the orthopaedic screws. Comput Methods Programs in Biomedi. 2011;104(3):341–8.

Kim J-H, Choi J-H, Kim K-Y, editors. Design optimization of a centrifugal compressor impeller using radial basis neural network method. Turbo Expo Power Land Sea Air. 2009;48883:443–51.

Mahouti P. Design optimization of a pattern reconfigurable microstrip antenna using differential evolution and 3D EM simulation-based neural network model. Int J RF Microwave Comput Aided Eng. 2019;29(8):e21796.

MATLAB. What Is a Genetic Algorithm? 2015. https://youtu.be/1i8muvzZkPw.

MATLAB. Getting Started with Neural Networks Using MATLAB. 2020. https://youtu.be/6T2yYTSw8z0.

Nassau CJ, Litofsky NS, Lin Y. Analysis of spinal lumbar interbody fusion cage subsidence using Taguchi method, finite element analysis, and artificial neural network. Front Mech Eng. 2012;7:247–55.

Roy S, Dey S, Khutia N, Chowdhury AR, Datta S. Design of patient specific dental implant using FE analysis and computational intelligence techniques. Appl Soft Comput. 2018;65:272–9.

Satpathy M. Optimizing the design of reduced-diameter dental implants to increase their fatigue lifetime. The University of Mississippi Medical Center; 2022.

Satpathy M, Duan Y, Betts L, Priddy M, Griggs JA. Effect of Bone Remodeling on dental implant fatigue limit predicted using 3D finite element analysis. J Dent Oral Epidemiol. 2022a:2.

Satpathy M, Jose RM, Duan Y, Griggs JA. Effects of abutment screw preload and preload simulation techniques on dental implant lifetime. JADA Found Sci. 2022b;1:100010.

Taguchi G. Introduction to quality engineering: designing quality into products and processes; 1986.

Vujanovic T, Jagtap R. Evaluation of artificial intelligence for automatic tooth and periapical pathosis detection on panoramic radiography. Oral Surg Oral Med Oral Pathol Oral Radiol. 2023;135(2):e51.

Yamaguchi S, Lee C, Karaer O, Ban S, Mine A, Imazato S. Predicting the debonding of CAD/CAM composite resin crowns with AI. J Dent Res. 2019;98(11):1234–8.

第7章

人工智能在口腔外科和牙周病中的应用前景

Sevda Kurt-Bayrakdar, Kaan Orhan, Rohan Jagtap 著

一、概述

人工智能（AI）是指模仿人类智能的计算机或机器系统，能够像人类一样思考与学习（Khanagar et al., 2021）。在 1956 年的一次会议上，"AI"一词被正式提出并定义为"制造智能机器的科学和工程"（Ossowska et al., 2022; Hamet and Tremblay, 2017）。在 20 世纪 70 年代，人们担心这项技术可能会对医学和口腔等专业技术人员的职业生涯产生潜在危害（Scott et al., 2023）。然而，尽管最初有这些担忧，AI 已经成为最具创新性的技术之一，为当今医疗保健各个领域的问题提供了解决方案（Alami et al., 2020）。

事实证明，AI 在处理医疗领域快速增长的数据和数据复杂性方面具有超强的能力（Schwendicke et al., 2020）。它可以有效地分析并解释这些数据，为医疗从业者提供有价值的决策支持体系（Amann et al., 2020）。由于具有这些优势，人工智能的口腔医学研究与医学同步发展（Mohammad-Rahimi et al., 2022），其被广泛应用于口腔医学的多个分支领域，包括牙周病学、口腔颌面外科学、口腔种植学、牙体牙髓病学、口腔正畸学和口腔修复学（Fatima et al., 2022）。本章旨在基于现有信息，探讨 AI 在牙周病学和口腔外科中的应用。

二、AI 在口腔颌面外科中的应用

在口腔颌面外科分支中，准确的诊断和治疗计划，以及面临多种选项时实施最佳治疗方案对于确保患者在手术过程中的安全至关重要（Miladinović et al., 2017）。外科医生需要同时考虑各种因素，迅速做出关键的决定（Rasteau et al., 2022）。然而，疲劳、工作量、情绪和医生经验差异等因素会影响这些关键因素的准确性（Rasteau et al., 2022; Park et al., 2020; Schwalbe and Wahl, 2020; Kurt Bayrakdar et al., 2021）。为了应对这些挑战并最大限度地减少失误，AI 已成为一种为医疗专业人员提供决策支持机制的创新技术（Miladinović et al., 2017;

Vikram and Karjodkar，2009）。因此，AI 和计算机辅助技术在口腔医学的各个领域都受到了极大的关注。尽管学术界对口腔颌面外科中 AI 技术的兴趣日益浓厚，但据观察，口腔外科医生尚未最大化地利用该技术（Rasteau et al.，2022）。

口腔区域复杂的解剖结构使得手术计划中的影像学诊断至关重要（Yan et al.，2021；Weiss 2nd and Read-Fuller，2019）。该过程的成功执行需要对患者记录、口腔及其他病史和诊断图像进行详细解读（Langdon et al.，2017）。AI 可以利用放射影像、患者照片、病史和各种健康记录作为输入，生成评估结果作为输出。这一特点使其有望在口腔颌面外科的诊断、治疗计划制订、评估和基因分析等自动化过程中发挥作用（Agrawal and Nikhade，2022）。研究表明，在手术中使用 AI 技术可以达到与专家相当的效果（Yan et al.，2021）。

目前，AI 在口腔外科的各个方面均有大量的研究，包括常规方案、正颌手术、种植、口腔疾病和口腔癌等（Yan et al.，2021）。

三、普通口腔外科

AI 已被证明在口腔外科手术关键解剖结构（如鼻窦、窝、神经管和血管束）的影像学评估中十分有效（Shujaat et al.，2023；Minnema et al.，2022）。它也成功地检测出了这些解剖区域的变异、病理和疾病（Kim et al.，2019b；Agbaje et al.，2017；Lahoud et al.，2022）（图 7-1 和图 7-2）。

例如，Cha 等（2021a）使用语义分割方法对口腔诊所常用的全景 X 线片进行研究，证明了 AI 系统可以很容易地检测到解剖结构，包括鼻窦、上颌骨、下颌骨和下颌管。在他们开发的系统中，分割性能的精确度值达到了 0.802～0.959（Cha et al.，2021a）。

在另一项研究中，Morgan 等（2022）关注了一种 AI 模型，该模型旨在使用锥形束 CT（CBCT）图像自动检测上颌窦。他们的模型达到了 98.4% 的 Dice 相似系数值，表明该模型在检测上颌窦方面具有很高的准确性（Morgan et al.，2022）。

图 7-1　在全景 X 线片上自动检测上颌窦（CranioCatch AI 软件提供）

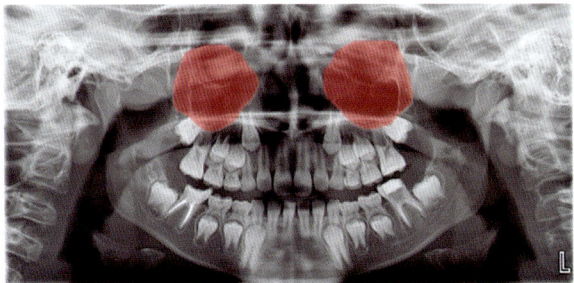

图 7-2　应用人工智能软件在 CBCT 图像上检测上颌窦黏膜增厚（由 CranioCatch AI 软件提供）

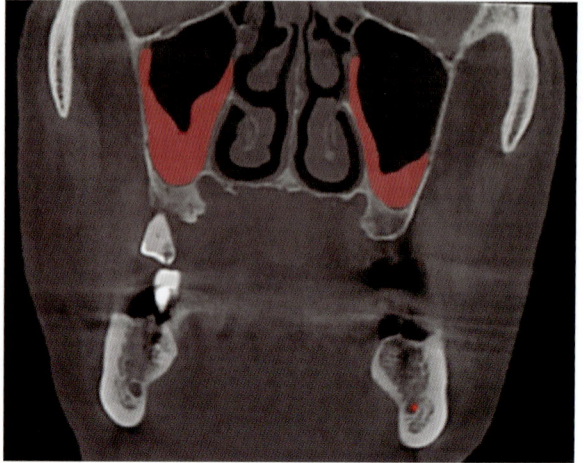

此外，一些研究报道了 AI 系统检测下颌管时的成功表现（Kurt Bayrakdar et al., 2021; Lahoud et al., 2022; Jaskari et al., 2020）。研究表明，这些 AI 系统可以有效地检测到下颌管变异，如下颌管分叉，以及鼻窦的某些病理性变化。

在 AI 系统的帮助下，黏膜增厚、动脉位置、上颌鼻窦炎、黏液潴留囊肿、真菌球、中鼻甲气化等病理变化能够很容易被检测出来（Lahoud et al., 2022; Huang et al., 2020a; Kim et al., 2022; Parmar et al., 2020; Hung et al., 2022a, b）。

众所周知，阻生第三磨牙是口腔外科医生最常遇到的情况之一（Friedland et al., 2008; Yan et al., 2021）。决定是否有必要拔除这些牙齿并预测与拔除相关的潜在并发症对医生而言具有挑战性。然而，AI 系统可通过自动检测阻生牙的位置提供解决方案（图 7-3）。

例如，Orhan 等（2021）报道了其开发的深度卷积神经网络（CNN）算法，该算法可以准确地检测到 CBCT 图像中的第三磨牙（Orhan et al., 2021）。此外，这些 AI 技术可用于检查阻生牙与下颌管或其他周围解剖结构的关系，从而最大限度地减少拔牙相关的潜在并发症。Choi 等（2022）和 Zhu 等（2021）进行的研究证明了 AI 在确定第三磨牙位置及其与下颌管关系方面的应用（Choi et al., 2022; Zhu et al., 2021）。同样，这些算法可用于检测是否存在阻生牙、额外牙、残根或骨牙粘连（Orhan et al., 2021; Mladenovic et al., 2023; Mine et al., 2022; Kuwada et al., 2020; Başaran et al., 2022）（图 7-3 和 7-4）。在颌骨骨折和根折等病例中也有成功报道（Fukuda et al., 2020; Schramm et al., 2009; Hashem and Hassanein, 2019）。Fukuda 等（2020）证实基于 300 张全景 X 线片的 CNN 算法能够以 0.75 的召回率、0.93 的精密度和 0.83 的 F 度量识别出根折的牙齿（Fukuda et al., 2020）。

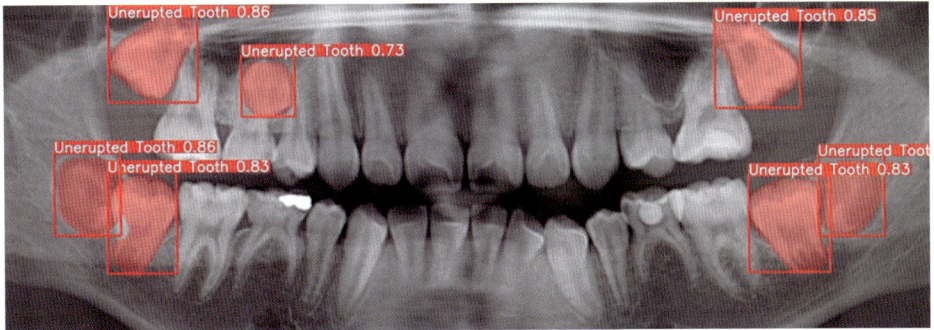

图 7-3　CNN 算法根据全景 X 线片进行阻生牙检测（由 CranioCatch AI 软件提供）

图 7-4　自动检测需要拔除的残根（由 CranioCatch AI 软件提供）

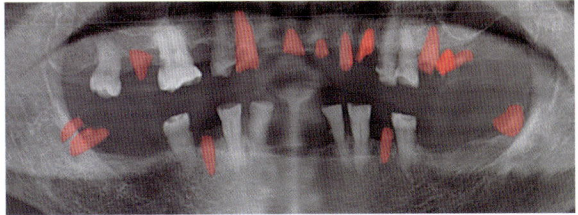

　　机器学习技术使医生们能够评估牙齿的预后并预测潜在并发症（Vollmer et al.，2022；Kim et al.，2018；Etemad et al.，2021）。Real 等（2022）演示了使用机器学习系统创建的自动拔牙预测模型（Real et al.，2022）。此外，Lee 等（2022）报道，AI 系统可以帮助评估牙周损伤的预后（Lee et al.，2022）。在口腔外科实践过程中，这种辅助诊断的评估有助于更准确地制订拔牙方案和手术计划。此外，还有将 AI 用于评估拔牙难度（Yoo et al.，2021）和预测拔牙后肿胀程度（Zhang et al.，2018）等研究的报道。另一项研究报道，通过 AI 系统分析全景 X 线片可以预测拔牙后可能发生的上颌窦瘘（Vollmer et al.，2022）。

四、口腔疾病和病理学

　　新的计算机辅助技术和 AI 系统被证明是诊断口腔病变、囊肿和良、恶性肿瘤的有价值的工具（Keser et al.，2023；Poedjiastoeti and Suebnukarn，2018；Yang et al.，2020；Yilmaz et al.，2017；Ariji et al.，2019，2022；Kwon et al.，2020；Bispo et al.，2021；Lee et al.，2020）。癌前病变的早期诊断在口腔颌面外科临床中尤为重要，但对于非专业人员来说，及时发现这种情况可能稍显困难（Rasteau et al.，2022）。因此，能够自动确定口腔疾病的 AI 算法在辅助从业人员方面提供了一种更有前景的解决方案（图 7-5 和图 7-6）。

全面的诊断资料可以与 AI 一起用于检测口腔疾病。例如，Keser 等（2023）进行了一项使用口内照片自动检测口腔扁平苔藓病变的研究。他们采用了一种分类方法，其开发的算法在检测病变照片中实现了 100% 的成功率（Keser et al.，2023）。在其他各种研究中，AI 技术已可利用口腔照片有效地检测各种口腔癌（Fu et al.，2020；Warin et al.，2021；Tanriver et al.，2021；Shamim et al.，2022；Jubair et al.，2022）。

在另一项研究中，人工神经网络（ANN）被用于自动分类组织荧光光谱，而不是口内照片。这些算法在解释组织荧光光谱、确定口腔白斑和组织发育不良等方面取得了巨大成功（van Staveren et al.，2000）。相关算法在检测异常组织方面表现出 86% 的灵敏度和 100% 的特异度，同时也能准确分析均匀和非均匀组织（van Staveren et al.，2000）。

图 7-5　下颌骨疾病的自动检测（由 CranioCatch AI 软件提供）

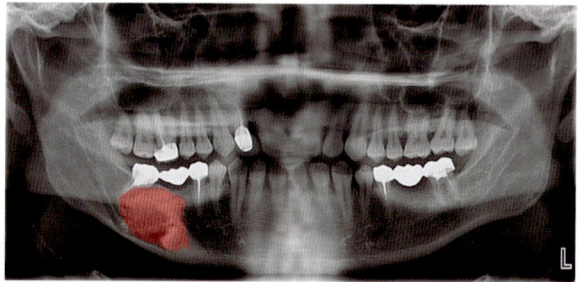

图 7-6　囊性病变的自动三维分割（由 Velmeni AI 软件提供）

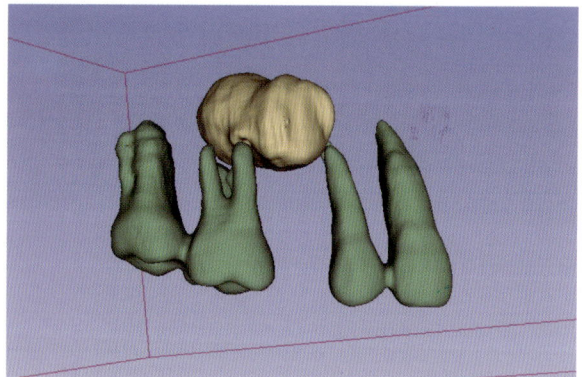

众所周知，AI 系统可以用来分析唾液等生物材料并检测口腔疾病和口腔癌（Kouznetsova et al.，2021；Romm et al.，2021）。在一项研究中，Kouznetsova 等（2021）使用了一种自动检测唾液代谢物的算法以评估是否存在癌症。他们的研究证实该系统可以使用唾液样本检测口腔癌，符合率为 79.54%（Kouznetsova et al.，2021）。此外，Romm 等（2021）进行了类似的研究，并证实了该系统的成功（Romm et al.，2021）。

数据研究表明，人工智能系统可利用 X 线图像检测和分割成釉细胞瘤、牙源性角化囊肿、含牙囊肿、根尖周囊肿、滤泡囊肿和其他各种口腔肿瘤（Poedjiastoeti and Suebnukarn，2018；Yang et al.，2020；Yilmaz et al.，2017；Ariji et al.，2019，2022；Kwon et al.，2020；Bispo et al.，2021；Lee et al.，2020；Mikulka et al.，2013；Nurtanio et al.，2013；Rana et al.，2015；Abdolali et al.，2016，2017）。其中一些研究使用了二维放射影像图，如全景 X 线片（Yang et al.，2020；Ariji et al.，2019；Mikulka et al.，2013；Nurtanio et al.，2013），而其他学者使用了三维（3D）放射影像图，如计算机断层扫描（CT）和 CBCT（Yilmaz et al.，2017；Lee et al.，2020；Abdolali et al.，2016，2017）。

Poedjiastoeti and Suebnukarn（2018）在他们的研究中使用了 500 张全景 X 线片，并开发了一种自动检测成釉细胞瘤的 CNN 系统。该系统的符合率为 83.09%，高于口腔颌面外科医生。人工智能还可以在更短的时间内更有效地检测出此类疾病（Poedjiastoeti and Suebnukarn，2018）。另外，Yilmaz 等（2017）提出了一种人工智能系统，可以为医生从 CBCT 图像中分类根尖周囊肿和角化囊性牙源性肿瘤提供决策支持机制。该系统经过 50 张 CBCT 图像的训练，对病变进行了高准确性分类（Yilmaz et al.，2017）。

Ariji 等（2022）研究了一种用于口腔癌患者淋巴结分割并分析可能发生转移的深度学习（DL）模型。本研究使用 CT 图像对 158 个转移性淋巴结和 514 个非转移性淋巴结进行分割，并在此数据集上进行人工智能训练。该算法优于放射科医生，AUC 达到了 0.950（Ariji et al.，2022）。

如前所述，基于口内照片、自体荧光光谱、X 线片和生物材料所开发的工具已被研究用于诊断口腔疾病。这些系统在疾病检测中的应用，尤其是在医生诊断困难、早期诊断对患者预后起重要作用的情况下，在未来几年中显示出良好的前景。

综上所述，AI 系统在提高口腔医生的诊断能力和促进口腔疾病的早期发现方面具有很大的潜力，可以在口腔外科临床中改善患者的治疗效果。

五、正颌外科

正颌手术可对颌骨进行重新定位，以改善患者的功能和外观（Khechoyan，2013）。通常，该手术由外科医生和正畸医生合作进行（Luther et al.，2003）。在需要正颌手术的病例中，AI 系统在诊断、制订治疗计划和评估预后等方面的使用日益增加。在正颌手术的全部阶段，医生必须仔细检查临床记录、头颅 X 线片和 CBCT 影像（Chaiprasittikul et al.，2023）。AI 系统能够在分析阶段减少临床医师的工作量，从而使治疗流程更高效（Chaiprasittikul et al.，2023；Mohaideen et al.，2022）。然而，该领域的研究仍处于早期阶段，可以通过更全面的研究来提高系统效率，实现流程现代化（Mohaideen et al.，2022）。

在回顾这一领域进行的研究时，可以发现大多数研究集中在诊断上。这些研究多利用头颅侧位片、全景 X 线片（Choi et al.，2019；Kim et al.，2021；Shin et al.，2021）、面部摄影 / 成像（Jeong et al.，2020；Knoops et al.，2019）、CBCT 和 CT 图像（Seo et al.，2021；Chung et al.，2020）。

Choi 等（2019）开发了一种人工智能模型，用于做出正颌手术和拔牙的决策，并评估了其性能。在这项研究中，他们使用 316 例患者头颅侧位片中的相关测量值对模型进行训练。该模型报告显示，手术决策成功率为 96%，拔牙决策成功率为 91%（Choi et al.，2019）。

同样，Kim 等（2021）也进行了相同目的的研究，并开发了人工智能模型。在评估模型的性能时，他们发现 CNN 模型的成功率为 91.13%～93.80%（Kim et al.，2021）。

Jeong 等（2020）利用人工智能和面部照片评估了正颌手术患者的面部模型可检测性。他们的研究包括了 822 例患者数据，结果显示 CNN 算法的符合率为 89.3%（Jeong et al.，2020）。

Seo 等（2021）证明人工智能系统可以用来计算唇腭裂患者术后软组织变化（Seo et al.，2021）。Chung 等（2020）在一项研究中报道，人工智能可以用于评估正颌手术术前方案模拟的 CBCT 图像（Chung et al.，2020）。Shujaat 等（2021）利用 103 例患者的 CBCT 图像开发了 CNN 模型，并报道该模型可以自动检测气道间隙（正颌外科的关键点）且成功率高（精密度为 97%，召回率为 96%）（Shujaat et al.，2021）。

Stehrer 等（2019）评估了他们开发的 AI 系统在计算围手术期失血量方面的情况。该研究共扫描了 1 472 例患者，对其中 950 例患者进行了模型训练。研究人员发现，实际失血量和系统计算结果之间存在显著差异（$P < 0.001$）。这项研究强调了 AI 用于手术规划和对不同参数进行初步评估的潜力（Stehrer et al.，2019）。在另一项尝试使用 1 243 例患者的数据估计术中所需输血量的研究中，在评估性能时，该系统的 F_1 指数达到了 0.91（Jalali et al.，2021）。

综上所述，这些技术在正颌外科临床不同阶段具备不同的应用前景，相关研究的数量预计在未来几年将进一步增加。这些模型作为临床医生的辅助系统可以加快正颌手术的工作流程，并可能进一步提高手术的成功率（图 7-7）。

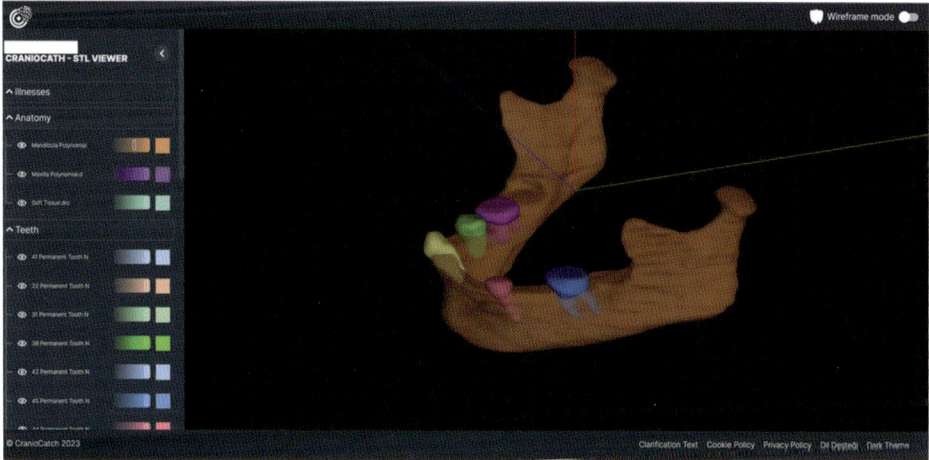

图 7-7　自动创建 3D 模型（CranioCatch AI 软件提供）

六、种植手术

　　AI 在口腔种植相关的诊断、治疗计划制订和患者随访等方面具有广泛的应用潜力。研究表明，AI 模型可以自动识别出口腔影像中的很多种植体相关信息，如种植体周围炎和种植体折裂（Liu et al.，2022；Cha et al.，2021b；Lee et al.，2021）。

　　Kurt Bayrakdar 等（2021）评估发现 AI 模型可以测量牙槽骨高度和厚度。该系统可以识别 CBCT 图像中对种植计划至关重要的相关解剖结构，如下颌管，鼻窦和鼻窝等。这些结果展示了自动测量骨厚度 / 宽度具有的良好潜力（Kurt Bayrakdar et al.，2021）。开发这些系统可以减少种植体植入手术相关并发症，同时可能实现更细致的手术规划。另一项研究中，Mangano 等（2023）证明了这些系统可以最小化种植体植入过程中的误差，并且获得较高的成功率（Mangano et al.，2023）。

　　除此之外，学者开展了从影像中自动检测种植体品牌的研究（Sukegawa et al.，2021，2022；Lee and Jeong，2020）。这些研究有助于避免在基台断裂等情况下做出激进的手术决策。此外，也有研究应用 AI 工具测量种植位点的骨密度，有助于显著提高种植手术的成功率（Xiao et al.，2022；Chen et al.，2022）。

　　此外，Sakai 等（2022）开发了一种 AI 模型，该模型利用 60 例患者的 CBCT 数据，在种植手术中自动确定钻孔方案。报道指出 AI 模型对这一关键阶段的决策成功率很高，对建立主要稳定性至关重要（Sakai et al.，2022）。

七、颞下颌关节手术

AI模型在颞下颌关节相关疾病的自动检测和关节相关解剖结构的影像学检查中有重要进展（Bianchi et al.，2021；Nishiyama et al.，2021；Warin et al.，2023；Almăşan et al.，2023）。目前的进展主要集中在诊断方面，可以帮助外科医生做出更准确的诊断。AI在颞下颌关节相关疾病检测和评估中的应用仍有待深入研究。

八、机器人与虚拟现实

机器人和虚拟现实技术是与AI相关的创新技术（Khanna and Dhaimade，2017）（图7-8）。1999年，口腔颌面外科引入机器人手术，近年来这一领域的研究稳步进展（De Ceulaer et al.，2012）。该技术对口腔外科的未来有革命性的潜力。

图7-8 虚拟现实与口腔机器人技术（Dentaverse公司提供）

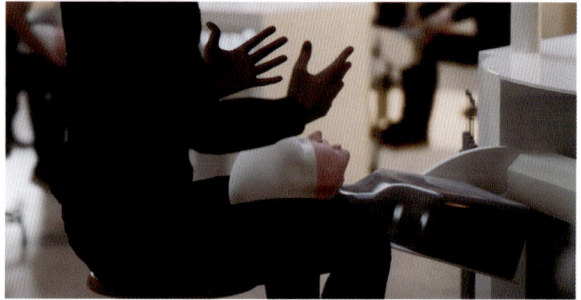

Walvekar等（2011）在研究中证明，机器人系统可以成功用于双侧舌下囊肿切除。据报道，与传统手术相比，机器人手术可以更好地保存神经和神经管等解剖结构，手术效果更好（Walvekar et al.，2011）。此外，研究表明机器人系统可以用于舌相关病理和疾病的手术过程（Sayin et al.，2015；Vicini et al.，2012）。在一项颧骨种植术机器人系统相关研究中，机器人系统提高了手术的准确性（Cao et al.，2020）。虽然口腔种植手术使用机器人技术的研究数量有限，但这一领域的研究仍在继续（Wu et al.，2019）。

虚拟现实和增强现实可用于口腔外科手术的培训，有可能显著提高教学质量（Ayoub and Pulijala，2019）。此外，这些技术也为正颌外科模拟设计提供可能（Jandali and Barrera，2020）。

九、AI 在牙周领域的应用

牙周疾病是影响牙齿支持组织的炎症性疾病（Di Benedetto et al., 2013；Papapanou et al., 2018）。牙龈炎是一种轻度的牙周疾病，其特征是有限且可逆的软组织炎症（Papapanou et al., 2018；Gasner and Schure, 2023）。而牙周炎是一种不可逆疾病，炎症进展会导致支持牙齿的牙槽骨丧失（Papapanou et al., 2018；Gasner and Schure, 2023）。如果不及时治疗，牙周病会导致牙齿松动、脱落，以及咀嚼和语言功能下降（Sroussi et al., 2017；Kuze et al., 2023）。

此外，牙周病与全身健康状况相关，如心脏病、糖尿病、肺炎和先兆子痫（Nazir, 2017；Bui et al., 2019）。这些关联可导致相关疾病发生不良情况甚至恶化（Nazir, 2017）。因此，牙周病作为全球最常见的疾病之一，早期诊断和正确的治疗计划对于治疗牙周病至关重要（Scott et al., 2023）。

在常规口腔检查中，第一步包括询问患者的全身病史和口腔病史（Vuorjoki-Ranta et al., 2016）。随后进行详细的口内外检查，以确保没有漏诊（Al-Helou, 2021）。牙周检查包括所有牙齿及其支持组织（包括牙龈、牙骨质、牙周膜和牙槽骨）的临床和影像学评估以及详细记录（Tugnait et al., 2004）。临床检查包括测量附着丧失、牙周袋深度、菌斑指数、牙龈指数和探诊出血指数（Tugnait et al., 2004；Beltrán-Aguilar et al., 2012）。此外，全面的牙周评估还包括系带附着、附着龈、牙龈增生、牙龈退缩、牙齿位移和根分叉受累等情况（Beltrán-Aguilar et al., 2012；Miller Jr and Allen, 1996；Lang and Bartold, 2018）。影像学评估包括二维 X 线片，如全景 X 线片、殆翼片、根尖片等；三维影像，如 CBCT 等。然后通过影像数据进行详细评估（Mol, 2004；Xiang et al., 2010）。准确实施上述步骤对正确诊断至关重要。

2017 年，根据美国牙周病学会（American Academy of Periodontology, AAP）和欧洲牙周病学会（European Federation of Periodontology, EFP）制定的标准，引入了一项新的牙周病分类系统（Papapanou et al., 2018）。该系统以分期确定牙周炎的严重程度，以分级确定疾病进展速度（Papapanou et al., 2018）。牙周病分类须综合考虑各种因素，如临床附着水平、现有牙槽骨丢失、牙齿丧失数量、吸烟习惯、糖尿病或其他系统性疾病（Papapanou et al., 2018）。

口腔医生需要多阶段、耗时且重复的过程，才能进行完整的牙周检查并确定牙周疾病或牙周状况（Armitage, 2004）。其中容易忽视的细节包括工作强度、工作疲劳、经验和患者依从性问题等。因此，近年来研究重点转向了决策支持软件和数字化系统，以期辅助口腔医生进行牙周诊断。这类技术可以自动从检查图像中确定患者的相关诊断信息（Scott et al., 2023）。

深度学习是一种 AI 技术，应用人工神经元可以方便记录和处理大量患者数据（Scott et al.，2023；Jiang et al.，2010）。卷积神经网络（CNN）是深度学习的一个子集，可以识别图像模式，并详细检查每个像素（Scott et al.，2023；Le Cun et al.，1990）。这类技术促进了影像学和组织病理学诊断的自动化，并可以从检查图像中识别解剖结构（Garland et al.，2021）。因此，深度学习已经成为当今医疗保健领域处理和解释诊断图像的重要主题（Zhang et al.，2021）。

随着 CAD-CAM 系统、种植导航系统和口内扫描仪等技术的出现，口腔医学进入了数字化时代（Joda et al.，2019；Joda and Zitzmann，2022）。然而，某些口腔专科的传统技术并没有被完全抛弃。牙周病诊断中使用传统技术容易导致标准化缺失和依从性降低问题（Scott et al.，2023）。例如，探针压力和角度的变化可能导致牙周袋深度测量结果不一致，而牙周袋深度测量对临床评估又是至关重要的（Scott et al.，2023；Leroy et al.，2010）。同样，在影像学评估中，辐射剂量和锥形角的差异对拍摄理想的影像数据造成阻碍（Scott et al.，2023）。

AI 系统为这类问题提供了解决方案，借助计算机系统可以实现患者注册过程的数字化和标准化（Cui and Zhang，2021；Wang et al.，2020）。减少或消除人为错误，对医师诊断决策提供支持，并对定期有效地记录患者诊断数据有促进作用（Scott et al.，2023；Park et al.，2020；Schwalbe and Wahl，2020；Kurt Bayrakdar et al.，2021；Cui and Zhang，2021；Wang et al.，2020）。

研究表明，健康的龈沟中主要含有革兰氏阳性菌（Kesic et al.，2008）。相反，革兰氏阴性病原体的存在和数量的增加与牙周病相关（Ivanov and Webster，2017；Monterubbianesi et al.，2022）。牙龈卟啉单胞菌（*P. gingivalis*）、伴放线菌聚集杆菌（*A. actinomycetemcomitans*）、福赛坦纳菌（*T. forsythia*）和齿垢密螺旋体（*T. denticola*）等已经证明可以引起口腔疾病（Kesic et al.，2008；Silva et al.，2015）。然而正因为口腔菌群中含有大量不同种类的细菌（Parahitiyawa et al.，2010），牙周病领域仍须探索有效的细菌组成这一病因学问题（Kesic et al.，2008；Belibasakis et al.，2023）。牙周病微生物检查耗时且具有挑战。为了填补这些空白，越来越多的研究依托计算机和机器系统开展新技术（Wang et al.，2021；Aberin and de Goma，2018）。

这些创新系统还可用于确定患者的免疫应答过程，并研究不同分子（如细胞因子、趋化因子和生长因子）在疾病中的作用（Kouznetsova et al.，2021；Romm et al.，2021；Kim et al.，2020；Bezruk et al.，2017）。这使我们能够对直接或间接参与牙周病过程的众多变量进行分析和解释，有助于为患者创建风险预警（Kouznetsova et al.，2021；Kim et al.，2020；Chapple，1997；Valko et al.，2007；Troiano et al.，2023；Yoon et al.，2018；Sunmoo et al.，2018）。

尽管 AI 系统有上述诊断优势，但在牙周病领域的应用仍处于早期阶段，尚未充分发挥其潜力。

十、基于影像学的研究

口内、外影像在确定牙周病方面发挥着重要作用（图 7-9～图 7-11）。在口腔临床中，最常见的影像图片有根尖周片、𬌗翼片和全景 X 线片，它们可以提供二维图像（Feijo et al.，2012；Songa et al.，2014）。虽然这些影像为医师提供了一般信息，但因为其将三维结构描述为二维图像（Songa et al.，2014；Theilade，1965），因此也有局限性和不足。相比之下，CBCT 作为一种三维成像方法，可以提供更详细的信息（Vandenberghe et al.，2007）。所有这些影像信息在疾病诊断、骨密度评估、识别牙周缺损类型、患者随访、疗效评估，以及评估其他牙周状况（如牙周间隙增宽）方面都有价值（Corbet et al.，2009）。

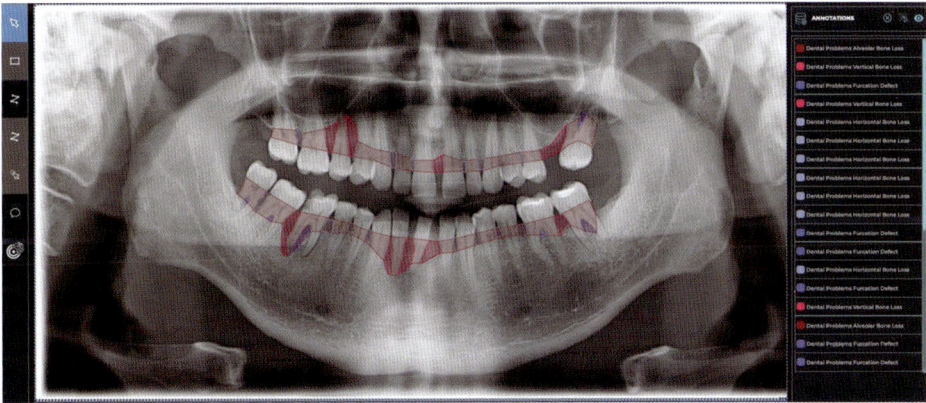

图 7-9　AI 软件在全景 X 线片上的牙周骨质丧失分割（CranioCatch AI 软件提供）

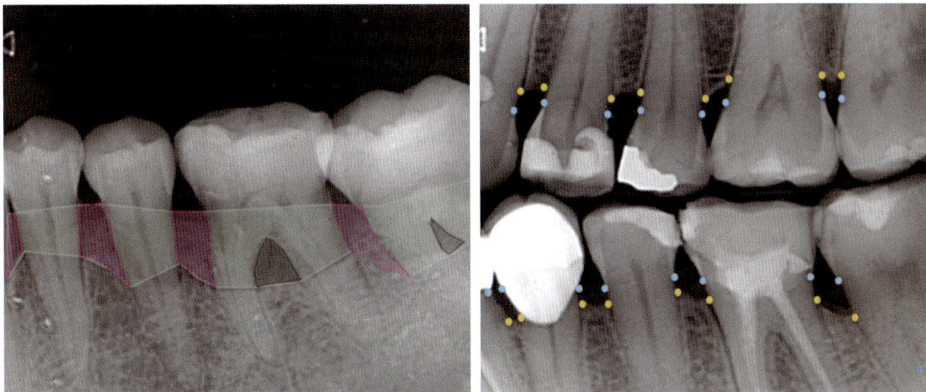

图 7-10　根尖周片和𬌗翼片对牙周骨质丧失情况的分割（CranioCatch AI 软件提供）

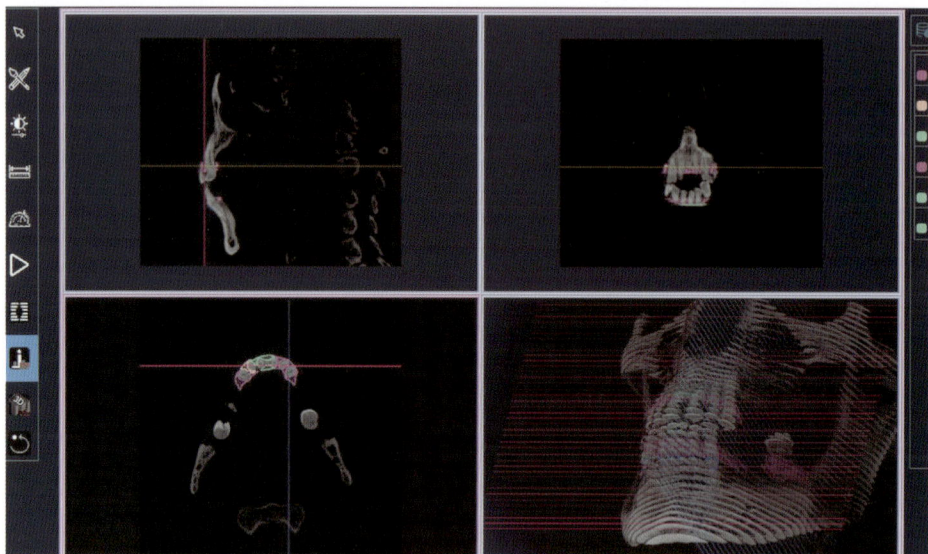

图 7-11 用于 AI 模型训练的 CBCT 图像上的牙周状态标记（CranioCatch AI 软件提供）

目前，为促进牙周病诊断而进行的 AI 研究中，有一半以上集中于图像处理和根据影像学进行牙周自动诊断（Scott et al., 2023）。这些研究旨在使用 AI 系统从影像学中检测牙周状况，总结如下。

（一）基于全景 X 线片的研究

Kong 等（2020）在中国进行的研究中，使用 2 602 张全景 X 线片评估 AI 算法的分割方法检测骨质破坏的性能。他们构建的 CNN 模型显示出 98% 的高成功率，优于 U-net 和 FCN-8 架构（Kong et al., 2020）。

Kim 等（2019a）利用深度 CNN 方法，开发了一个包含 12 179 张全景 X 线片的 AI 系统，以诊断牙周骨丢失。研究表明，相比于参与试验的临床医生的平均 F_1 指数（0.69），AI 系统获得了更高的 F_1 指数（0.75）。研究提出，未来包含更多患者数据的研究可能为临床应用提供重大便利（Kim et al., 2019a）。

Krois 等在 2019 年的一项研究中，利用 2 001 张全景 X 线片，使用 CNN 方法确定牙槽骨吸收情况。与 6 名口腔医生的诊断结果进行比较，AI 系统的符合率、灵敏度和特异度均达到 81% 左右。作者强调，AI 系统用于影像诊断结果更有效且节省时间（Krois et al., 2019）。

Chang 等（2020）开发了一种基于特征金字塔网络（feature pyramid network, FPN）架构的算法，该算法使用 340 张全景 X 线片，根据新的牙周病分类进行分期。该研究报道，AI 与放射科医师对牙周炎分期诊断之间的相关性为 73%。

作者建议，口腔医生可以使用这些算法辅助治疗决策，并促进新分类的实施（Chang et al.，2020）。

　　Kurt Bayrakdar 等（2020）对 2 276 张全景 X 线片进行了研究，并开发了一种自动检测全景 X 线片骨质破坏的算法。在这些方面，AI 系统可达到 94% 的灵敏度和 91% 的符合率（Kurt Bayrakdar et al.，2020）。

　　Thanathornwong 和 Suebnukarn（2020）研究了一种能够在全景 X 线片中检测牙周受损牙的 AI 算法。利用 Faster R-CNN 架构，本研究报道受损牙的成功检出率超过 81%。作者强调了该系统的优点，如诊断速度，并建议将其用于临床诊断（Thanathornwong and Suebnukarn，2020）。

　　Jiang 等（2022）在中国使用 640 张全景 X 线片进行了一项基于 AI 的研究。根据 2017 年牙周病分类标准，使用 U-net 和 YOLOv4 构建模型，确定牙周骨吸收和根分叉缺损百分比。据报告该系统的符合率为 77%（Jiang et al.，2022）。

（二）根尖周影像学研究

　　Lee 等（2018）开展了一项研究评估 CNN 算法（基于 VGG-19 架构），该算法可通过根尖片（而非牙周骨质丢失）检测牙周受损牙。在确定牙周受损牙方面，该算法对前磨牙和磨牙的检测成功率分别为 81% 和 76.7%（Lee et al.，2018）。

　　Danks 等（2021）利用开发的 AI 算法分析了单根、双根和三根牙的骨丢失情况，该算法利用了根尖片上的牙齿标记点（$n = 340$）。他们强调解剖标志的自动检测成功率为 73.9% 或更高，牙周炎分期评估的成功率为 68.3%。研究人员还提出，可以利用更大的数据集开发出更成功的算法（Danks et al.，2021）。

　　Moran 等（2020）在研究中评估了一种能够从根尖片中检测骨吸收的 AI 算法。他们在训练系统时使用了残差神经网络（residual neural network，ResNet）和 inception 架构。在研究中，该系统测试了 467 张根尖片和 1 079 个牙周间隙，报告的诊断符合率和特异度分别为 81.7% 和 76.2%（Moran et al.，2020）。

　　Khan 等（2021）基于 3 名专家（2 名口腔病理医生和 1 名牙髓科医生）提供的诊断和图像标记，使用 206 张数字根尖 X 线片开发了一种深度学习算法。他们发现使用不同质量的放射图像会降低系统的成功率。作者强调了在 AI 训练阶段采用目标导向架构和开展多中心研究十分重要，可以提高这些系统的成功率（Khan et al.，2021）。

　　Chen 等（2021）的一项研究中，评估了 AI 系统诊断牙周缺损、龋齿和根尖周病变等不同口腔疾病的成功率。该研究涉及 2 900 张数字根尖片，AI 系统旨在分析每个牙齿问题的严重程度，分为轻度、中度或重度。研究者报告该系统的诊断成功率随着牙齿问题严重程度的增加而增加（Chen et al.，2021）。

　　Chen 等（2023）使用 8 000 张根尖片利用检测／分割方法，基于 YOLOv5 模型开发了一种 AI 算法,共评估 27 964 颗患牙。研究表明,使用该算法确定牙周骨丢失的符合率达 97%,确定骨水平的符合率为 92.61%(Chen et al.,2023)。

(三)基于殆翼片的研究

Hildebolt 和 Vannier(1988)进行了一项开创性、基于 AI 的诊断研究,使用计算机控制的电视摄像机拍摄殆翼片。报道指出,基于计算机系统可以确定牙周病的程度,成功率为 78.8%~91%。这项研究具有重大意义,展示了该领域在 20 世纪 90 年代对自动化系统的早期探索(Hildebolt and Vannier,1988)。

Kearney 等(2022)在研究中使用了一个包含 80 326 张殆翼片的大型图集,这项研究证明了可以使用人工神经网络(ANN)从殆翼片中检测牙周骨质破坏(Kearney et al.,2022)。

(四)基于 CBCT 的研究

CBCT 是口腔医学中用于种植计划、正畸治疗计划、颌骨病变、面部创伤、鼻窦和骨检查的成像方法,可获得三维图像(Macleod and Heath,2008)。这种成像技术以有限的辐射剂量通过高质量图像提供颌骨的详细信息(Correa et al.,2014;Bornstein et al.,2015;Fokas et al.,2018)。大量文献报道 CBCT 图像可以用于确定牙周骨缺损和其他牙周问题(Feijo et al.,2012;de Faria Vasconcelos et al.,2012;Braun et al.,2014;Li et al.,2015;Anter et al.,2016;Haas et al.,2018;Ozcan and Sekerci,2017;Suphanantachat et al.,2017;Choi et al.,2018;Jie and Ouyang,2016)。

虽然有研究旨在使用 AI 根据 CBCT 图像自动检测不同的解剖变异,如牙槽骨和根尖病变(Hung et al.,2022b;Ezhov et al.,2021;Orhan et al.,2022),但目前还没有基于 AI 的 CBCT 图像用于牙周疾病诊断的研究。填补这一空白对牙周疾病诊断具有革命性意义。

(五)基于口腔摄影的研究

1848 年,口腔医学领域开始使用摄影技术(Kalpana et al.,2018)。如今,口内、外照片被广泛用于口腔诊断、治疗计划制订和患者随访(Kalpana et al.,2018;Galante,2009;Vyas,2018)。它已经成为口腔美学、口腔颌面外科、口腔正畸学、口腔种植学和口腔牙周病学等口腔医学领域不可或缺的一部分(Ahmad,2009)。有研究使用 AI 系统从这些图像中自动检测某些牙周状况、病理和解剖结构(图 7-12)。未来,在这些技术的辅助下,可以开发高性能的计算机软件,自动进行牙周病患者诊断、治疗计划制订和监测等。

图 7-12　用于牙周和口腔黏膜状况检测的数字 AI 模型（CranioCatch AI 软件提供）

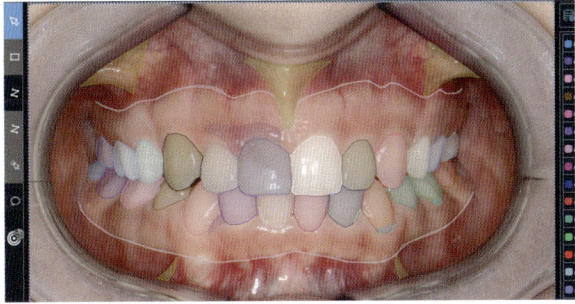

　　Rana 等（2017）使用 405 张口内照片进行研究，并开发了一种基于 CNN 的 AI 算法。该系统基于像素，通过分割方法成功识别牙龈炎症。他们报道的 AI 算法识别健康和红肿牙龈时的受试者工作特征曲线下面积（AUC）值为 0.746（Rana et al.，2017）。

　　Askarian 等（2019）提出了一种使用智能手机和图像处理技术的 AI 检测牙周病的方法。模型基于 30 例患者图像开发，对牙周感染的检测符合率为 94.3%，灵敏度为 92.6%，特异度为 93%（Askarian et al.，2019）。

　　Moriyama 等（2019）利用口内图像开发了一个 AI 模型，根据这些图像估计牙周袋深度。该深度学习模型还具有评估牙周袋深度严重程度的能力。在性能评估之后，他们得出结论，该算法的预测精度范围为 78.3%～84.5%（Moriyama et al.，2019）。

　　Alalharith 等（2020）计划开发一种 CNN 系统，可以自动检测口内照片中的牙齿和炎症区域。该系统使用 134 张口内照片进行训练，对红肿牙龈区域的检测符合率达到 77.12%（Alalharith et al.，2020）。

　　Chen 和 Chen（2020）在研究中仅使用 180 张口内照片开发了一个 AI 系统。该系统经过训练后可自动分类并诊断牙龈炎或健康牙齿。对该系统的牙龈炎检测性能（结合分类方法）进行评估，发现其符合率为 71%～75.44%（Chen and Chen，2020）。

　　You 等（2020）使用 CNN 方法检测乳牙周围的牙菌斑。报道指出 CNN 算法在经过 886 张照片训练后，检测牙菌斑的准确性高于口腔医生。该研究将一种菌斑显示剂用于诊断菌斑，并使用目标检测方法对该系统进行菌斑测定。该研究有望将计算机系统用于口腔卫生监测（You et al.，2020）。

　　Khaleel 和 Aziz（2021）使用 120 张口内照片开发了一种 AI 算法，并报道其在牙龈疾病检测方面的符合率为 95%（Khaleel and Aziz，2021）。

　　Shang 等（2021）研究了一种可以从照片中检测牙结石、龋齿和牙龈炎的 AI 系统。该研究使用了 7 220 张照片，同时该系统也可以检测到与牙周病相关的其他疾病(Shang et al.，2021)。同样,两项不同的研究均证明了 AI 系统可以通过口内图像诊断牙龈炎(Li et al.，2021a, b)。

Shen 等(2022)评估了一种可以根据智能手机摄像头拍摄的口内图像检测牙周病的 AI 系统。该研究评估牙周治疗效果,并对患者进行随访。3 个月后,收集完成治疗患者的牙周参数随访数据。报道称该系统在牙周病的监测和早期诊断方面具有显著优势,未来可以安全使用(Shen et al.，2022)。

（六）基于超声的研究

近年来,超声开始单独或作为 CBCT 的补充检查用于检测某些牙周疾病(Pan et al.，2022；Duong et al.，2019)。超声检查是一种创伤更小、更舒适的检查方法。在存在活动性伤口等情况下,超声对医患均有利(Bains et al.，2008)。

Duong 等(2019)开展了一项关于 AI 模型的研究,该模型通过分割方法从高频超声图像中自动确定牙槽骨。研究结果表明,利用 U-net 架构开发的算法与 15 名观察者的测量结果具有很高的一致性(平均 75%)(Duong et al.，2019)。

Pan 等(2022)进行了一项 AI 研究,利用猪模型自动分割软组织、骨和牙冠。首先由读片者评估 627 帧上下颌前磨牙和磨牙区域的超声图像。在第一次测试中,模型的 Dice 相似系数为 83.7%～90.0%。显示了 AI 技术评估超声图像中牙周组织的巨大潜力(Pan et al.，2022)。

Chifor 等(2021)在猪模型中进行了一项通过 DL 自动处理超声图像进行牙周组织分析的研究,发现自动化系统可用于该途径(Chifor et al.，2021)。

Chifor 等(2022)使用 3D 超声扫描仪原型对 11 例患者的图像进行分割,并使用 Mask R-CNN 和 U-Net 架构开发了一种算法。该算法可用于牙周组织的自动检测。该系统对牙龈检测准确性的平均交并比为 75.6%(Chifor et al.，2022)。

Nguyen 等(2021)的研究表明,CNN 可以在超声图像上高效检测牙釉质 - 骨质界。AI 系统测得的牙釉质 - 骨质界与人工测得的牙釉质 - 骨质界具有较高的一致性($R = 0.993, P < 0.001$)。这项研究提出 AI 系统在超声图像中自动测量软组织高度这一问题,表明深度学习可以有效地用于牙周结构的识别和测量(Nguyen et al.，2021)。

（七）基于微生物的研究

虽然目前临床检查和影像学检查均可用于牙周诊断,但从龈下菌斑中检测牙周致病菌(类型 / 数量)是疾病诊断的关键。因此,近年来基于微生物学的 AI 研究主要集中在菌斑含量的自动检测,这一方法有可能加速牙周病和健康病原体库的建立。

Aberin 和 de Goma(2018)研究了一种基于 CNN 的算法,该算法可以自动识别牙菌斑显微图像。该系统对牙周病或健康牙周组织的检测成功率为 75%（Aberin and de Goma，2018）。

Feres 等（2018）研究了计算机辅助系统，该系统使用棋盘式 DNA-DNA 杂交检测牙菌斑中的 40 种细菌，并利用机器学习进行牙周状态测定（慢性 / 侵袭性牙周炎与健康牙周组织）。研究表明该系统成功检测出青年牙周病（AUC > 0.95）（Feres et al.，2018）。

Na 等（2020）发现 AI 可以成功识别潜在的口腔微生物标志物，并在诊断牙周炎时发现微生物。研究表明，早期自动检测出可能的疾病标志微生物对早期诊断有较大应用前景（Na et al.，2020）。

此外，也有关于种植体周围炎患者的微生物自动评估研究。这些研究指出，在种植体周围炎患者疾病谱中起作用的病原体数量有所增加，而自动测定这些病原体将为疾病诊断提供极大的优势（Canullo et al.，2017）。

Wang 等（2021）报道，在自动系统的辅助下可以成功地自动检测菌斑的微生物组成（Wang et al.，2021）。该研究通过 AI 系统对种植体周围炎的微生物图片进行了预测，成功率为 82.7%～97.5%。有人指出，AI 很容易定性和定量确定微生物样本，应加强此类研究以供临床应用（Wang et al.，2021）。

（八）基于唾液、龈沟液、血浆、血清的研究

牙周病学领域开展的大多数基于生化的研究都侧重于确定宿主抗体和细胞因子谱（Brito et al.，2022；Tang et al.，2019）。因此，人们可以通过检测炎症状况来推断牙周病的存在和严重程度（Brito et al.，2022；Tang et al.，2019）。这就产生了实用的创新诊断方法，利用人工智能自动评估生物样本（如龈沟液、唾液、血浆和血清）的分析结果。

Kim 等（2020）研究了 AI 算法自动评估健康人群和牙周炎患者唾液中生物标志物的潜力，以揭示牙周炎的存在和严重程度。他们开发了一种机器学习系统，该系统从 692 名参与者的漱口液中分离出的 DNA 样本中识别出 9 种不同的细菌（牙龈卟啉单胞菌、福赛坦纳菌、齿垢密螺旋体、中间普雷沃菌、具核梭杆菌、直肠弯曲菌、伴放线菌聚集杆菌、厌氧消化链球菌和腐蚀艾肯菌），并解读疾病严重程度。该系统诊断牙周疾病的符合率为 78%～93%。研究强调，从唾液中确定菌种组合可作为疾病检测的良好标志物（Kim et al.，2020）。

Kouznetsova 等（2021）开发了一种自动检测唾液代谢物的系统，并评估其是否可以用于诊断牙周炎或口腔癌。研究得出 AI 可以从唾液样本中检测口腔癌，符合率为 79.54%（Kouznetsova et al.，2021）。Romm 等（2021）也进行了类似的研究，结果相似（Romm et al.，2021）。

Huang 等（2020b）设计了一种算法，使用龈沟液自动评估抗体阵列确定牙

周疾病。该系统在疾病检测中显示出 91%～97.5% 的高符合率（Huang et al.，2020b）。

众所周知，过氧化氢和细菌产生的次氯酸等活性氧会间接造成组织破坏（Chapple，1997；Valko et al.，2007）。基于这些信息，Bezruk 等（2017）开发了一个 CNN 模型，可以自动解析 141 名受试者的高脂质过氧化物水平。虽然模型创建成功，但发现过氧化物酶水平和炎症之间没有明显的相关性（Bezruk et al.，2017）。

（九）基于患者数据的研究

研究表明，ANN 可以辅助解读患者的多种信息并用于疾病诊断和分类。

Farhadian 等（2020）记录了 300 例患者的 11 个不同变量（年龄、性别、吸烟习惯、牙龈指数、菌斑指数等），并尝试使用 AI 进行牙周疾病自动分类。对该系统的性能评估证实该系统可以成功进行疾病分类，符合率为 88.7%～91.2%。该研究发现，这些计算机系统可以处理多种复杂数据，辅助医生做出简便快速的诊断（Farhadian et al.，2020）。

显然，新的牙周疾病分类需要根据多种参数综合评估。因此，未来能够混合并解释多个参数（包括临床数据、影像学数据和患者病史资料）的自动化系统可能帮助医师更有效地进行牙周疾病分期。

（十）风险评估

AI 可以预测未来的事件及其结果（Mesko，2017；Subramanian et al.，2020）。AI 可以利用历史数据集确定新数据可能出现的各类情况，从而预测未来事件（Mesko，2017；Subramanian et al.，2020）。为此，人们应用了 AI 模型，如回归、分类、时间序列和深度学习模型（Han et al.，2021）。尽管模型并不完全准确，医生的判断必须纳入评估中。但 AI 可以在许多方面提高牙周疾病的治疗质量，如识别风险群体、估计预后、确定患者预约随访频率等。例如，通过准确的预后估计，可以降低治疗成本或提高首选微创治疗的概率（Troiano et al.，2023）。

Sunmoo 等（2018）的研究中评估了 78 个变量，并尝试使用深度神经网络预测牙齿松动度，即使用深度学习算法对松动概率进行风险估计。研究结果显示影响松动的最显著标志是衰老、全身健康状况、使用牙线、碳酸饮料摄入和经济压力等。在这项针对 4 623 例患者数据进行的研究中，他们观察到衰老与牙齿活动度之间存在明显的相关性（Sunmoo et al.，2018）。

Troiano 等（2023）进行了一项关于伴牙周损伤的牙齿留存率和预后评估的研究。他们使用了来自 515 例患者 3 157 颗磨牙的临床和影像学数据来训练机器学习模型。预测的最佳 AUC 值为 0.724。研究指出，广泛应用这些技术可以成功预测多因素疾病的预后（Troiano et al., 2023）。

　　Lee 等（2022）开发了一种 AI 算法，使用从无望到长期良好的 5 个等级来确定牙齿的预后。这项研究使用了 94 例患者 2 359 颗牙齿，发现用 AI 确定牙齿预后对治疗决策有重大帮助（Lee et al., 2022）。

　　Monsarrat 等（2022）研究了一种 AI 系统，该系统可以根据年龄、体重指数、吸烟习惯、系统性病变、饮食、酒精、教育水平和激素状态预测牙周情况，该系统的性能评估结果显示，预测健康牙周的 F_1 指数为 0.74，预测牙周炎的 F_1 指数为 0.68（Monsarrat et al., 2022）。

（十一）治疗计划

　　研究表明，AI 系统可用于医学领域制订多种疾病的治疗计划（Bai and Xia, 2021；Byrne et al., 2022）。文献检索显示目前没有 AI 系统用于牙周治疗计划的全面研究，在口腔种植计划中的研究也很有限（Kurt Bayrakdar et al., 2021；Mangano et al., 2023；Roongruangsilp and Khongkhunthian, 2021）。通过患者的诊断、年龄、全身状况、口腔卫生习惯或解读影像学信息，计算机系统可以提供牙周治疗计划，为医生的工作提供帮助。

　　例如，AI 系统可以解读患者信息或诊断记录，并生成关于特定手术需求的报告，如再生性手术、膜龈牙周治疗和牙龈切除术。研发的 AI 支持软件可应用于机器人或虚拟现实技术等领域，从而更有效地整合到临床治疗。

　　总之，与 AI 技术相关的深度学习、机器学习和人工神经网络（ANN）等概念在牙周病的治疗中得到了广泛应用。研究人员已经开展了基于牙周病的 AI 研究，以期利用人工神经网络的图像处理和解释能力，基于口腔影像、超声图像和口内照片进行自动诊断和报告。此外，这些 AI 系统已用于辅助分析和解读唾液、龈沟液、血清和血浆样本，从而更好地理解牙周病的生物学过程（Romm et al., 2021；Bezruk et al., 2017）。

　　机器学习技术具有的分析预测能力已经得到了证明，并在牙周病评估和确定患者风险群体等阶段展开了应用（Liu et al., 2020）。目前，AI 系统已应用于口腔医学的多个领域，包括创建数字化患者注册系统、自动化秘书操作、通过虚拟技术提供高质量服务，以及促进远程口腔医学和高质量口腔医学教育（Schwendicke et al., 2020；Deshmukh, 2018）等。这些潜在优势，如节省时间，提高患者舒适度，提升诊治准确性和可靠性，以及对多种复杂医疗情况的精确分析，都预示着人工智能在未来的日常口腔医学工作中将得到更广泛的应用（Bindushree et al., 2020）。可以肯定，这些潜在的应用领域将会有更多的发展前景，促进牙周病高效治疗。

参考文献

Abdolali F, Zoroofi RA, Otake Y, Sato Y. Automatic segmentation of maxillofacial cysts in cone beam CT images. Comput Biol Med. 2016;72:108–19.

Abdolali F, Zoroofi RA, Otake Y, Sato Y. Automated classification of maxillofacial cysts in cone beam CT images using contourlet transformation and spherical harmonics. Comput Methods Prog Biomed. 2017;139:197–207.

Aberin STA, de Goma JC, editors. Detecting periodontal disease using convolutional neural networks. 2018 IEEE 10th International Conference on Humanoid, Nanotechnology, Information Technology, Communication and Control, Environment and Management (HNICEM), IEEE; 2018.

Agbaje JO, de Casteele EV, Salem AS, Anumendem D, Lambrichts I, Politis C. Tracking of the inferior alveolar nerve: its implication in surgical planning. Clin Oral Investig. 2017;21:2213–20.

Agrawal P, Nikhade P. Artificial intelligence in dentistry: past, present, and future. Cureus. 2022;14(7):e27405.

Ahmad I. Digital dental photography. Part 1: an overview. Br Dent J. 2009;206(8):403–7.

Alalharith DM, Alharthi HM, Alghamdi WM, Alsenbel YM, Aslam N, Khan IU, et al. A deep learning-based approach for the detection of early signs of gingivitis in orthodontic patients using faster region-based convolutional neural networks. Int J Environ Res Public Health. 2020;17(22):8447.

Alami H, Lehoux P, Auclair Y, de Guise M, Gagnon MP, Shaw J, et al. Artificial intelligence and health technology assessment: anticipating a new level of complexity. J Med Internet Res. 2020;22(7):e17707.

Al-Helou N. The extra oral and intra oral examination. BDJ Team. 2021;8(5):20–2.

Almăşan O, Leucuţa DC, Hedeşiu M, Mureşanu S, Popa ŞL. Temporomandibular joint osteoarthritis diagnosis employing artificial intelligence: systematic review and meta-analysis. J Clin Med. 2023;12(3):942.

Amann J, Blasimme A, Vayena E, Frey D, Madai VI. Explainability for artificial intelligence in healthcare: a multidisciplinary perspective. BMC Med Inform Decis Mak. 2020;20(1):310.

Anter E, Zayet MK, El-Dessouky SH. Accuracy and precision of cone beam computed tomography in periodontal defects measurement (systematic review). J Indian Soc Periodontol. 2016;20(3):235–43.

Antonov AA. From artificial intelligence to human super-intelligence. Artif Intell. 2011;2(6):3560.

Ariji Y, Yanashita Y, Kutsuna S, Muramatsu C, Fukuda M, Kise Y, et al. Automatic detection and classification of radiolucent lesions in the mandible on panoramic radiographs using a deep learning object detection technique. Oral Surg Oral Med Oral Pathol Oral Radiol. 2019;128(4):424–30.

Ariji Y, Kise Y, Fukuda M, Kuwada C, Ariji E. Segmentation of metastatic cervical lymph nodes from CT images of oral cancers using deep-learning technology. Dentomaxillofac Radiol. 2022;51(4):20210515.

Armitage GC. The complete periodontal examination. Periodontol 2000. 2004;34:22–33.

Askarian B, Tabei F, Tipton GA, Chong JW, editors. Smartphone-Based Method for Detecting Periodontal Disease. 2019 IEEE Healthcare Innovations and Point of Care Technologies,(HIPOCT), IEEE; 2019.

Ayoub A, Pulijala Y. The application of virtual reality and augmented reality in oral & maxillofacial surgery. BMC Oral Health. 2019;19(1):238.

Baelum V, López R. Periodontal disease epidemiology - learned and unlearned? Periodontol 2000. 2013;62(1):37–58.

Bai E, Xia J. A knowledge based automatic radiation treatment plan alert system. Int J Artif Intellig Applic (IJAIA). 2021;12(6).

Bains VK, Mohan R, Bains R. Application of ultrasound in periodontics: part II. J Indian Soc Periodontol. 2008;12(3):55–61.

Başaran M, Çelik Ö, Bayrakdar IS, Bilgir E, Orhan K, Odabaş A, et al. Diagnostic charting of panoramic radiography using deep-learning artificial intelligence system. Oral Radiol. 2022;38(3):363–9.

Belibasakis GN, Belström D, Eick S, Gursoy UK, Johansson A, Könönen E. Periodontal microbiology and microbial etiology of periodontal diseases: Historical concepts and contemporary perspectives. Periodontol 2000. 2023.

Beltrán-Aguilar ED, Eke PI, Thornton-Evans G, Petersen PE. Recording and surveillance systems for periodontal diseases. Periodontol 2000. 2012;60(1):40–53.

Bezruk V, Krivenko S, Kryvenko L, editors. Salivary lipid peroxidation and periodontal status detection in ukrainian atopic children with convolutional neural networks. 2017 4th International Scientific-Practical Conference Problems of Infocommunications Science and Technology (PIC S&T), IEEE; 2017.

Bianchi J, Ruellas A, Prieto JC, Li T, Soroushmehr R, Najarian K, et al. Decision support systems in temporomandibular joint osteoarthritis: a review of data science and artificial intelligence applications. Semin Orthod. 2021;27(2):78–86.

Bindushree V, Sameen R, Vasudevan V, Shrihari T, Devaraju D, Mathew NS. Artificial intelligence: In modern dentistry. J Dent Res Rev. 2020;7(1):27.

Bispo MS, Pierre Júnior M, Apolinário AL Jr, Dos Santos JN, Junior BC, Neves FS, et al. Computer tomographic differential diagnosis of ameloblastoma and odontogenic keratocyst: classification using a convolutional neural network. Dentomaxillofac Radiol. 2021;50(7):20210002.

Bornstein MM, Brügger OE, Janner SF, Kuchler U, Chappuis V, Jacobs R, et al. Indications and frequency for the use of cone beam computed tomography for implant treatment planning in a specialty clinic. Int J Oral Maxillofac Implants. 2015;30(5):1076–83.

Braun X, Ritter L, Jervøe-Storm PM, Frentzen M. Diagnostic accuracy of CBCT for periodontal lesions. Clin Oral Investig. 2014;18(4):1229–36.

Brito F, Curcio HFQ, da Silva Fidalgo TK. Periodontal disease metabolomics signatures from different biofluids: a systematic review. Metabolomics. 2022;18(11):83.

Bui FQ, Almeida-da-Silva CLC, Huynh B, Trinh A, Liu J, Woodward J, et al. Association between periodontal pathogens and systemic disease. Biom J. 2019;42(1):27–35.

Byrne M, Archibald-Heeren B, Hu Y, Teh A, Beserminji R, Cai E, et al. Varian ethos online adaptive radiotherapy for prostate cancer: early results of contouring accuracy, treatment plan quality, and treatment time. J Appl Clin Med Phys. 2022;23(1):e13479.

Canullo L, Radovanović S, Delibasic B, Blaya JA, Penarrocha D, Rakic M. The predictive value of microbiological findings on teeth, internal and external implant portions in clinical decision making. Clin Oral Implants Res. 2017;28(5):512–9.

Cao Z, Qin C, Fan S, Yu D, Wu Y, Qin J, et al. Pilot study of a surgical robot system for zygomatic implant placement. Med Eng Phys. 2020;75:72–8.

Cekici A, Kantarci A, Hasturk H, Van Dyke TE. Inflammatory and immune pathways in the pathogenesis of periodontal disease. Periodontol 2000. 2014;64(1):57–80.

Cha JY, Yoon HI, Yeo IS, Huh KH, Han JS. Panoptic segmentation on panoramic radiographs: deep learning-based segmentation of various structures including maxillary sinus and mandibular canal. J Clin Med. 2021a;10(12):2577.

Cha JY, Yoon HI, Yeo IS, Huh KH, Han JS. Peri-implant bone loss measurement using a region-based convolutional neural network on dental periapical radiographs. J Clin Med. 2021b;10(5):1009.

Chaiprasittikul N, Thanathornwong B, Pornprasertsuk-Damrongsri S, Raocharernporn S, Maponthong S, Manopatanakul S. Application of a multi-layer perceptron in preoperative screening for orthognathic surgery. Healthc Inform Res. 2023;29(1):16–22.

Chang HJ, Lee SJ, Yong TH, Shin NY, Jang BG, Kim JE, et al. Deep learning hybrid method to automatically diagnose periodontal bone loss and stage periodontitis. Sci Rep. 2020;10(1):7531.

Chapple IL. Reactive oxygen species and antioxidants in inflammatory diseases. J Clin Periodontol. 1997;24(5):287–96.

Chen Y, Chen X, editors. Gingivitis identification via GLCM and artificial neural network. Medical Imaging and Computer-Aided Diagnosis: Proceeding of 2020 International Conference on Medical Imaging and Computer-Aided Diagnosis (MICAD 2020),

Springer; 2020.

Chen H, Li H, Zhao Y, Zhao J, Wang Y. Dental disease detection on periapical radiographs based on deep convolutional neural networks. Int J Comput Assist Radiol Surg. 2021;16:649–61.

Chen Z, Liu Y, Xie X, Deng F. Influence of bone density on the accuracy of artificial intelligence-guided implant surgery: an in vitro study. J Prosthet Dent. 2022.

Chen C-C, Wu Y-F, Aung LM, Lin JC-Y, Ngo ST, Su J-N, et al. Automatic recognition of teeth and periodontal bone loss measurement in digital radiographs using deep-learning artificial intelligence. J Dent Sci. 2023;18:1301–9.

Chifor R, Li M, Nguyen KT, Arsenescu T, Chifor I, Badea AF, et al. Three-dimensional periodontal investigations using a prototype handheld ultrasound scanner with spatial positioning reading sensor. Med Ultrason. 2021;23(3):297–304.

Chifor R, Hotoleanu M, Marita T, Arsenescu T, Socaciu MA, Badea IC, et al. Automatic segmentation of periodontal tissue ultrasound images with artificial intelligence: a novel method for improving dataset quality. Sensors (Basel). 2022;22(19):7101.

Choi IGG, Cortes ARG, Arita ES, Georgetti MAP. Comparison of conventional imaging techniques and CBCT for periodontal evaluation: a systematic review. Imaging Sci Dent. 2018;48(2):79–86.

Choi HI, Jung SK, Baek SH, Lim WH, Ahn SJ, Yang IH, et al. Artificial intelligent model with neural network machine learning for the diagnosis of orthognathic surgery. J Craniofac Surg. 2019;30(7):1986–9.

Choi E, Lee S, Jeong E, Shin S, Park H, Youm S, et al. Artificial intelligence in positioning between mandibular third molar and inferior alveolar nerve on panoramic radiography. Sci Rep. 2022;12(1):2456.

Chung M, Lee J, Song W, Song Y, Yang IH, Lee J, et al. Automatic registration between dental cone-beam CT and scanned surface via deep pose regression neural networks and clustered similarities. IEEE Trans Med Imaging. 2020;39(12):3900–9.

Corbet EF, Ho DK, Lai SM. Radiographs in periodontal disease diagnosis and management. Aust Dent J. 2009;54(Suppl 1):S27–43.

Correa LR, Spin-Neto R, Stavropoulos A, Schropp L, da Silveira HE, Wenzel A. Planning of dental implant size with digital panoramic radiographs, CBCT-generated panoramic images, and CBCT cross-sectional images. Clin Oral Implants Res. 2014;25(6):690–5.

Cui M, Zhang DY. Artificial intelligence and computational pathology. Lab Investig. 2021;101(4):412–22.

Danks RP, Bano S, Orishko A, Tan HJ, Moreno Sancho F, D'Aiuto F, et al. Automating periodontal bone loss measurement via dental landmark localisation. Int J Comput Assist Radiol Surg. 2021;16(7):1189–99.

De Ceulaer J, De Clercq C, Swennen GR. Robotic surgery in oral and maxillofacial, craniofacial and head and neck surgery: a systematic review of the literature. Int J Oral Maxillofac Surg. 2012;41(11):1311–24.

de Faria Vasconcelos K, Evangelista KM, Rodrigues CD, Estrela C, de Sousa TO, Silva MA. Detection of periodontal bone loss using cone beam CT and intraoral radiography. Dentomaxillofac Radiol. 2012;41(1):64–9.

Deshmukh S. Artificial intelligence in dentistry. J Int Clin Dent Res Organ. 2018;10(2):47.

Di Benedetto A, Gigante I, Colucci S, Grano M. Periodontal disease: linking the primary inflammation to bone loss. Clin Dev Immunol. 2013;2013:503754.

Duong DQ, Nguyen KT, Kaipatur NR, Lou EHM, Noga M, Major PW, et al. Fully automated segmentation of alveolar bone using deep convolutional neural networks from intraoral ultrasound images. Annu Int Conf IEEE Eng Med Biol Soc. 2019;2019:6632–5.

Etemad L, Wu TH, Heiner P, Liu J, Lee S, Chao WL, et al. Machine learning from clinical data sets of a contemporary decision for orthodontic tooth extraction. Orthod Craniofac Res. 2021;24(Suppl 2):193–200.

Ezhov M, Gusarev M, Golitsyna M, Yates JM, Kushnerev E, Tamimi D, et al. Clinically applicable artificial intelligence system for dental diagnosis with CBCT. Sci Rep. 2021;11(1):15006.

Farhadian M, Shokouhi P, Torkzaban P. A decision support system based on support vector machine for diagnosis of periodontal disease. BMC Res Notes. 2020;13(1):337.

Fatima A, Shafi I, Afzal H, Díez IT, Lourdes DRM, Breñosa J, et al. Advancements in dentistry with artificial intelligence: current clinical applications and future perspectives. Healthcare (Basel). 2022;10(11):2188.

Feijo CV, Lucena JG, Kurita LM, Pereira SL. Evaluation of cone beam computed tomography in the detection of horizontal periodontal bone defects: an in vivo study. Int J Periodontics Restorative Dent. 2012;32(5):e162–8.

Feres M, Louzoun Y, Haber S, Faveri M, Figueiredo LC, Levin L. Support vector machine-based differentiation between aggressive and chronic periodontitis using microbial profiles. Int Dent J. 2018;68(1):39–46.

Fokas G, Vaughn VM, Scarfe WC, Bornstein MM. Accuracy of linear measurements on CBCT images related to presurgical implant treatment planning: a systematic review. Clin Oral Implants Res. 2018;29(Suppl 16):393–415.

Friedland B, Donoff B, Dodson TB. The use of 3-dimensional reconstructions to evaluate the anatomic relationship of the mandibular canal and impacted mandibular third molars. J Oral Maxillofac Surg. 2008;66(8):1678–85.

Fu Q, Chen Y, Li Z, Jing Q, Hu C, Liu H, et al. A deep learning algorithm for detection of oral cavity squamous cell carcinoma from photographic images: a retrospective study. EClinicalMedicine. 2020;27:100558.

Fukuda M, Inamoto K, Shibata N, Ariji Y, Yanashita Y, Kutsuna S, et al. Evaluation of an artificial intelligence system for detecting vertical root fracture on panoramic radiography. Oral Radiol. 2020;36(4):337–43.

Galante DL. History and current use of clinical photography in orthodontics. J Calif Dent Assoc. 2009;37(3):173–4.

Garland J, Hu M, Kesha K, Glenn C, Duffy M, Morrow P, et al. An overview of artificial intelligence/deep learning. Pathology. 2021;53:S6.

Gasner NS, Schure RS. Periodontal disease. StatPearls. Treasure Island, FL: StatPearls Publishing. Copyright © 2023, StatPearls Publishing LLC.; 2023.

Haas LF, Zimmermann GS, De Luca Canto G, Flores-Mir C, Corrêa M. Precision of cone beam CT to assess periodontal bone defects: a systematic review and meta-analysis. Dentomaxillofac Radiol. 2018;47(2):20170084.

Hamet P, Tremblay J. Artificial intelligence in medicine. Metabolism. 2017;69s:S36–s40.

Han S, Mannan N, Stein DC, Pattipati KR, Bollas GM. Classification and regression models of audio and vibration signals for machine state monitoring in precision machining systems. J Manuf Syst. 2021;61:45–53.

Hashem M, Hassanein AS. Jaw fracture classification using meta heuristic firefly algorithm with multi-layered associative neural networks. Clust Comput. 2019;22:7079–86.

Hildebolt CF, Vannier MW. Automated classification of periodontal disease using bitewing radiographs. J Periodontol. 1988;59(2):87–94.

Huang J, Habib AR, Mendis D, Chong J, Smith M, Duvnjak M, et al. An artificial intelligence algorithm that differentiates anterior ethmoidal artery location on sinus computed tomography scans. J Laryngol Otol. 2020a;134(1):52–5.

Huang W, Wu J, Mao Y, Zhu S, Huang GF, Petritis B, et al. Developing a periodontal disease antibody array for the prediction of severe periodontal disease using machine learning classifiers. J Periodontol. 2020b;91(2):232–43.

Hung KF, Ai QYH, King AD, Bornstein MM, Wong LM, Leung YY. Automatic detection and segmentation of morphological changes of the maxillary sinus mucosa on cone-beam computed tomography images using a three-dimensional convolutional neural network. Clin Oral Investig. 2022a;26(5):3987–98.

Hung KF, Ai QYH, Wong LM, Yeung AWK, Li DTS, Leung YY. Current applications of deep learning and radiomics on CT and CBCT for maxillofacial diseases. Diagnostics (Basel). 2022b;13(1):110.

Ivanov SH, Webster C. Adoption of robots, artificial intelligence and service automation by travel, tourism and hospitality companies–a cost-benefit analysis. Artificial Intelligence and Service Automation by Travel, Tourism and Hospitality Companies–A Cost-Benefit Analysis. 2017.

Jalali A, Lonsdale H, Zamora LV, Ahumada L, Nguyen ATH, Rehman M, et al. Machine learning applied to registry data: development of a patient-specific prediction model for blood transfusion requirements during craniofacial surgery using the pediatric craniofacial perioperative registry dataset. Anesth Analg. 2021;132(1):160–71.

Jandali D, Barrera JE. Recent advances in orthognathic surgery. Curr Opin Otolaryngol Head Neck Surg. 2020;28(4):246–50.

Jaskari J, Sahlsten J, Järnstedt J, Mehtonen H, Karhu K, Sundqvist O, et al. Deep learning method for mandibular canal segmentation in dental cone beam computed tomography volumes. Sci Rep. 2020;10(1):5842.

Jeong SH, Yun JP, Yeom HG, Lim HJ, Lee J, Kim BC. Deep learning based discrimination of soft tissue profiles requiring orthognathic surgery by facial photographs. Sci Rep. 2020;10(1):16235.

Jiang J, Trundle P, Ren J. Medical image analysis with artificial neural networks. Comput Med Imaging Graph. 2010;34(8):617–31.

Jiang L, Chen D, Cao Z, Wu F, Zhu H, Zhu F. A two-stage deep learning architecture for radiographic staging of periodontal bone loss. BMC Oral Health. 2022;22(1):106.

Jie Z, Ouyang XY. Assessing maxillary molar furcation involvement by cone beam computed tomography. Chin J Dent Res. 2016;19(3):145–51.

Joda T, Zitzmann NU. Personalized workflows in reconstructive dentistry-current possibilities and future opportunities. Clin Oral Investig. 2022;26(6):4283–90.

Joda T, Waltimo T, Probst-Hensch N, Pauli-Magnus C, Zitzmann NU. Health data in dentistry: an attempt to master the digital challenge. Public Health Genomics. 2019;22(1–2):1–7.

Jubair F, Al-Karadsheh O, Malamos D, Al Mahdi S, Saad Y, Hassona Y. A novel lightweight deep convolutional neural network for early detection of oral cancer. Oral Dis. 2022;28(4):1123–30.

Kalpana D, Rao SJ, Joseph JK, Kurapati SKR. Digital dental photography. Indian J Dent Res. 2018;29(4):507–12.

Kearney VP, Yansane AM, Brandon RG, Vaderhobli R, Lin GH, Hekmatian H, et al. A generative adversarial inpainting network to enhance prediction of periodontal clinical attachment level. J Dent. 2022;123:104211.

Keser G, Bayrakdar İ, Pekiner FN, Çelik Ö, Orhan K. A deep learning algorithm for classification of oral lichen planus lesions from photographic images: a retrospective study. J Stomatol Oral Maxillofac Surg. 2023;124(1):101264.

Kesic L, Milasin J, Igic M, Obradovic R. Microbial etiology of periodontal disease-mini review. Med Biol. 2008;15(1):1–6.

Khaleel BI, Aziz MS, editors. Using artificial intelligence methods for diagnosis of gingivitis diseases. Journal of Physics: Conference Series, IOP Publishing; 2021.

Khan HA, Haider MA, Ansari HA, Ishaq H, Kiyani A, Sohail K, et al. Automated feature detection in dental periapical radiographs by using deep learning. Oral Surg Oral Med Oral Pathol Oral Radiol. 2021;131(6):711–20.

Khanagar SB, Al-Ehaideb A, Maganur PC, Vishwanathaiah S, Patil S, Baeshen HA, et al. Developments, application, and performance of artificial intelligence in dentistry—a systematic review. J Dent Sci. 2021;16(1):508–22.

Khanna SS, Dhaimade PA. Artificial intelligence: transforming dentistry today. Indian J Basic Appl Med Res. 2017;6(3):161–7.

Khechoyan DY. Orthognathic surgery: general considerations. Semin Plast Surg. 2013;27(3):133–6.

Kim DW, Kim H, Nam W, Kim HJ, Cha IH. Machine learning to predict the occurrence of bisphosphonate-related osteonecrosis of the jaw associated with dental extraction: a preliminary report. Bone. 2018;116:207–14.

Kim J, Lee HS, Song IS, Jung KH. DeNTNet: deep neural transfer network for the detection of periodontal bone loss using panoramic dental radiographs. Sci Rep. 2019a;9(1):17615.

Kim Y, Lee KJ, Sunwoo L, Choi D, Nam CM, Cho J, et al. Deep learning in diagnosis of maxillary sinusitis using conventional radiography. Investig Radiol. 2019b;54(1):7–15.

Kim EH, Kim S, Kim HJ, Jeong HO, Lee J, Jang J, et al. Prediction of chronic periodontitis severity using machine learning models based on salivary bacterial copy number. Front Cell Infect Microbiol. 2020;10:571515.

Kim YH, Park JB, Chang MS, Ryu JJ, Lim WH, Jung SK. Influence of the depth of the convolutional neural networks on an artificial intelligence model for diagnosis of orthognathic surgery.

J Pers Med. 2021;11(5):356.

Kim KS, Kim BK, Chung MJ, Cho HB, Cho BH, Jung YG. Detection of maxillary sinus fungal ball via 3-D CNN-based artificial intelligence: fully automated system and clinical validation. PLoS One. 2022;17(2):e0263125.

Knoops PGM, Papaioannou A, Borghi A, Breakey RWF, Wilson AT, Jeelani O, et al. A machine learning framework for automated diagnosis and computer-assisted planning in plastic and reconstructive surgery. Sci Rep. 2019;9(1):13597.

Kong Z, Xiong F, Zhang C, Fu Z, Zhang M, Weng J, et al. Automated maxillofacial segmentation in panoramic dental x-ray images using an efficient encoder-decoder network. IEEE Access. 2020;8:207822–33.

Kouznetsova VL, Li J, Romm E, Tsigelny IF. Finding distinctions between oral cancer and periodontitis using saliva metabolites and machine learning. Oral Dis. 2021;27(3):484–93.

Krois J, Ekert T, Meinhold L, Golla T, Kharbot B, Wittemeier A, et al. Deep learning for the radiographic detection of periodontal bone loss. Sci Rep. 2019;9(1):8495.

Kurt Bayrakdar S, Çelik Ö, Bayrakdar IŞ, Orhan K, Bilgir E, Odabas A, et al. Success of artificial intelligence system in determining alveolar bone loss from dental panoramic radiography images. Cumhuriyet Dent J. 2020;23(4):318–24.

Kurt Bayrakdar S, Orhan K, Bayrakdar IS, Bilgir E, Ezhov M, Gusarev M, et al. A deep learning approach for dental implant planning in cone-beam computed tomography images. BMC Med Imaging. 2021;21(1):86.

Kuwada C, Ariji Y, Fukuda M, Kise Y, Fujita H, Katsumata A, et al. Deep learning systems for detecting and classifying the presence of impacted supernumerary teeth in the maxillary incisor region on panoramic radiographs. Oral Surg Oral Med Oral Pathol Oral Radiol. 2020;130(4):464–9.

Kuze LS, Fornari F, Collares K, Della Bona A. Association between masticatory dysfunction and gastroesophageal reflux disease: a population-based study in the elderly. J Oral Rehabil. 2023;50(2):150–6.

Kwon O, Yong TH, Kang SR, Kim JE, Huh KH, Heo MS, et al. Automatic diagnosis for cysts and tumors of both jaws on panoramic radiographs using a deep convolution neural network. Dentomaxillofac Radiol. 2020;49(8):20200185.

Lahoud P, Diels S, Niclaes L, Van Aelst S, Willems H, Van Gerven A, et al. Development and validation of a novel artificial intelligence driven tool for accurate mandibular canal segmentation on CBCT. J Dent. 2022;116:103891.

Lang NP, Bartold PM. Periodontal health. J Periodontol. 2018;89(Suppl 1):S9–s16.

Langdon JD, Patel MF, Ord R, Brennan PA. Operative oral and maxillofacial surgery. Boca Raton, FL: CRC Press; 2017.

Le Cun Y, Jackel LD, Boser B, Denker JS, Graf HP, Guyon I, et al., editors. Handwritten digit recognition: applications of neural net chips and automatic learning. Neurocomputing: Algorithms, Architectures and Applications, Springer; 1990.

Lee JH, Jeong SN. Efficacy of deep convolutional neural network algorithm for the identification and classification of dental implant systems, using panoramic and periapical radiographs: a pilot study. Medicine (Baltimore). 2020;99(26):e20787.

Lee JH, Kim DH, Jeong SN, Choi SH. Diagnosis and prediction of periodontally compromised teeth using a deep learning-based convolutional neural network algorithm. J Periodontal Implant Sci. 2018;48(2):114–23.

Lee JH, Kim DH, Jeong SN. Diagnosis of cystic lesions using panoramic and cone beam computed tomographic images based on deep learning neural network. Oral Dis. 2020;26(1):152–8.

Lee D-W, Kim S-Y, Jeong S-N, Lee J-H. Artificial intelligence in fractured dental implant detection and classification: evaluation using dataset from two dental hospitals. Diagnostics. 2021;11(2):233.

Lee SJ, Chung D, Asano A, Sasaki D, Maeno M, Ishida Y, et al. Diagnosis of tooth prognosis using artificial intelligence. Diagnostics (Basel). 2022;12(6):1422.

Leroy R, Eaton KA, Savage A. Methodological issues in epidemiological studies of periodontitis—How can it be improved? BMC Oral Health. 2010;10:8.

Li F, Jia PY, Ouyang XY. Comparison of measurements on cone beam computed tomography for periodontal intrabony defect with intra-surgical measurements. Chin J Dent Res. 2015;18(3):171–6.

Li G-H, Hsung T-C, Ling W-K, Lam WY-H, Pelekos G, McGrath C, editors. Automatic site-specific multiple level gum disease detection based on deep neural network. 2021 15th International Symposium on Medical Information and Communication Technology (ISMICT), IEEE; 2021a.

Li W, Liang Y, Zhang X, Liu C, He L, Miao L, et al. A deep learning approach to automatic screening based on classification and localization in RGB photos. Sci Rep. 2021b;11(1):16831.

Liu C, Jiao D, Liu Z. Artificial intelligence (AI)-aided disease prediction. Bio Integration. 2020;1(3):130–6.

Liu M, Wang S, Chen H, Liu Y. A pilot study of a deep learning approach to detect marginal bone loss around implants. BMC Oral Health. 2022;22(1):11.

Luther F, Morris DO, Hart C. Orthodontic preparation for orthognathic surgery: how long does it take and why? A retrospective study. Br J Oral Maxillofac Surg. 2003;41(6):401–6.

Macleod I, Heath N. Cone-beam computed tomography (CBCT) in dental practice. Dent Update. 2008;35(9):590–2, 48.

Mallikarjun SA, Tiwari S, Sathyanarayana S, Devi PR. Haptics in periodontics. J Indian Soc Periodontol. 2014;18(1):112–3.

Mangano FG, Admakin O, Lerner H, Mangano C. Artificial intelligence and augmented reality for guided implant surgery planning: a proof of concept. J Dent. 2023;133:104485.

Mesko B. The role of artificial intelligence in precision medicine. Taylor & Francis; 2017. p. 239–41.

Mikulka J, Gescheidtová E, Kabrda M, Peřina V. Classification of jaw bone cysts and necrosis via the processing of orthopantomograms. Radioengineering. 2013;22(1):114–22.

Miladinović M, Mihailović B, Mladenović D, Duka M, Živković D, Mladenović S, et al. Artificial intelligence in clinical medicine and dentistry. Vojnosanit Pregl. 2017;74(3):267–72.

Miller PD Jr, Allen EP. The development of periodontal plastic surgery. Periodontology 2000. 1996;11(1):7–17.

Mine Y, Iwamoto Y, Okazaki S, Nakamura K, Takeda S, Peng TY, et al. Detecting the presence of supernumerary teeth during the early mixed dentition stage using deep learning algorithms: a pilot study. Int J Paediatr Dent. 2022;32(5):678–85.

Minnema J, Ernst A, van Eijnatten M, Pauwels R, Forouzanfar T, Batenburg KJ, et al. A review on the application of deep learning for CT reconstruction, bone segmentation and surgical planning in oral and maxillofacial surgery. Dentomaxillofac Radiol. 2022;51(7):20210437.

Mladenovic R, Kalevski K, Davidovic B, Jankovic S, Todorovic VS, Vasovic M. The role of artificial intelligence in the accurate diagnosis and treatment planning of non-syndromic supernumerary teeth: a case report in a six-year-old boy. Children. 2023;10(5):839.

Mohaideen K, Negi A, Verma DK, Kumar N, Sennimalai K, Negi A. Applications of artificial intelligence and machine learning in orthognathic surgery: a scoping review. J Stomatol Oral Maxillofac Surg. 2022;123(6):e962–e72.

Mohammad-Rahimi H, Motamedian SR, Pirayesh Z, Haiat A, Zahedrozegar S, Mahmoudinia E, et al. Deep learning in periodontology and oral implantology: a scoping review. J Periodontal Res. 2022;57(5):942–51.

Mol A. Imaging methods in periodontology. Periodontol 2000. 2004;34:34–48.

Monsarrat P, Bernard D, Marty M, Cecchin-Albertoni C, Doumard E, Gez L, et al. Systemic periodontal risk score using an innovative machine learning strategy: an observational study. J Pers Med. 2022;12(2):217.

Monterubbianesi R, Tosco V, Vitiello F, Orilisi G, Fraccastoro F, Putignano A, et al. Augmented, virtual and mixed reality in dentistry: a narrative review on the existing platforms and future challenges. Appl Sci. 2022;12(2):877.

Moran MBH, Faria M, Giraldi G, Bastos L, da Silva Inacio B, Conci A, editors. On using convolutional neural networks to classify periodontal bone destruction in periapical radiographs. 2020 IEEE International Conference on Bioinformatics and Biomedicine (BIBM), IEEE; 2020.

Morgan N, Van Gerven A, Smolders A, de Faria Vasconcelos K, Willems H, Jacobs R. Convolutional neural network for automatic maxillary sinus segmentation on cone-beam computed tomographic images. Sci Rep. 2022;12(1):7523.

Moriyama Y, Lee C, Date S, Kashiwagi Y, Narukawa Y, Nozaki K, et al., editors. Evaluation of dental image augmentation for the severity assessment of periodontal disease. 2019 International Conference on Computational Science and Computational Intelligence (CSCI), IEEE; 2019.

Na HS, Kim SY, Han H, Kim HJ, Lee JY, Lee JH, et al. Identification of potential oral microbial biomarkers for the diagnosis of periodontitis. J Clin Med. 2020;9(5):1549.

Nazir MA. Prevalence of periodontal disease, its association with systemic diseases and prevention. Int J Health Sci (Qassim). 2017;11(2):72–80.

Nguyen KT, Le BM, Li M, Almeida FT, Major PW, Kaipatur NR, et al. Localization of cementoenamel junction in intraoral ultrasonographs with machine learning. J Dent. 2021;112:103752.

Nishiyama M, Ishibashi K, Ariji Y, Fukuda M, Nishiyama W, Umemura M, et al. Performance of deep learning models constructed using panoramic radiographs from two hospitals to diagnose fractures of the mandibular condyle. Dentomaxillofac Radiol. 2021;50(7):20200611.

Nurtanio I, Astuti ER, Purnama IKE, Hariadi M, Purnomo MH. Classifying cyst and tumor lesion using support vector machine based on dental panoramic images texture features. IAENG Int J Comput Sci. 2013;40(1):29–32.

Orhan K, Bilgir E, Bayrakdar IS, Ezhov M, Gusarev M, Shumilov E. Evaluation of artificial intelligence for detecting impacted third molars on cone-beam computed tomography scans. J Stomatol Oral Maxillofac Surg. 2021;122(4):333–7.

Orhan K, Shamshiev M, Ezhov M, Plaksin A, Kurbanova A, Ünsal G, et al. AI-based automatic segmentation of craniomaxillofacial anatomy from CBCT scans for automatic detection of pharyngeal airway evaluations in OSA patients. Sci Rep. 2022;12(1):11863.

Ossowska A, Kusiak A, Świetlik D. Artificial intelligence in dentistry—narrative review. Int J Environ Res Public Health. 2022;19(6):3449.

Ozcan G, Sekerci AE. Classification of alveolar bone destruction patterns on maxillary molars by using cone-beam computed tomography. Niger J Clin Pract. 2017;20(8):1010–9.

Pan YC, Chan HL, Kong X, Hadjiiski LM, Kripfgans OD. Multi-class deep learning segmentation and automated measurements in periodontal sonograms of a porcine model. Dentomaxillofac Radiol. 2022;51(3):20210363.

Papapanou PN, Sanz M, Buduneli N, Dietrich T, Feres M, Fine DH, et al. Periodontitis: consensus report of workgroup 2 of the 2017 world workshop on the classification of periodontal and peri-implant diseases and conditions. J Periodontol. 2018;89(Suppl 1):S173–s82.

Parahitiyawa NB, Scully C, Leung WK, Yam WC, Jin LJ, Samaranayake LP. Exploring the oral bacterial flora: current status and future directions. Oral Dis. 2010;16(2):136–45.

Park CW, Seo SW, Kang N, Ko B, Choi BW, Park CM, et al. Artificial intelligence in health care: current applications and issues. J Korean Med Sci. 2020;35(42):e379.

Parmar P, Habib AR, Mendis D, Daniel A, Duvnjak M, Ho J, et al. An artificial intelligence algorithm that identifies middle turbinate pneumatisation (concha bullosa) on sinus computed tomography scans. J Laryngol Otol. 2020;134(4):328–31.

Poedjiastoeti W, Suebnukarn S. Application of convolutional neural network in the diagnosis of jaw tumors. Healthc Inform Res. 2018;24(3):236–41.

Preshaw PM. Host response modulation in periodontics. Periodontol 2000. 2008;48:92–110.

Rana M, Modrow D, Keuchel J, Chui C, Rana M, Wagner M, et al. Development and evaluation of an automatic tumor segmentation tool: a comparison between automatic, semi-automatic and manual segmentation of mandibular odontogenic cysts and tumors. J Craniomaxillofac Surg. 2015;43(3):355–9.

Rana A, Yauney G, Wong LC, Gupta O, Muftu A, Shah P, editors. Automated segmentation of gingival diseases from oral images. 2017 IEEE Healthcare Innovations and Point of Care Technologies (HI-POCT), IEEE; 2017.

Rasteau S, Ernenwein D, Savoldelli C, Bouletreau P. Artificial intelligence for oral and maxillofacial surgery: a narrative review. J Stomatol Oral Maxillofac Surg. 2022;123(3):276–82.

Real AD, Real OD, Sardina S, Oyonarte R. Use of automated artificial intelligence to predict the need for orthodontic extractions. Korean J Orthod. 2022;52(2):102–11.

Romm E, Li J, Kouznetsova VL, Tsigelny IF, editors. Machine learning strategies to distinguish oral cancer from periodontitis using salivary metabolites. Intelligent Systems and Applications:

Proceedings of the 2020 Intelligent Systems Conference (IntelliSys) Volume 3, Springer; 2021.

Roongruangsilp P, Khongkhunthian P. The learning curve of artificial intelligence for dental implant treatment planning: a descriptive study. Appl Sci. 2021;11(21):10159.

Saini R, Marawar PP, Shete S, Saini S. Periodontitis, a true infection. J Glob Infect Dis. 2009;1(2):149–50.

Sakai T, Li H, Shimada T, Kita S, Iida M, Lee C, et al. Development of artificial intelligence model for supporting implant drilling protocol decision making. J Prosthodont Res. 2022;67:360–5.

Sayin I, Fakhoury R, Prasad VM, Remacle M, Lawson G. Transoral robotic surgery for base of tongue neoplasms. B-ENT. 2015;Suppl 24:45–50.

Scannapieco FA, Gershovich E. The prevention of periodontal disease-an overview. Periodontol 2000. 2020;84(1):9–13.

Schramm A, Suarez-Cunqueiro MM, Rücker M, Kokemueller H, Bormann KH, Metzger MC, et al. Computer-assisted therapy in orbital and mid-facial reconstructions. Int J Med Robot. 2009;5(2):111–24.

Schwalbe N, Wahl B. Artificial intelligence and the future of global health. Lancet. 2020;395(10236):1579–86.

Schwendicke F, Samek W, Krois J. Artificial intelligence in dentistry: chances and challenges. J Dent Res. 2020;99(7):769–74.

Scott J, Biancardi AM, Jones O, Andrew D. Artificial intelligence in periodontology: a scoping review. Dent J (Basel). 2023;11(2):43.

Seo J, Yang IH, Choi JY, Lee JH, Baek SH. Three-dimensional facial soft tissue changes after orthognathic surgery in cleft patients using artificial intelligence-assisted landmark autodigitization. J Craniofac Surg. 2021;32(8):2695–700.

Shamim MZM, Syed S, Shiblee M, Usman M, Ali SJ, Hussein HS, et al. Automated detection of oral pre-cancerous tongue lesions using deep learning for early diagnosis of oral cavity cancer. Comput J. 2022;65(1):91–104.

Shang W, Li Z, Li Y, editors. Identification of common oral disease lesions based on U-Net. 2021 IEEE 3rd International Conference on Frontiers Technology of Information and Computer (ICFTIC), IEEE; 2021.

Shen KL, Huang CL, Lin YC, Du JK, Chen FL, Kabasawa Y, et al. Effects of artificial intelligence-assisted dental monitoring intervention in patients with periodontitis: a randomized controlled trial. J Clin Periodontol. 2022;49(10):988–98.

Shin W, Yeom HG, Lee GH, Yun JP, Jeong SH, Lee JH, et al. Deep learning based prediction of necessity for orthognathic surgery of skeletal malocclusion using cephalogram in Korean individuals. BMC Oral Health. 2021;21(1):130.

Shujaat S, Jazil O, Willems H, Van Gerven A, Shaheen E, Politis C, et al. Automatic segmentation of the pharyngeal airway space with convolutional neural network. J Dent. 2021;111:103705.

Shujaat S, Riaz M, Jacobs R. Synergy between artificial intelligence and precision medicine for computer-assisted oral and maxillofacial surgical planning. Clin Oral Investig. 2023;27(3):897–906.

Silva N, Abusleme L, Bravo D, Dutzan N, Garcia-Sesnich J, Vernal R, et al. Host response mechanisms in periodontal diseases. J Appl Oral Sci. 2015;23(3):329–55.

Songa VM, Jampani ND, Babu V, Buggapati L, Mittapally S. Accuracy of cone beam computed tomography in diagnosis and treatment planning of periodontal bone defects: a case report. J Clin Diagn Res. 2014;8(12):Zd23–5.

Sroussi HY, Epstein JB, Bensadoun RJ, Saunders DP, Lalla RV, Migliorati CA, et al. Common oral complications of head and neck cancer radiation therapy: mucositis, infections, saliva change, fibrosis, sensory dysfunctions, dental caries, periodontal disease, and osteoradionecrosis. Cancer Med. 2017;6(12):2918–31.

Stehrer R, Hingsammer L, Staudigl C, Hunger S, Malek M, Jacob M, et al. Machine learning based prediction of perioperative blood loss in orthognathic surgery. J Craniomaxillofac Surg. 2019;47(11):1676–81.

Subramanian M, Wojtusciszyn A, Favre L, Boughorbel S, Shan J, Letaief KB, et al. Precision medicine in the era of artificial intelligence: implications in chronic disease management. J Transl Med. 2020;18(1):472.

Sukegawa S, Yoshii K, Hara T, Matsuyama T, Yamashita K, Nakano K, et al. Multi-task deep learning model for classification of dental implant brand and treatment stage using dental panoramic radiograph images. Biomol Ther. 2021;11(6):815.

Sukegawa S, Yoshii K, Hara T, Tanaka F, Yamashita K, Kagaya T, et al. Is attention branch network effective in classifying dental implants from panoramic radiograph images by deep learning? PLoS One. 2022;17(7):e0269016.

Sunmoo Y, Odlum M, Lee Y, Thomas C, Kronish IM, Davidson KW, et al. Applying deep learning to understand predictors of tooth mobility among Urban Latinos. Stud Health Technol Inform. 2018;251:241.

Suphanantachat S, Tantikul K, Tamsailom S, Kosalagood P, Nisapakultorn K, Tavedhikul K. Comparison of clinical values between cone beam computed tomography and conventional intraoral radiography in periodontal and infrabony defect assessment. Dentomaxillofac Radiol. 2017;46(6):20160461.

Tang H, Yuan C, Ma Z, Zhu C, Tong P, Gallagher JE, et al. The potentiality of salivary peptide biomarkers for screening patients with periodontal diseases by mass spectrometry. Clin Chim Acta. 2019;495:278–86.

Tanriver G, Soluk Tekkesin M, Ergen O. Automated detection and classification of oral lesions using deep learning to detect oral potentially malignant disorders. Cancers (Basel). 2021;13(11):2766.

Thanathornwong B, Suebnukarn S. Automatic detection of periodontal compromised teeth in digital panoramic radiographs using faster regional convolutional neural networks. Imaging Sci Dent. 2020;50(2):169–74.

Theilade J. An evaluation of the reliability of radiographs in the measurement of bone loss in periodontal disease. Univ Toronto Undergrad Dent J. 1965;2:19–27.

Troiano G, Nibali L, Petsos H, Eickholz P, Saleh MHA, Santamaria P, et al. Development and international validation of logistic regression and machine-learning models for the prediction of 10-year molar loss. J Clin Periodontol. 2023;50(3):348–57.

Tugnait A, Clerehugh V, Hirschmann PN. Use of the basic periodontal examination and radiographs in the assessment of periodontal diseases in general dental practice. J Dent. 2004;32(1):17–25.

Valko M, Leibfritz D, Moncol J, Cronin MT, Mazur M, Telser J. Free radicals and antioxidants in normal physiological functions and human disease. Int J Biochem Cell Biol. 2007;39(1):44–84.

van Staveren HJ, van Veen RL, Speelman OC, Witjes MJ, Star WM, Roodenburg JL. Classification of clinical autofluorescence spectra of oral leukoplakia using an artificial neural network: a pilot study. Oral Oncol. 2000;36(3):286–93.

Vandenberghe B, Jacobs R, Yang J. Diagnostic validity (or acuity) of 2D CCD versus 3D CBCT-images for assessing periodontal breakdown. Oral Surg Oral Med Oral Pathol Oral Radiol Endod. 2007;104(3):395–401.

Vicini C, Dallan I, Canzi P, Frassineti S, Nacci A, Seccia V, et al. Transoral robotic surgery of the tongue base in obstructive sleep apnea-hypopnea syndrome: anatomic considerations and clinical experience. Head Neck. 2012;34(1):15–22.

Vikram K, Karjodkar FR. Decision support systems in dental decision making: an introduction. J Evid Based Dent Pract. 2009;9(2):73–6.

Vollmer A, Saravi B, Vollmer M, Lang GM, Straub A, Brands RC, et al. Artificial intelligence-based prediction of oroantral communication after tooth extraction utilizing preoperative panoramic radiography. Diagnostics (Basel). 2022;12(6):1406.

Vuorjoki-Ranta TR, Lobbezoo F, Vehkalahti M, Tuomilehto H, Ahlberg J. Treatment of obstructive sleep apnoea patients in community dental care: knowledge and attitudes among general dental practitioners and specialist dentists. J Oral Rehabil. 2016;43(12):937–42.

Vyas M. Photography: a diagnostic tool. J Int Clin Dent Res Organization. 2018;10(2):59.

Walvekar RR, Peters G, Hardy E, Alsfeld L, Stromeyer FW, Anderson D, et al. Robotic-assisted transoral removal of a bilateral floor of mouth ranulas. World J Surg Oncol. 2011;9:78.

Wang SY, Pershing S, Lee AY. Big data requirements for artificial intelligence. Curr Opin Ophthalmol. 2020;31(5):318–23.

Wang C-W, Hao Y, Di Gianfilippo R, Sugai J, Li J, Gong W, et al. Machine learning-assisted immune profiling stratifies peri-implantitis patients with unique microbial colonization and clinical outcomes. Theranostics. 2021;11(14):6703.

Warin K, Limprasert W, Suebnukarn S, Jinaporntham S, Jantana P. Automatic classification and detection of oral cancer in photographic images using deep learning algorithms. J Oral Pathol Med. 2021;50(9):911–8.

Warin K, Limprasert W, Suebnukarn S, Paipongna T, Jantana P, Vicharueang S. Maxillofacial fracture detection and classification in computed tomography images using convolutional neural network-based models. Sci Rep. 2023;13(1):3434.

Weiss R 2nd, Read-Fuller A. Cone beam computed tomography in oral and maxillofacial surgery: an evidence-based review. Dent J (Basel). 2019;7(2):52.

Wu Y, Wang F, Fan S, Chow JK. Robotics in dental implantology. Oral Maxillofac Surg Clin North Am. 2019;31(3):513–8.

Xiang X, Sowa MG, Iacopino AM, Maev RG, Hewko MD, Man A, et al. An update on novel non-invasive approaches for periodontal diagnosis. J Periodontol. 2010;81(2):186–98.

Xiao Y, Liang Q, Zhou L, He X, Lv L, Chen J, et al. Construction of a new automatic grading system for jaw bone mineral density level based on deep learning using cone beam computed tomography. Sci Rep. 2022;12(1):12841.

Yan K-X, Liu L, Li H. Application of machine learning in oral and maxillofacial surgery. Artific Intellig Med Imaging. 2021;2(6):104–14.

Yang H, Jo E, Kim HJ, Cha I-h, Jung Y-S, Nam W, et al. Deep learning for automated detection of cyst and tumors of the jaw in panoramic radiographs. J Clin Med. 2020;9(6):1839.

Yilmaz E, Kayikcioglu T, Kayipmaz S. Computer-aided diagnosis of periapical cyst and keratocystic odontogenic tumor on cone beam computed tomography. Comput Methods Prog Biomed. 2017;146:91–100.

Yoo JH, Yeom HG, Shin W, Yun JP, Lee JH, Jeong SH, et al. Deep learning based prediction of extraction difficulty for mandibular third molars. Sci Rep. 2021;11(1):1954.

Yoon S, Odlum M, Lee Y, Choi T, Kronish IM, Davidson KW, et al. Applying deep learning to understand predictors of tooth mobility among Urban Latinos. Stud Health Technol Inform. 2018;251:241–4.

You W, Hao A, Li S, Wang Y, Xia B. Deep learning-based dental plaque detection on primary teeth: a comparison with clinical assessments. BMC Oral Health. 2020;20(1):141.

Zhang W, Li J, Li ZB, Li Z. Predicting postoperative facial swelling following impacted mandibular third molars extraction by using artificial neural networks evaluation. Sci Rep. 2018;8(1):12281.

Zhang YN, Xia KR, Li CY, Wei BL, Zhang B. Review of breast cancer pathologigcal image processing. Biomed Res Int. 2021;2021:1994764.

Zhu T, Chen D, Wu F, Zhu F, Zhu H. Artificial intelligence model to detect real contact relationship between mandibular third molars and inferior alveolar nerve based on panoramic radiographs. Diagnostics (Basel). 2021;11(9):1664.

第8章
人工智能在正畸领域中的应用

Kaan Orhan，Hakan Amasya 著

一、概述

牙列不齐的最早证据来源于公元前 5 万年左右的尼安德特人遗骸。第一份关于尝试矫治错位牙的书面记载可追溯至 3 000 年前。考古显示一些埃及木乃伊的个别牙齿上缠绕着金属带。考虑到那个时期所能选择的材料，推测当时使用羊肠线以关闭牙齿间隙。希腊和伊特鲁里亚时期的古物是原始正畸矫治器的代表，其设计精细。Celcus（公元前 25 年—公元 50 年）建议拔除滞留乳牙，并通过手指施力来矫正恒牙的位置。随着时间的推移，人们发现可用于牙齿矫正的新技术与新方法，如托槽和矫治器。虽然早期人们进行牙齿矫正的动机是保持美观的微笑面容，但随着将咬合关系纳入治疗计划，正畸学有了科学依据。如今，患者对更好的面部美观有着强烈期望（Wahl，2005）。患者的目标随时间推移发生了变化，用于实现这些目标的工具同样也发生了重大改变。随着数字化技术在正畸实践中的普及，每个患者生成的数据量不断增加。机器学习可为临床医生提供针对患者的个性化解决方案。本章将正畸领域中人工智能（AI）或机器学习（ML）的常见应用分为四个类别，提供一般概念和将此类 AI 工具应用于正畸临床实践中的信息。

1. 诊断和治疗计划

（1）图像分析和解读。

（2）计算机辅助诊断。

（3）模拟治疗和结果预测。

2. 疗效监测和方案调整

（1）远程监测。

（2）智能矫治器及辅助矫治装置。

（3）自适应方案设计。

3. 预测分析和结果评估

（1）治疗时长预测。

（2）疗效评估。

（3）长期稳定性分析。

4. 患者就诊体验和依从性

（1）虚拟咨询和随访。

（2）个性化治疗进度跟踪。

（3）正畸游戏化及 AR/VR 的应用。

二、诊断和治疗计划

（一）图像分析和解读

只有拥有患者的数字化信息，才可能开发 ML 工具并将其用于制订个性化的治疗方案。该系统可以分析单一来源的数字资料，也可组合多个来源的数字资料并输出结果。性别或按时间顺序排列的年龄等信息可以文本格式提供。在正畸学领域，数字化放射资料常通过头颅侧（正）位片、平面成像的全景 X 线片或体积成像的锥形束计算机断层扫描（CBCT）获得。此外，体积光学扫描技术通过口内 / 外扫描设备提供了更准确的口内 / 外组织信息。目前医学成像设备如 CBCT、头影测量、超声、磁共振成像等与 ISO 12052：2017 中定义的医学数字成像和通信标准（Digital Imaging and Communications in Medicine，DICOM）格式兼容。放射成像提供物体内部结构信息，光学扫描提供物体表面结构信息，但该方式受限于物体表面情况与人类视觉系统。光学扫描仪分为口内扫描仪和口外扫描仪。口内扫描仪可直接记录当前牙列状态，从而摆脱了对传统印模或石膏模型的依赖。口外扫描仪可用于石膏模型的光学扫描或记录患者面部轮廓。部分 CBCT 设备加入了光学摄像机，可在放射图像采集期间记录患者的面部轮廓，大多数 CBCT 设备能通过放射成像将实体模型数字化。物体表面信息的记录格式多种多样，例如 .stl、.PLY 和 .obj，可进一步与数字化影像数据合并。

随着数字化技术的普及，当前医生们可使用各种 ML 系统高效地处理患者数据。将它们作为全自动工具加入临床工作流程，或者将其部分或全部交给用户控制。因此，临床医生可以选择最适合自己临床工作流程的系统并有效地运用该系统。例如，头影测量的基础是识别 X 线片的解剖标志，通过测量距离、角度和比例以评估解剖结构矢向和垂直向的位置关系。为头影测量开发的系统可能需要人工手动标记解剖标志，也可能自动识别并标记解剖标志，或者允许用户检查并修改系统推荐的标志点位置。需要注意的是，这些系统并不是永远不会出错的高级决策者，相反，它们也会像人类一样出现错误。虽然完全自动化的工作流程可以节省时间，但这取决于用户对临床工作中自动化系统所犯错误的容忍度。不同临床医生在确定头影测量标志点位置时也存在差异，因此对系统定点的准确性应持怀疑态度，但在确定标志点位置后，就可以放心地将后续计算工作交给计算机。二维头影测量图像和三维 CBCT 图像的计算机辅助头影测量分析一直是研究人员关注的重点，目前已有多种具有此功能的商业软件面世。云技术的进步使开发在线系统成为可能，这些系统的优点是不需要诊所配备功能强大的计算机，因为是在中央计算机上进行分析，并且可以从个人计算机和手机等不同平台进行访问。但仍存在局限性，如使用时需要连接互联网（Leonardi et al.，2008；Alsubai，2022）。

骨骼发育评估在正畸治疗计划中有着至关重要的作用。骨骼发育成熟度可通过 X 线片上的标志进行判断，如头颅侧位片或手腕骨片。利用 ML 进行放射学骨龄评估是另一个热门课题，与头影测量分析类似，骨骼成熟度标志可以自动分割，也可在用户辅助下分割，系统根据输入数据和构建的数学模型输出结果。此类系统可以分析单一类型的图像，也可分析不同的图像和数据。对这些系统的信任程度取决于临床医生判断最终结果的能力，建议结合多种类型的检查结果以得出最终结论（Dallora et al.，2019；Amasya et al.，2020；Amasya et al.，2023）。

数字 X 线摄影使 ML 工具得到广泛应用，因为数据直接以数字格式产生。理论上，通过 ML 进行任何放射学检查都是可行的。随着时间的推移，深度学习和卷积神经网络模型凭借其在图像处理中的优越性能得到了广泛应用，然而它们存在着不可忽视的不足之处，即结果缺乏可解释性。目前已有学者研发通过二维或三维影像评估不对称性，测量鼻窦、呼吸道体积的系统。图像处理软件不仅局限于 X 线片，还可处理数字化的面部照片和口内外的组织扫描数据，以获得功能和美学相关建议。虽然可将一些重复性的工作交给自动化系统，但临床医生仍在最终决策阶段发挥着积极作用，决定将多少分析工作委托给系统是临床医生的责任。系统的误差范围及其在临床中的效果等参数都应妥善确定。临床医生掌握主导是有益的，尤其是在对诊断、治疗和患者利益有重大影响的决策中（Orhan et al.，2022）。

（二）计算机辅助诊断

计算机辅助诊断（CAD）系统分析数字输入数据（可能代表各种特征）并生成输出结果，以帮助医生进行临床决策。大多数 CAD 系统使用 X 线数据，但并非所有 CAD 系统都依赖于它。例如，在制订正畸治疗计划决定是否拔牙时，只需将文本格式的手动测量数据输入系统，不涉及任何放射学检查，即可得到建议。CAD 系统可以接受单一来源的数据，也可结合多个来源的信息，如性别、年龄、地域、实验室检查结果、病史等。

这类 CAD 系统在诊断、制订治疗计划、预测预后、监测疗效、督促患者，以及改善正畸实现率方面的可靠性如何？临床医生的个人能力，如专业学习经历和经验，在传统的临床决策过程中起着至关重要的作用。然而，在当前数字时代，CAD 系统在最终决策里扮演了怎样的角色？智能机器的认知局限于开发过程中提供的信息，由此产生的建议可能包括了临床医生因认知有限而遗漏的内容或存在的偏见。也许理想的解决方案既不是把所有工作完全交给系统，也不是忽视这些改进，而是理解系统为什么提出这个建议并将其应用到临床工作中以造福患者。

CAD 系统的优势是可以快速分析大量患者数据，在时间有限的情况下这一点尤为重要，例如可以从一些档案记录中收集到关于诊断和治疗的有用建议，而如果没有 CAD，这些建议甚至都不会被提出。因此，当临床医生的培训和经验不足时，专家提供的 CAD 系统建议可以起指导作用。但这种情况下，CAD 建议的准确性和适用性仍需由临床医生判断。此外，当临床医生诊断和制订治疗计划时，往往会将可理解的建议放在首位。因此在计算机辅助设计系统中添加注释模块既有利于临床医生理解建议，也有利于研究生教育（Alam et al.，2023；Baxi et al.，2022；Gupta，2020）。

（三）模拟治疗和结果预测

在临床上可以通过各种工具来获得患者牙齿、颌骨及软组织轮廓的数字化信息，还可以使用人工智能工具来强化这一过程。数据来源包括文本信息、二维和三维影像、光学资料等。临床记录是常见的文本信息类数据，在允许的情况下系统可以从数据库中自动检索，但有时需要手动录入。口内扫描仪和 3D 成像创建的虚拟模型和数字图像展示了患者牙齿和口腔的数字化三维结构。AI 算法结合了不同的患者数据，如数字模型、面部扫描资料、X 线片和临床记录，以创建患者正畸前颅颌面的整体视图并辅助制订治疗计划。

虚拟模型和数字印模的电子存储可以实现快速检索，使不同正畸专家之间的沟通合作更加便捷。AI 治疗方案辅助设计系统可模拟所有可行的治疗方案，综合考虑患者需求、治疗时间、复杂性和预期效果等因素制订出最佳治疗方案。系统可以通过分析患者数据预估治疗时长、评价矫治效果、预测长期稳定性，辅助制订个性化治疗方案。随着 AI 系统在临床上的使用，患者可以更好地了解正畸治疗过程，可视化的结果预测有利于患者与医生在方案制订上达成共识。

每个人的生长发育情况都是独一无二的，医生很难对其进行准确预测。矫治效果也同样受到许多因素影响，不同患者疗效不同。使用 AI 系统辅助制订治疗方案有利于结果预测，使治疗结果更符合患者预期。但需要注意的是系统模拟只是预测，无法准确地反映最终结果（Elnagar et al.，2020）。

三、疗效监测与方案调整

（一）远程监测

在传统的正畸治疗过程中，须通过定期检查以掌握治疗情况。如今，随着数字化技术在日常生活中的普及，患者普遍拥有具备摄像功能的手机，通过这些设备可以远程收集有关疗效的实时数据，如牙齿移动情况、咬合变化和患者依从性。在拍摄时可以使用开口器或相机稳定器等设备来提高图像质量。ML工具能够指导患者如何拍摄，并分析记录图像的变化。

尽管远程监测系统不能替代临床检查，但它可以帮助医生远程监控患者的变化，有助于自锁托槽等需要长期复诊的矫治器的疗效控制。此外，通过远程监测系统能够及时发现治疗中出现的问题，正畸医生可以针对这些异常立即采取措施并根据需要修改治疗方案。随着可摘矫治器和远程正畸技术的发展，远程监测设备的种类也在不断增加（Caruso et al., 2021）。

（二）智能矫治器和辅助矫治装置

利用可穿戴电子电路和传感器监测患者治疗依从性的想法出现于 20 世纪 70 年代。最初的研究重点是使用电子计时器和存储电路记录患者佩戴口外头帽的时间。据报道，接受监测的患者矫治器佩戴时间更长。一项使用 Aledyne 计时器的研究表明年轻患者佩戴矫治器的时间更长。受当时的技术限制，直到 20 世纪 90 年代后电子电路等设备仍放置在口内使用，而且由于体积和重量，这些设备的使用感并不舒适。随着时间的推移，微电子传感器的尺寸缩小，可嵌入功能性矫治器与保持器中，其他口内电子监测设备制造工艺也有所发展。大多数口内微电子传感器对温度敏感，以此记录佩戴时间。此外，微传感器还可以记录空间位置，并将记录的数据传输至静态工作站或蓝牙设备。随着体积更小、电池寿命更长、可靠性更高的微电子传感器的问世，这些技术在正畸中的应用将会越来越多。

结合来自多个传感器（如移动电话的内置测量装置）的有效数据，有利于阻塞性睡眠呼吸暂停（obstructive sleep apnea，OSA）的诊断、治疗方案制订，以及睡眠监测。夜间多导睡眠监测是诊断 OSA 的金标准，但只有监测时长超过一夜，才能提供有效的数据，而实时监测系统可以识别异常的咬合力与咬合关系。使用便携式肌电仪监测咬肌肌力有利于夜磨牙症的诊断和治疗，目前有多种传感器技术可用于追踪下颌运动，如机械传感器、惯性传感器、声学传感器、磁传感器、光敏传感器或射频传感器。其中，光敏传感器、惯性传感器和磁传感器已成功用于实验室、医院、家庭和移动设施中（Prasad et al.，2023）。

来自口内和口外传感器的数字化数据可用于 ML 工具的开发。例如，通过托槽内部的三维传感器监测矫治力，并使用所得数据对矫治力进行优化。具有口腔 pH 检测功能的传感器可以向医生和患者提供个体的患龋风险。借助各类传感器，患者可以追踪自身治疗进度，从而提高整个治疗过程的参与度和依从性。多传感器数据融合是指将来自多个传感器的数据组合在一起，进行综合分析以降低单一传感器数据的不确定性，这一过程可通过 ML 工具实现。随着技术的进步，传感器的应用前景将更加广阔，但只有克服了传感器尺寸和电池寿命等限制因素才能真正实现传感器的广泛应用。

（三）自适应治疗方案设计

数字化系统预先模拟的治疗过程可能与实际治疗过程存在差异。ML 工具根据牙齿移动情况、面部轮廓、咬合关系、患者依从性和牙齿松动度评估治疗进度，辅助判断治疗方案是否需要调整。基于对患者数据和治疗流程的分析，AI 可以提供个性化的治疗建议和修改意见，包括调整矫治力、治疗方法和改变治疗方案。掌握实际治疗过程与模拟治疗过程间的差异有助于调整预测结果，正畸医生可以结合自身判断与人工智能基于数据分析所提出的建议来优化治疗方案，以得到预期结果。

自适应治疗方案设计等技术有利于增加治疗结果的可预测性并有助于医患沟通，然而并非所有 AI 系统都包含该技术。以用于模拟治疗和结果预测的系统为例，只有开发者在系统中设置了自适应方案设计功能用户才可使用该技术，否则无法将治疗期间产生的数据输入系统并进行分析。在自适应方案设计中，需充分分析输入系统的新信息对治疗方案和治疗结果的影响，使用通俗易懂的语言向患者解释实际治疗过程与模拟过程间的差异，并告知患者实际治疗结果可能与模拟结果不同。

四、预测分析和结果评估

（一）治疗时长预测

AI 工具可以辅助预测治疗时长。除既往治疗数据、患者特征和治疗方案外，输入数据还可包括患者依从性、治疗复杂性和牙齿移动模式等，以便做出更准确的预测。AI 工具可用于比较当前检查阶段患者实际状态与预测状态的差异，根据情况及时调整预计治疗时长。这使得正畸医生能够尽早发现治疗中的偏差并做出必要处理，使整个治疗过程维持在正轨上。借助 AI 工具，医生可以在检查结果异常或患者出现不适前采取预防措施，并在需要时尽早改变治疗设计。

不同患者对治疗的反应不同，可使用检查中获得的新数据不断对预测结果进行修改完善。在实际情况与预测结果不同时，AI 系统内的算法可以分析患者当前状态并提出建议，在保持最佳疗效的同时缩短治疗时间。随着治疗时间的缩短，患者满意度也会提高。此外，可视化的模拟过程使患者更容易理解当前情况与预测结果的差异。

（二）疗效评估

正畸治疗是否成功并非单一标准决定的，而是由许多因素共同评估决定的。如果在数字化工作流程中利用人工智能制订治疗计划，并由正畸医生结合患者意见决定最终治疗方案，那么将最终的牙齿排列、咬合关系或治疗持续时间与治疗前的预期进行比较，就可以确定所应用的治疗是否成功。在 AI 辅助正畸治疗中，系统模拟的结果往往不能全部实现，治疗完成后的实际结果与模拟结果间的微小差异是可接受的。然而，当结果之间出现重大偏差时，临床医生应当分析造成这种情况的原因并在未来的治疗中采取必要的预防措施。除分析客观因素外，还可以通过面访、电话回访、问卷调查等方式收集患者反馈的相关信息，以评估患者满意度、生活质量变化和功能性改变等主观指标。

（三）长期稳定性分析

不论正畸力大小，在终止施力后都可能出现复发或矫治效果不稳定的情况。可以使用 ML 工具对患者的治疗记录进行分析并找出导致矫治效果不稳定或复发的因素，以此预测复发的概率和类型。这有助于制订个性化的保持计划，以提高长期保持临床矫治效果的能力。复发风险可以根据牙弓与基骨的关系、牙齿异常、治疗方案等因素进行预测，正畸医生能够以此采取预防措施减少复发。AI 远程监测系统可以在很长一段时间内跟踪治疗完成的患者，以衡量临床矫治效果的维持情况，及时发现需要干预的变化或存在的潜在问题。这些技术辅助正畸医生优化治疗流程、制订个性化的保持策略并使用更优的治疗方案以造福患者。创建 3D 虚拟模型，对复发时患者的牙列和面部外形变化进行模拟可增强患者对复发的认识，并使早期发现复发成为可能（Li et al., 2021）。

五、患者就诊体验和依从性

（一）虚拟咨询和随访

一些专门用于虚拟咨询和随访的通信系统可以与 AI 工具结合，为患者和正畸医生提供便捷安全的远程通信,通过实时视频会议、传输电子信息和文件共享,使正畸医生与患者能够有效协作。这类系统可远程监测治疗情况、根据医生选择的方案提供个性化建议、减少临床复诊次数。在虚拟咨询期间,各种 AI 技术可以保障患者的个人信息和隐私不被泄露。可以通过加密和身份验证系统对敏感数据进行保护,AI 算法有助于发现和阻止未经允许的访问或数据泄露。

(二)个性化治疗进度跟踪

一些正畸应用软件开发了患者门户网站或移动应用程序,患者可以借此了解治疗过程的预计进度。这些移动软件可以通过 3D 虚拟模型向患者展示完整的预计治疗过程,并将牙齿排列或咬合关系随时间的变化可视化地呈现给患者,以便与当前情况进行对比。此外,还可以提醒患者下次复诊的时间或通知患者当前已完成治疗中的关键部分,患者可以直观地看到自身情况的改善,因此在整个治疗过程中的依从性和参与度也会得到提升。

(三)正畸游戏化及 AR/VR 的应用

在正畸移动应用程序中加入奖励或挑战等游戏元素,可以提高患者的积极性和依从性。患者通过遵循治疗指南、良好的口腔卫生维护或及时复诊获得积分或徽章,使他们获得更愉快、更具激励作用的正畸体验。它能够以游戏中日常任务的形式提醒患者每天需要做的工作。用户可以定制这些游戏的系统,使其具有美观的界面并更加有趣,但系统必须严格执行由正畸医师制订的协议。

虚拟现实(virtual reality,VR)和增强现实(augmented reality,AR)技术既可用于患者教育,也可用于患者治疗。用于患者教育时,患者可以在虚拟空间中体验可能的治疗场景,在触觉设备上这种体验更加真实,并且可以模拟真实的患者数据来达到更好的效果。患者通过 3D 虚拟模拟能够看到他们的牙齿排列随时间变化的预测结果,并更好地理解治疗过程。正畸临床治疗通过使用虚拟咨询、量身定制的治疗进度跟踪、游戏化和虚拟现实来提升患者体验和参与度。此外,这种系统在疼痛和焦虑管理方面也是有益的(Gandedkar et al.,2021)。在此过程中,还可以利用数字化的体积数据设计各种医疗产品,并通过增材制造技术转换为实体。

当然,所有这些错综复杂的过程都可能具有误导性,特别是对患者来说。系统提供的各种可能性和工具可能会导致患者对系统产生过度信任,从而增加对预测治疗结果的期待,并在矫治结束时对实际情况感到失望。应该确保患者充分理解这些系统提供的模拟只是对未来情况的推测,实际治疗情况可能会有所不同。同样,做出临床决策的正畸医生不应完全遵循系统的建议和计划,而须及时分析整个治疗过程与治疗引起的变化,采取相应措施以保证患者利益。

参考文献

Alam MK, Abutayyem H, Kanwal B, Shayeb MAL. Future of orthodontics—a systematic review and meta-analysis on the emerging trends in this field. J Clin Med. 2023;12(2):532.

Alsubai S. A critical review on the 3D cephalometric analysis using machine learning. Computers. 2022;11(11):154.

Amasya H, Cesur E, Yıldırım D, Orhan K. Validation of cervical vertebral maturation stages: artificial intelligence vs human observer visual analysis. Am J Orthod Dentofac Orthop. 2020;158(6):e173–e9.

Amasya H, Aydoğan T, Cesur E, Kemaloğlu Alagöz N, Uğurlu M, Bayrakdar İŞ, et al. Using artificial intelligence models to evaluate envisaged points initially: a pilot study. Proc Inst Mech Eng H J Eng Med. 2023;237:09544119231173165.

Baxi S, Shadani K, Kesri R, Ukey A, Joshi C, Hardiya H. Recent advanced diagnostic aids in orthodontics. Cureus. 2022;14(11):e31921.

Caruso S, Caruso S, Pellegrino M, Skafi R, Nota A, Tecco S. A knowledge-based algorithm for automatic monitoring of orthodontic treatment: the dental monitoring system. Two cases. Sensors. 2021;21(5):1856.

Dallora AL, Anderberg P, Kvist O, Mendes E, Diaz Ruiz S, Sanmartin Berglund J. Bone age assessment with various machine learning techniques: a systematic literature review and meta-analysis. PLoS One. 2019;14(7):e0220242.

Elnagar MH, Aronovich S, Kusnoto B. Digital workflow for combined orthodontics and orthognathic surgery. Oral Maxillofac Surg Clin. 2020;32(1):1–14.

Gandedkar NH, Wong MT, Darendeliler MA, editors. Role of virtual reality (VR), augmented reality (AR) and artificial intelligence (AI) in tertiary education and research of orthodontics: An insight. Seminars in Orthodontics, Elsevier; 2021.

Gupta A. Challenges for computer aided diagnostics using X-ray and tomographic reconstruction images in craniofacial applications. Int J Comput Vision Robot. 2020;10(4):360–71.

Leonardi R, Giordano D, Maiorana F, Spampinato C. Automatic cephalometric analysis: a systematic review. Angle Orthod. 2008;78(1):145–51.

Li Y, Shao Y, Yu Y, Ye Y, Lu Y, Chang S. Finite element analysis of orthodontic relapse in different maxillary arch form. BIO Integrat. 2021;2(4):152–60.

Orhan K, Shamshiev M, Ezhov M, Plaksin A, Kurbanova A, Ünsal G, et al. AI-based automatic segmentation of craniomaxillofacial anatomy from CBCT scans for automatic detection of pharyngeal airway evaluations in OSA patients. Sci Rep. 2022;12(1):1–9.

Prasad S, Arunachalam S, Boillat T, Ghoneima A, Gandedkar N, Diar-Bakirly S. Wearable orofacial technology and orthodontics. Dent J. 2023;11(1):24.

Wahl N. Orthodontics in 3 millennia. Chapter 1: antiquity to the mid-19th century. Am J Orthod Dentofac Orthop. 2005;127(2):255–9.

第9章

人工智能在口腔黏膜病变检测中的应用

Gaye Keser, Filiz Namdar Pekiner, Kaan Orhan 著

一、人工智能：概念和术语

近年来，深度机器学习这一人工智能学科在预后医学领域的应用日益受到关注（Alabi et al.，2021；Pai and Pai，2021；Hogarty et al.，2019）。人工智能在决策或分类方面有很广泛的应用，旨在超越人类的认知能力，实现自动决策。图像识别是人工智能的一种常见应用，通过使用机器学习来处理大量的数据集，使机器或算法能够从中学习新的信息，从而应用于未知的数据。这种技术在医疗保健领域具有潜在优势，因为机器可以在短时间内根据大量数据进行学习，并将所学应用于新的数据，而不会感到疲劳或出现观察者内部的复制错误（Wada et al.，2020；Saba et al.，2019）。

人工智能术语

人工智能是一种"对认知和智能行为的基本概念及其在计算机中应用的科学研究"，是计算机科学中一门以数据处理和模拟人类认知为目标的学科（Quer et al.，2017；Hogarty et al.，2019；De et al.，2020；Schwendicke et al.，2020；Huang et al.，2017；Silver et al.，2016）。

1. 机器学习 准确描述人工智能的特征是一项挑战。阿兰·图灵里程碑式的文章《计算机器与智能》中提出了著名的图灵测试：如果计算机在与人的对话中无法被无偏见的观察者识别，那么就认为它是智能的。在现代语言中，通用人工智能（artificial general intelligence）指的是机器在已知和不熟悉的情况下自主交流、思考和行动的能力，其方式可与人相媲美。这远远超出了现有方法的能力，也不是通常所说的"人工智能（artificial intelligence）"（Chartrand et al.，2017；Hogarty et al.，2020）。机器学习（ML）是指从标注过的训练数据中探测和推定模式的算法和统计模型（图9-1）。

在 ML 模型的训练过程中，通常会"保留"一个数据子集作为测试数据集，用来评估模型的准确性。在测试数据集上，模型的准确性是根据其将图片与标

签（如恶性或良性）准确匹配的能力来评估的（图9-2）。在任何分类系统中，都需要在灵敏度和特异度之间做出权衡。例如，人工智能系统可能会对皮肤病变给出一个介于0和1的概率分数，这就要求操作员指定一个决策边界阈值。阈值越低，检测到的黑色素瘤比例越高（灵敏度高），但也存在将良性病变误判为癌症的风险（特异度低）。随着阈值的提高，灵敏度会下降，而特异度会提高（Du-Harpur et al.，2020）。ML分类器对阈值变化的反应可以用受试者操作特征（ROC）曲线来表示（图9-3）。

　　ML是人工智能的一种，其计算机系统通过大量数据总结经验进行有机学习，而不是通过编程学习（Chartrand et al.，2017）。ML可以在有监督、半监督或无监督的环境中进行。在有监督的环境中，计算机会收到包含问题和回答的数据集，通过试验和错误学会检测正确的答案。在无监督学习中，机器在分析输入数据时不会预设答案。半监督数据分析同时使用有标签和无标签数据（Hogarty et al.，2020）。

　　2. 人工神经网络和深度学习　人工神经网络是一种多算法数学模型，可以

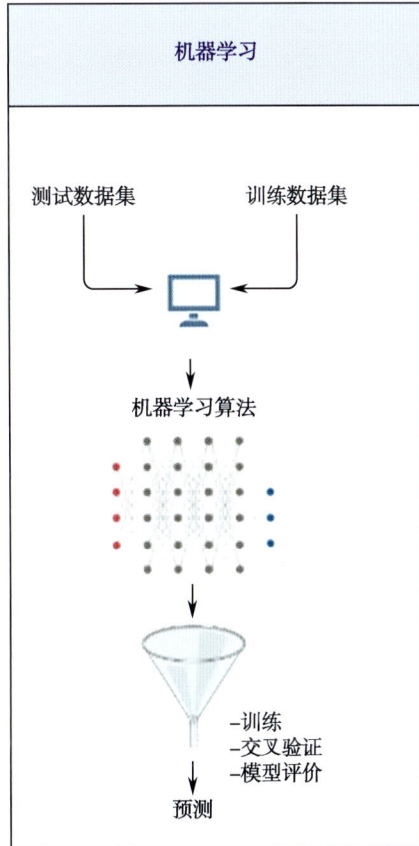

图9-1　机器学习工作流定义了机器学习的执行步骤。通常的程序包括数据收集、数据准备、数据集构建、模型训练和修正、评估，以及生产部署（该图使用BioRender.com制作）

发现海量数据集（分析）中复杂的非线性关联（Miller and Brown，2018）。它通过输入层将信息输入到网络中，并通过隐藏算法层传递进行运算。在机器学习的过程中，网络会学习到不同层之间的权重，并将这些权重应用于操作。最后，输出层将生成经过处理的数据。人工神经网络也被用于辅助机器进行深度学习的过程。深度学习是一种使用人工神经网络的机器学习（Hogarty et al.，2020）。它是人工智能的一个子领域，使用人工神经网络从原始数据中提取模式，通过使用受人脑启发的计算机系统，深度学习能够自动学习和理解复杂的数据。

　　神经网络通过若干相互连接的节点（类似于生物神经元）传递输入信息。每个节点都可以进行数学运算（加法、乘法等），网络中相互连接的一组节点称

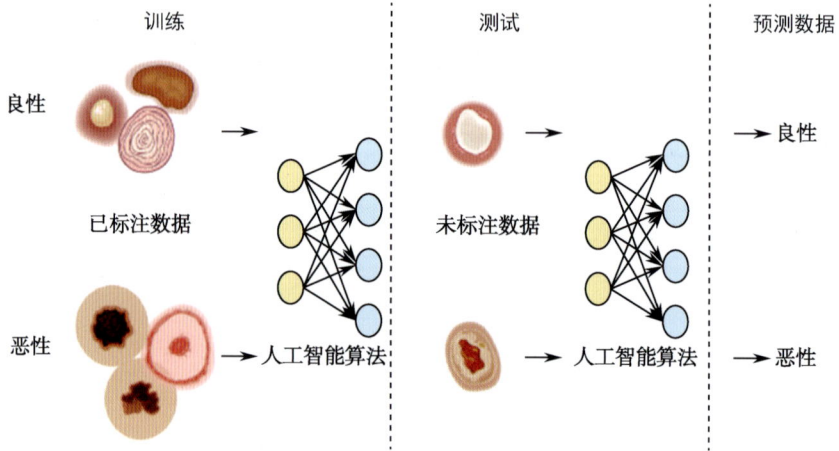

图 9-2　展示了如何在大数据集中训练 ML 算法，以便将数据与标签相关联（监督学习），然后对其性能进行评估（该图使用 BioRender.com 创建）

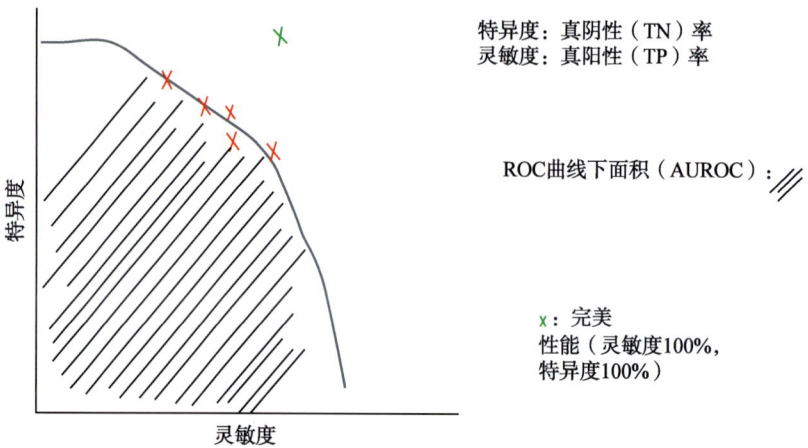

图 9-3　ROC 曲线是训练模型灵敏度和特异度的图形表示。在机器学习研究中，ROC 曲线和曲线下面积（AUC 或 AUROC）测量值通常用于衡量准确性。虚线表示最佳性能，其灵敏度和准确度均为 100%；在这种情况下，AUROC 等于 1.0。在实践中，灵敏度和特异度之间会发生交换，从而形成一条曲线（该图使用 BioRender.com 制作）

为一个"层"，各层的整体结构称为"架构"。在训练过程中，每个节点都会通过一个被称为"反向传播"的迭代过程进行改变和完善，从而提高神经网络的分类准确性（LeCun et al., 1990；LeCun et al., 2015）。

　　具有多个"隐藏层"节点的神经网络被称为"深度"神经网络，能够进行"深度学习"。虽然深度神经网络的概念早在几十年前就已被提出，但由于缺乏廉价、高效的处理能力，无法对其进行正确训练。然而，在2013年，最初为计算机游戏中的三维视觉效果而构建的图形处理器（GPU）被重新利用，为神经网络所需的反复训练提供动力。值得注意的是，卷积神经网络（CNN）是一种特殊类型的深度学习架构，在图片数据分类方面已显示出其实用性（Cireşan et al.，2010；Krizhevsky et al.，2012）。令人惊叹的是在2012年，GPU驱动的CNN AlexNet以15.3%的Top5错误率赢得了ImageNet竞赛，比第二名改善了10%。此后CNN作为一种基于计算机的图像分类技术，具有极大的吸引力（Krizhevsky et al.，2012）。

人工智能驱动的医疗技术正迅速地应用于临床实践。深度学习算法可以处理可穿戴设备、智能手机和其他医疗设备中的移动监测传感器产生的大量数据。机器学习模型可挖掘医疗数据中潜在的信息，帮助改善患者体验和健康。人工智能（AI）近来在计算机科学和信息学领域取得了长足进步，目前已成为当代医疗保健的重要组成部分。在临床和研究中，人工智能算法和人工智能驱动的其他应用为医疗人员提供了支持。

二、人工智能在皮肤病学领域的应用现状

表皮、真皮和皮下组织构成了人体皮肤的结构。表皮中的黑色素细胞在强烈的紫外线等照射下会以异常高的速度生成黑色素。黑色素瘤是黑色素细胞发育异常导致的恶性肿瘤。临床专家可以通过皮肤表面出现的色素病变视觉评估来识别黑色素瘤（Li et al.，2019；Cullell-Dalmalu et al.，2020；Pai and Pai，2021）。

皮肤病学是一门依赖形态特征的科学，大部分诊断基于视觉，非常适合利用人工智能的图像识别技能进行辅助诊断。目前，皮肤成像技术包括皮肤镜、超高频超声和共聚焦显微镜。每种皮肤成像技术都有各自的优缺点。皮肤科医生必须根据皮损状况选择几种成像技术。皮肤成像技术在全球应用，并且在皮肤疾病的临床诊断中十分重要（Li et al.，2019；Masood and Al-Jumaily，2013）。

放射学中的人工智能已成为皮肤病学人工智能的典范。出于种种原因（Mahmood et al.，2021），人工智能在医学领域早期并未得到广泛关注或应用。由于数据采集困难，标注数据量不足，没有足够的样本训练复杂模型。局部极值问题、梯度分散问题和硬件问题阻碍了医学人工智能的发展（Polesie et al.，2020）。在过去几十年中，人工神经网络（ANN）已被开发用于多种医学应用。然而，它在皮肤病学中的应用仍受到一定限制（Jutzi et al.，2020；Welch et al.，2021）。

基于机器学习的现代分类器在识别色素性皮肤病变方面优于人类专家，应在临床实践中发挥更大作用。拥有多年经验的临床医生需要接受常规培训，传统的医疗模式为大量人口提供高质量医疗服务具有挑战性。医生资源供需缺口大、医疗费用高。医疗人工智能技术高度依靠计算能力，通过深度学习进行模

仿,提供高质量的医疗服务,解决医疗资源分配不均的问题。鉴于上述问题,皮肤病学人工智能必将得到广泛的发展。

(一)人工智能在诊断皮肤恶性肿瘤中的应用

黑色素瘤是一种恶性程度较高的皮肤癌,在人群中越来越常见。自20世纪中叶以来,白种人的发病率每年上升3%～5%,目前的发病率为每年每10万人中20～60例。发病率较高的非黑色素瘤皮肤恶性肿瘤包括鳞状细胞癌和基底细胞癌,它们逐渐被认为是角质细胞癌。皮肤癌的早期发现会带来更好的治疗效果(Jones et al.,2022;Garbe et al.,2021;Karimkhani et al.,2015;Marka et al.,2019)。

研究人员一直在研究如何利用人工智能来改进或补充目前的黑色素瘤和非黑色素瘤皮肤癌筛查技术。Nasr-Esfahani 等(2016)2016 年率先训练了一个用于检测黑色素瘤的神经网络,其灵敏度和特异度分别为81%和80%。2017年,斯坦福大学发布了一项关于皮肤癌深度学习的研究。他们通过使用照片训练的端到端卷积神经网络,仅以像素和疾病标签作为输入,对皮肤病变进行分类。研究人员使用由2 032 种不同疾病的129 450 张临床照片组成的数据集来训练卷积神经网络。用经活检证实的临床图片对其进行了测试,其中包括两个重要的二元分类:角质细胞癌与良性脂溢性角化病,以及恶性黑色素瘤与良性痣。前者包括识别最常见的恶性肿瘤,后者则涉及识别最严重的皮肤癌。在皮肤癌的识别和分类方面,机器与获得认证的皮肤科医生的能力不相上下。这是皮肤病学人工智能领域的一项开创性研究。然而,由于他们没有纳入人口统计学数据,其研究的外部有效性值得怀疑。另一个局限是,虽然人们普遍认为将深度学习技术应用于皮肤癌分类可能会提高皮肤癌筛查的灵敏度和特异度,但所需训练图像数量巨大。

Fujisawa 等(2019)2019 年发布了一项研究,他们利用有限的临床照片数据集,调查了是否可以利用深度学习技术构建可靠的皮肤癌分类系统。该研究使用Tsukuba 大学医院2003—2016 年诊断出的1 842 例皮肤癌患者的4 867 张临床照片数据集来训练深度卷积神经网络(DCNN)。其中共包含14 项诊断,涵盖恶性和良性病症。训练后的 DCNN 总分类准确度为76.5%,灵敏度为96.3%,特异度为89.5%。因此从统计学角度来看,获得皮肤科医师资格证书的医生分类恶性或良性疾病的符合率高于皮肤科受训人员(分别为85.3%±3.7% vs. 74.4%±6.8%,$P<0.01$),而 DCNN 的符合率更高,达到92.4%±2.1%($P<0.001$)。

人工智能有助于皮肤癌诊断的另一个领域是组织学层面。Hekler 等(2019)研究了695 例病变,这些病变由一位组织病理专家进行分类(350 例痣/345 例黑色素瘤),随后利用其中的595 张图片对 CNN 进行训练,剩余100 张苏木精-伊红染色（HE）切片图像用于将 CNN 的结果与 11 位组织病理学家的结果进行比较。为了验证结果是否有差异（$P<0.05$），该研究对 CNN 测试结果的灵敏度、特异度和符合率进行了 3 次 McNemar 检验（$P<0.05$）。在 11 个测试周期中，CNN 的平均灵敏度、特异度和符合率分别为 76%、60% 和 68%。而 11 位病理学家的平均灵敏度、特异度和符合率分别为 51.8%、66.5% 和 59.2%。因此，该研究证实 CNN 在对黑色素瘤组织学图像进行分类方面的表现优于 11 位组织病理学家，表明 CNN 有潜力帮助人类诊断黑色素瘤。虽然人工智能在利用临床图像、皮肤镜图像和组织病理图像检测皮肤癌方面的应用仍处于早期发展阶段，但它显示出了巨大的潜力。

1990 年，专门用于皮肤病变检测的 CAD 系统及其组件面世。从那时起，出现了多种技术来解决这一难题。有几种算法采用了基于 Nachbar 等（1994）提出的 ABCD 原则的人工评估技术。该技术的要求包括不对称（A）、边界（B）、颜色（C）和差异结构（D）。要将这种基于规则的技术正确集成到 CAD 系统中，必须解决一系列问题。

第一步也是最关键的一步是准确分割出皮肤病变，这是检查不对称和病变边界的基础。关于这项工作，目前有多种建议，包括阈值法、基于区域和边缘的方法、软计算技术和可变形模型（Nachbar et al., 1994; Kasmi and Mokrani, 2016; Abbas et al., 2013）。

Celebi 等（2007）、Faziloglu 等（2003）和 Hajdu 等（2016）的论文中提出的皮损照片分类方法采用了典型的手工特征集；而基于深度卷积神经网络的高度自提取特征的优越性目前几乎没有争议。2017 年"面向黑色素瘤检测的皮肤病变分析"ISBI 挑战赛中，23 位参赛者中有 22 位考虑采用基于深度神经网络的方法来解决图像分类问题，这充分说明了目前基于 CNN 的方法在皮肤镜图像分析领域的优越性（Codella et al., 2017）。

对于常规测量，不同解决方案的分类精度几乎相同，性能上的微小差异可能是由于用于训练 CNN 的图片集大小不一。

Esteva 等（2017）使用 129 450 张皮肤科医生标注的临床图片训练了 GoogLeNet Inception v3 CNN 架构。科学家们证明，如果训练数据集足够大，基于深度神经网络的技术可能会在皮肤镜图片分类准确性方面超过临床专家。在大多数医学领域，目前还没有足够数量的人工标注的训练图片可供 CNN 提取和学习，以建立准确性良好的分类模型。

在过去 10 年中，用于图像分析（如分类、分割和修复）的深度学习算法的开发和应用日益增多。这些方法已逐渐融入各种研究领域，为生物医学成像分析提供了新的可能性。最近，深度学习在通过皮肤照片进行病变识别的应用中显示出了巨大的前景。在将皮肤病变照片分为不同的皮肤癌类别时，深度学习系统表现出了与人类相当的判断能力（图 9-4）。深度学习的潜在治疗用途要求计算机科学领域以外的学者了解其基本原理（Du-Harpur et al.，2020）。

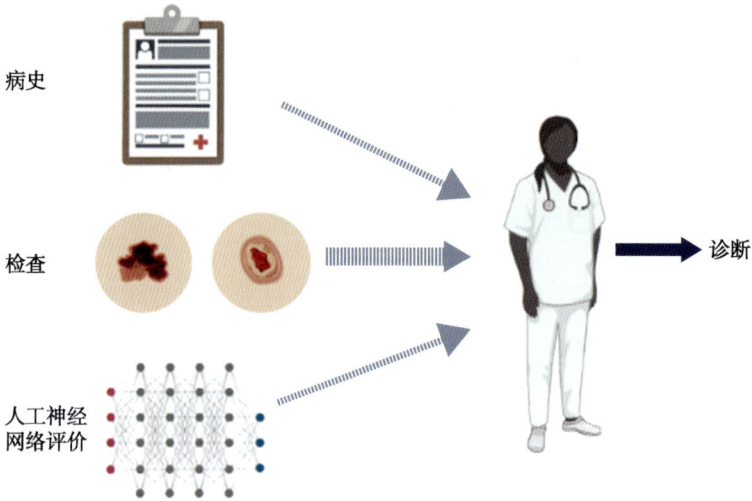

图 9-4　展示了机器学习系统在协助非专业医生进行病变风险分级和临床决策方面的应用前景。CNN 可能是一种新形式的决策辅助工具，可帮助非专业医生正确分诊并缩小鉴别诊断的范围（该图使用 BioRender.com 制作）

计算机图像分析有助于消除观察者之间和观察者内部的主观差异，从而进行客观的参数评估。在皮肤病学领域，人工智能正被迅速用作诊断工具。计算机技术在皮肤病学中的应用加快了数据处理速度，并优化了结果。在过去的 30 年中，人们对使用机器学习模型评估和分类皮肤病变数据进行了大量研究（Tchandl et al.，2018；Goyal et al.，2020；Young et al.，2020）。

1. 人工智能在皮肤镜图像中的应用　皮肤镜检查是使用由高质量放大镜和（可偏振）照明系统组成的皮肤镜仪器对皮肤病变进行筛查和评估（Tchandl et al.，2018；Goyal et al.，2020；Sadeghi et al.，2011；Stoecker et al.，2005；Yu et al.，2017）。使用高分辨率的数码单反相机或智能手机相机附件可获得皮肤镜图片（图 9-5）。随着一些包含各种良性和恶性皮肤病的大型公开皮肤镜数据集的出现，皮肤镜图片结合人工智能算法正日益成为一个热门研究领域。利用皮肤镜皮损数据集进行皮损诊断的人工智能实验已有数例（表 9-1）。

Codella 等（2017）的研究中使用皮肤镜图像，他们使用 ISIC-2016 数据集创建了一个深度学习算法。并将该模型的性能与 8 位皮肤科医生进行比较。测试集为 100 个皮肤病变，模型和医生对皮损良性或恶性进行判断。该模型的准确度为 76%，特异度为 62%，优于皮肤科医生的平均水平（准确度和特异度分别为 70.5% 和 59%）。

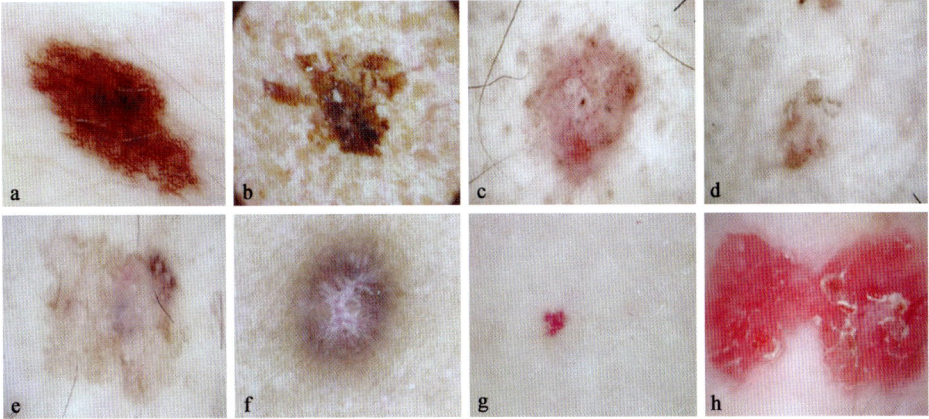

图 9-5 皮肤镜下不同类型的皮肤病变示意图。a. 痣；b. 黑色素瘤；c. 基底细胞癌；d. 光化性角化病；e. 良性角化病；f. 皮肤瘤；g. 血管病变；h. 鳞状细胞癌（Goyal et al.，2020）

表 9-1　利用皮肤镜皮损数据集进行人工智能诊断的研究

研究	国家	数据	分类任务	算法性能	临床医生表现
Codella et al. (2017)	美国	1 279 张图像（训练集 900 张，测试集 379 张）	黑色素瘤与黑色素细胞痣的比较	灵敏度：82% 特异度：62% AUC：0.84	灵敏度：82% 特异度：59% 8 名皮肤科专家
Haenssle et al. (2018)	德国	>100 000 张皮肤镜图像	黑色素瘤与良性黑色素细胞痣的比较	较难测试集 -100 AUC：0.86； 测试集 -300 AUC：0.95	AUC：0.79 58 名皮肤科医生
Brinker et al. (2019)	德国	12 378 张开源皮肤镜图像	黑色素瘤与非典型痣的比较	灵敏度：74.1% 特异度：86.5%	灵敏度：74.1% 特异度：60% 157 名皮肤科医生
Tschandl et al. (2019a)	奥地利、澳大利亚	训练集：7 895 张皮肤镜和 5 829 张特写图像 测试集：2 072 张皮肤镜和临床特写图像	恶性与良性非色素性皮肤病变的比较	灵敏度：80.5% 特异度：51.3% AUC：0.74	灵敏度：77.6% 特异度：51.3% AUC：0.70 95 名皮肤科医生
Maron et al. (2019)	德国	11 444 张皮肤镜图片，来自国际皮肤图像协作组（ISIC）	恶性与良性皮肤病变的比较	良性 AUC：0.96 恶性 AUC：0.93	112 名皮肤科医生；性能低于模型的平均性能

续表

研究	国家	数据	分类任务	算法性能	临床医生表现
Haenssle et al. (2020)	多个国家/地区	多个来源皮肤镜图片	黑色素瘤原位良性病变与侵袭性黑色素瘤的比较	灵敏度：95.0% 特异度：80.4% （良性与恶性）	灵敏度：94.1% 特异度：80.4% 96 名皮肤科医生

AUC. 受试者操作特征曲线下面积

Haenssle 等（2018）使用超过 10 万张良性病变和黑色素瘤的皮肤镜图片搭建数据集并构建了一种深度学习技术（Inception v4），将其性能与 58 位皮肤科医生进行了比较。在 100 例病例（75 例良性病变和 25 例黑色素瘤病例）测试集上，皮肤科医生的灵敏度为 86.6%，特异度为 71.3%，而深度学习的灵敏度为 95%，特异度为 63.8%。在另一项研究中，Haenssle 等（2020）使用 100 例皮肤镜图片测试集（60 例良性病变和 40 例恶性病变），对比了基于 Inception v4（欧盟许可的医疗设备）的深度学习架构和皮肤科医生的诊断性能。这项研究在两个层面上开展，第一层面是皮肤镜图像；第二层面是额外的临床特写照片、皮肤镜图像和临床数据。深度学习方法的灵敏度和特异度分别达到 95% 和 76.7%，而皮肤科医生的平均灵敏度和特异度分别为 89% 和 80%。增加二级信息后，皮肤科医生的平均灵敏度上升到 94.1%，但平均特异度保持不变。由此可见，皮肤科医生正在结合 AI 和视觉工具（皮肤镜）对患者进行评估。

Brinker 等（2019）使用深度学习算法（ResNet50），利用 100 张包含 80 例痣和 20 例黑色素瘤病例的皮肤镜图片，对德国 12 所大学医院的 157 名经委员会认证的皮肤科医生表现进行了研究。在皮肤镜数据集上，皮肤科医生的灵敏度为 74.1%，特异度为 60%，而深度学习方法的特异度为 69.2%，灵敏度为 84.2%。在另一项研究中，Maron 等（2019）比较了深度学习系统（ResNet50）与 112 名德国医生对皮肤病［痣、黑色素瘤、良性角化病、基底细胞癌（basal cell carcinoma，BCC）和鳞状细胞癌（squamous cell cancer，SCC）（包括日光角化病和上皮内癌）］进行分类的灵敏度和特异度。结果显示深度学习技术明显优于皮肤科医生（$P < 0.001$）（图 9-6）。此外，Tschandl 等（2019a）展示了最先进的机器学习算法和人类对所有具有临床意义的良性和恶性色素性皮肤病变的诊断准确性。

目前的研究结果有效证实了深度学习算法在皮肤科医生层面的应用，即利用大型专有图像数据集和有限数量的皮肤科医生对可疑病变进行分类。在开源照片上训练的深度学习算法的性能与所有级别皮肤科医生的表现进行了比较。机器学习在识别色素性皮肤病变方面的表现优于人类专家，应该在临床实践中发挥更大的作用。

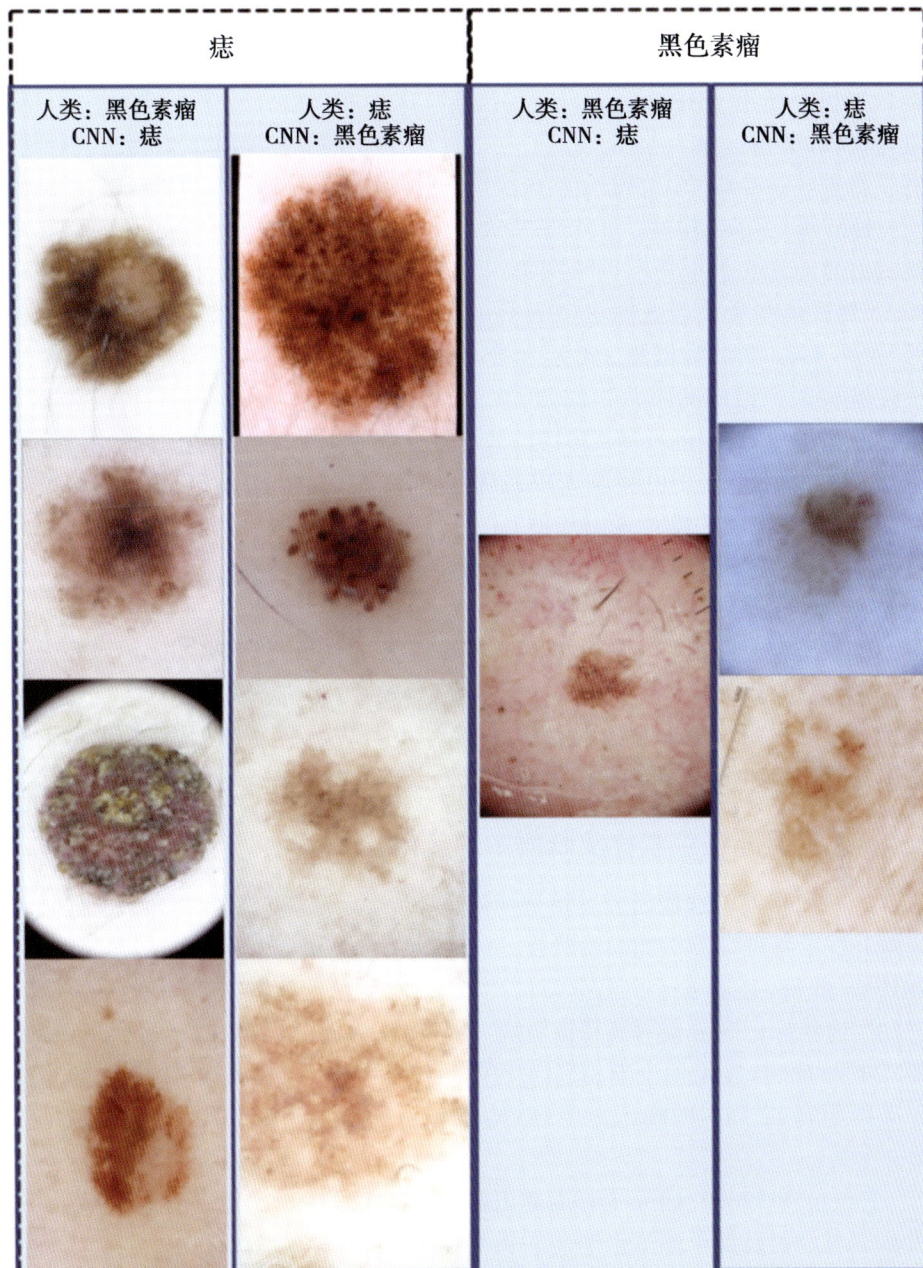

痣		黑色素瘤	
人类：黑色素瘤 CNN：痣	人类：痣 CNN：黑色素瘤	人类：黑色素瘤 CNN：痣	人类：痣 CNN：黑色素瘤

图 9-6　大多数人类评分员和大多数 CNN 检测结果在某些病变上存在分歧（Brinker et al.，2019a）

2. 人工智能在临床图片中的应用　部署机器学习需要大量的数据集。输入可以为一系列数据，包括临床照片和放射学照片等视觉信息，以及患者数据和症状等文字信息（Yang et al., 2018; Adoeye et al., 2021; Tschandl et al., 2019b; Chan et al., 2020; Esteva et al., 2017; Ferrer-Sánchez et al., 2022）。Yang 等（2018）在数据集上使用 ABCD 启发表示法诊断临床皮肤病变并与皮肤科医生的诊断进行比较，其符合率为 57.62%，而 ResNet 为 53.35%。与其他医生相比，只有具有丰富皮肤病专业知识的资深临床医生的平均符合率达到 83.29%。

Han 等（2018）构建了一个深度学习架构 ResNet-152，利用 Asan 训练数据集、MEDNODE 数据集和网络图集识别 12 种皮肤疾病的临床照片，然后利用 Asan 测试集和爱丁堡数据集（Dermoft）对其进行评估。在随机选择的 480 幅照片中（Asan 测试数据集 260 幅和爱丁堡数据集 220 幅），该算法的表现与 16 位皮肤科医生组成的团队相似；但在 BCC 的诊断上，人工智能系统的表现优于皮肤科医生。Brinker 等（2019b）评估了 145 名皮肤科医生和一种深度学习方法（ResNet50）在 100 张临床皮肤病变照片（MClass-ND，包括 80 例痣病例和 20 例活检验证的黑色素瘤病例）上的表现，皮肤科医生的灵敏度为 89.4%，特异度为 64.4%，AUROC 为 0.769；深度学习技术的灵敏度与其相同，但特异度为 69.2%。

这些研究表明人工智能诊断性能差异较小，而皮肤科医生的表现则相差很大，与患者临床接触所提供的信息要多于单纯的照片。更多的临床数据可以大大提高皮肤科医生的诊断灵敏度和特异度，机器学习算法也可以利用这些信息做出判断。CNN 的表现相较于皮肤科医生以较小的优势胜出。

（二）人工智能在色素性皮肤病中的应用

人们利用人工智能研究了银屑病的若干要素，针对图片分类和银屑病临床风险开发了各种计算机辅助诊断技术（Shrivastava et al., 2016; Shrivastava et al., 2017）。此外，还开发了机器学习预测模型，以评估银屑病对生物制剂的反应，并利用遗传标记区分银屑病和银屑病关节炎（Guo et al., 2014）。Correa da Rosa 等（2017）证明，在使用生物制剂治疗的前 4 周采集银屑病皮损基因表达谱可用于准确预测 12 周后的临床终点（ROC 曲线下面积 >80%），从而将评估周期缩短 2 个月。

Emam 等（2020）研究了丹麦登记队列中 681 例银屑病患者的数据，以了解机器学习是否有助于预测银屑病的长期生物反应。研究结果表明，早期诊断和治疗患者中，非银屑病关节炎患者坚持接受治疗的可能性高达 90%。总而言之，研究人员最近使用深度学习（DL）和卷积神经网络（CNN）来分析包括皮肤病在内的各种领域的医学图像。根据合适的预测指标，机器学习算法估算停药概率和治疗时间的准确率超过 80%。这可用于治疗相关决定、告知患者预测结果，以及制订循证指南。

三、人工智能在口腔疾病中应用现状

病史和体格检查是诊断的一部分。口腔疾病的诊断需要全面了解病变、病变位置和对称性（McCarthy et al.，2011）。组织学或免疫荧光检测等许多技术都依赖于数字图像解读（Halicek et al.，2019a，b）。另外，病史通常通过与患者问答的方式获得，不仅包括特定疾病的一般病史，还包括患者的职业、爱好、日常家务、动物接触和饮食，以及各种看似无关的变量，如疾病的季节性变化、与月经或妊娠的相关性、伴随疾病、药物信息和家族史（Lloyd and Craig，2007；Davis and Murray，2016）。

人们普遍认为，新技术有可能帮助医患做出更有效的医疗决策。目前，要做出正确的诊断需要多年的医学培训，即便如此，诊断通常也是一个艰难而耗时的过程。深度学习算法在自主识别病理方面取得了重大进展（Chien et al.，2008；Chiesa-Estomba et al.，2022；Chu et al.，2021；Keser et al.，2023；Chuchu et al.，2018）。机器学习技术可以像医生一样学习检测模式，然而计算机与医生的显著区别是它需要大量的真实案例（通常是数千个），才能做出有意义的预测（Kumar et al.，2016；Alabi et al.，2019；Alabi et al.，2022；Young et al.，2020；Keser et al.，2023）。

（一）人工智能在口腔疾病中的应用

人工智能可用于口腔疾病的诊断和治疗，也可用于筛查和分类疑似发生癌前病变和恶性病变的口腔黏膜。对于大规模人群而言，人工智能可正确预测口腔癌的遗传倾向（Harangi et al.，2018；Young et al.，2020；Alabi et al.，2022；İlhan et al.，2021）。目前，手术活检和组织病理学诊断仍是确诊所有口腔黏膜病变的金标准（Alabi et al.，2022）。害怕"癌症"诊断或手术等侵入性检查的患者往往会导致诊断延误，如果是恶性病变，还会有疾病进一步恶化的风险，从而对预后产生不利影响（Alabi et al.，2022；Güneri and Epstein，2014）。此外，对于许多患者，尤其是有恶性病变风险的患者来说，可能很难得到治疗和／或能够遇到可以进行必要活检的合格医生。因此，有必要利用其他医疗领域的众多技术发展来精确识别口腔黏膜疾病。

口腔黏膜是口腔内部的黏膜衬里或"皮肤"，包括颊和唇。健康的皮肤和口腔黏膜在组织结构方面有许多相似之处，但它们也有组织学差异。虽然皮肤和口腔黏膜的形状和功能相似，但这两种组织类型的愈合过程具有同源性和差异性（Waasdorp et al.，2021；Keser et al.，2023）。

口腔扁平苔藓（oral lichen planus，OLP）是一种自身免疫性疾病，可影响皮肤和口腔内部的任何黏膜。口腔、食管、阴道和皮肤黏膜都可能受到影响。口腔扁平苔藓是一种长期的黏膜皮肤炎症，病因不明（Pekiner et al.，2012；Pekiner et al.，2014），组织学特征包括上皮下带状炎症细胞浸润、集中在基底角质细胞上的不同数量的单核细胞，以及上皮基底细胞变性和凋亡，最常见局限于基底细胞区（Neppelberg et al.，2007；Santoro et al.，2004）。

　　Keser 等（2023）开发了一种利用摄影图像识别口腔扁平苔藓病变的深度学习方法。所有病例均经过组织病理学验证，确诊为口腔扁平苔藓。使用 CranioCatch 程序（图9-7）识别了 65 张健康口腔黏膜和 72 张口腔扁平苔藓病变口腔黏膜的匿名回顾性照片。所有图像均由口腔内科和颌面放射科专家验证。该数据集包括健康黏膜和有口腔扁平苔藓病变的黏膜，分为训练集（$n=51$；$n=58$）、验证集（$n=7$；$n=7$）和测试集（$n=7$；$n=7$）。

图 9-7　CranioCatch（CranioCatch-Eskişehir，土耳其）检测和标记 OLP 病变的代表性样本（Keser et al.，2023）

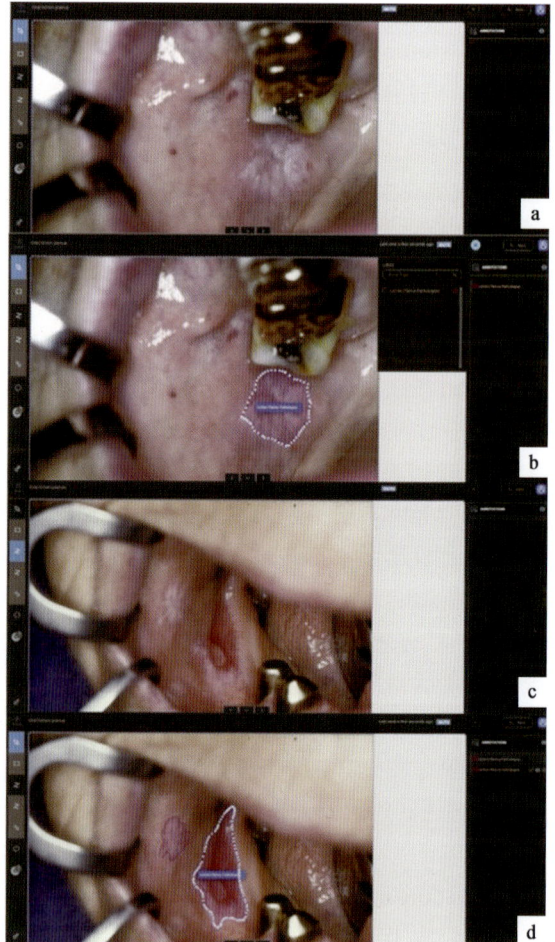

深度学习过程通过使用 GoogleNet Inception v3 架构和 TensorFlow 库实现。在 Inception-v3 中，把 5×5 过滤器的大小改为 2 个 3×3 过滤器，减少有效网格尺寸的方法发生了变化，通过卷积和池化分别生成特征图，计算成本仅比 Inception-v1 高约 2.5 倍，比 VGGNet（视觉几何组）高效得多，它是一个有 42 层深度的标准深度卷积神经网络（CNN）架构（图 9-8）。人工智能深度学习模型以 100% 的成功率正确分类了健康和病变黏膜的所有测试照片，符合率估计为 100%。

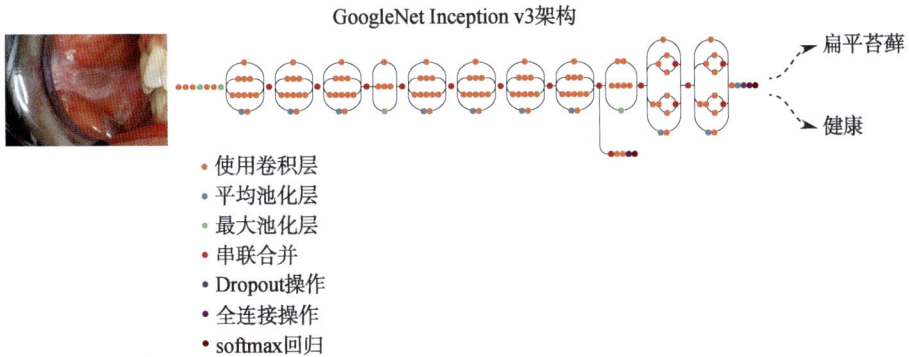

图 9-8　使用深度学习方法 TensorFlow Inception v3 架构的人工智能模型。图中显示了使用基于深度学习的技术识别皮肤病的整个过程。口内照片输入系统、预处理、特征提取后机器学习建立的模型用于诊断（Keser et al., 2023）

在口腔医学领域，人工智能通常用于区分病变和正常结构、优先考虑风险变量、模拟和评估预期结果（Keser et al., 2023；Shan et al., 2021；Alhazmi et al., 2021；Adeoye et al., 2021）。临床医生的记忆力和认知偏差对于症状、诊断测试结果和其他标准的学习很敏感，这些构成了诊断特定疾病的逻辑基础。当人工智能经过数十万个实例的"训练"后，其临床经验甚至超过了最熟练的专家。口腔临床医生目前面临着很大的压力，因为他们必须诊断比过去更多的患者或更复杂的病例。在人工智能的帮助下，临床医生或许能克服这些障碍。算法具有与人类观察者相似的高灵敏度和符合率（Hayashi and Setiono, 2002），可以帮助外科医生、放射科医生和物理治疗师等其他医疗专业人员充分利用时间，缩短诊断时间。人工神经网络的研究成果与医学诊断和当前的分类方法进行结合，以发现不同的治疗方法。许多人发现，神经网络在建模方面非常灵活，而且在预测方面具有较好的准确性，因此是获得受限数据集合理最优解的工具。神经网络能够结合系统中多种形式的数据，如通过临床检查获得的数据（Bouletreau et al., 2019；Jeon et al., 2015）。

Magshoudi 等（2013）使用基于 ANN 的智能系统研究了 3 种最常见且潜在危险的口腔疾病：口腔鳞状细胞癌（oral squamous cell carcinoma，OSCC）、白斑病和口腔扁平苔藓。研究对象包括 150 例患者，每种疾病 50 例。结果表明，基于人工神经网络的诊断系统是诊断和预测口腔疾病的有力策略。Idrees 等（2021）建立了一种机器学习人工神经网络多层感知器（ANN-MLP），用于识别并量化口腔扁平苔藓病例数字化 HE 切片中炎性浸润的单核细胞和粒细胞，并在 130 例病例的回顾性队列中进行了验证，灵敏度为 100%，符合率为 94.62%，能够根据炎症细胞和单核细胞的数量检测出口腔扁平苔藓患者。

　　在生化方面，一项研究调查了白细胞介素 -12 受体 β2（IL12RB2）和肿瘤坏死因子受体超家族成员 8（TNFRSF8）作为口腔扁平苔藓诊断生物标志物的可能性。研究人员使用支持向量机（support vector machine，SVM）、随机森林（random forest，RF）、线性判别分析（linear discriminant analysis，LDA）、神经网络（NN）和朴素贝叶斯（naive Bayes，NB）方法建立了 IL12RB2 和 TNFRSF8 表达的预测模型，AUC 为 0.83～0.92，符合率都超过了 75%。针对炎症细胞因子基因的表达，ANN、SVM 和 RF 都能根据炎症细胞因子基因的表达情况将口腔扁平苔藓与其他口腔黏膜白色病变区分开来（Jeon et al.，2015）。

　　白斑病是最常见的口腔病变之一。它是一种不能以临床表现和组织病理学等方法诊断为其他疾病的具有潜在癌变风险的白色斑块。Ferrer-Sánchez 等（2022）利用深度学习方法，从癌症演化和高风险发育不良的角度评估了口腔白斑的恶变可能性。该研究使用标准数字照片对平均随访 5.5 年的 261 例口腔白斑病灶进行深度学习，由基于 U-Net 的病变分割和多任务 CNN 分类器组成，用于估计病变的恶性病变和发育不良风险。该模型预测恶变的灵敏度为 100%，特异度为 69.2%（图 9-9）。该模型预测高风险发育不良的特异度为 74%，灵敏度为 92.8%，可能有助于预测口腔白斑病的恶性发展。

　　人工智能在医疗行业有着多种功能和广泛应用。工作量的增加、工作复杂性的提高，以及医生的疲惫都可能影响诊断能力，而成像设备中的人工智能组件将减少工作量并提高效率。深度学习还能识别口腔病变，比

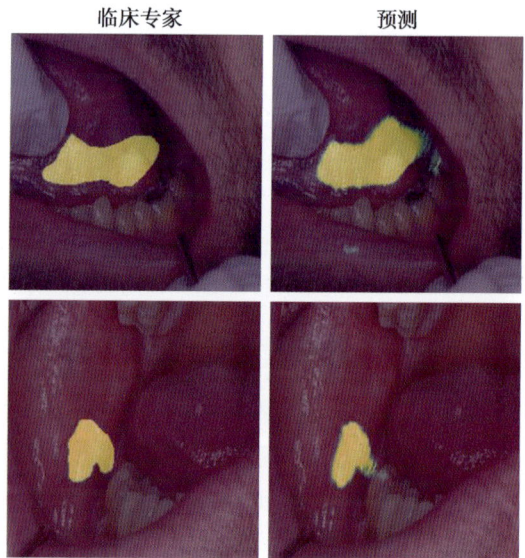

图 9-9　使用最佳 U-Net 模型分割病变的两个例子。临床专家的分割结果（左）与最佳 U-Net 模型预测结果（右）对比（Ferrer-Sánchez et al.，2022）

人类学习更多的数据，初步研究的结果显示其有能力管理这项艰巨的任务。

（二）人工智能在口腔癌中的应用

口腔鳞状细胞癌（OSCC）是世界上最常见的恶性肿瘤之一，在许多国家的发病率越来越高。其发病率高、诊断时间晚、缺乏计划性治疗方案等问题是人们关注的焦点。早期发现对于更好的预后、治疗和结果至关重要（Ilhan et al.，2021；Aubreville et al.，2017；Uthoff et al.，2018；Llewellyn et al.，2004；Warnakulasuriya and Kerr，2021；Almangush et al.，2015；DuM et al.，2020；Miranda-Filho and Bray，2020）。尽管分子通路方面的研究取得了最新进展，但 OSCC 患者的晚期诊断和精准医疗策略仍困难重重（Coletta et al.，2020）。深度机器学习被认为是提高精准医疗的一种方法，它能改善早期诊断，从而降低癌症的死亡率和发病率（Chu et al.，2021；Ilhan et al.，2021）。据报道，近年来这种方法在医学成像的数据提取和关键信息解读方面取得了巨大进步（Ariji et al.，2019；Ariji et al.，2020；Ariji et al.，2021；Fujima et al.，2020）。因此，它可能有助于口腔鳞状细胞癌的早期诊断。此外，自动图像处理还能帮助病理学家和医生对癌症患者做出更好的决策。

口腔癌的早期诊断是降低发病率和死亡率、提高生存率、改善患者生活质量的最佳方法。通常的临床检查包括全面的头颈部检查、口腔组织视诊和触诊，而病变的组织学诊断仅靠这些检查是无法预测的。因此，有必要创建辅助工具，以提高临床检查效率，发现和诊断与口腔癌和其他潜在恶性疾病相关的病变（Simonato et al.，2019，Farah et al.，2019）。由于近年来图像处理和诊断技术迅速取得革命性突破，人工智能与口内照片、组学技术和基于光学的成像系统搭配使用，可作为这方面辅助诊断的重要工具（Aubreville et al.，2017；Uthoff et al.，2018；Lylewellyn et al.，2004；Simonato et al.，2019；Farah et al.，2019）。这些系统可用于多种情况，包括预测口腔癌的预后和治疗效果、检测淋巴结受累情况、对口腔黏膜病变进行分类，以及对恶性和具有恶性转变可能性的病变进行诊断。

手术治疗历来是治疗 OSCC 的基础疗法。为了更好的预后、治疗和生存，早期诊断至关重要（Alabi et al.，2021）。尽管最近我们对癌症的分子病因的认识取得了进展，但晚期诊断阻碍了我们对精准治疗的追求。因此，有人建议将深度机器学习作为改善早期诊断的一种方法，从而降低癌症的死亡率和发病率。自动图像分析有可能帮助病理学家和医生在早期阶段发现 OSCC 并做出明智的癌症治疗决策（Aubreville et al.，2017；Uthoff et al.，2018；Alabi，2019；Fu et al.，2020；Ariji et al.，2020；Kar et al.，2020）。

临床图像正越来越多地应用于医学领域，比如基于其构建的深度学习自动决策系统可用于疾病诊断、预后和个性化治疗，除此之外还可用于提高其他医疗系统的效率（Uthoff et al.，2018；Fu et al.，2020）。深度学习利用临床照片，在乳腺癌、前列腺癌和口腔癌等癌种的细胞类型分类和治疗结果预测方面的肿瘤学研究已初见成效，并已被用于口腔鳞状细胞癌（SCC）的细胞类型识别和非癌组织与恶性组织的鉴别诊断（Shimizu and Nakayama，2020；Golden et al.，2017；Nagpal et al.，2020；Fu et al.，2020；Faradmal et al.，2014）。除诊断外，它还通过检查转移淋巴结和量化肿瘤浸润淋巴细胞的数量来预测预后（Topol et al.，2019；Golden et al.，2017；Ehteşami et al.，2017；Shaban et al.，2019）。

　　临床图像是癌症研究中最常用的输入数据，用于开发预测临床结果的深度学习模型。图像数据的质量是模型性能的主要决定因素。高质量的临床图片数据，如诊断过程中从患者身上获取的病理和放射学图片和 / 或健康对照组的相关图片，可能是构建深度学习模型最重要、最耗时的第一阶段（Uthoff et al.，2018；Fu et al.，2020；Aubreville et al.，2017；Jubair et al.，2022；Warin et al.，2021）。除需要高质量的照片作为构建深度学习模型的输入数据这一基本需求外，图像数据量也是训练出性能良好的模型的必要条件。

　　每个模型实际使用的照片数量应单独计算，并取决于多种标准，如输出类别的数量和训练技术（Esteva et al.，2019）。一般来说，照片数量越多，模型的性能越好。为此，人们偶尔会使用迁移学习技术，从开放源（如拥有超过 1 400 万张图片的 ImageNet）中传输大量图片信息。传输的照片可用于训练深度学习模型，然后再使用基于项目的图像进行调整（Shin et al.，2016；Pan and Yang，2009）。

　　另一种提高模型性能的方法是采用图像增强技术，通过随机旋转、翻转，以及饱和度和曝光调整，从原始照片中生成更多变化的图片（Shorten and Khoshgoftaar et al.，2019，Chu et al.，2021）。深度学习研究采用了具有不同架构和复杂度的 CNN 分类器来评估病理、临床和放射学图像（图 9-10）。

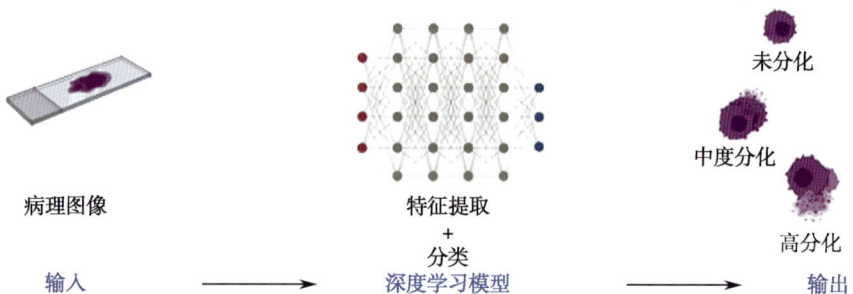

图 9-10　病理学 / 放射学图像（此处仅以组织学图像为例）在计算机中被视为矩阵。卷积层、池化层和全连接层是 CNN 的常见组成部分。这几个层隐性地协同工作，执行特征提取和分类（该图使用 BioRender.com 制作）

　　切除组织的 HE 染色病理图片可显示肿瘤组织病理学，这些组织切片还可通过免疫组化检测特定的生物标志物，为预后预测提供进一步的信息（Chu et al.，2021）。深度学习最常用的病理图片是数字 HE 染色组织图片。从病理图片中学习组织学区别的深度学习模型可以帮助检测口腔癌，它能够对细胞类型进行分类并区分肿瘤等级。一项研究利用主动学习训练提高了全卷积 CNN 性能，用于区分 6 种不同类型的非肿瘤细胞（基质、淋巴细胞、黏膜、角蛋白珠、血液和脂肪）的 HE 染色图片，符合率高达 96.37%（Folmsbee et al.，2018）。

深度学习用于预后预测的主要放射学影像是 PET 和 CT（Chu et al.，2021）。^{18}F- 氟代脱氧葡萄糖生成的 PET 图像包含标准化摄取值、代谢肿瘤体积、异质性指数和病变总糖酵解等图像参数，可用于描述肿瘤特征，CNN 模型可以评估这些图像和相关参数或其他参数（如临床分期），预测口腔 SCC 患者的无病生存期，符合率、灵敏度和特异度均达到 80%（Fujima et al.，2020）。与使用 PET 图像相比，CT 扫描排除淋巴结外侵犯的灵敏度较低，因此将 CT 图像用于 CNN 模型预测无病生存期时，模型的表现较差（Kann et al.，2020）。

头颈部 SCC 的淋巴结外侵犯往往与低无病生存率有关，因此，使用 CNN 模型分析 CT 图像中的这一变量，可以预测口腔 SCC 患者的无病生存率，灵敏度为 66.9%，符合率为 84%，特异度为 89.7%（Ariji et al.，2020）。检测淋巴结转移是深度学习和放射影像分析的一个潜在应用。虽然结果不如放射科医生（符合率为 83.1%，AUC 为 0.83，灵敏度为 77.5%，特异度为 88.8%），但在口腔 SCC 中利用 CT 进行深度学习仍能达到 78.2% 的符合率（AUC 为 0.8）、75.4% 的灵敏度和 81% 的特异度（Ariji et al.，2019）

这个深度学习模型表现不佳有可能是模型架构的问题，而改进模型参数可以提高学习率。同一研究团队后来的一项研究表明，改变模型架构和数据准备，可以将深度学习模型从口腔 SCC 的 CT 图像中检测淋巴结转移的灵敏度提高至 90%（AUC 为 0.84）。深度学习模型除了能诊断淋巴结转移外，还能预测与毒性相关的放射副作用——口臭，符合率高达 76%（Ariji et al.，2021）。

人工智能有助于早期发现并降低与口腔癌相关的死亡率和发病率。Nayak 等（2006）利用激光诱导的自发荧光光谱记录，采用 ANN 来区分正常组织、癌前病变组织和癌症组织。结果显示，该方法的符合率为 98.3%，特异度为 100%，灵敏度为 96.5%。Uthoff 等（2018）利用自发荧光图像和白光图像，应用 CNN 识别癌前病变和癌变。在识别癌前病变和癌变方面，CNN 的表现优于专家。基于更大的数据集构建出的 CNN 模型性能更好。基于共聚焦激光内镜检查图像，Aubreville 等（2017）采用 DL 检测肛门癌。这种方法的特异度和符合率都达到了 90%。Shams 等（Shams et al.，2017）在一项比较研究中使用了深度神经网络，预测具有恶变风险的口腔病损的癌变可能性。DNN 与多层感知、正则化最小二乘法和支持向量机进行了对比。与其他系统相比，DNN 的符合率更高，达到 96%。Jeyaraj 等（2019）也验证了这些结果，CNN 模型基于高光谱图像区分癌组织和非癌组织,无须专业指导。Warin 等(2021)利用 CNN 深度学习方法创建了一个用于口腔癌筛查的自动分类和检测模型。该研究包含来自口腔颌面中心的 700 张临床口腔照片(包括 350 张口腔鳞状细胞癌照片和 350 张健康口腔黏膜照片),分别使用 DenseNet121 和快速 R-CNN 生成分类和检测模型。DenseNet121 模型的分类符合率为 99%,查全率为 100%,F_1 指数为 0.99,灵敏度为 98.75%,特异度为 100%,受试者操作特征曲线下面积为 0.99。快速 R-CNN 模型的检测符合率为 76.67%,查全率为 82.14%,F_1 指数为 0.793 1,精密度 - 召回率曲线下面积为 0.79。结果表明,DenseNet121 和快速 R-CNN 算法在口腔摄影图像分类和检测恶性病变方面具有足够的潜力。口腔癌研究领域最近开展了大量研究,许多研究已成功创建了可预测口腔癌变和复发的人工智能模型(图 9-11)。

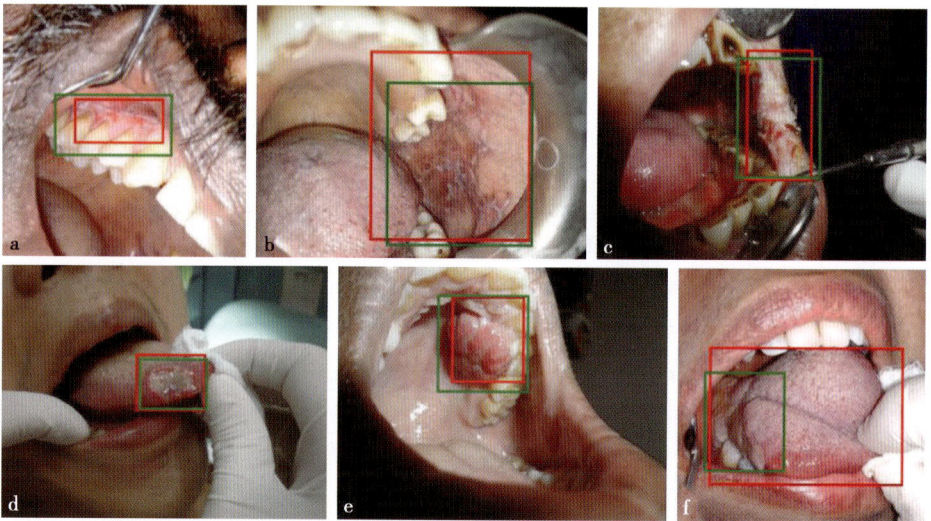

图 9-11　四类检测结果。a～d. 检测正确;e 和 f. 检测错误和遗漏。综合注释边界框为绿色,预测边界框为红色(Welikala et al.,2020)

很多研究将深度学习(DL)算法与熟练的放射科医生进行了比较,结果发现深度学习取得了不同程度的成功。Ariji 等(2019)评估了深度学习在通过 CT 影像检测颈部淋巴结转移方面的有效性。研究对 45 例口腔鳞状细胞癌患者的 137 例经组织学证实阳性的颈部淋巴结和 314 例经组织病理学证实阴性的淋巴结进行了 CT 扫描,将深度学习的结果与 2 名专业放射科医生的结果进行对比。深度学习网络已达到影像医生的准确度。此外,研究人员通过深度学习证实颈部淋巴结转移的结外扩张。研究共对 51 例患者进行 703 次 CT 扫描,其中的 20 例患者存在结外扩张,这些资料作为训练数据,同时选择另外 80 例患者的资料作为测试数据。深度学习系统的性能明显优于放射科医生，这表明可以将深度学习作为发现结外转移的诊断工具（Ariji，2020）。

Tanriver 等（2021）提出了一种两阶段、端到端的方法，通过连续合并目标检测和分类任务来诊断口腔病变（图9-12）。他们建议使用 YOLOv5l 来检测整个图像中的病变区域，通过 EfficientNet-b4 将发现的病变区域分为3类。所选择的网络在准确性和推论时间两方面表现良好，因此成为实时应用的理想选择。研究还将先进的 YOLOv5 结构作为单阶段的目标检测器，用于识别口腔病变。对于这些数据集，YOLOv5l 模型在所有版本中表现最好，平均精度（AP）为0.644，IOU 为0.5（AP_{50}）时的平均精度为0.951。

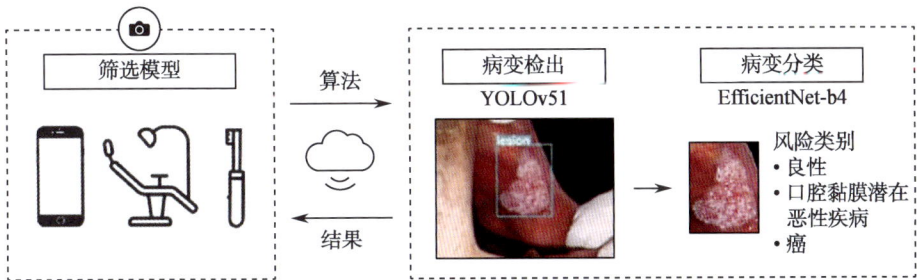

图9-12　建议的两阶段口腔癌筛查工作流程。第一阶段，拍摄图像检测口腔病变；第二阶段，使用深度学习算法对检测区域进行分类。由于在准确性和推理时间方面表现良好，工作流程选择 YOLOv5l 和 EfficientNet-b4 模型（转载自 Tanriver et al.，2021）

人工智能算法可以整理各种数据源，提供判断、评估风险，并向专业人员建议患者进行癌症治疗（Zheng et al.，2014）。人工智能在癌前病变、淋巴结、唾液腺肿瘤和鳞状细胞癌的诊断和预后方面的疗效已在研究中得到证实（表9-2）。这些举措可以通过提高早期诊断的准确率，并结合有效的治疗方法来降低死亡率。为了提供更加准确、经济的诊断，这些平台上的数据分析需要很大的数据量和资源。在将这些模型安全地整合到常规临床操作之前，必须进一步改进，以获得最高的准确性、特异度和灵敏度。

基于人工智能的临床决策支持系统用于口腔黏膜病变的鉴别诊断，癌症筛查、可疑黏膜改变的分类、组织诊断和淋巴结受累情况的评估。逻辑回归、支持向量机（SVM）、决策树和贝叶斯网络是口腔癌研究中最常用的机器学习（ML）算法（Ilhan et al.，2021）。基于 ML 的算法可用于预测口腔黏膜潜在恶性疾病（oral potential malignant disorder，OPMD）的恶性转变、口腔癌的淋巴结转移、治疗反应和疾病预后（Schwendicke et al.，2020）。一项调查其疗效的系统综述认为，判断恶性转化的符合率为89%～97%，颈部淋巴结转移的符合率为78%～91%，治疗反应的符合率为64%～100%，预后的符合率为71%～99%（Patil et

表 9-2　人工智能在癌症诊断中应用研究的综述

研究/目标	地点	病例/图像的数量	机器学习方法	深度学习中使用的数据类型	结果	算法性能	结论
Aubreville 等（2017）检测口腔癌	德国	7 894	CNN	解剖图像	深度学习方法能够对图像进行检测	灵敏度：86% 特异度：0.90% 符合率：88.3% AUC：0.96	深度学习为口腔癌的自动检测提供了有效的治疗手段
Uthoff 等（2018）早期区分癌前病变和癌性病变	美国	170	CNN	口内图像	以自动、便宜的智能手机为基础的系统进行口腔筛查	灵敏度：85% 特异度：88%	通过早期发现有效地管理口腔癌
Fu 等（2020）识别口腔鳞状细胞癌患者	中国	44 409	CNN	临床图像	这种自动化方法提供了快速和无创的口腔鳞状细胞癌检测	灵敏度：89.6% 特异度：80.6% AUC：0.935	深度学习的性能堪比专家、优于医学生
Jubair 等（2022）将临床影像分为良性和口腔潜在恶性疾病（OPMD）	约旦、希腊	716	CNN	临床图像	深度学习提供了一种有效且低成本的口腔癌筛查手段	灵敏度：80.5% 特异度：51.3% AUC：0.74	灵敏度 77.6%，特异度 51.3%，AUC 为 0.70、95 名评分者，包括 62 名委员会认证的皮肤科医生
Warin 等（2021）检测口腔癌	泰国	700	DenseNet121，更快的 R-CNN	临床图像	证明该算法提供了可接受的、潜在的分类，通过口内图像检测癌性病变	DenseNet121 灵敏度：98.75% F₁ 指数：0.99 Faster R-CNN 符合率：76.67% F₁ 指数：0.793 1	口腔图像中，DenseNet121 和更快的 R-CNN 算法对口腔癌的分类和检测结果可以接受

续表

研究 / 目标	地点	病例 / 图像的 数量	机器学习方法	深度学习中 使用的数据 类型	结果	算法性能	结论
Arijj 等（2020） 检测颈部淋巴结转移	日本	441	CNN	CT 影像	CNN 模型的诊断性能与放射科医生的诊断性能相似	符合率：78.2% 灵敏度：75.4% 特异度：81.1%	该系统可能对诊断支持很有价值
Jeyaraj 等（2019） 检测口腔癌	印度	600	CNN	高光谱图像	该方法可用于自动分类	良性组织符合率为 91.4%，正常组织符合率为 94.5%	提出了基于回归的分割 CNN 学习算法，提高了诊断质量
Gupta 等（2019） 细胞型分类	印度	2 688	CNN	HE	深度学习系统虽然不是实时的，但是产生的结果较好	符合率：89.3%	深度学习系统的准确性几乎达到了口腔病理学专家的水平

AUC. 受试者操作特性曲线下面积；HE. 苏木精 - 伊红染色；CNN. 卷积神经网络

al.，2022）。除临床可观察到的黏膜改变外，OPMD 和早期口腔鳞状细胞癌（SCC）病变通常无症状或症状轻微。然而，体征和症状的存在可能与恶性肿瘤或恶性肿瘤的风险增加有关，如果医生或患者忽视了，可能导致病变的晚期诊断。因此，在普通人群中进行癌症筛查是早期诊断的重要机会（İlhan et al.，2020）。

与传统方法和加速工作流程不同，人工智能在癌症筛查中的应用提高了早期诊断的准确性，这归功于消除了观察者的疲惫因素，以及短时间内检测到单个像素的变化。在一项病例对照研究中，将 84 例口腔癌患者和 87 名健康人的社会人口学调查结果、吸烟和饮酒习惯，以及基因组数据作为输入变量，旨在比较不同人工智能模型与专科医生的评估结果。研究发现，这两种人工智能模型在评估口腔癌发展风险方面都优于专科医生（Rosma et al.，2010）。同样，Wang 等（2020）开发了一种个性化 ML 算法，通过 266 例疑似口腔病变患者的数据来预测恶性转变的风险。有报道称，该模型能够区分低、高危病变，具有较高的灵敏度和特异度，并能预测口腔癌的发展风险。

文献中的许多研究都旨在"证明"基于人工智能的系统可以作为口腔癌病变的合适的辅助诊断工具。大多数研究是回顾性的，并且使用了来自少数患者的有限数据。这种研究设计会导致"过度学习"，从现有数据集中获得的结果无法在不同的数据集中复制。许多研究评估基于人工智能的系统作为口腔肿瘤学和其他医学肿瘤学分支的诊断工具的可行性，并且已经证明了这些系统的可重复性。然而其普适性尚未得到检验。为了最大限度地发挥基于 AI 的系统的学习能力，需要大型数据库，以及大量经过合适标记的数据的积累（Pai and Pai，2021）。在创建这些数据库时应考虑患者隐私，并确保数据安全。

研究表明，深度学习基于苏木精 - 伊红染色病理切片和 CT 影像的临床图像的学习，在口腔癌的诊断、预后预测和治疗辅助等方面，有协助临床决策的潜力，特别是与 SCC 相关的研究。在各种患者群体中仔细验证其准确性后，可以建立深度学习模型供医生使用，增强决策能力。

四、结论

各种人工智能（AI）方法、特定算法和预测模型开始对提高良性和恶性病变的诊断准确性产生重大影响，如皮肤病学中的图像分析和诊断技术。对于口腔良、恶性病变的自动识别和分类，人工智能技术与口内摄影图像或光学成像方法的结合正在研究中。为了使这些仍处于起步或发展阶段的技术在癌症筛查、癌症风险预测方面得到广泛应用，需要可重复的先进系统和大量的数据。基于人工智能的系统确认和验证仍然需要算法的进一步发展，才可用于精心设计的临床研究和大规模人群。特别是在资源有限的环境中，创新的技术和手段具有巨大潜力，能够提高结果的质量。通过实时风险评估，这些方法可用于预测口腔癌风险，作为人群筛查的补充。

虽然人工智能对医学的影响越来越大，但重要的是，设计该软件的目的是让其成为医生的辅助工具，最终要对诊断和治疗负责的仍是医生。虽然在不久的将来，人工智能取代医生的可能性很低，但使用人工智能的医疗专业人士定将取代不使用人工智能的医生。我们的未来取决于与智能机器和算法的合作。

参考文献

Abbas Q, Emre Celebi M, Garcia IF, Ahmad W. Melanoma recognition framework based on expert definition of ABCD for dermoscopic images. Skin Res Technol. 2013;19(1):93–102.

Adeoye J, Koohi-Moghadam M, Lo AWI, Tsang RK, Chow VLY, Zheng LW, et al. Deep learning predicts the malignant-transformation-free survival of oral potentially malignant disorders. Cancers (Basel). 2021;13:13.

Alabi RO, Elmusrati M, Sawazaki-Calone I, et al. Machine learning application for prediction of locoregional recurrences in early oral tongue cancer: a web-based prognostic tool. Virchows Arch. 2019;475(4):489–97.

Alabi RO, Bello IO, Youssef O, Elmusrati M, Mäkitie AA, Almangush A. Utilizing deep machine learning for prognostication of oral squamous cell carcinoma—a systematic review. Front Oral Health. 2021;2:686863.

Alabi RO, Almangush A, Elmusrati M, Mäkitie AA. Deep machine learning for oral cancer: from precise diagnosis to precision medicine. Front Oral Health. 2022;2:794248.

Alhazmi A, Alhazmi Y, Makrami A, et al. Application of artificial intelligence and machine learning for prediction of oral cancer risk. J Oral Pathol Med. 2021;50:444–50. https://doi.org/10.1111/jop.13157.

Almangush A, Bello IO, Coletta RD, Mäkitie AA, Mäkinen LK, Kauppila JH, et al. For early-stage oral tongue cancer, depth of invasion and worst pattern of invasion are the strongest pathological predictors for locoregional recurrence and mortality. Virchows Arch. 2015;467:39–46. https://doi.org/10.1007/s00428-015-1758-z.

Ariji Y, Fukuda M, Kise Y, et al. Contrast-enhanced computed tomography image assessment of cervical lymph node metastasis in patients with oral cancer by using a deep learning system of artificial intelligence. Oral Surg Oral Med Oral Pathol Oral Radiol. 2019;127(5):458–63. https://doi.org/10.1016/j.oooo.2018.10.002.

Ariji Y, Sugita Y, Nagao T, et al. CT evaluation of extranodal extension of cervical lymph node metastases in patients with oral squamous cell carcinoma using deep learning classification. Oral Radiol. 2020;36(2):148–55. https://doi.org/10.1007/s11282-019-00391-4.

Ariji Y, Fukuda M, Nozawa M, et al. Automatic detection of cervical lymph nodes in patients with oral squamous cell carcinoma using a deep learning technique: a preliminary study. Oral Radiol. 2021;37(2):290–6. https://doi.org/10.1007/s11282-019-00391-4.

Aubreville M, Knipfer C, Oetter N, et al. Automatic classification of cancerous tissue in laserendomicroscopy images of the oral cavity using deep learning. Sci Rep. 2017;7(1):11979. https://doi.org/10.1038/s41598-017-12320-8.

Bilgin G, Çifci A. Eritematöz Skuamöz Hastalıkların Teşhisinde Makine Öğrenme Algoritmalarının Etkisi. JISTA. 2021;4(2):195–202.

Bouletreau P, Makaremi M, Ibrahim B, Louvrier A, Sigaux N. Artificial intelligence: applications in orthognathic surgery. J Stomatol Oral Maxillofac Surg. 2019;120:347–54.

Brinker TJ, Hekler A, Hauschild A, Berking C, Schilling B, Enk AH, et al. Comparing artificial intelligence algorithms to 157 German dermatologists: the melanoma classification benchmark. Eur J Cancer. 2019a;111:30–7.

Brinker TJ, Hekler A, Enk AH, Klode J, Hauschild A, Berking C, et al. A convolutional neuralnetwork trained with dermoscopic images performed on par with 145 dermatologists in a clinicalmelanoma image classification task. Eur J Cancer. 2019b;111:148–54.

Celebi ME, Kingravi H, Uddin B, Iyatomi H, Aslandogan A, Stoecker WV, et al. A methodological approach to the classification of dermoscopy images. Comput Med Imaging Graph. 2007;31(6):362–73.

Chan S, Reddy V, Myers B, Thibodeaux Q, Brownstone N. Liao W machine learning in dermatology: current applications, opportunities, and limitations. Dermatol Ther. 2020;10:365–86.

Chartrand G, Cheng PM, Vorontsov E, Drozdzal M, Turcotte S, Pal CJ, et al. Deep learning: Aprimer for radiologists. Radiographics. 2017;37:2113–31.

Chien CW, Lee YC, Ma T, Lee TS, Lin YC, Wang W, et al. The application of artificial neural networks and decision tree model in predicting postoperative complication for gastric cancer patients. Hepato-Gastroenterology. 2008;55:1140–5.

Chiesa-Estomba CM, Graña M, Medela A, Sistiaga-Suarez JA, Lechien JR, Calvo-Henriquez C, et al. Machine learning algorithms as a computer-assisted decision tool for oral cancer prognosis and management decisions: a systematic review. ORL. 2022;84:278–88.

Chu CS, Lee NP, Ho JWK, Choi S, Thomson PJ. Deep learning for clinical image analyses in oral squamous cell carcinoma: a review. JAMA Otolaryngol Head Neck Surg. 2021;147(10):893–900.

Chuchu N, Takwoingi Y, Dinnes J, Matin RN, Bassett O, Moreau JF, et al. Smartphone applicationsfor triaging adults with skin lesions that are suspicious for melanoma. Cochrane Database Syst Rev. 2018;2018:CD013192.

Cireşan DC, Meier U, Gambardella LM, Schmidhuber J. Deep, big,simple neural nets for handwritten digit recognition. Neural Comput. 2010;22:3207–20.

Codella NC, Nguyen QB, Pankanti S, Gutman DA, Helba B, Halpern AC, et al. Deep learning ensembles for melanoma recognition in dermoscopy images. IBM J Res Dev. 2017;61(4/5):5–1.

Coletta RD, Yeudall WA, Salo T. Grand challenges in oral cancers. Front Oral Health. 2020;1:3. https://doi.org/10.3389/froh.2020.00003.

Correa da Rosa J, Kim J, Tian S, Tomalin LE, Krueger JG, Suárez-Fariñas M. Shrinking the psoriasis assessment gap: early gene expression profiling accurately predicts response to long-term treatment. J Invest Dermatol. 2017;137:305–12.

Cullell-Dalmau M, Otero-Viñas M, Manzo C. Research techniques made simple: deep learning for the classification of dermatological images. J Invest Dermatol. 2020;140:507–514.e1.

Das N, Hussain E, Mahanta LB. Automated classification of cells into multiple classes in epithelial tissue of oral squamous cell carcinoma using transfer learning and convolutional neural network. Neural Netw. 2020;128:47–60. https://doi.org/10.1016/j.neunet.2020.05.003.

Davis JL, Murray JF. History and physical examination. Murray and nadel's textbook of respiratory medicine. 2016;263–277.e2.

De A, Sarda A, Gupta S, Das S. Use of Artificial Intelligence in Dermatology. Indian journal of dermatology. 2020;65(5):352–57.

Du-Harpur X, Watt FM, Luscombe NM, Lynch MD. What is AI? Applications of artificial intelligence to dermatology. Br J Dermatol. 2020;183(3):423–30.

DuM NR, Jamieson L, Liu Z, Bi P. Incidence trends of lip, oral cavity, and pharyngeal cancers: global burden of disease 1990–2017. J Dent Res. 2020;99:143–51. https://doi.org/10.1177/0022034519894963.

Ehteshami Bejnordi B, Veta M, Johannes van Diest P, et al; the CAMELYON16 Consortium. Diagnostic assessment of deep learning algorithms for detection of lymph node metastases in women with breast cancer. JAMA. 2017;318(22):2199–210. https://doi.org/10.1001/jama.2017.14585.

Emam S, Du AX, Surmanowicz P, Thomsen SF, Greiner R, Gniadecki R. Predicting the long-term outcomes of biologics in patients with psoriasis using machine learning. Br J Dermatol. 2020;182:1305–7.

Esteva A, Kuprel B, Novoa RA, Ko J, Swetter SM, Blau HM, et al. Dermatologist-level classificationof skin cancer with deep neural networks. Nature. 2017;542:115–8.

Esteva A, Robicquet A, Ramsundar B, et al. A guide to deep learning in healthcare. Nat Med. 2019;25(1):24–9. https://doi.org/10.1038/s41591-018-0316-z.

Farah CS, Dost F, Do L. Usefulness of optical fluorescence imaging in identification and triaging of oral potentially malignant disorders: A study of VELscope in the LESIONS programme. Journal of oral pathology & medicine : official publication of the International Association of Oral Pathologists and the American Academy of Oral Pathology. 2019;48(7):581–7. https://doi.org/10.1111/jop.128960.

Faradmal J, Soltanian AR, Roshanaei G, Khodabakhshi R, Kasaeian A. Comparison of the performance of log-logistic regression and artificial neural networks for predicting breast cancer relapse. Asian Pac J Cancer Prev. 2014;15:5883–8. https://doi.org/10.7314/APJCP.2014.15.14.5883.

Faziloglu Y, Stanley RJ, Moss RH, Stoecker WV, McLean RP. Colour histogram analysis for melanoma discrimination in clinical images. Skin Res Technol. 2003;9:147–55.

Ferrer-Sánchez A, Bagan J, Vila-Francés J, Magdalena-Benedito R, Bagan-Debon L. Prediction of the risk of cancer and the grade of dysplasia in leukoplakia lesions using deep learning. Oral Oncol. 2022;132:105967. https://doi.org/10.1016/j.oraloncology.2022.105967.

Folmsbee J, Liu X, Brandwein-Weber M, Doyle S. Active deep learning: improved training efficiency of convolutional neural networks for tissue classification in oral cavity cancer. Paper presented at: 2018 IEEE 15th International Symposium on Biomedical Imaging, Washington, DC, April 4–7, 2018.

Fu Q, Chen Y, Li Z, et al. A deep learning algorithm for detection of oral cavity squamous cell carcinoma from photographic images: a retrospective study. EClinicalMedicine. 2020;27:100558. https://doi.org/10.1016/j.eclinm.2020.100558.

Fujima N, Andreu-Arasa VC, Meibom SK, et al. Deep learning analysis using FDG-PET to predict treatment outcome in patients with oral cavity squamous cell carcinoma. Eur Radiol. 2020;30(11):6322–30. https://doi.org/10.1007/s00330-020-06982-8.

Fujisawa Y, Otomo Y, Ogata Y, Nakamura Y, Fujita R, Ishitsuka Y, et al. Deep-learning-based,computer-aided classifier developed with a small dataset of clinical images surpasses board-certified dermatologists in skin tumour diagnosis. Br J Dermatol. 2019;180:373–81.

Garbe C, Keim U, Gandini S, et al. Epidemiology of cutaneous melanoma and keratinocyte cancer in white populations 1943–2036. Eur J Cancer. 2021;152:18–25.

Golden JA. Deep learning algorithms for detection of lymph node metastases from breast cancer: helping artificial intelligence be seen. JAMA. 2017;318(22):2184–6. https://doi.org/10.1001/jama.2017.14580.

Goyal M, Knackstedt T, Yan S, Hassanpour S. Artificial intelligence-based image classification methods for diagnosis of skin cancer: challenges and opportunities. Comput Biol Med. 2020;127:104065. https://doi.org/10.1016/j.compbiomed.2020.104065.

Güneri P, Epstein JB. Late stage diagnosis of oral cancer: components and possible solutions. Oral Oncol. 2014;50:1131–6.

Guo P, Luo Y, Mai G, Zhang M, Wang G, Zhao M, Gao L, Li F, Zhou F. Gene expression profile based classification models of psoriasis. Genomics. 2014;103(1):48–55.

Gupta RK, Kaur M, Manhas J. Tissue level based deep learning framework for early detection of dysplasia in oral squamous epithelium. J Multimedia Inf Syst. 2019;6(2):81–6. https://doi.org/10.33851/JMIS.2019.6.2.81.

Haenssle HA, Fink C, Schneiderbauer R, Toberer F, Buhl T, Blum A, et al. Man against machine: diagnostic performance of a deep learning convolutional neural network for dermoscopic melanoma recognition in comparison to 58 dermatologists. Ann Oncol. 2018;29(8):1836–42.

Haenssle HA, Fink C, Toberer F, Winkler J, Stolz W, Deinlein T, et al. Man against machine reloaded: performance of a market-approved convolutional neural network in classifying a broad spectrum of skin lesions in comparison with 96 dermatologists working under less artificial conditions. Ann Oncol. 2020;31(1):137–43.

Hajdu A, Harangi B, Besenczi R, Lázár I, Emri G, Hajdu L et al. Measuring regularity of network patterns by grid approximations using the LLL algorithm, 23rd International Conference on Pattern Recognition (ICPR), Cancún, Mexico; 2016: 1524–1529.

Halicek M, Little JV, Wang X, Chen AY, Fei B. Optical biopsy of head and neck cancer using hyperspectral imaging and convolutional neural networks. J Biomed Opt. 2019a;24(3):1–9. https://doi.org/10.1117/1.JBO.24.3.036007.

Halicek M, Shahedi M, Little JV, et al. Head and neck cancer detection in digitized whole-slide histology using convolutional neural networks. Sci Rep. 2019b;9(1):14043. https://doi.org/10.1038/s41598-019-50313-x.

Han SS, Kim MS, Lim W, Park GH, Park I, Chang SE. Classification of the clinical images for benignand malignant cutaneous tumors using a deep learning algorithm. J Invest Dermatol. 2018;138:1529–38.

Harangi B. Skin lesion classification with ensembles of deep convolutional neural networks. J Biomed Inform. 2018;86:25–32.

Hayashi Y, Setiono R. Combining neural network predictions for medical diagnosis. Comput Biol Med. 2002;32(4):237–46.

Hekler A, Utikal JS, Enk AH, Berking C, Klode J, Schadendorf D, et al. Pathologist-levelclassification of histopathological melanoma images with deep neural networks. Eur J Cancer. 2019;115:79–83.

Hogarty DT, Mackey DA, Hewitt AW. Current state and future prospects of artificial intelligence inophthalmology: a review. Clin Exp Ophthalmol. 2019;47:128–39.

Hogarty DT, Su JC, Phan K, Attia M, Hossny M, Nahavandi S, et al. Artificial intelligence indermatology-where we are and the way to the future: a review. Am J Clin Dermatol. 2020;21:41–7.

Huang G, Liu Z, Maaten LVD, Weinberger KQ. Densely connected networks. Paper presented at: 2017 IEEE conference on computer vision and pattern recognition (CVPR). New York: IEEE; 2017. p. 2261–9. https://doi.org/10.1109/CVPR.2017.243.

Idrees M, Farah CS, Shearston K, Kujan O. A machine learning algorithm for the reliable identification of oral lichen planus. J Oral Pathol Med. 2021;00:1–8.

Ilhan B, Lin K, Guneri P, Wilder-Smith P. Improving Oral Cancer Outcomes with Imaging and Artificial Intelligence. Journal of dental research. 2020;99(3):241–8.

Ilhan B, Guneri P, Wilder-Smith P. The contribution of artificial intelligence to reducing the diagnostic delay in oral cancer. Oral Oncol. 2021;116:105254. https://doi.org/10.1016/j.oraloncology.2021.105254.

Jeyaraj PR, Rajan E, Nadar S. Computer-assisted medical image classification for early diagnosis of oral cancer employing deep learning algorithm Journal of Cancer Research and Clinical Oncology. 2019;145(4):829–37. https://doi.org/10.1007/s00432-018-02834-7.

Jeon SH, Jeon EH, Lee JY, Kim YS, Yoon HJ, Hong SP, Lee JH. The potential of interleukin 12 receptor beta 2 (IL12RB2) and tumor necrosis factor receptor superfamily member 8 (TNFRSF8) gene as diagnostic biomarkers of oral lichen planus (OLP). Acta Odontol Scand. 2015;73:588–94.

Jones OT, Matin RN, van der Schaar M, Prathivadi Bhayankaram K, Ranmuthu CKI, Islam MS, et al. Artificial intelligence and machine learning algorithms for early detection of skin cancer in community and primary care settings: a systematic review. Lancet Digit Health. 2022;4(6):e466–76.

Jutzi TB, Krieghoff-Henning EI, Holland-Letz T, et al. Artificial intelligence in skin cancer diagnostics: the patients' perspective. Front Med (Lausanne). 2020;7:233.

Jubair Omar F, Dimitrios Ak, Samara M, Yusser AM, Hassona YS. A novel lightweight deep convolutional neural network for early detection of oral cancer Abstract Oral Diseases 2022;28(4):1123–30. https://doi.org/10.1111/odi.v28.410.1111/odi.13825.

Kann BH, Hicks DF, Payabvash S, Mahajan A, Du J, Gupta V, et al. Multi-institutional validation of deep learning for pretreatment identification of extranodal extension in head and neck squamous cell carcinoma. J Clin Oncol. 2020;38:1304–411.

Kar A, Wreesmann VB, Shwetha V, Thakur S, Rao VUS, Arakeri G, et al. Improvement of oral cancer screening quality and reach: the promise of artificial intelligence. J Oral Pathol Med. 2020;49:72.

Karimkhani C, Boyers LN, Dellavalle RP, Weinstock MA. It's time for "keratinocyte carcinoma" to replace the term "nonmelanoma skin cancer". J Am Acad Dermatol. 2015;72:186–7.

Kasmi R, Mokrani K. Classification of malignant melanoma and benign skin lesions: implementation of automatic ABCD rule. IET Image Process. 2016;10(6):448–55.

Keser G, Bayrakdar İŞ, Pekiner FN, Çelik Ö, Orhan K. A deep learning algorithm for classification of oral lichen planus lesions from photographic images: a retrospective study. J Stomatol Oral Maxillofac Surg. 2023;124(1):101264. https://doi.org/10.1016/j.jormas.2022.08.007.

Krizhevsky A, Sutskever I, Hinton GE. ImageNet classification with deep convolutional neural networks. Neural Inform Proc Syst. 2012;25:3065386.

Kumar VB, Kumar SS, Saboo V. Dermatological disease detection using image processing and machine learning, Third International Conference on Artificial Intelligence and Pattern Recognition (AIPR). 2016; 1–6. doi: https://doi.org/10.1109/ICAIPR.2016.7585217.

LeCun Y, Boser BE, Denker JS, et al. Handwritten digit recognition with a back-propagation network. In: Touretzky DS, editor. Advances in neural information processing systems 2. Burlington, MA: Morgan-Kaufmann; 1990. p. 396–404.

LeCun Y, Bengio Y, Hinton G. Deep learning. Nature. 2015;521:436–44.

Li CX, Shen CB, Xue K, Shen X, Jing Y, Wang ZY, Xu F, Meng RS, Yu JB, Cui Y. Artificial intelligence in dermatology: past, present, and future. Chin Med J. 2019;132:2017–20. https://doi.org/10.1097/CM9.0000000000000372.

Llewellyn CD, Johnson NW, Warnakulasuriya KA. Risk factors for squamous cell carcinoma of the oral cavity in young people--a comprehensive literature review. Oral oncology. 2001;37(5):401–18.

Llewellyn CD, Johnson NW, Warnakulasuriya KA. Risk factors for oral cancer in newly diagnosed patients aged 45 years and younger: a case-control study in Southern England. Journal of oral pathology & medicine : official publication of the International Association of Oral Pathologists and the American Academy of Oral Pathology. 2004;33(9):525–32.

Lloyd H, Craig S. A guide to taking a patient's history. Nursing Standard. 2007;22(13):42–8.

MacCarthy D, Flint SR, Healy C, Stassen LF. Oral and neck examination for early detection of oral cancer a practical guide. Journal of the Irish Dental Association. 2011;57(4):195–9.

Maghsoudi R, Bagheri A, Maghsoudi MT. Diagnosis prediction of lichen planus ,leukoplakia and oral squamous cell carcinoma by using an intelligent system based on artificial neural networks. J Dentomaxillofac Radiol Pathol Surg. 2013;2:1–8.

Mahmood F, Bendayan S, Ghazawi FM, Litvinov IV. Editorial: the emerging role of artificial intelligence in dermatology. Front Med. 2021;8:751649.

Marka A, Carter JB, Toto E, Hassanpour S. Automated detection of nonmelanoma skin cancer using digital images: a systematic review. BMC Med Imaging. 2019;19:21.

Maron RC, Weichenthal M, Utikal JS, Hekler A, Berking C, Hauschild A, et al. Systematic outperformance of 112 dermatologists in multiclass skin cancer image classification by convolutional neural networks. Eur J Canc. 2019;119:57–65.

Masood A, Al-Jumaily AA. Computer aided diagnostic support system for skin cancer: a review of techniques and algorithms. Int J Biomed Imaging. 2013;2013:323268.

Miller DD, Brown EW. Artificial intelligence in medical practice: the question to the answer? Am J Med. 2018;131:129–33.

Miranda-Filho A, Bray F. Global patterns and trends in cancers of the lip, tongue and mouth. Oral Oncol. 2020;102:104551. https://doi.org/10.1016/j.oraloncology.2019.104551.

Nachbar F, Stolz W, Merkle T, Cognetta AB, Vogt T, Landthaler M, Bilek P, Braun-Falco O, Plewig G. The ABCD rule of dermatoscopy. High prospective value in the diagnosis of doubtful melanocytic skin lesions. J Am Acad Dermatol. 1994;30(4):551–9. https://doi.org/10.1016/s0190-9622(94)70061-3.

Nagpal K, Foote D, Tan F, et al. Development and validation of a deep learning algorithm for Gleason grading of prostate cancer from biopsy specimens. JAMA Oncol. 2020;6(9):1372–80. https://doi.org/10.1001/jamaoncol.2020.2485.

Nasr-Esfahani E, Samavi S, Karimi N, Soroushmehr SMR, Jafari MH, Ward K, et al. Melanoma detection by analysis of clinical images using convolutional neural network. Conf Proc IEEE EngMed Biol Soc. 2016;2016:1373–6.

Nayak Sudha GS, Keerthilatha KM, Arindam P, Satadru S, Jacob R, Lawrence K, D'Almeida BR, Krishnanand C, Santhosh VB, Kartha KK, Mahato. Principal component analysis and artificial neural network analysis of oral tissue fluorescence spectra: Classification of normal premalignant and malignant pathological conditions Abstract Biopolymers. 2006;82(2):152–66. https://doi.org/10.1002/bip.v82:210.1002/bip.20473.

Neppelberg E, Loro LL, Qiordsbakken G, Johannessen AC. Altered CD 40 and E cadherin expression putative role in oral lichen planus. J Oral Pathol Med. 2007;36:153–60.

Pai VV, Pai RB. Artificial intelligence in dermatology and healthcare: an overview. Indian J Dermatol Venereol Leprol. 2021;87:457–67.

Pan SJ, Yang Q. A survey on transfer learning. IEEE Trans Knowl Data Eng. 2009;22(10):1345–59. https://doi.org/10.1109/TKDE.2009.191.

Patil S, Albogami S, Hosmani J, Mujoo S, Kamil MA, Mansour MA, Abdul HN, Bhandi S, Ahmed SSSJ. Artificial Intelligence in the Diagnosis of Oral Diseases: Applications and Pitfalls. Diagnostics (Basel, Switzerland). 2022;12(5):1029.

Pekiner FN, Demirel GY, Borahan MO, Ozbayrak S. Evaluation of cytotoxic T cell activation, chemokine receptors, and adhesion molecules in blood and serum in patients with oral lichen planus. J Oral Pathol Med. 2012;41:484–9.

Pekiner FN, Borahan MO, Özbayrak S. Evaluation of levels of cortizoli anxiety and depression in patients with oral lichen planus OLP. Clin Exp Health Sci. 2014;4:24–8.

Polesie S, Gillstedt M, Kittler H, et al. Attitudes towards artificial intelligence within dermatology: an international online survey. Br J Dermatol. 2020;183:159–61.

Quer G, Muse ED, Nikzad N, Topol EJ, Steinhubl SR. Augmenting diagnostic vision with AI. Lancet. 2017;390:221. https://doi.org/10.1016/S0140-6736(17)31764-6.

Rosma MD, Sameemii AK, Basir A, Mazlipahiv IS, Norzaidi MD. The use of artificial intelligence to identify people at risk of oral cancer: empirical evidence in Malaysian university. Int J Sci Res Edu. 2010;3:10–20.

Saba L, Biswas M, Kuppili V, Cuadrado Godia E, Suri HS, Edla DR, et al. The present and future of deep learning in radiology. Eur J Radiol. 2019;114:14–24.

Sadeghi M, Razmara M, Lee TK, Atkins MS. A novel method for detection of pigment network in dermoscopic images using graphs. Comput Med Imaging Graph. 2011;35(2):137–43.

Santoro A, Majorana A, Bardellini E, et al. Cytotoxic molecule expression and epithelial cell apoptosis in oral and cutaneous lichen planus. Am J Clin Pathol. 2004;121:758–64.

Schwendicke F, Samek W, Krois J. Artificial Intelligence in Dentistry: Chances and Challenges. Journal of Dental Research. 2020;99(7):769–4. https://doi.org/10.1177/0022034520915714.

Shaban M, Khurram SA, Fraz MM, et al. A novel digital score for abundance of tumour infiltrating lymphocytes predicts disease free survival in oral squamous cell carcinoma. Sci Rep. 2019;9(1):13341. https://doi.org/10.1038/s41598-019-49710-z.

Shams WK, Htike ZZ. Oral Cancer Prediction Using Gene Expression Profiling and Machine Learning. Int. J. Appl. Eng. Res. 2017;12:4893–98.

Shan T, Tay FR, Gu L. Application of artificial intelligence in dentistry. J Dent Res. 2021;100:232–44.

Shimizu H, Nakayama KI. Artificial intelligence in oncology. Cancer Sci. 2020;111:1452–60.

Shin HC, Roth HR, Gao M, et al. Deep convolutional neural networks for computer-aided detection: CNN architectures, dataset characteristics and transfer learning. IEEE Trans Med Imaging. 2016;35(5):1285–98. https://doi.org/10.1109/TMI.2016.2528162.

Shorten C, Khoshgoftaar TM. A survey on image data augmentation for deep learning. J Big Data. 2019;6(1):1–48. https://doi.org/10.1186/s40537-019-0197-0.

Shrivastava VK, Londhe ND, Sonawane RS, Suri JS. Computer-aided diagnosis of psoriasis skin images with HOS, texture and color features: a first comparative study of its kind. Comput Methods Programs Biomed. 2016;126:98–109.

Shrivastava VK, Londhe ND, Sonawane RS, Suri JS. A novel and robust Bayesian approach for segmentation of psoriasis lesions and its risk stratification. Comput Methods Prog Biomed. 2017;150:9–22.

Silver D, Huang A, Maddison CJ, Guez A, Sifre L, van den Driessche G, et al. Mastering the game of go with deep neural networks andtree search. Nature. 2016;529:484–9. https://doi.org/10.1038/nature16961.

Simonato LE, Tomo S, Navarro SR, Balbin Villaverde AGJ. Fluorescence visualization improves the detection of oral, potentially malignant, disorders in population screening. Photodiagnosis and photodynamic therapy. 2019;27:74–78. https://doi.org/10.1016/j.pdpdt.2019.05.017.

Stoecker WV, Gupta K, Stanley RJ, Moss RH, Shrestha B. Detection of asymmetric blotches (asymmetric structureless areas) in dermoscopy images of malignant melanoma using relative color. Skin Res Technol. 2005;11(3):179–84.

Tanriver G, Soluk Tekkesin M, Ergen O. Automated detection and classification of oral lesions using deep learning to detect oral potentially malignant disorders. Cancers (Basel). 2021;13(11):2766.

Thiem DGE, Römer P, Gielisch M, Al-Nawas B, Schlüter M, Plaß B, et al. Hyperspectral imaging and artificial intelligence to detect oral malignancy - part 1 - automated tissue classification of oral muscle, fat and mucosa using a light-weight 6-layer deep neural network. Head Face Med. 2021;17:38.

Topol EJ. High-performance medicine: the convergence of human and artificial intelligence. Nat Med. 2019;25(1):44–56. https://doi.org/10.1038/ns41591-018-0300-7.

Tschandl P, Rosendahl C, Kittler H. The HAM10000 dataset, a large collection of multi-source dermatoscopic images of common pigmented skin lesions. Sci Data. 2018;5:180161.

Tschandl P, Rosendahl C, Akay BN, Argenziano G, Blum A, Braun RP, et al. Expert-level diagnosis of nonpigmented skin cancer by combined convolutional neural networks. JAMA Dermatol. 2019a;155(1):58–65.

Tschandl P, Codella N, Akay BN, Argenziano G, Braun RP, Cabo H, et al. Comparison of the accuracy of human readers versus machinelearning algorithms for pigmented skin lesion classification: an open, web-based, international, diagnostic study. Lancet Oncol. 2019b;20:938–47. https://doi.org/10.1016/S1470-2045(19)30333-X.

Ubeyli ED. Combined neural networks for diagnosis of erythemato-squamous diseases. Expert Syst Appl. 2009;36:5107–12.

Uthoff RD, Song B, Sunny S, Patrick S, Suresh A, Kolur T, Keerthi G, Spires O, Anbarani A, Wilder-Smith P, Kuriakose M A, Birur P, Liang R. Point-of-care smartphone-based dual-modality dual-view oral cancer screening device with neural network classification for low-resource communities PLOS ONE 2018;13(12): e0207493. https://doi.org/10.1371/journal.pone.0207493.

Waasdorp M, Krom BP, Bikker FJ, van Zuijlen PPM, Niessen FB, Gibbs S. The bigger picture: why oral mucosa heals better than skin. Biomolecules. 2021;11:1165.

Wada M, Ge Z, Gilmore SJ, Mar VJ. Use of artificial intelligence in skin cancer diagnosis and management. Med J Aust. 2020;213:256–2591.

Wang X, Yang J, Wei C, Zhou G, Wu L, Gao Q, et al. A personalized computational model predicts cancer risk level of oral potentially malignant disorders and its web application for promotion of non-invasive screening. J Oral Pathol Med. 2020;49:417–26.

Warin K, Limprasert W, Suebnukarn S, Jinaporntham S, Jantana P. Automatic classification and detection of oral cancer in photographic images using deep learning algorithms. J Oral Pathol Med. 2021;50:911–8.

Warnakulasuriya S, Kerr AR. Oral cancer screening: Past, present, and future. J Dent Res. 2021;100:1313–20.

Welch HG, Mazer BL, Adamson AS. The rapid rise in cutaneous melanoma diagnoses. N Engl J Med. 2021;384:72–9.

Welikala RA, Remagnino P, Lim JH, et al. Automated detection and classification of oral lesions using deep learning for early detection of oral cancer. IEEE Access. 2020;8:132677–93. https://doi.org/10.1109/access.2020.3010180.

Yang J, Sun X, Liang J, Rosin PL. Clinical skin lesion diagnosis using representations inspired by dermatologist criteria. In: Proceedings of the IEEE Conference on Computer Vision and Pattern Recognition; 2018:1258–1266.

Young AT, Xiong M, Pfau J, Keiser MJ, Wei ML. Artificial intelligence in dermatology: a primer. J Invest Dermatol. 2020;140(8):1504–12.

Yu L, Chen H, Dou Q, Qin J, Heng PA. Automated melanoma recognition in dermoscopy images via very deep residual networks. IEEE Trans Med Imaging. 2017;36(4):994–1004.

Zheng B, Yoon SW, Lam SS. Breast cancer diagnosis based on feature extraction using a hybrid of K-means and support vector machine algorithms. Expert Syst Appl. 2014;41:1476–82.

第10章

人工智能对阻塞性睡眠呼吸暂停的影响

Kaan Orhan，Seçil Aksoy 著

阻塞性睡眠呼吸暂停（obstructive sleep apnea，OSA）是一种睡眠障碍，其特征是睡眠期间反复出现部分或完全上呼吸道阻塞（Borel et al.，2012）。这种情况的潜在原因非常复杂，包括各种生理因素，如呼吸的控制机制、感觉功能异常、导致上呼吸道塌陷的解剖异常，以及与骨骼结构、软组织、咽肌有关的因素（Badr，1998；Azagra-Calero et al.，2012）。

一、阻塞性睡眠呼吸暂停的患病率

阻塞性睡眠呼吸暂停（OSA）是最常见的睡眠相关疾病之一。OSA 的总体发病率在不同的统计群体和年龄范围内差异很大。一些综合研究利用更广泛人群的大规模样本估计阻塞性睡眠呼吸暂停的患病率。Heinzer 等进行的 HypnoLaus 睡眠队列研究发现，瑞士人群中女性参与者中度至重度睡眠呼吸障碍的患病率为 23.4%，男性参与者为 49.7%（Heinzer et al.，2015）。在南美洲的一个大城市，2010 年的一项流行病学研究发现 32.8% 的人患有 OSA（Tufik et al.，2010）。根据威斯康星睡眠队列研究，在 30～49 岁的人群中，10% 的男性和 3% 的女性至少存在中度阻塞性睡眠呼吸暂停。此外，在 50～70 岁年龄组中，男性患病率增加到 17%，女性患病率增加到 9%（Peppard et al.，2013）。

二、对公众健康的影响

阻塞性睡眠呼吸暂停对公众健康有重大的负面影响。主要影响如下。

（1）白天嗜睡，认知功能受损：阻塞性睡眠呼吸暂停对个体的影响超出了夜间干扰本身。OSA 对个体白天的功能也有明显影响，特别是在嗜睡和认知功能受损方面。OSA 患者通常会出现警觉性降低，导致疲劳、工作的局限性和缺勤，难以保持注意力和集中注意力，带来职业或机动车伤害，以及生活质量下降（Guglielmi et al.，2015）。这些症状会妨碍认知能力，包括情景记忆、工作记忆、学习能力和

执行功能。此外，OSA 相关的认知障碍可能表现为处理速度下降、决策受损和视觉空间能力下降（Faria et al.，2021）。睡眠模式紊乱与认知功能障碍之间的相互作用强调了早期诊断和有效治疗的重要性，以减轻对白天功能和整体生活质量的不利影响。

（2）心血管疾病风险：OSA 患者睡眠期间反复出现部分或完全性上呼吸道阻塞，导致交感神经系统活动增加，可引起间歇性低氧血症、高碳酸血症和睡眠片段化等问题。这种增强的交感神经活动，在阻塞性呼吸暂停期间血压急性升高、间歇性低氧血症相关的持续高血压发展中起着至关重要的作用（Gottlieb，2021）。这些生理变化在夜间反复发生给心血管系统带来了巨大的压力。此外，间歇性缺氧和睡眠碎片化会导致炎症、氧化应激、内皮功能障碍和胰岛素滞留，从而促进心血管疾病的发生和进展（Salman et al.，2020）。因此，OSA 患者与高血压、心房颤动、其他心律失常、心力衰竭、冠状动脉疾病、脑血管疾病和肺动脉高压的患病风险增加密切相关（Yeghiazarians et al.，2021）。识别和有效管理睡眠呼吸暂停对于降低这些心血管风险和改善受睡眠障碍影响的个体的长期心血管预后至关重要。

（3）代谢紊乱和肥胖：OSA 患者发生代谢紊乱的风险也会增加，如胰岛素抵抗、葡萄糖耐受不良、肥胖和血脂异常。与心血管疾病中观察到的机制类似，间歇性缺氧、睡眠碎片化和 OSA 期间交感神经激活会导致激素失调和能量代谢紊乱（Drager et al.，2013）。OSA 可能会引起代谢紊乱，导致体重增加，减肥困难，并增加受影响个体的肥胖发生率。此外，OSA 与肥胖之间往往存在双向关联，肥胖增加 OSA 的风险，而 OSA 进一步导致代谢功能障碍。这种恶性循环加剧了 OSA 相关的代谢问题，使其对整体健康的影响持续存在。

（4）情绪障碍和生活质量降低：OSA 的影响超出了其生理后果，对情绪障碍和整体生活质量产生了深远影响。OSA 患者通常会经历情绪障碍，如抑郁、焦虑和易怒。Gupta 和 Simpson 进行的一项综述研究报道称，有证据表明 OSA 与某些精神疾病，特别是重度抑郁症和创伤后应激障碍之间存在潜在联系。然而，这方面的研究表现出显著的异质性和高偏倚风险。另外，现有证据不足以支持除创伤后应激障碍外的其他精神障碍患者 OSA 的患病率增加（Gupta and Simpson，2015）。

OSA 对公众健康有重要影响，涉及福祉的多个方面。OSA 对公众健康的总体影响是巨大的，导致大量医疗保健支出和生产力下降。全面了解和管理 OSA 对于减少其对公众健康的影响、改善预后、提高受此疾病影响的个体的整体健康和生活质量至关重要。人工智能技术整合至 OSA 护理过程有望改善诊断、治疗，提高患者的整体预后。

三、阻塞性睡眠呼吸暂停的传统诊断和治疗方法

（一）睡眠研究（多导睡眠图）

多导睡眠图（polysomnography，PSG）是一种综合诊断方法，包括同时记录和分析神经生理、呼吸、心血管和其他相关生理参数，以提供睡眠模式和障碍（包括 OSA）的详细评估。这是一种非侵入性的方法，监测睡眠期间的各种生理参数，以评估睡眠结构并检测异常。PSG 同时测量多种生理变量，包括脑电图、眼电图、肌电图、心电图、鼻气流和呼吸努力，以及脉搏血氧，有时还包括肢体运动（Rundo and Downey 3rd，2019）。

对于多导睡眠监测，患者通常在睡眠实验室里接受整夜监测，身体与电极和记录上述信号的传感器相连。这些记录提供了关于睡眠阶段、呼吸暂停、呼吸不足、觉醒和其他睡眠相关事件的详细信息。通过对 PSG 结果的分析，可以确定呼吸暂停低通气指数（apnea hypopnea index，AHI），它代表每小时睡眠中呼吸暂停和低通气的平均次数（Berry et al.，2012）。AHI 用于将 OSA 的严重程度划分为轻度（Tufik et al.，2010；Peppard et al.，2013；Guglielmi et al.，2015；Faria et al.，2021；Gottlieb，2021；Salman et al.，2020；Yeghiazarians et al.，2021；Drager et al.，2013；Gupta and Simpson，2015；Rundo and Downey 3rd，2019；Berry et al.，2012）、中度（Berry et al.，2012；Chiu et al.，2017；Motin et al.，2019；Long et al.，2014；Al-Angari and Sahakian，2012；Almazaydeh et al.，2012；Maniaci et al.，2023；Vaquerizo-Villar et al.，2022；Bozkurt et al.，2017；Benedetti et al.，2022；Bernardini et al.，2021；Orhan et al.，2022；Tsuiki et al.，2021；Ryu et al.，2021；Scioscia et al.，2022）或重度（超过 30）（Chiu et al.，2017）。此外，PSG 可以提供其他睡眠障碍的分析，如周期性肢体运动障碍和睡眠异常。

（二）挑战与局限性

尽管 PSG 被认为是诊断 OSA 的金标准，它仍有一些不足。PSG 的主要局限是给受试者带来的潜在不便和干扰，这可能对实现正常、自然睡眠本身产生不利影响。PSG 需要在身体上放置多个传感器和电极，这可能会导致不适，限制运动，并引入干扰睡眠体验的人工制品（Motin et al.，2019）。睡眠实验室不熟悉的环境、噪声和监控设备的存在会进一步导致睡眠障碍，改变睡眠结构。这些因素可能导致不完整或非典型的睡眠模式，潜在地影响 PSG 数据的准确性和代表性。尽管存在这些挑战，目前仍在努力改善患者的舒适度，并开发替代性的家庭睡眠监测方法，以提高临床实践中睡眠研究的整体体验和接受程度。

由于涉及多项因素,以确保对 OSA 进行全面评估,PSG 对成本和时间要求提出了挑战。对 PSG 数据的分析需要睡眠专家结合自身专业知识进行准确解释和诊断(Motin et al.,2019)。此外,多导睡眠监测通常需要一个专门的睡眠实验室,配备必要的设备和资源进行睡眠研究。这种可获得性方面的限制,加上需要安排和协调预约,可能导致阻塞性睡眠呼吸暂停诊断和治疗的延迟。

尽管存在这些挑战,PSG 仍然是诊断 OSA 和评估其严重程度的有价值的工具。技术的不断进步促进了便携式睡眠研究设备和家庭睡眠呼吸暂停测试的发展,提供了实验室 PSG 的替代方案,提高了可达性和患者舒适度,整合了额外的监测参数,如活动记录仪和呼吸效率,并在 PSG 不可用时利用机器学习算法进行自动分析(Long et al.,2014)。

四、人工智能在 OSA 诊断中的应用

准确及时地诊断阻塞性睡眠呼吸暂停是有效管理和改善患者预后的关键。人工智能(AI)的最新进展显示出彻底变革 OSA 诊断的希望。

(1)使用人工智能算法的自动筛查:利用人工智能算法的自动筛查已经成为一种非常有前途的有效诊断 OSA 的方法。通过分析大量的患者数据,包括生理信号和临床信息,人工智能算法可以有效地识别出 OSA 高风险个体。最近,各种机器学习算法,包括支持向量机和深度学习模型,已被发现在准确分类 OSA 严重程度和预测治疗结果方面取得成功。这些基于人工智能筛查工具的使用在简化诊断过程、减少睡眠门诊的工作量,以及提高患者对全面 OSA 评估的可达性方面具有巨大的潜力。Al-Angari 和 Sahakian 在研究中采用了支持向量机分类器自动识别阻塞性睡眠呼吸暂停(OSA)。他们观察到,呼吸特征在分钟级别分类时表现出最高的灵敏度,而氧饱和度表现出最高的特异度。在主题分类方面,多项式核子的使用大大提高了氧饱和度的准确性,氧饱和度和组合特征的符合率都达到了 95%(Al-Angari and Sahakian,2012)。另一项研究探讨了一种新的分类算法,用于分析短时间段的心电数据。研究结果显示,自动分类系统的符合率令人震惊,在识别睡眠障碍方面的成功率达到 96.5% 或更高(Almazaydeh et al.,2012)。

(2)模式识别的机器学习技术:在 OSA 诊断领域,机器学习技术在识别模式和从复杂的数据集中获得有价值的见解方面表现出了巨大的前景。通过对包括多导睡眠记录、人口统计数据和临床变量在内的大量数据集的训练,机器学习模型具有识别与 OSA 严重程度、共病症状和治疗结果相关的独特模式的能力。这些模型具有识别高风险个体的潜力,促进了个性化治疗策略的制订,并促进了 OSA 管理中精准医疗方法的进步。人工智能的临床算法可用于评估

出现 OSA 相关症状的患者，有助于在 OSA 框架内识别严重 OSA 高风险个体（Maniaci et al.，2023）。Vaquerizo-Villar 等进行了一项研究，揭示了在家庭血氧测定试验中利用 CNN 分析血氧饱和度（SpO$_2$）记录自动诊断阻塞性睡眠呼吸暂停（OSA）的潜力（Vaquerizo-Villar et al.，2022）。利用机器学习技术可以预估轻度、中度和重度阻塞性睡眠呼吸暂停（OSA）的概率。采用这种方法有可能提高初始 OSA 筛查的准确性，从而使疑似中度或重度 OSA 患者能够转诊至睡眠实验室进行费用较高的诊断测试。这可以更有效地分配资源，并减少对 OSA 严重程度较低个体进行不必要的检测（Bozkurt et al.，2017）。Benedetti 等使用可穿戴设备和机器学习算法，通过客观收集数据，超越了问卷调查的局限性，表现出优异的性能。此外，配备算法的商业设备的广泛可用性允许在一般人群中使用。鉴于这些优势，应用机器学习算法分析智能手环的数据，为进行 OSA 大规模筛查提供了令人瞩目的可能性。这种机器学习算法有潜力作为阻塞性睡眠呼吸暂停综合征（obstructive sleep apnea syndrome，OSAS）的全民筛查工具，与传统问卷调查相比具有显著优势（Benedetti et al.，2022）。Bernardini 等在研究中采用心电图、血氧饱和度等常用生命体征检测 OSAS。他们的模型在准确识别数据集中的 OSAS 病例和有效确定病情严重程度方面表现出了很高的精确度（Bernardini et al.，2021）。

（3）图像分析和信号处理：图像分析和信号处理技术也可用来提高 OSA 的诊断能力。例如，通过磁共振成像（MRI）和锥形束计算机断层扫描（CBCT）等技术获得的上呼吸道图像，分析后可以为与 OSA 相关的解剖异常提供有价值的见解（图 10-1～图 10-3）。信号处理技术，如时频分析和频谱分析，可以从睡眠研究中记录的生理信号中提取相关特征。这些图像分析和信号处理方法与人工智能算法相结合，可以增强对 OSA 病理生理的认识，有助于准确诊断和制订治疗计划。Orhan 等使用基于人工智能的自动分割工具评估 OSA 患者的 3D 咽部气道，他们的研究结果表明人工方法与人工智能系统之间的差异没有统计学意义（Orhan et al.，2022）。另一项研究利用机器学习技术通过二维图像识别严重阻塞性睡眠呼吸

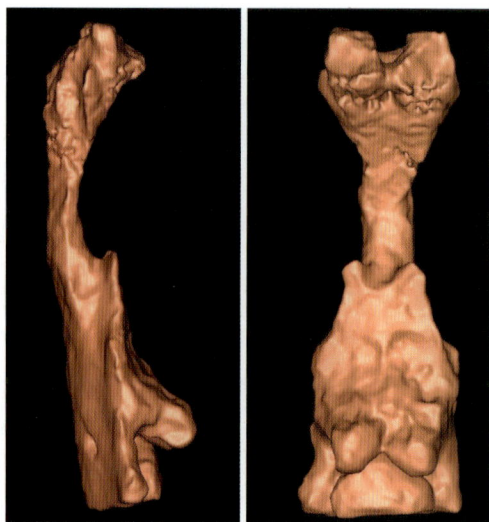

图 10-1　矢状面和冠状面咽部气道的三维 AI 分割

暂停患者。研究结果表明,深度卷积神经网络(CNN)在正确检测严重 OSA 患者方面具有较高的准确性。这些结果强调了使用人工智能系统识别和诊断严重 OSA 的潜力(Tsuiki et al., 2021)。Ryu 等采用深度学习、计算流体动力学和机器学习技术自动分割上呼吸道形态。通过这种方法,他们开发了一种能

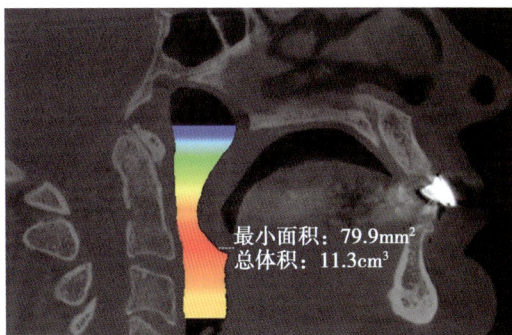

最小面积:79.9mm²
总体积:11.3cm³

图 10-2　上呼吸道矢状面及最狭窄区

够识别与上呼吸道塌陷相关的血流特征的预测模型。该自动分割算法消除了耗费时间的人工提取上呼吸道形态因素,简化了诊断过程。通过使用回归和分类模型,研究人员成功地分析了气流特征,并在 10min 的短时间内提供了患者诊断。这种高效便捷的实时诊断方法为临床医生在上呼吸道疾病领域寻求有效和快速的评估带来了希望(Ryu et al., 2021)。

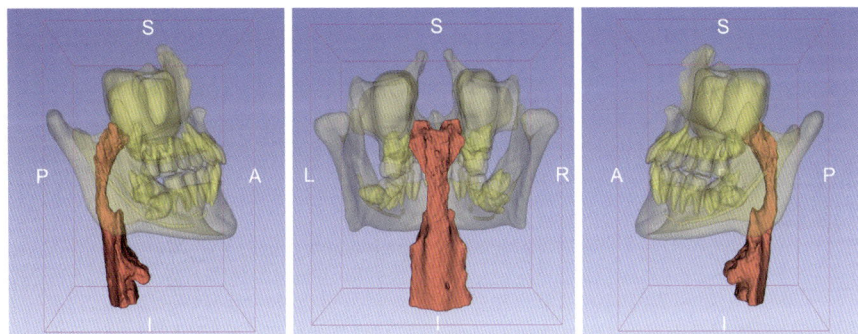

图 10-3　咽部气道 AI 分割的三维体积评估

五、人工智能驱动的个性化治疗策略

OSA 治疗中的 AI 建模为临床医生提供了有价值的见解和决策支持工具,以优化治疗策略、进行个性化患者治疗。通过分析患者数据中的各种因素和模式,这些模型可以帮助确定哪些治疗方法可能对患者产生最佳效果。

持续气道正压通气(Continuous Positive Airway Pressure,CPAP)是治疗阻塞性睡眠呼吸暂停的常见方法,但其有效性取决于为每个人量身定制的适当压力设置。人工智能驱动的优化技术使用机器学习算法分析患者数据并优化 CPAP 治疗。通过患者反馈、生理信号和依从性数据等因素,人工智能算法可以调整

CPAP 压力水平,提高治疗效果和依从性。实施 CPAP 治疗的主要障碍之一是患者依从性低。为了应对这一挑战,Scioscia 等开发了旨在预测依从性的机器学习方法。这些方法的灵敏度为 68.6%,曲线下面积(AUC)值为 0.729。这些发现表明 ML 技术在有效预测 CPAP 治疗依从性方面的潜力,最终可以帮助医疗保健专业人员识别可能需要额外支持以提高其依从性的患者(Scioscia et al.,2022)。识别影响长期坚持 CPAP 治疗因素的复杂性可以通过使用机器学习(ML)技术来解决。

在提高日常依从性、确保良好的患者满意度和保持成本效益等方面,实施基于机器学习的智能监测系统对 CPAP 治疗显示出有希望的结果。机器学习(ML)技术有助于识别对 CPAP 治疗依从性低的患者,从而提供额外的支持和替代治疗方案(Turino et al.,2021)。

自适应算法提供实时监测和调整治疗参数,以提高治疗效果。这些算法不断分析患者数据,包括生理信号和行为模式,用以动态调整治疗。在 Chen 等的研究中,他们探索了智能正压呼吸机的信息存储功能,该设备可通过本地医疗终端访问。这个综合系统包含了各种组件,如数据收集、数据处理和医疗接口设计。通过将实时呼吸数据包从 CPAP 呼吸机传输到终端,研究人员能够有效地分析这些信息。值得注意的是,报警信息处理功能在监测患者呼吸状态,提取报警相关的详细信息,必要时产生报警等方面发挥了至关重要的作用。这种远程医疗系统的实施在提高 OSA 患者的生活质量方面具有很大的潜力(Chen et al.,2021)。

参考文献

Al-Angari HM, Sahakian AV. Automated recognition of obstructive sleep apnea syndrome using support vector machine classifier. IEEE Trans Inf Technol Biomed. 2012;16(3):463–8.

Almazaydeh L, Elleithy K, Faezipour M. Obstructive sleep apnea detection using SVM-based classification of ECG signal features. Annu Int Conf IEEE Eng Med Biol Soc. 2012;2012:4938–41.

Azagra-Calero E, Espinar-Escalona E, Barrera-Mora JM, LlamasCarreras JM, Solano-Reina E. Obstructive sleep apnea syndrome (OSAS). Review of the literature. Med Oral Patol Oral Cir Bucal. 2012;17:925–9.

Badr MS. Pathophysiology of upper airway obstruction during sleep. Clin Chest Med. 1998;19:21–32.

Benedetti D, Olcese U, Bruno S, et al. Obstructive sleep apnoea syndrome screening through wrist-worn smartbands: a machine-learning approach. Nat Sci Sleep. 2022;14:941–56.

Bernardini A, Brunello A, Gigli GL, Montanari A, Saccomanno N. AIOSA: an approach to the automatic identification of obstructive sleep apnea events based on deep learning. Artif Intell Med. 2021;118:102133.

Berry RB, Budhiraja R, Gottlieb DJ, et al. Rules for scoring respiratory events in sleep: update of the 2007 AASM manual for the scoring of sleep and associated events. Deliberations of the sleep apnea definitions task force of the American Academy of sleep medicine. J Clin Sleep Med. 2012;8(5):597–619.

Borel JC, Gakwaya S, Masse JF, Melo-Silva CA, Sériès F. Impact of CPAP interface and mandibular advancement device on upper airway mechanical properties assessed with phrenic nerve stimulation in sleep apnea patients. Respir Physiol Neurobiol. 2012;183:170–6.

Bozkurt S, Bostanci A, Turhan M. Can statistical machine learning algorithms help for classification of obstructive sleep apnea severity to optimal utilization of polysomnography resources? Methods Inf Med. 2017;56(4):308–18.

Chen Z, Zhao Z, Zhang Z. Obstructive sleep apnea syndrome treated using a positive pressure ventilator based on artificial intelligence processor. J Healthc Eng. 2021;2021:5683433.

Chiu HY, Chen PY, Chuang LP, et al. Diagnostic accuracy of the Berlin questionnaire, STOP-BANG, STOP, and Epworth sleepiness scale in detecting obstructive sleep apnea: a bivariate meta-analysis. Sleep Med Rev. 2017;36:57–70.

Drager LF, Togeiro SM, Polotsky VY, Lorenzi-Filho G. Obstructive sleep apnea: a cardiometabolic risk in obesity and the metabolic syndrome. J Am Coll Cardiol. 2013;62(7):569–76.

Faria A, Allen AH, Fox N, Ayas N, Laher I. The public health burden of obstructive sleep apnea. Sleep Sci. 2021;14(3):257–65.

Gottlieb DJ. Sleep apnea and cardiovascular disease. Curr Diab Rep. 2021;21(12):64.

Guglielmi O, Jurado-Gámez B, Gude F, Buela-Casal G. Occupational health of patients with obstructive sleep apnea syndrome: a systematic review. Sleep Breath. 2015;19(1):35–44.

Gupta MA, Simpson FC. Obstructive sleep apnea and psychiatric disorders: a systematic review. J Clin Sleep Med. 2015;11(2):165–75.

Heinzer R, Vat S, Marques-Vidal P, et al. Prevalence of sleep-disordered breathing in the general population: the HypnoLaus study. Lancet Respir Med. 2015;3(4):310–8.

Long X, Fonseca P, Foussier J, Haakma R, Aarts RM. Sleep and wake classification with actigraphy and respiratory effort using dynamic warping. IEEE J Biomed Health Inform. 2014;18(4):1272–84.

Maniaci A, Riela PM, Iannella G, et al. Machine learning identification of obstructive sleep apnea severity through the patient clinical features: a retrospective study. Life (Basel). 2023;13(3):702.

Motin MA, Kumar Karmakar C, Penzel T, Palaniswami M. Sleep-wake classification using statistical features extracted from photoplethysmographic signals. Annu Int Conf IEEE Eng Med Biol Soc. 2019;2019:5564–7.

Orhan K, Shamshiev M, Ezhov M, et al. AI-based automatic segmentation of craniomaxillofacial anatomy from CBCT scans for automatic detection of pharyngeal airway evaluations in OSA patients. Sci Rep. 2022;12(1):11863.

Peppard PE, Young T, Barnet JH, Palta M, Hagen EW, Hla KM. Increased prevalence of sleep-disordered breathing in adults. Am J Epidemiol. 2013;177(9):1006–14.

Rundo JV, Downey R 3rd. Polysomnography. Handb Clin Neurol. 2019;160:381–92.

Ryu S, Kim JH, Yu H, et al. Diagnosis of obstructive sleep apnea with prediction of flow characteristics according to airway morphology automatically extracted from medical images: computational fluid dynamics and artificial intelligence approach. Comput Methods Prog Biomed. 2021;208:106243.

Salman LA, Shulman R, Cohen JB. Obstructive sleep apnea, hypertension, and cardiovascular risk: epidemiology, pathophysiology, and management. Curr Cardiol Rep. 2020;22(2):6.

Scioscia G, Tondo P, Foschino Barbaro MP, et al. Machine learning-based prediction of adherence to continuous positive airway pressure (CPAP) in obstructive sleep apnea (OSA). Inform Health Soc Care. 2022;47(3):274–82.

Tsuiki S, Nagaoka T, Fukuda T, et al. Machine learning for image-based detection of patients with obstructive sleep apnea: an exploratory study. Sleep Breath. 2021;25(4):2297–305.

Tufik S, Santos-Silva R, Taddei JA, Bittencourt LR. Obstructive sleep apnea syndrome in the Sao Paulo epidemiologic sleep study. Sleep Med. 2010;11(5):441–6.

Turino C, Benítez ID, Rafael-Palou X, et al. Management and treatment of patients with obstructive sleep apnea using an intelligent monitoring system based on machine learning aiming to improve continuous positive airway pressure treatment compliance: randomized controlled trial. J Med Internet Res. 2021;23(10):e24072.

Vaquerizo-Villar F, Álvarez D, Gutiérrez-Tobal GC, Arroyo-Domingo CA, Del Campo F, Hornero R. Deep-learning model based on convolutional neural networks to classify apnea-hypopnea events from the oximetry signal. Adv Exp Med Biol. 2022;1384:255–64.

Yeghiazarians Y, Jneid H, Tietjens JR, et al. Obstructive sleep apnea and cardiovascular disease: a scientific statement from the American Heart Association. Circulation. 2021;144(3):e56–67.

第 11 章

人工智能与颞下颌关节紊乱

Rohan Jagtap，Ibrahim Sevki Bayrakdar，Kaan Orhan 著

一、概论

　　颞下颌关节（temporomandibular joint，TMJ）连接颞骨和髁突，可以进行滑动和转动，是人体最复杂的关节之一（Alomar et al.，2007；Buescher，2007；Hatcher，2022）。它位于下颌骨的左右两侧，类似于膝关节，由关节盘、关节囊、关节液、滑膜、关节韧带、下颌骨髁突、颞骨关节面，以及覆盖在关节面上的纤维软骨组成（Alomar et al.，2007；Buescher，2007；Hatcher，2022）。颞下颌关节紊乱（Temporomandibular Joint Disorders，TMD）十分常见，约 1/3 的成年人会因此出现颌骨疼痛、关节弹响、肩颈不适、张口受限、耳鸣、耳痛、头痛等症状（Wadhokar and Patil，2022）。颞下颌关节紊乱受多种因素影响，包括生物、生理、心理、行为和社会心理因素，以及遗传、激素和全身性疾病因素（Alqurayshah et al.，2023；Suvinen et al.，2005）。所以诊断颞下颌关节紊乱时，需要结合患者的行为和社会心理表现，对患者的临床检查、影像学和生物学检查结果进行全面评估（Kostrzewa-Janicka et al.，2013；Helenius et al.，2005；List and Jensen，2017）。TMD 常发生于 20～40 岁，女性多见（Gauer and Semidey，2015）。准确诊治 TMD 对预防潜在并发症的发生具有重大意义（McFadden and Rishiraj，2001）。长期慢性疾病会影响到颞下颌关节及其周围的肌肉，可能会引起频繁的头痛、抑郁、焦虑和个人生活质量的下降（Ferneini，2021）。

　　TMJ 保证个体日常生活所必需的基本功能，如咀嚼、言语和呵欠（Ahmed and Abuaffan，2016）。颞下颌关节紊乱会影响这些日常活动，给患者带来不适（Scrivani et al.，2018）。在临床检查中，医生会对患者进行多种测量以评估其下颌运动情况和对称性（Ahmed and Abuaffan，2016）。此外，建议患者进行二维（2D）或三维（3D）影像学检查，如计算机断层扫描（CT）和锥形束 CT（CBCT）（Crow et al.，2005；Almeida et al.，2019）。这些检查可以清晰地呈现硬组织状态，但不能用于检查软组织（Almeida et al.，2019）。一些专家建议，可以结合关节造影术、CT 和磁共振成像（MRI）得到更准确的诊断（Westesson，1993；

Larheim，1995；Manfredini et al.，2007）。但是医生在诊断这些关节疾病的方法选择上仍存在一些混淆（Brooks et al.，1997）。总之，为了准确诊断 TMD，应综合考虑患者的各种临床特征和多种影像学检查结果。

全景 X 线片是口腔临床实践中常用的影像学检查之一。有研究表明，全景 X 线片可以清晰呈现 TMJ 中髁突形态（Kurita et al.，2001，2003）。但不能显示关节盘、关节间隙和关节窝，也不能显示关节内部的不规则形态（Kurita et al.，2001，2003）。检查 TMJ 软组织或关节内炎症变化和关节积液最好选择关节造影和 MRI（Larheim，1995；Westesson，1984）。此外，三维成像方法明显优于磁共振成像和传统的二维成像方法，尤其是在与骨相关的情况中（Honey et al.，2007；Larheim et al.，2015）。虽然检查方法很先进，但仍需要医生有足够的知识、技能和经验来使用技术并解释结果（Zakirov et al.，2018；Westbrook，2017；Salins and Butani，2019）。计算机辅助技术有助于医生进行疾病诊断（Fatima et al.，2022；Bas et al.，2012）。

随着技术发展，医学领域包括口腔医学的许多应用已经实现数字化，尤其是在放射学图像解读、报告和初步治疗计划方面。数字化发展推动了医生辅助系统的开发（De Angelis et al.，2022；Barragán-Montero et al.，2021）。AI 可以模仿人类智能进行学习、思考、理解和预测（Khanagar et al.，2021；Ramlakhan et al.，2022），在诊断和治疗决策等阶段为医生提供一种决策支持机制，避免医生由于疲劳、紧张、情绪压力和缺乏经验而可能出现的错误和疏忽（Park et al.，2020；Schwalbe and Wahl，2020；Kurt Bayrakdar et al.，2021；Schwendicke et al.，2020）。因此 AI 技术在健康相关领域中的应用愈发广泛（Davenport and Kalakota，2019）。有许多研究已经证明了这些系统在口腔医学领域自动决策某些状况、疾病和治疗计划的可行性（Hiraiwa et al.，2019；Orhan et al.，2020，2021；Lahoud et al.，2021；Kwak et al.，2020；Devito et al.，2008）。虽然 TMD 在社会上是一个常见的问题，但对口腔医生而言 TMD 诊断具有很强的挑战性。总之，能够准确诊断的人工智能系统在临床实践中具有重要价值。对此学者们开展了大量研究（Bianchi et al.，2020，2021；Lee et al.，2020；Choi et al.，2021；Zhang et al.，2020；Brosset et al.，2020；Almăşan et al.，2023；Jha et al.，2022）。本章将基于当前文献，介绍 AI 在 TMD 中的应用及其优势。

二、颞下颌关节解剖结构的自动分割

颞下颌关节是人体中最复杂的关节之一（Chang et al.，2018）。在影像学图像中确定 TMJ 的解剖结构并对其进行三维建模对于诊断和治疗 TMD 具有重要意义（Barghan et al.，2012）。由于 TMJ 由微小结构组成且解剖结构复杂，所以其结构的分割十分困难（Sagl et al.，2022；Iwaszenko et al.，2021）（图 11-1）。基于 AI 算法的深度学习可以分割医学图像（Wong et al.，2020）。将 AI 分割工具应用到临床实践中，可以简化在诊断和长期随访中对颞下颌关节的三维评估（图 11-2）。基于此，有些研究聚焦于影像学图像上 TMJ 结构的自动分割（Ito et al.，2022；Nozawa et al.，2022；Vinayahalingam et al.，2023）。

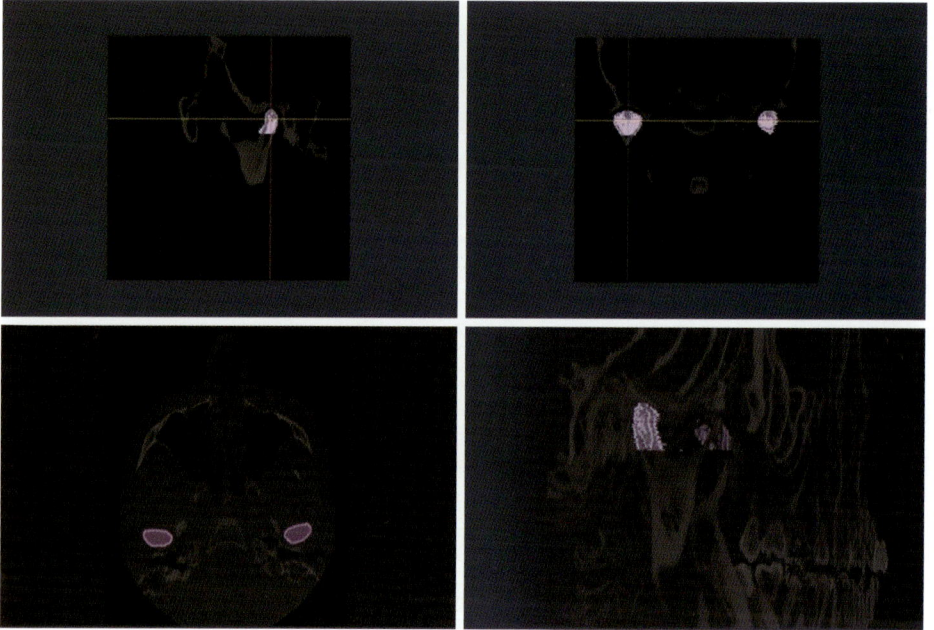

图 11-1　利用 AI 工具实现髁突自动分割（由 CranioCatch AI 制作）

图 11-2　利用 AI 工具的自动分割创建的下颌骨 3D.stl 模型（由 CranioCatch AI 制作）

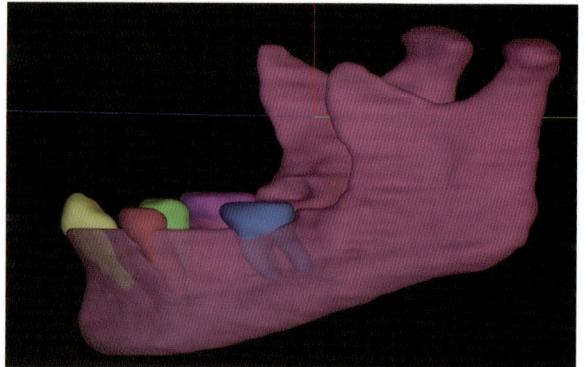

　　为实现 MRI 图像中颞下颌关节关节盘的自动分割,开发了基于卷积神经网络的移位关节型 DISC 检测(detection for displaced articular disc using convolutional neural network,3DiscNet)——一种卷积神经网络的编解码器、U-Net 和 SegNet-Basic 的深度学习模型。其中 3DiscNet 和 SegNet-Basic 在分割任务中均有相对较好的表现。这项研究提示我们,深度学习方法在临床实践中有可能应用于颞下颌关节紊乱的评估(Ito et al.,2022)。

　　Nozawa 的团队开发了一种在 MRI 图像上自动分割颞下颌关节盘的深度学习模型。该模型在内部和外部测试数据中检测关节盘前移位位置的召回率(灵敏度)均在 80% 以上。因此他们认为,这种基于深度学习的分割模型可以在 MRI 图像上确定关节盘位置,尤其是在闭口位上(Nozawa et al.,2022)。

　　Vinayahalingam 等在一项研究中使用 3D U-Net 算法创建了一个基于深度学习的自动分割工具,用于颞下颌关节(TMJ)的精确三维重建。该工具应用了三步深度学习算法,包括确定感兴趣区(ROI)、骨分割和 TMJ 分类,在锥形束计算机断层扫描(CBCT)数据集上分割髁突和颞下颌关节窝。髁突和关节窝的 AI 分割交并比(intersection over union,IoU)分别为 0.955 和 0.935。相比之下,两个独立观测者对髁突和关节窝人工分割的 IoU 分别为 0.895 和 0.928。AI 的分割速度是人工的 105 倍,在髁突和颞下颌关节窝的分割方面具有较高的准确度、速率和一致性(Vinayahalingam et al.,2023)。

　　另一项研究使用 U-Net++ 和 nnU-Net 模型开发了两种 AI 算法,分割 MRI 图像中的髁突、关节结节和关节盘。人工智能模型在 TMJ 结构分割方面表现出接近专家的效能(Li et al.,2022)。

三、颞下颌关节骨关节炎的诊断

　　骨关节炎(osteoarthritis,OA)是一种关节疾病,可导致软硬组织的慢性破坏,引起受累关节周围发生各种退行性变化,如软骨损伤、骨重塑、滑膜炎和关节不适(Yue and Berman,2022;Mathiessen et al.,2016)。颞下颌关节骨关节炎(temporomandibular joint osteoarthritis,TMJ-OA)是目前最常见的退行性关节疾病之一(Derwich et al.,2021;He et al.,2021)(图 11-3),表现为髁突、关节窝和关节结节的退行性骨改变,如骨吸收、骨侵蚀、骨硬化、骨肥厚、骨赘形成和软骨下囊肿(Alzahrani et al.,2020;Lee et al.,2017;Deshpande et al.,2015)。TMJ-OA 早期诊断具有挑战性,因为它可能在发生严重的退行性变之前没有临床表现(Lee et al.,2019),因此正确进行疾病管理至关重要。TMJ-OA 的影像学检查十分重要,AI 可以辅助分析检查结果。已经有许多研究对 AI 通过 X 线片诊断 TMJ-OA 的效能进行了评估。

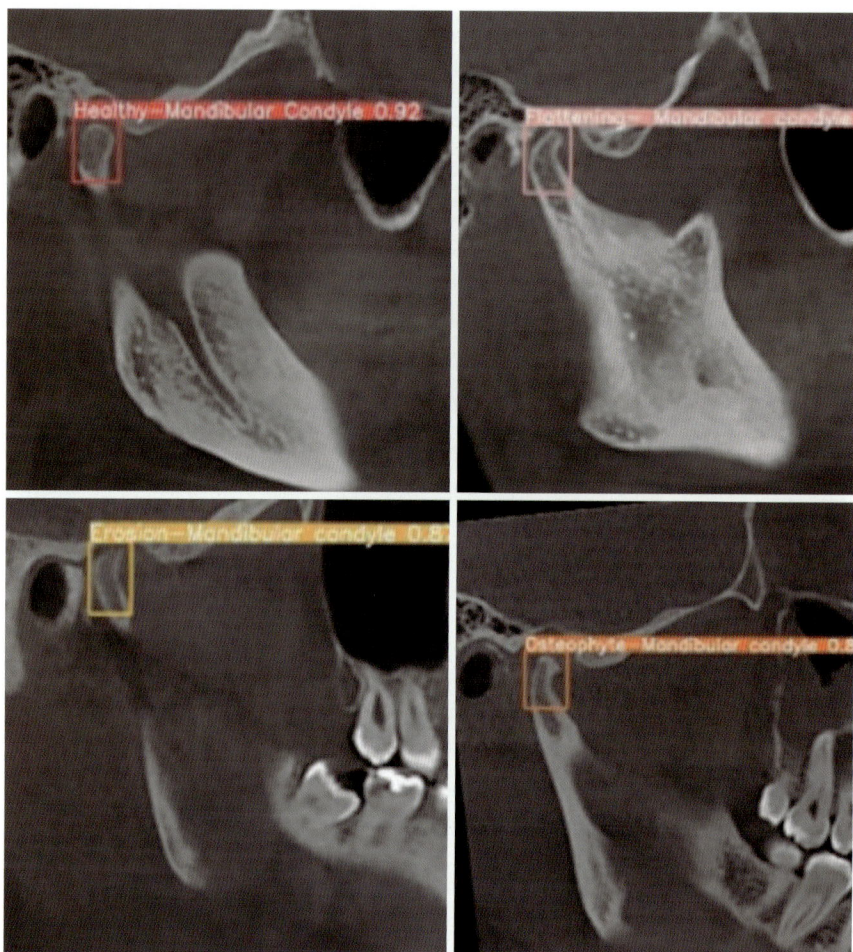

图 11-3　锥形束计算机断层扫描（CBCT）图像上颞下颌关节骨关节炎（TMJ-OA）的自动分类（由 CranioCatch AI 提供）

　　Jung 等开发的诊断支持工具，使用预先训练过的 ResNet152 和 EffcientNet-B7 作为迁移学习模型，将全景 X 线片分成正常 TMJ 和 TMJ-OA 两类。ResNet-152 和 EffcientNet-B7 的分类符合率分别为 87% 和 88%。训练后的模型特别关注在骨关节炎图像中聚焦于骨侵蚀或骨赘区域。AI 模型提高了 TMJ-OA 在全景 X 线片上的诊断成功率，是诊断 TMJ-OA 的有效筛查工具（Jung et al., 2023）。

　　Choi 等利用 Karas' ResNet 模型开发了一个 AI 模型，根据是否存在 TMJ-OA，将全景 X 线片分为 3 类：正常 TMJ、不确定的 TMJ-OA 和 TMJ-OA。但相比于口腔颌面放射科医生，使用 CBCT 结合全景 X 线片诊断 OA，这种三分类模型难以望其项背。为了提高效能，将不确定的 TMJ-OA 图像重新归类为正常 TMJ、

TMJ-OA 或排除。经过调整，AI 在诊断 TMJ-OA 方面与专家表现出相似的效能，体现出其在通过全景 X 线片初步诊断 TMJ-OA 中的作用（Choi et al.，2021）。

在另一项研究中，Lee 等开发了一种基于 AI 的诊断工具，从锥形束计算机断层扫描（CBCT）图像中自动检测 TMJ-OA，包括轮廓不规则、骨缺损、骨皮质丧失和髁突头肥厚。他们使用单发检测将目标检测模型分为 TMJ-OA 和无异常两类。平均符合率为 86%，据此认为其可以作为诊断 TMJ-OA 的临床决策支持系统（Lee et al.，2020）。

Eşer 等使用 YOLOv5 架构创建了 AI 模型用于对 CBCT 矢状面图像进行 TMJ 分割和 TMJ-OA 分类。分割和分类的符合率分别为 99.53% 和 76.78%（Eşer et al.，2023）。

de Dumast 等开发了一种基于 web 的神经网络系统，基于 CBCT 扫描结果恢复髁突的三维网格图像从而进行 TMJ-OA 分类。他们应用形态变化分析仪（shape variation analyzer，SVA）方法作为深度神经网络分类器分类三维髁突形态。通过 DSCI 系统训练并测试该神经网络，体现出髁突形态结构退行性改变的 5 个阶段。SVA 与临床共识之间的一致性接近 91%（de Dumast et al.，2018）。

四、颞下颌关节盘移位和穿孔的自动检测

TMJ 关节盘移位（disc displacement，DD）是关节盘、髁突和关节窝之间的一种异常关系。关节盘结构和位置的检查在评估 TMD 中必不可少。MRI 是检查 TMJ 和确定关节盘位置的金标准。然而，解读 MRI 图像和确定关节盘位置都具有挑战性。AI 在测定关节盘及评估其位置方面表现良好（Larheim，1995；Tamimi et al.，2019）。

Lin 等的研究开发了一种在正畸治疗前的矢状面 MRI 图像上自动检测关节盘前移位（anterior disc displacement，ADD）的算法。他们使用了 ResNet 网络结构和 ImageNet 数据库，利用 5 折交叉验证、过采样和数据增强技术进行模型开发。其中最大张口位模型具有良好的效能，其符合率为 99%，AUC 为 0.97。闭口位模型对诊断标准 1 的符合率为 86.3%，AUC 为 0.922，对诊断标准 2 的符合率为 83.9%，AUC 为 0.885。基于 CNN 的 AI 模型在检测 ADD 方面显示出较高的准确性，应用于正畸治疗前可以改善治疗结果（Lin et al.，2022）。

Radke 等用基于 ANN 的专家系统从正面咀嚼数据中确定不可复性关节盘移位。这一专家系统从 TMD 患者的正面咀嚼数据中检测到不可复性关节盘移位的存在和类别，其误差在可接受的水平（Radke et al.，2003）。

Kao 等提供了一种正畸治疗前从 MRI 图像中自动提取鉴别特征，并检测颞下颌关节盘移位（TMJDD）的 AI 诊断工具。他们使用 U-Net 算法检测颞骨和髁

突之间的关节腔，使用 InceptionResNet v2、Inception v3、DenseNet169 和 VGG16 这 4 种卷积神经网络进一步分类。其中 Inception v3 和 DenseNet169 是最佳模型，符合率为 85%。矢状面 MRI 图像上自动检测 TMJDD 是协助医生诊断该疾病的一种很有前途的技术（Kao et al., 2023）。

Lee 等开发了一种基于 VGG16 算法的深度学习模型，从矢状面 MRI 图像中自动检测 MD 患者颞下颌关节盘前移位（TMJADD）。VGG16 模型采用 3 种方法进行训练：从头开始训练、微调参数和固定参数训练。微调模型表现出优异的估计效能，AUC 值为 0.877 5，符合率约为 77%。在不使用预先训练过的权重的情况下，成功地在 CNN 特征中学习了 ADD 信息。与人类专家相比，CNN 模型显示出更高的估计特异度，集成 3 种微调模型可将符合率从 77% 提高到 83%（Lee et al., 2022a）。

Yoon 等提出了一种基于 AI 的临床决策支持系统，使用 MRI 图像诊断 TMJADD。该系统由两个深度学习模型组成，一个是针对感兴趣区（ROI）的检测模型，包含整个矢状面 MRI 图像上的颞骨、关节盘和髁突；另一个是分类模型，基于第一个模型中的 ROI 将 TMJ 分成正常 ADD、可复性 ADD 和不可复性 ADD 3 类。使用 RetineNet 在 ImageNet 数据集上训练权重，以 Retnet50 作为主干网，建立 ROI 检测模型。采用多输入通道的卷积神经网络作为分类模型。在内部测试中，ROI 检测模型在 0.75 的交并比（IoU）阈值处 mAP 值达到了 0.819。在内部和外部测试中，ADD 分类模型得到的 AUROC 值分别为 0.985 和 0.960，灵敏度分别为 95% 和 92.6%，特异度分别为 91.9% 和 89.2%。这一研究认为，基于 AI 的临床决策支持系统为临床医生提供了预期结果，结合患者的临床检查结果可以得出最终诊断（Yoon et al., 2023）。

Lee 等提出了 pix2pix 生成对抗网络（generative adversarial network，GAN）模型，应用 TMJ 的 MRI 图像中质子密度加权成像（PDWI）合成 T_2 加权图像（T_2WI）。该模型与关节盘位置和关节积液的金标准结果完全一致（Lee et al., 2022b）。

Kim 等开发的基于深度学习算法，应用 MRI 的信息估计颞下颌关节盘穿孔。以手术观察到颞下颌关节盘穿孔为金标准设立穿孔组和未穿孔组。经验丰富的临床医生对各组的 TMJ MRI 图像进行特征提取评估。利用 Random Forest 和多层感知机（multilayer perceptron，MLP）模型建立评估关节盘穿孔的模型。MLP 的 AUC 为 0.940，表现优异。与传统方法相比，应用深度学习方法评估关节盘穿孔是有益的。

五、颞下颌关节紊乱的预测：临床、生物学和放射组学标志物

颞下颌关节紊乱是一个广义的概念，它包括 TMJ 及相关咬肌的功能障碍

和疼痛。利用临床、放射学和生物学因素对 TMD 进行诊断和管理。有研究通过机器学习算法,在临床、生物学和放射组标志物的组合中提取数据,以支持对 TMJ 的明确诊断。这些研究都取得了预期的效果(Almăşan et al.,2023;Farook and Dudley,2023)。

Diniz de Lima 等提出了一项基于红外热成像术(infrared thermography,IT)图像机器学习(ML)分类器检测 TMD 的研究,这种 ML 分类器分为 KNN、SVM 和 MLP 3 种。采用了影像组学、语义和影像组学与语义联合这三种 ML 特征提取方法。在 IT 外侧投影图像上选择咬肌和颞肌作为 ROI 进行特征提取。在影像组学的特征提取中,以 $0°$ 标准角度扫描共生矩阵得到 20 个纹理特征。语义特征包括 ROI 的平均温度和疼痛程度。用包含 28 个特征的单独数据集评估影像组学与语义联合的方法。该研究认为语义和影像组学与语义联合的 ML 特征提取方法,以及 MLP 分类器,是基于 IT 图像和疼痛程度数据检测 TMD 的首选方法。机器学习可以用于根据 IT 图像检测 TMD(Diniz de Lima et al.,2022)。

Fang 等提出了一种基于机器学习的多维列线图,通过从头颅侧位片中提取的 36 个头影测量参数来检查退行性颞下颌关节紊乱(TMD)。用头影测量参数开发出用于检查评估的机器学习算法。结合年龄、性别、张口受限、弹响和头影测量评分以多元 Logistic 回归方法建立综合模型。该模型的 AUC 值为 0.893,表现出良好的性能,可能在临床实践中辅助诊断退行性 TMD(Fang et al.,2023)。

Bianchi 等评估了 Logistic Regressio、Random Forest、LightGBM 和 XGBoost 这 4 种机器学习模型诊断 TMJ-OA 的表现。分析了来自 TMJ-OA 患者和对照组的 52 项与临床、生物学和高分辨率 CBCT 影像相关的指标。其中 XGBoost 与 LightGBM 结合的模型符合率为 82.3%,AUC 为 0.870,F_1 指数为 0.823,可以用这些指标正确诊断早期 TMJ-OA。这些指标包括:头痛,无痛张口度,头痛与唾液中 TGF-β_1 的能量、Haralick 相关性、熵和相互作用,血清中的血管内皮钙黏蛋白(VE-cadherin)和唾液中的血管生成蛋白,头痛与唾液中血管内皮钙黏蛋白,头痛与唾液中的 PA1,唾液中的 PA1 与无痛张口度,性别和肌痛,头痛和低灰度短期压力,反向差异性力矩,骨小梁分离度(Bianchi et al.,2020)。

Mackie 等试图通过结合骨纹理的定量特征和关节窝与关节间隙的形态特征来提高 ML 算法检测 TMJ-OA 的性能。他们发现,虽然 TMJ-OA 患者与健康人的关节窝影像特征没有显著差异,但 TMJ-OA 患者髁突到关节窝的距离明显更小。关节窝的影像特征以及指标之间的相互联系提高了 ML 模型识别 TMJ-OA 的能力(Mackie et al.,2022)。

LightGBM 模型诊断 TMJ-OA 的 AUC 为 0.842,其中头痛和无痛张口度是最佳指标。其他相互联系的指标有:血清中的血管内皮钙黏蛋白与唾液中的血管生成蛋白、唾液中 TGF-β_1 水平与头痛、性别与肌痛、唾液中 PA1 水平与无痛张口度、外侧髁突的非均质性灰度和侧位关节窝的短期压力、血清 TGF-β₁ 水平和侧面关节窝骨小梁数量、血清中基质金属蛋白酶 3（MMP3）和血管内皮生长因子（VEGF）水平、头痛和侧面关节窝的骨小梁分离度、头痛和唾液中 PA1 水平、头痛和唾液中脑源性神经营养因子（BDNF）水平。这些初步研究表明，髁突的影像特征在主效应方面更有价值，而关节窝的影像特征可能在交互效应中发挥更大的作用。

Lee 等研究了利用 AI 确定与 TMD 相关的主要生物和社会心理因素，包括压力、社会经济地位和工作条件。采用 6 种人工智能方法来确定 TMD 的危险因素，包括回归、决策树、朴素贝叶斯（naïve Bayes）、Random Forest、SVM 和 ANN。应用 Logistic 回归、Random Forest、SVM 和 ANN 获得了最佳的平均符合率。此外，ANN 和 Logistic 回归分别在自述的 TMD 和医生确诊的 TMD 中得到了最佳 AUC 值。所以，利用 37 个与人口统计学因素、社会经济地位、压力、工作条件、生物因素和并发症相关的自变量的预测算法可以作为诊断 TMD 的决策支持系统（Lee et al., 2021）。

Zhang 等应用特权信息（LUPI）学习范式来诊断 TMJ-OA。他们开发了 3 种有别于 LUPI 类似物的 LUPI 分类器用于诊断 TMJ-OA，提取了患者年龄、近 6 个月发生头痛、近 6 个月发生肌痛、自主无痛条件下的最大张口度（mm）、自主条件下的最大张口度（mm）和外力辅助下的最大张口度（mm）这 6 个临床特征。此外，从外侧髁突中提取了 23 个纹理和骨形态特征，从关节窝中提取了 23 个特征，从唾液中选择了 25 个蛋白质特征。最终得到的 92 例患者数据集包含 77 个特征，其中包括 6 个临床特征、46 个影像特征和 25 个蛋白质特征。用 SVM、RVFL 和 IPL 开发 LUPI 算法。使用优势蛋白特征的 KRVFL+ 模型的 AUC 为 0.80，符合率为 75.6%，表现出最佳的分类性能。所以作者认为，基于 LUPI 学习优势蛋白数据的算法可以提高 TMJ-OA 分类的最终诊断性能（Zhang et al., 2021）。

Le 等开发了一种名为 TMJOAI 的基于机器学习的诊断工具，它利用 52 个与临床表现、生物学检测和髁突影像学相关的指标对 TMJ 进行分类。这些指标包括 2 个人口统计学指标，13 个血清蛋白水平指标，12 个唾液蛋白水平指标，5 个评估疼痛的临床特征，以及 20 个髁突外侧区域骨小梁影像学特征和 ROI 的灰度值。此外，为了开发更有效的影像学特征，测试了 32 个下颌窝的影像学特征，采用五种不同的 ML 算法，包括 Random Forest、XGBoost、LightGBM、Ridge 和 Logistic 回归。其中 XGBoost 和 LightGBM 模型的预测性能最好（Le et al., 2021）。

Reda 等针对使用 AI 早期诊断颞下颌关节紊乱进行了一项初步的案例研究，利用一种商用人工智能服务系统帮助缺乏经验的口腔医生早期识别 TMD。这个基于 AI 的系统由两个模块组成：一个模块用于确保症状列表包括可能的诊断，另一个模块是问答工具。他们对 7 例可用的临床病例进行了性能评估。

结果表明，AI 可以通过辅助初步诊断来提升对 TMD 的检测，并且 AI 系统可以辅助非专业人员早期识别 TMD（Reda et al.，2023）。

　　Kreiner 和 Viloria 开发了一种新型 MLP 来诊断颌面部疼痛（orofacial pain）和 TMD。以 4 位专家合作创建的临床情景和相应的准确诊断作为金标准。临床情景包括 6 种诊断类别：牙源性急性疼痛、神经源性颌面部疼痛（阵发性三叉神经痛）、创伤性三叉神经痛、心源性颌面痛和牙痛、TMJ 功能障碍（可复性和 / 或不可复性关节盘移位）和面部神经血管性疼痛（偏头痛）。12 名普通口腔医生对涉及上述所有诊断类别的 11 个临床病例进行诊断。将医生的诊断与 AI 的诊断进行比较，发现 AI 的诊断准确性更好，尤其是针对非牙性和迁移性颌面部疼痛。基于 ANN 的 AI 算法可以辅助临床医生和普通口腔医生诊断各种类型的颌面部疼痛和功能障碍，包括 TMD、神经性、神经血管性和心源性疼痛，这可能挽救患者生命（Kreiner and Viloria，2022）。

　　Bas 等利用 ANN 通过疾病的典型临床体征和症状判断 TMJ 的两种状态：正常关节和内部紊乱关节（internal derangements，ID）。利用 BP 神经网络建立分类模型，将每例患者的 TMJ 诊断为正常、可复性 ADD 或不可复性 ADD。反向传播神经网络可以提高分类模型精准性。作者认为 ANN 可以用于辅助诊断 TMJ 内部紊乱的各种亚型（Bas et al.，2012）。

参考文献

Ahmed L, Abuaffan A. Prevalence of temporomandibular joint disorders among Sudanese university students. J Oral Hyg Health. 2016;4(2). https://doi.org/10.4172/2332-0702.1000202.

Almăşan O, Leucuța DC, Hedeşiu M, Mureşanu S, Popa ȘL. Temporomandibular joint osteoarthritis diagnosis employing artificial intelligence: systematic review and meta-analysis. J Clin Med. 2023;12(3):942.

Almeida FT, Pacheco-Pereira C, Flores-Mir C, Le LH, Jaremko JL, Major PW. Diagnostic ultrasound assessment of temporomandibular joints: a systematic review and meta-analysis. Dentomaxillofac Radiol. 2019;48(2):20180144.

Alomar X, Medrano J, Cabratosa J, Clavero JA, Lorente M, Serra I, et al. Anatomy of the temporomandibular joint. Semin Ultrasound CT MR. 2007;28(3):170–83.

Alqurayshah HHH, Al Omar SMS, Al Omar NMS, Alyami AMS, Alhazmi AA, Al Salem SM, et al. Stress and musculoskeletal disorders: TMJ disorder as an example. Ann Clin Anal Med. 2023;10(1).

Alzahrani A, Yadav S, Gandhi V, Lurie AG, Tadinada A. Incidental findings of temporomandibular joint osteoarthritis and its variability based on age and sex. Imaging Sci Dent. 2020;50(3):245–53.

Barghan S, Tetradis S, Mallya S. Application of cone beam computed tomography for assessment of the temporomandibular joints. Aust Dent J. 2012;57(Suppl 1):109–18.

Barragán-Montero A, Javaid U, Valdés G, Nguyen D, Desbordes P, Macq B, et al. Artificial intelligence and machine learning for medical imaging: a technology review. Phys Med. 2021;83:242–56.

Bas B, Ozgonenel O, Ozden B, Bekcioglu B, Bulut E, Kurt M. Use of artificial neural network in differentiation of subgroups of temporomandibular internal derangements: a preliminary study.

J Oral Maxillofac Surg. 2012;70(1):51–9.

Bianchi J, de Oliveira Ruellas AC, Gonçalves JR, Paniagua B, Prieto JC, Styner M, et al. Osteoarthritis of the temporomandibular joint can be diagnosed earlier using biomarkers and machine learning. Sci Rep. 2020;10(1):8012.

Bianchi J, Ruellas A, Prieto JC, Li T, Soroushmehr R, Najarian K, et al. Decision support systems in temporomandibular joint osteoarthritis: a review of data science and artificial intelligence applications. Semin Orthod. 2021;27(2):78–86.

Brooks SL, Brand JW, Gibbs SJ, Hollender L, Lurie AG, Omnell KA, et al. Imaging of the temporomandibular joint: a position paper of the American Academy of Oral and Maxillofacial Radiology. Oral Surg Oral Med Oral Pathol Oral Radiol Endod. 1997;83(5):609–18.

Brosset S, Dumont M, Bianchi J, Ruellas A, Cevidanes L, Yatabe M, et al. 3D auto-segmentation of mandibular condyles. Annu Int Conf IEEE Eng Med Biol Soc. 2020;2020:1270–3.

Buescher JJ. Temporomandibular joint disorders. Am Fam Physician. 2007;76(10):1477–82.

Chang CL, Wang DH, Yang MC, Hsu WE, Hsu ML. Functional disorders of the temporomandibular joints: internal derangement of the temporomandibular joint. Kaohsiung J Med Sci. 2018;34(4):223–30.

Choi E, Kim D, Lee JY, Park HK. Artificial intelligence in detecting temporomandibular joint osteoarthritis on orthopantomogram. Sci Rep. 2021;11(1):10246.

Crow HC, Parks E, Campbell JH, Stucki DS, Daggy J. The utility of panoramic radiography in temporomandibular joint assessment. Dentomaxillofac Radiol. 2005;34(2):91–5.

Davenport T, Kalakota R. The potential for artificial intelligence in healthcare. Future Healthc J. 2019;6(2):94–8.

De Angelis F, Pranno N, Franchina A, Di Carlo S, Brauner E, Ferri A, et al. Artificial intelligence: a new diagnostic software in dentistry: a preliminary performance diagnostic study. Int J Environ Res Public Health. 2022;19(3):1728.

de Dumast P, Mirabel C, Cevidanes L, Ruellas A, Yatabe M, Ioshida M, et al. A web-based system for neural network based classification in temporomandibular joint osteoarthritis. Comput Med Imaging Graph. 2018;67:45–54.

Derwich M, Mitus-Kenig M, Pawlowska E. Orally administered NSAIDs-general characteristics and usage in the treatment of temporomandibular joint osteoarthritis—a narrative review. Pharmaceuticals (Basel). 2021;14(3):219.

Deshpande P, Patil K, Guledgud MV, D'souza RS. Diagnostic imaging in TMJ osteoarthritis: a case report and overview. Int J Dent Sci Res. 2015;3:56–9.

Devito KL, de Souza BF, Felippe Filho WN. An artificial multilayer perceptron neural network for diagnosis of proximal dental caries. Oral Surg Oral Med Oral Pathol Oral Radiol Endod. 2008;106(6):879–84.

Diniz de Lima E, Souza Paulino JA, de Farias L, Freitas AP, Viana Ferreira JE, Barbosa JDS, Bezerra Silva DF, et al. Artificial intelligence and infrared thermography as auxiliary tools in the diagnosis of temporomandibular disorder. Dentomaxillofac Radiol. 2022;51(2):20210318.

Eşer G, Duman ŞB, Bayrakdar İŞ, Çelik Ö. Classification of temporomandibular joint osteoarthritis on cone-beam computed tomography images using artificial intelligence system. J Oral Rehabil. 2023;50(9):758–66.

Fang X, Xiong X, Lin J, Wu Y, Xiang J, Wang J. Machine-learning-based detection of degenerative temporomandibular joint diseases using lateral cephalograms. Am J Orthod Dentofac Orthop. 2023;163(2):260–71.e5.

Farook TH, Dudley J. Automation and deep (machine) learning in temporomandibular joint disorder radiomics: a systematic review. J Oral Rehabil. 2023;50(6):501–21.

Fatima A, Shafi I, Afzal H, Díez IT, Lourdes DRM, Breñosa J, et al. Advancements in dentistry with artificial intelligence: current clinical applications and future perspectives. Healthcare (Basel). 2022;10(11):2188.

Ferneini EM. Temporomandibular joint disorders (TMD). J Oral Maxillofac Surg. 2021;79(10):2171–2.

Gauer RL, Semidey MJ. Diagnosis and treatment of temporomandibular disorders. Am Fam Physician. 2015;91(6):378–86.

Hatcher DC. Anatomy of the mandible, temporomandibular joint, and dentition. Neuroimaging

Clin N Am. 2022;32(4):749–61.

He D, Wang J, Li Y, Wu G, Zhu G, Chen L. Low-intensity pulsed ultrasound promotes aggrecan expression via ZNT-9 in temporomandibular joint chondrocytes. Gene. 2021;768:145318.

Helenius LM, Hallikainen D, Helenius I, Meurman JH, Könönen M, Leirisalo-Repo M, et al. Clinical and radiographic findings of the temporomandibular joint in patients with various rheumatic diseases. A case-control study. Oral Surg Oral Med Oral Pathol Oral Radiol Endod. 2005;99(4):455–63.

Hiraiwa T, Ariji Y, Fukuda M, Kise Y, Nakata K, Katsumata A, et al. A deep-learning artificial intelligence system for assessment of root morphology of the mandibular first molar on panoramic radiography. Dentomaxillofac Radiol. 2019;48(3):20180218.

Honey OB, Scarfe WC, Hilgers MJ, Klueber K, Silveira AM, Haskell BS, et al. Accuracy of cone-beam computed tomography imaging of the temporomandibular joint: comparisons with panoramic radiology and linear tomography. Am J Orthod Dentofac Orthop. 2007;132(4):429–38.

Ito S, Mine Y, Yoshimi Y, Takeda S, Tanaka A, Onishi A, et al. Automated segmentation of articular disc of the temporomandibular joint on magnetic resonance images using deep learning. Sci Rep. 2022;12(1):221.

Iwaszenko S, Munk J, Baron S, Smoliński A. New method for analysis of the temporomandibular joint using cone beam computed tomography. Sensors (Basel). 2021;21(9):3070.

Jha N, Lee KS, Kim YJ. Diagnosis of temporomandibular disorders using artificial intelligence technologies: a systematic review and meta-analysis. PLoS One. 2022;17(8):e0272715.

Jung W, Lee KE, Suh BJ, Seok H, Lee DW. Deep learning for osteoarthritis classification in temporomandibular joint. Oral Dis. 2023;29(3):1050–9.

Kao ZK, Chiu NT, Wu HH, Chang WC, Wang DH, Kung YY, et al. Classifying temporomandibular disorder with artificial intelligent architecture using magnetic resonance imaging. Ann Biomed Eng. 2023;51(3):517–26.

Khanagar SB, Al-Ehaideb A, Maganur PC, Vishwanathaiah S, Patil S, Baeshen HA, et al. Developments, application, and performance of artificial intelligence in dentistry—a systematic review. J Dent Sci. 2021;16(1):508–22.

Kostrzewa-Janicka J, Mierzwinska-Nastalska E, Jurkowski P, Okonski P, Nedzi-Gora M. Assessment of temporomandibular joint disease. Adv Exp Med Biol. 2013;788:207–11.

Kreiner M, Viloria J. A novel artificial neural network for the diagnosis of orofacial pain and temporomandibular disorders. J Oral Rehabil. 2022;49(9):884–9.

Kurita H, Ohtsuka A, Kobayashi H, Kurashina K. Resorption of the lateral pole of the mandibular condyle in temporomandibular disc displacement. Dentomaxillofac Radiol. 2001;30(2):88–91.

Kurita H, Ohtsuka A, Kobayashi H, Kurashina K. Relationship between increased horizontal condylar angle and resorption of the posterosuperior region of the lateral pole of the mandibular condyle in temporomandibular joint internal derangement. Dentomaxillofac Radiol. 2003;32(1):26–9.

Kurt Bayrakdar S, Orhan K, Bayrakdar IS, Bilgir E, Ezhov M, Gusarev M, et al. A deep learning approach for dental implant planning in cone-beam computed tomography images. BMC Med Imaging. 2021;21(1):86.

Kwak GH, Kwak EJ, Song JM, Park HR, Jung YH, Cho BH, et al. Automatic mandibular canal detection using a deep convolutional neural network. Sci Rep. 2020;10(1):5711.

Lahoud P, EzEldeen M, Beznik T, Willems H, Leite A, Van Gerven A, et al. Artificial intelligence for fast and accurate 3-dimensional tooth segmentation on cone-beam computed tomography. J Endod. 2021;47(5):827–35.

Larheim TA. Current trends in temporomandibular joint imaging. Oral Surg Oral Med Oral Pathol Oral Radiol Endod. 1995;80(5):555–76.

Larheim TA, Abrahamsson AK, Kristensen M, Arvidsson LZ. Temporomandibular joint diagnostics using CBCT. Dentomaxillofac Radiol. 2015;44(1):20140235.

Le C, Deleat-Besson R, Turkestani NA, Cevidanes L, Bianchi J, Zhang W, et al. TMJOAI: an artificial web-based intelligence tool for early diagnosis of the temporomandibular joint osteoarthritis. Clin Image Based Proced Distrib Collab Learn Artif Intell Combat COVID 19 Secur Priv Preserv Mach Learn (2021). 2021;12969:78–87.

Lee PP, Stanton AR, Hollender LG. Greater mandibular horizontal condylar angle is associated with temporomandibular joint osteoarthritis. Oral Surg Oral Med Oral Pathol Oral Radiol. 2017;123(4):502–7.

Lee YH, Hong IK, Chun YH. Prediction of painful temporomandibular joint osteoarthritis in juvenile patients using bone scintigraphy. Clin Exp Dent Res. 2019;5(3):225–35.

Lee KS, Kwak HJ, Oh JM, Jha N, Kim YJ, Kim W, et al. Automated detection of TMJ osteoarthritis based on artificial intelligence. J Dent Res. 2020;99(12):1363–7.

Lee KS, Jha N, Kim YJ. Risk factor assessments of temporomandibular disorders via machine learning. Sci Rep. 2021;11(1):19802.

Lee YH, Won JH, Kim S, Auh QS, Noh YK. Advantages of deep learning with convolutional neural network in detecting disc displacement of the temporomandibular joint in magnetic resonance imaging. Sci Rep. 2022a;12(1):11352.

Lee C, Ha EG, Choi YJ, Jeon KJ, Han SS. Synthesis of T2-weighted images from proton density images using a generative adversarial network in a temporomandibular joint magnetic resonance imaging protocol. Imaging Sci Dent. 2022b;52(4):393–8.

Li M, Punithakumar K, Major PW, Le LH, Nguyen KT, Pacheco-Pereira C, et al. Temporomandibular joint segmentation in MRI images using deep learning. J Dent. 2022;127:104345.

Lin B, Cheng M, Wang S, Li F, Zhou Q. Automatic detection of anteriorly displaced temporomandibular joint discs on magnetic resonance images using a deep learning algorithm. Dentomaxillofac Radiol. 2022;51(3):20210341.

List T, Jensen RH. Temporomandibular disorders: old ideas and new concepts. Cephalalgia. 2017;37(7):692–704.

Mackie T, Al Turkestani N, Bianchi J, Li T, Ruellas A, Gurgel M, et al. Quantitative bone imaging biomarkers and joint space analysis of the articular fossa in temporomandibular joint osteoarthritis using artificial intelligence models. Front Dent Med. 2022;3:1007011.

Manfredini D, Bucci MB, Nardini LG. The diagnostic process for temporomandibular disorders. Stomatologija. 2007;9(2):35–9.

Mathiessen A, Cimmino MA, Hammer HB, Haugen IK, Iagnocco A, Conaghan PG. Imaging of osteoarthritis (OA): what is new? Best Pract Res Clin Rheumatol. 2016;30(4):653–69.

McFadden LR, Rishiraj B. Treatment of temporomandibular joint ankylosis: a case report. J Can Dent Assoc. 2001;67(11):659–63.

Nozawa M, Ito H, Ariji Y, Fukuda M, Igarashi C, Nishiyama M, et al. Automatic segmentation of the temporomandibular joint disc on magnetic resonance images using a deep learning technique. Dentomaxillofac Radiol. 2022;51(1):20210185.

Orhan K, Bayrakdar IS, Ezhov M, Kravtsov A, Özyürek T. Evaluation of artificial intelligence for detecting periapical pathosis on cone-beam computed tomography scans. Int Endod J. 2020;53(5):680–9.

Orhan K, Bilgir E, Bayrakdar IS, Ezhov M, Gusarev M, Shumilov E. Evaluation of artificial intelligence for detecting impacted third molars on cone-beam computed tomography scans. J Stomatol Oral Maxillofac Surg. 2021;122(4):333–7.

Park CW, Seo SW, Kang N, Ko B, Choi BW, Park CM, et al. Artificial intelligence in health care: current applications and issues. J Korean Med Sci. 2020;35(42):e379.

Radke JC, Ketcham R, Glassman B, Kull R. Artificial neural network learns to differentiate normal TMJs and nonreducing displaced disks after training on incisor-point chewing movements. Cranio. 2003;21(4):259–64.

Ramlakhan S, Saatchi R, Sabir L, Singh Y, Hughes R, Shobayo O, et al. Understanding and interpreting artificial intelligence, machine learning and deep learning in emergency medicine. Emerg Med J. 2022;39(5):380–5.

Reda B, Contardo L, Prenassi M, Guerra E, Derchi G, Marceglia S. Artificial intelligence to support early diagnosis of temporomandibular disorders: a preliminary case study. J Oral Rehabil. 2023;50(1):31–8.

Sagl B, Schmid-Schwap M, Piehslinger E, Kundi M, Stavness I. Effect of facet inclination and location on TMJ loading during bruxism: an in-silico study. J Adv Res. 2022;35:25–32.

Salins M, Butani P, editors. A comprehensive review of the intra-articular anatomy of the ankle joint on magnetic resonance (MR) arthrography-the basics2019: European Congress of Radiology-ECR; 2019.

Schwalbe N, Wahl B. Artificial intelligence and the future of global health. Lancet. 2020;395(10236):1579–86.

Schwendicke F, Samek W, Krois J. Artificial intelligence in dentistry: chances and challenges. J Dent Res. 2020;99(7):769–74.

Scrivani SJ, Khawaja SN, Bavia PF. Nonsurgical management of pediatric temporomandibular joint dysfunction. Oral Maxillofac Surg Clin North Am. 2018;30(1):35–45.

Suvinen TI, Reade PC, Kemppainen P, Könönen M, Dworkin SF. Review of aetiological concepts of temporomandibular pain disorders: towards a biopsychosocial model for integration of physical disorder factors with psychological and psychosocial illness impact factors. Eur J Pain. 2005;9(6):613–33.

Tamimi D, Kocasarac HD, Mardini S. Imaging of the temporomandibular joint. Semin Roentgenol. 2019;54(3):282–301.

Vinayahalingam S, Berends B, Baan F, Moin DA, van Luijn R, Bergé S, et al. Deep learning for automated segmentation of the temporomandibular joint. J Dent. 2023;132:104475.

Wadhokar OC, Patil DS. Current trends in the management of temporomandibular joint dysfunction: a review. Cureus. 2022;14(9):e29314.

Westbrook C. Opening the debate on MRI practitioner education—is there a need for change? Radiography. 2017,23.S70–S4.

Westesson PL. Arthrography of the temporomandibular joint. J Prosthet Dent. 1984;51(4):535–43.

Westesson PL. Reliability and validity of imaging diagnosis of temporomandibular joint disorder. Adv Dent Res. 1993;7(2):137–51.

Wong KK, Fortino G, Abbott D. Deep learning-based cardiovascular image diagnosis: a promising challenge. Futur Gener Comput Syst. 2020;110:802–11.

Yoon K, Kim JY, Kim SJ, Huh JK, Kim JW, Choi J. Explainable deep learning-based clinical decision support engine for MRI-based automated diagnosis of temporomandibular joint anterior disk displacement. Comput Methods Prog Biomed. 2023;233:107465.

Yue L, Berman J. What is osteoarthritis? JAMA. 2022;327(13):1300.

Zakirov A, Ezhov M, Gusarev M, Alexandrovsky V, Shumilov E. Dental pathology detection in 3D cone-beam CT. arXiv preprint. 2018. arXiv:181010309.

Zhang K, Li J, Ma R, Li G, editors. An end-to-end segmentation network for the temporomandibular joints CBCT image based on 3D U-Net. 2020 13th international congress on image and signal processing, biomedical engineering and informatics (CISP-BMEI); 2020: IEEE.

Zhang W, Bianchi J, Turkestani NA, Le C, Deleat-Besson R, Ruellas A, et al. Temporomandibular joint osteoarthritis diagnosis using privileged learning of protein markers. Annu Int Conf IEEE Eng Med Biol Soc. 2021;2021:1810–3.

第12章

人工智能在三维打印和生物打印中的应用

Isil Yazgan, Utku Serhat Derici, Burak Barış Altunay, Osama Ali Hindy,
Pinar Yilgor Huri 著

一、三维打印在医疗领域的应用

　　三维打印,又称 3D 打印,也被称为增材制造,是将电脑环境中的数字化设计转变为物理实体的打印技术,通过使用设计程序或 3D 扫描方法实现。3D 打印技术在国防工业、航空和建筑等领域广泛使用(Dawood et al., 2015),于 20 世纪 90 年代开始应用于医学领域(Strub et al., 2006)。值得一提的是,特制的颅面部植入物已进入了初步研究。

　　3D 打印机在医疗领域的应用日益广泛。首先,为了个性化治疗,需要通过 X 线、CT 或 MRI 等医学影像方法检测患者的受损/患病部位(Aimar et al., 2019)。然后,通过分割过程对得到的图像进行标记。这一过程的目的是分离出所需区域,并在计算机环境中建立 3D 模型。3D 打印最重要的是计算机辅助设计(CAD)程序(Miyazaki and Hotta, 2011)。最后,在 CAD 程序的帮助下,创建 3D 物体所需的设计。3D 模型建立后,将其转换为 STL 文件(Satyanarayana and Prakash, 2015),进行打印。虽然这一过程根据打印机类型不同而有所差异,但一般来说,在调整速度和压力等参数并执行相关优化程序后,文件打印就开始了。因此,从患者获得的数据,就能够产生个性化的 3D 实物(图 12-1)。

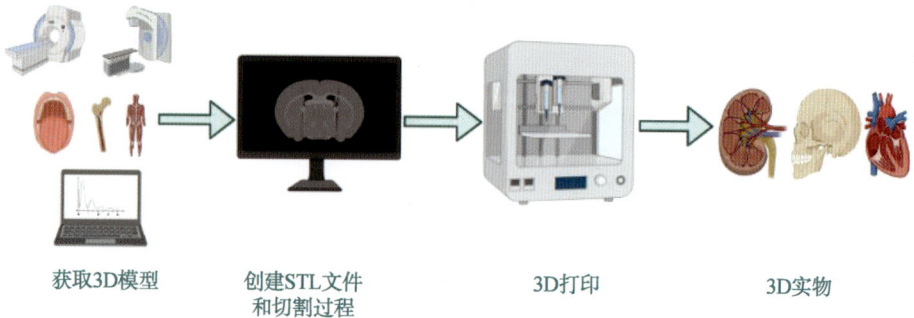

| 获取3D模型 | 创建STL文件
和切割过程 | 3D打印 | 3D实物 |

图 12-1　3D 打印过程示意(使用 Biorender 设计)

自 3D 打印机诞生以来,已经引入了多种不同的技术。如立体光固化(stereo-lithography,SLA)、熔融沉积成型(fused deposition modelling,FDM)、选择性激光烧结(selective laser sintering,SLS)和选择性激光熔融(selective laser melting,SLM)(Chen and Gariel,2012)。每种技术根据其在医疗领域的用途、用于打印的材料和打印所需的时间,都有各种各样的优缺点。

3D 打印在医疗领域发展迅速并持续发展,广泛应用于心内科、泌尿科、骨科、整形外科、消化科等许多不同领域(Aimar et al.,2019)。除此之外,3D 打印在口腔医学领域的应用也日益增加。在口腔医学领域,3D 打印在进行个性化设计、选择合适的材料,以及处理患者所拍摄的不同类型的影像资料方面都非常有效,亦是首选(Dawood et al.,2015)。然而,3D 打印应遵守医疗卫生方面的规定,并考虑灭菌过程。

二、生物打印在组织功能性和器官工程中的运用

3D 打印常用于组织工程和再生医学等领域。基于这些研究,生物打印一词应运而生。生物打印可定义为通过整合细胞到所适合的开发材料中进行细胞打印(Derby,2012)。通过这种方式,可以形成适合组织形态的异质细胞分布的结构。含细胞生物材料(又称"生物墨水")的使用,在实验室环境中生产有生命的、功能性的组织和器官已经成为可能(Murphy and Atala,2014)。因此,3D 打印和 3D 生物打印这两个术语的区别在于,3D 打印在打印过程中不使用生物结构,而 3D 生物打印则使用细胞打印(Vijayavenkataraman et al.,2018)。

在 3D 打印过程中,使用了 X 线片、CT 和 MRI 等成像方法,并在计算机环境中创建了 3D 模型设计,设计方法包括生物仿生和自装配(Murphy and Atala,2014)。设计完成后,用于生物打印的主要技术有喷墨生物打印、挤压生物打印和激光生物打印。在喷墨生物打印中,细胞附着的材料以液滴的形式流动。它们根据计算机程序设计的模型堆积在所需区域内。液滴根据设定的压力和速度显示流量(Xu et al.,2008)。由于这种类型的打印技术可以改变液滴参数,因此可以更容易地打印复杂结构。挤压生物打印使用的是纤丝。纤丝是连续流动的,因此所用的材料必须是流体。与其他材料相比,储存结构必须坚固,溶解度低(Melchels et al.,2012)。激光生物打印需要激光束、色带和含有材料的薄膜。激光被色带吸收,薄膜位于色带上。激光生物打印的优点在于没有喷洒,也就没有堵塞,然而,由于使用激光能量,细胞存活率与其他种类打印技术相比较低(Xia et al.,2018)。

生物打印中所用的材料还必须具备一些其他特性,材料必须与生物结构兼容,并且具有可打印性和机械耐用性。在这方面,材料多样性的缺乏限制了该

方法的使用。海藻酸盐、壳聚糖、聚乙二醇和明胶等材料可用于生物打印。与材料同样重要的另一点是选择合适的细胞。由于细胞在组织中有不同的功能，因此所使用的细胞必须能够分化成其他结构。这些细胞在打印过程中应具有高强度。细胞增殖既不能过低，也不能过高。如果过低，组织不能发挥其功能；如果过高，就会发生细胞凋亡。在这方面，推荐使用的细胞是间充质干细胞或诱导多能干细胞（Murphy and Atala，2014）（图 12-2）。

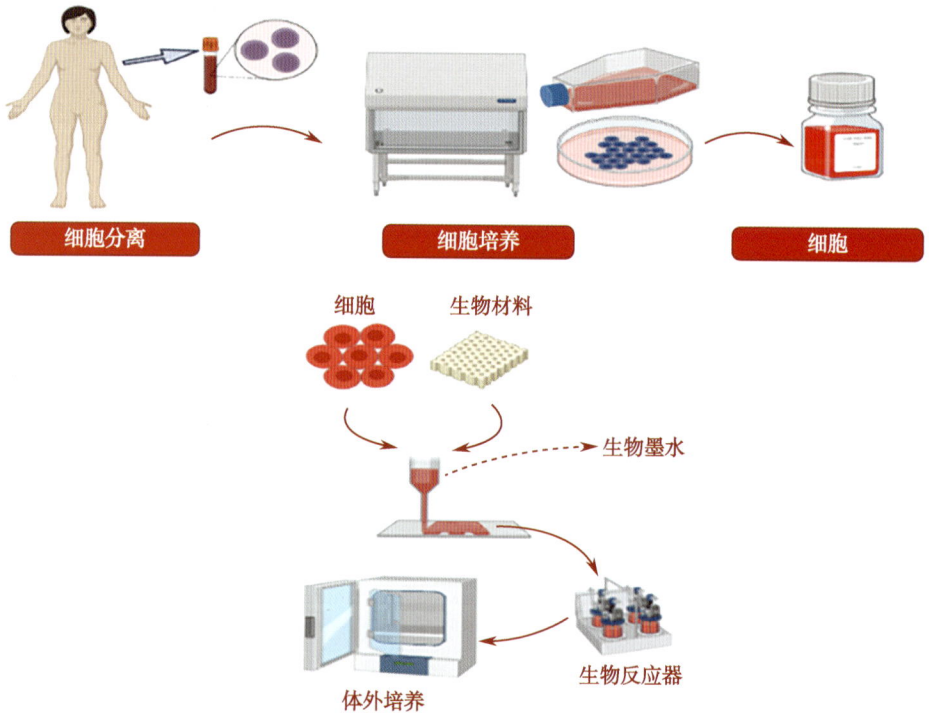

图 12-2　生物打印过程示意（使用 Biorender 设计）

　　生物打印技术可以打印多种组织和器官，如主动脉瓣（Hockaday et al.，2012）、人体皮肤（Lee et al.，2014）、仿生耳（Mannoor et al.，2013）、神经细胞结构（Xu et al.，2006）和血管样结构（Skardal et al.，2010）。然而，尽管生物打印技术前景广阔，但仍须扩大材料范围，所用打印机的速度和分辨率等参数也应改进。而且，在细胞 - 材料相容性和细胞耐用性方面也需要进行大量的研究。

三、3D 打印应用的流程优化

　　3D 打印需要在功能更强、成本更低、耗能更低方面进行优化。同时，优化还包括更准确地评估所使用的材料性能以及所应用要求的流程。

　　在 3D 打印优化过程中,应考虑打印所用材料的结构特性、被打印物体的体积、形状和大小、打印机打印过程中的温度变化、压力和环境条件等变量(Rojek et al., 2021)。

(一)使用人工智能进行流程优化

　　通常在使用新材料或制作新的打印时进行流程优化。此时,首先应正确选择参数。可用包含过程和结构属性的数据库选择正确的参数。对象越复杂,优化就越困难。机器学习算法可用于解决此问题(Goh et al., 2021)(图 12-3)。

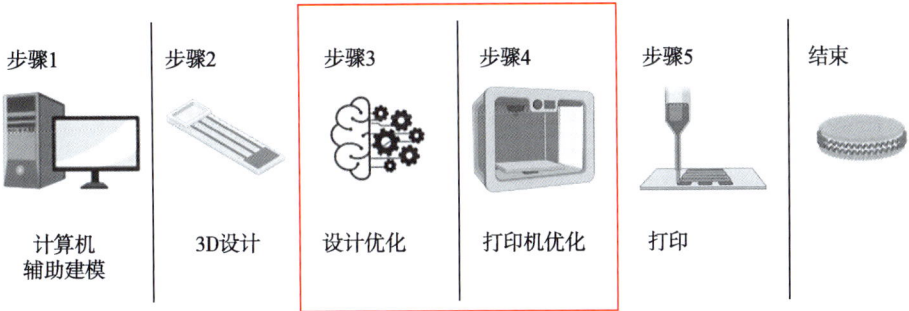

图 12-3　3D 打印过程,显示了需要优化方案的步骤(使用 Biorender 设计)

　　流程优化通常在打印之前进行。这个过程可以用机器学习来预测。为此,可以通过输入所用材料的密度、熔点和冰点等属性,以及要打印物体的体积、厚度、长度和形状等属性来获取流程优化信息。在打印之前,可以对针尖尺寸、打印速度、压力、打印温度、成本和时间等变量进行估算。根据这些估计,可以获得成本更低、质量更好、形变更小的 3D 打印产品(Yu and Jiang, 2020)(图 12-4)。同样的结果也适用于 3D 生物打印。在 3D 细胞生物打印过程中,借助机器学习,可以预测细胞损伤和单位面积细胞数量等参数。

　　此外,研究人员和算法开发人员还可以利用云系统开发已有算法。这样,流程优化就能日复一日地提供更稳定、更准确的结果。通常,机器学习的四种技术可以用于优化流程,包括监督学习、无监督学习、半监督学习和强化学习。除了这些技术,还可以使用深度学习方法(图 12-5)。

　　(1)监督学习:首先对算法进行监督,然后确定监督算法集群的边界。用监督学习算法对标记输出和输入属性之间的关系进行建模,就能预测所需输出的输入属性。

　　(2)无监督学习:无监督学习算法提取输入数据的特征以获得所需的输出,并借助传授的规则对其进行分类。这种技术通常用于强调输入和输出数据之间不可见的关系。

输入

输出

密度
熔点
冰点
体积
厚度
长度
形状
……

机器学习算法

针尖尺寸
打印速度
压力
打印温度
成本
时间
……

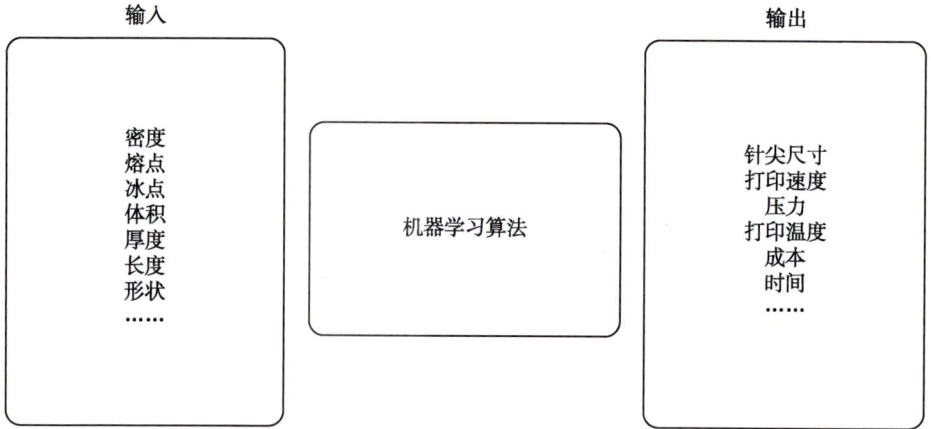

图 12-4 在应用 3D 打印之前需要优化方案

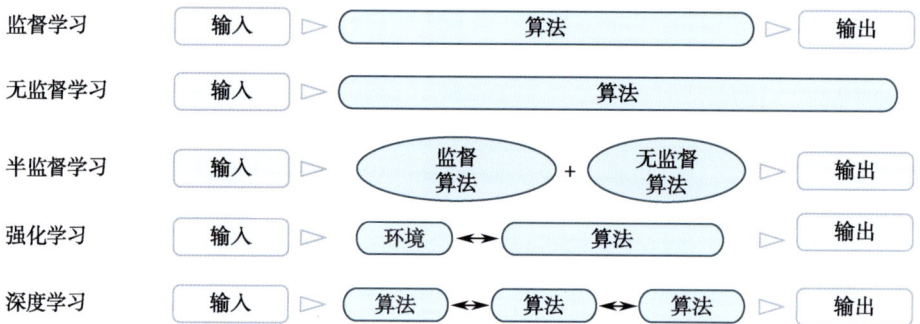

监督学习　输入 ▷ 算法 ▷ 输出

无监督学习　输入 ▷ 算法

半监督学习　输入 ▷ 监督算法 ＋ 无监督算法 ▷ 输出

强化学习　输入 ▷ 环境 ⟷ 算法 ▷ 输出

深度学习　输入 ▷ 算法 ⟷ 算法 ⟷ 算法 ▷ 输出

图 12-5 机器学习方法示意

（3）半监督学习：半监督学习技术是监督学习和无监督学习的结合，与其他两种技术相比各有利弊。因此，它可用于复杂和大量的数据。它比无监督学习更具优势，因为会有一些标记数据。同时，与监督学习相比，它成本更低，更容易教学。

（4）强化学习：强化学习的学习方式与监督学习相似。然而，通过与环境和先前算法的交互作用，强化学习表现得越来越准确和稳定，与环境而不是过多的标记数据相互作用，并提供一定的反馈。这种反馈强化了算法的表现。有了这些技术反馈，算法可以通过观察慢慢学习，从而产生越来越优化的解决方案（Goh et al.，2021）。

（5）深度学习：深度学习是一种将一组具有多个隐藏层的算法应用于新数据集的技术（Malekpour and Chen，2022）。深度学习通常有 3 个步骤，即预处理、特征提取和分类，并按此顺序运行。

（二）3D 打印设计

计算机辅助设计可以保证被打印对象的可打印性。它还有助于优化设计打印过程中所需要的材料的数量和形状。在某些生产模型中，可使用多尺度聚类模型进行可制造性分析。通过材料特性评估，可以预测设计的强度或打印过程中可能遇到的问题。基于这些预测，机器学习算法可以在打印之前模拟打印。在模拟打印的帮助下，可以预测每一层将如何打印，以及打印过程中可能遇到的问题。这有助于设计师在打印前识别潜在的设计错误。在打印前纠正错误有助于减少打印瑕疵，提高打印质量（Goh et al., 2021）（图 12-6）。此外，它还能在设计过程中为缺乏经验的设计师提供帮助。机器学习技术可以通过对模型进行特征预测帮助设计师改进设计。此外，还可以评估打印后所进行的物理测试。有了材料特性和设计输入，就可以对材料的物理测试进行估算。这在时间和成本方面都具有优势。

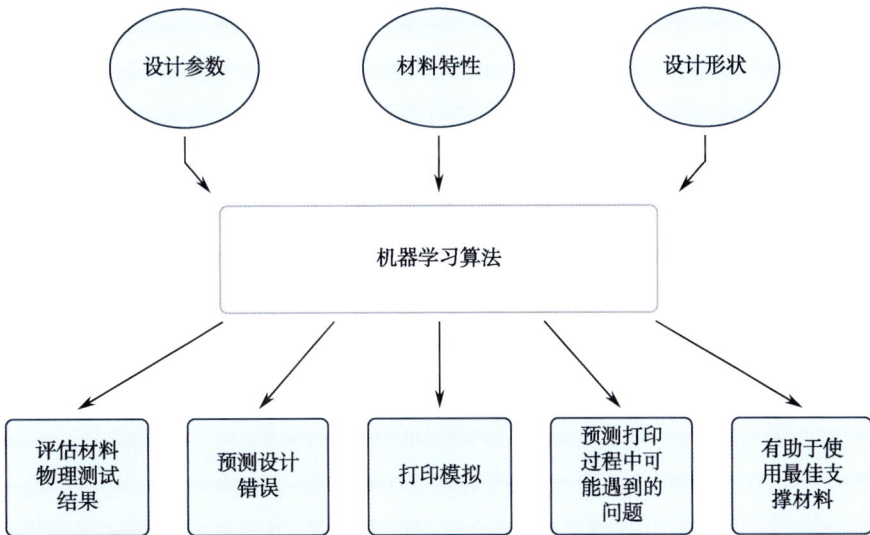

图 12-6 用机器学习算法估计 3D 设计变量

机器学习算法也可用于 3D 生物打印。设计和分析 3D 生物打印的材料特性至关重要。例如，组织工程中的支架和细胞黏附特性。机器学习算法可以根据材料特性预测细胞的生长并制造所设计的支架（Yu and Jiang, 2020）。

机器人传感系统也可用于 3D 打印。人体器官和组织的表面积、表面形状和表面形变可以通过机器人感知系统检测并通过人工智能来设计。这些系统可分为低水平视觉感知和高水平视觉感知两种。

（1）低水平视觉感知：使用图像处理算法检测诸如低级视觉感知，颜色和纹理等特征，类似于人类的视觉感知。可以基于三角测量和投影技术在计算机上重建图像。这些技术构成了运动时立体视觉和结构光扫描等技术的基础。然而，低水平视觉感知在潮湿或反光的表面上可能无法正常稳定地发挥作用。

（2）高水平视觉感知：高水平视觉感知，类似于大脑和神经系统的感知，可以模拟和预测软组织等表面的形变。高水平视觉感知可以预测所见表面的后续或前身，而不是视觉感知；可以基于算法估计在计算机环境中生成图像，同时考虑到刚性和非刚性区域的分割，以及刚性物体形变产生的几何约束（Zhu et al.，2021）。

（三）图像处理与制造缺陷检测

最近，用于缺陷检测的人工智能技术变得越来越流行和可靠。同时，缺陷检测已成为实时数据收集和质量控制系统的重要组成部分。许多不同的技术，如基于视觉的超声、声发射、激光扫描、电磁、射线和热成像技术都可用于缺陷检测。在3D打印中，有必要在打印过程中进行监控以检测缺陷，一个小错误可能导致大量的材料和时间损失（Li et al.，2021），机器学习算法可以避免这一问题的出现。使用机器学习算法可以检测到表面质量差、裂纹、孔隙和形变等错误和缺点。声学数据可以通过计算机辅助扫描、视觉数据和声音传感器来获得（Farhan Khan et al.，2021）。

通过在打印过程的每个阶段使用传感器、数码相机和3D扫描仪等监控设备，可以快速检测到打印中的缺陷。仔细监控打印的每一层可确保一旦出现缺陷，就能停止打印。这可以避免时间和材料的损失，因为出现缺陷后打印将无法继续（Li et al.，2021）（图12-7）。

通过标记异常和正常情况，计算机扫描辅助机器学习算法可以进行缺陷检测。根据研究，在缺陷检测中，与人工检测相比，机器学习算法能够给出更准确、更高质量的结果（Gobert et al.，2018）。

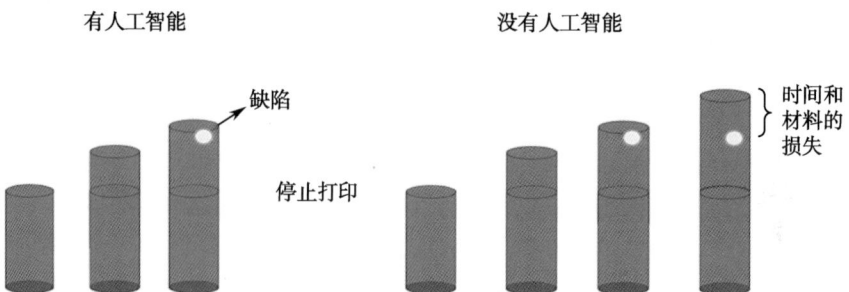

图12-7 用于3D模型制作的3D打印过程中缺陷检测示意

四、人工智能用于外科手术导板的 3D 打印

近年来，人工智能（AI）技术的发展速度加快，其实用性得到了全世界的认可。机器学习和深度学习等人工智能技术可以自动读取图像、重复操作和提交报告，从而提高临床工作效率（Banerjee et al., 2022）。人工智能技术使放射科医生能够观察和比较相关病例，向其他专业人员学习，提高整体诊断准确性及其个人能力。

在过去的 10 年中，3D 打印技术在航空航天、汽车和医疗健康等多个领域使用广泛（Liu et al., 2018）。3D 打印在医疗方面的应用一般因患者而异，并可分为若干子类别，如 3D 打印植入物、通过 3D 打印改进手术器械和术前治疗计划（Kang et al., 2016）。在术前制定治疗计划时，临床医生通常使用计算机断层扫描（CT）和磁共振成像（MRI）图像在术前准确了解患者病情。3D 打印允许 2D 到 3D 的转换，从而实现了影像数据从虚拟模型到实际模型的高精度转换。3D 打印生产的三维解剖模型可以使外科医生在进入手术室之前建立和模拟手术方案。这样，外科医生在术前就能很好地掌握患者的解剖结构，并能在进入手术室之前就确定术中要用的医疗设备和器械。然而，在术前使用 3D 打印的最大挑战是患者影像学结果的精确分割。分割是将图像分离并归类为可比属性的过程。为了找到感兴趣区（ROI），需要根据图像的灰度、对比度和纹理进行图像处理（Sharma et al., 2010）。这是生成 3D 图像最关键但也最耗时的步骤之一。机器学习能够帮助实现分割过程的自动化。如果人工智能在这一领域得到充分发展，放射科医生进行分割所需的时间可能会缩短一半或完全取消。

五、人工智能用于医学模型

使用医学数字成像和通信（DICOM）图像从 ROI 中创建模型是 3D 打印在影像学中最常见的用途之一。然而，DICOM 图像格式并不是 3D 打印机可以使用的文件格式。在 3D 打印机中，单个物品由包围空间区域的表面定义。标准曲面细分语言（Standard Tessellation Language, STL）是一种用于定义这些曲面的文件格式。这些曲面以 STL 格式定义，由三角形组成，像拼图一样相互嵌合（Mitsouras et al., 2015）。通过这种方式，利用医学成像技术获得的图像就被转换成 3D 打印机可以运行的格式。为了创建 3D 打印模型，放射科医生根据组织和病理生理学在 DICOM 图像上分离结构以创建感兴趣区。这些所需区域一旦以 STL 格式被定义，即可进行 3D 打印。与典型的 3D 可视化相比，这种以放射科医生为中心的将 DICOM 格式转换为 STL 格式的过程是一项独特的要求。图像采集、图像后处理和 3D 打印是创建医学 3D 模型所需过程的 3 个方面。

（一）图像采集

获取图像是创建 3D 物体的一个非常重要的步骤，因为图像数据的质量将直接影响 3D 打印机所打印物体的质量。在此阶段获得的具有足够对比度和分辨率的体积图像数据集可用于创建 3D 医学模型。目前，临床图像采集可以实现超高空间分辨率（400～600μm）和高质量对比（Mahesh，2002）。尽管 CT 和 MRI 都是有效的数据采集方式，但 CT 因其应用范围广泛且易于图像处理已成为快速成型中最常用的成像方式（Rengier et al.，2010）。高对比度、信噪比和空间分辨率增加了结构差异，同时减少了部分容积效应，这可能会限制 3D 打印的使用（Mitsouras et al.，2015）。其他可用于数据收集的成像方式包括锥形束计算机断层扫描、正电子发射断层成像、单光子发射计算机断层显像和超声成像（Rengier et al.，2010）。所获取图像的横截面大小对于模型的准确性也很重要。图像部分应该使用大小为 1.25mm 或更小的各向同性体素进行重建（Mahesh，2002）。较厚的切片会降低模型的准确性，而非常薄的切片（如 0.25mm）则需要进行大量分割和 STL 细化，尤其是存在图像伪影的情况下。最后，无论采用何种成像方式，获取的数据都以通用 DICOM 格式存储。

（二）图像后处理

在影像学中，后处理技术的出现是为了将任意平面的体积数据可视化，然后在二维显示器上呈现该体积（Mitsouras et al.，2015）。用于 3D 打印的 DICOM 图像处理包括目标组织的精确分割，以及将生成的 ROI 无损地转换为 STL 格式。这一阶段使用的方法对放射科医生来说是陌生的，通常需要使用工程应用中的专业工具和程序。因此，分割后的 STL 模型应由放射科医生仔细检查和验证。

ROI 分割可以手动或自动完成（例如，阈值分割、边缘检测和区域增长）。通常需要更先进的技术，如阈值范围动态调整。分割区域的"包裹"也可以通过填充真正的解剖空间来构建实体模型，如骨松质中的空间（Harrysson et al.，2007）。另一个有用的工具是区域增长。该工具用于确定要进行 3D 打印的分割体素属于相同还是不同的组件。通常，区域扩展可减轻下一阶段的负担，即人工编辑围绕分割体素的 3D ROI；包括手动更改 ROI 边界，以及手动擦除、合并和更改部分。许多软件程序使用插值和模式识别等算法生成分割后 ROI 的 3D STL 文件，以保留解剖特征（Mitsouras et al.，2015）。放射科医生使用 ROI 挑选包含 3D 曲面的体素。如果分割后的曲面不光滑，转换为 STL 时可以使用任意数量的三角形切面来适应这些曲面；太少会影响 3D 打印模型中的解剖特征，而太多又会导致物体过度粗糙。

完成所有这些过程之后，需要用于 3D 操作的计算机辅助设计（CAD）或计算机辅助制造（CAM）软件，以及操作人员的专业知识来进行精确的 3D 打印。最后，在所有校正完成后，数据被发送到 3D 打印机。

用于分割的人工智能工具

自动分割算法采用人工智能方法。机器学习中有两种类型的技术可供使用：监督方法和无监督方法。监督方法需要操作者参与整个过程，而无监督方法通常只需要操作者参与分割完成后部分。无监督方法有利于确保可重复性；但若结果不佳，操作员仍有必要参与纠错（Olabarriaga and Smeulders，2001）。

（1）监督方法：监督算法基于人工神经网络（ANN）。人工神经网络由"人工神经元"的结构组成，可以通过许多相互连接的处理组件协同工作来解决某些问题。人工神经网络的优势在于适应性学习能力、利用训练数据解决复杂问题的能力、自组织能力，以及通过训练数据提供的信息进行并行配置而实时执行的能力（Vijayakumar et al.，2007）。

人工神经网络可用于监督方法和无监督方法中的分割和分类。虽然已经开发出了多种基于神经网络的纹理分割和高分类精度算法，但这些纹理分类器算法大多需要大量的监督和训练。它们的性能会受到噪声的影响，并且对训练参数很敏感（van Engeland et al.，2006）。在某些情况下，监督方法进行图像分割和分类可能具有挑战性，因为选择和标记适当的训练数据成本高昂、复杂且非常耗时。任何基于人工神经网络的方法都需要训练数据，分类器在应用于分割和分类任务之前必须经过训练，以确保其准确性。此外，对于其他数据集，必须完成选择训练数据集和训练的整个过程，以及对不同类型和格式的不同图像的分析（Gletsos et al.，2003）。

（2）无监督方法：大多数无监督算法基于聚类，不需要训练。聚类的目的是从未标记的训练数据中生成决策边界（Jain et al.，2000）。在多维特征空间中，聚类是寻找自然分组簇的过程。然而，因多维特征空间可能包含各种形状和大小的聚类而问题较多。图像分割可视为一个聚类过程，在这个过程中，根据围绕像素局部邻域计算出的纹理特征向量，将像素归类到属性区域中（Bandyopadhyay，2005）。

K 均值和模糊 C 均值是两种常用的聚类技术（Bezdek et al.，1993）。K 均值技术产生的是硬分割结果，而模糊 C 均值方法产生的是软分割结果，通过确保像素属于具有最高隶属系数的聚类，可以将软分割转换为硬分割。模糊聚类是一种将一组数据点归类为具有不同隶属度的众多聚类的有效方法。大多数基于神经网络的纹理分割和高精度分类技术都需要大量的监督和训练。此外，它们的成功还取决于所使用的训练方法和训练数据。最后，这些使用人工智能的自动化工具具有高准确性、可靠性、稳定性、可重复性、鲁棒性以及对操作者的最小依赖性，这将扩大这些工具在医疗领域的应用（Sharma et al.，2010）。

（三）3D 打印

从 2D 到 3D 的转换过程中，所有 3D 打印机都使用包含 STL 格式编码数据的文本。在选择计算机模型预备的 3D 平台时，需要考虑很多因素。关键的 3D 打印参数包括打印时间、可用性、打印机和材料成本、材料选择、生物相容性、灭菌能力、材料耐温性和防潮性、透明度、成型和铸造性能。大多数技术使用美国药典委员会归类为 Ⅵ 类或 10993 标准的材料，这些材料相当于体内最低生物反应性水平（美国食品药品监督管理局，使用国际标准 ISO 10993）。

为了打印出无任何错误的部件，设计的网格曲面必须没有孔。因此，验证和修复步骤至关重要。去除模型中多余的（噪声）外壳、交叉元素和孔隙对于获得成功的最终构建非常重要。在选择 3D 打印平台（选择性激光烧结、立体光固化、熔融沉积成型等）后，调整壁厚和分辨率参数是获得准确打印产品的重要因素。如果创建的模型结构小于 3D 打印机分辨率，则会导致组件缺少或形状缺如。有大量软件可用于自动或手动分析和调整这些设置，以避免出现与打印机相关的错误。最后，构建初始就需要考虑 3D 打印平台的独特性。

模型精度：一般来说，分割模型与 3D 打印模型之间的差异为 0~1mm（1%~3%）（Ibrahim et al.，2009；Taft et al.，2011）。这种差异在临床上可以忽略不计。通过在图像采集过程中细化截面厚度和减小 3D 打印机的 z 轴打印层厚度，可以将差异最小化。由于从医学图像生成 3D 模型是多阶段处理的结果，因此在处理数据集时可能会发生错误，并且该错误会因分割方法不同而被传播。这些错误可能包括解剖结构的过度平滑，ROI 中某些解剖结构的破坏，以及所使用的软件类型之间的比例缩放问题。此外，图像采集、后处理（Huotilainen et al.，2014）和 3D 打印过程（Choi et al.，2002；Hazeveld et al.，2014）也会造成误差。图像分割和转换为 STL 格式过程中的损失，以及 3D 打印机模式和材料的分辨率差异可能是造成误差的最大原因，因此应仔细分析（Salmi et al.，2013）。

有两种方案可以避免这些过程中可能出现的错误。一种是通过专家（最好是放射科医生）仔细分割从患者身上获得的图像，或者使用半自动分割方法，放射科医生监督该过程并防止可能出现的与分割相关的损失或错误。另一种则是加快人工智能支持的工具和软件的开发，以及开发出具有高精度和稳定性的程序来防止该领域的数据丢失。

六、口腔医学领域中的 3D 打印和人工智能

约 20 年前，3D 打印技术开始用于口腔医学领域。它的应用范围仍在扩大，在过去 10 年中，3D 图像分析和打印方法快速发展，并产生了各种数字化口腔

应用。如今，3D 打印技术的应用在生物医学工程领域具有众多优势，在口腔医学领域的应用范围从牙髓病学、正畸学、修复学到口腔种植学、牙周病学，以及口腔颌面外科。最常见的应用包括为手术和诊断制作工作模型，以及制作各种植入装置，有助于医患交流（Nesic et al., 2020）。3D 打印的应用有助于为患者提供更低成本、创伤更小、更个性化的服务和更可预测的治疗过程（图 12-8）。

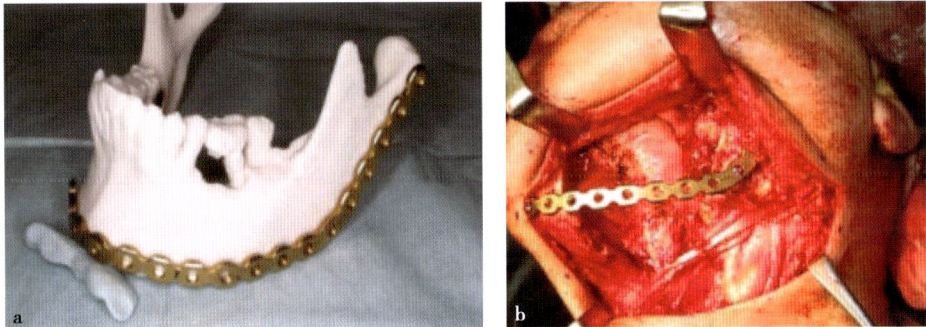

图 12-8 a. 使用粉末床和喷墨头 3D 打印制作的 3D 医疗快速原型模型，并附带预弯曲重建板；b. 将基于模型的预弯重建板固定在残骨上（图片引自 Tian et al., 2021 的研究）

CAD/CAM 技术的出现和数字图像采集技术的发展，为全数字化口腔治疗的发展提供了可能。如今，口内扫描已取代了印模，用来制作 CAM 数字物理模型。此外，对于一些结构复杂的产品，3D 打印能够通过使用多种材料并根据给出的数字化数据制作出复杂的几何形状，从而精确地满足口腔医学领域的个性化需求。

（一）术前虚拟计划和口腔手术导板

3D 成像数据与触觉和人工智能技术的结合生成口腔触觉模拟器，并创建了虚拟口腔解剖学，加速了口腔手术的模拟。相比之下，触觉技术主要基于触觉及其与虚拟环境的互动（Nesic et al., 2020）。因此，3D 打印技术与触觉器械的融合促进了患者专用器械的开发，如手术导板器械，它不仅缩短了手术时间，降低了成本，还降低了感染风险。此外，手术导板器械的使用还提高了手术的精密度（图 12-9）。

通过 3D 数字化治疗模拟，不锈钢弓丝和手术夹板的改进设计可以实现精确制作，并预测颌骨和牙齿的移动。该方法迅速改善了托槽的美观性，缩短了治疗时间，并加强了牙齿去代偿移动（Tian et al., 2021）。此外，许多商业软件和应用程序可以简化 3D 虚拟治疗计划。手术计划软件的例子包括 InVivo6®、虚拟手术计划（VSP®）技术和 ProPlan CMF™。该软件的主要作用是整合口腔内

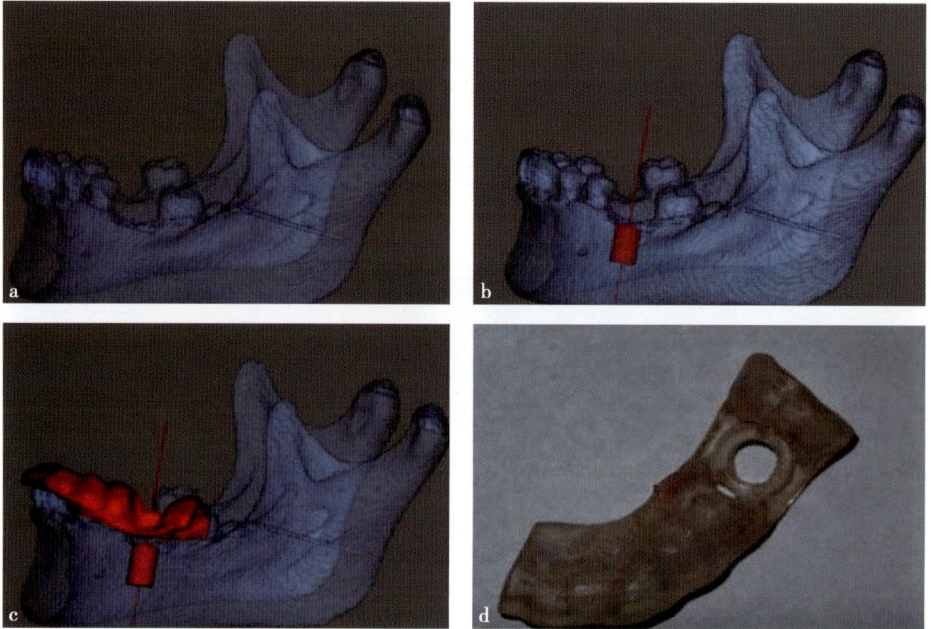

图 12-9 手术导板的设计和制作过程。a. 通过扫描获得下颌骨数字模型；b. 在设计软件中确定种植体位置；c. 设计手术导板；d. 使用立体光固化技术（SLA）打印手术导板（图片引自 Tian et al.，2021 的研究）

咬合扫描和 CT 数据以创建完整的 3D 模型（Nesic et al.，2020）。正畸医生、工程师和外科医生可以交互模拟手术截骨和牙齿运动。因此，最终临床计划用于创建通过 3D 打印形成的最终夹板。正畸医生会生成牙齿移动的路径和顺序，以及最终咬合的虚拟设置。在口腔实验室，甚至在正畸医生的工作场所，都可以用相对便宜的 3D 打印机制作出序列化的矫正器或模型。数字化数据的简易传输可以设计出解剖学上形状完美的结构，并可根据每位患者进行个性化定制。因此，3D 打印技术的快速发展为包括口腔医学在内的所有医疗领域带来了振奋人心的新方法。

（二）用于口腔医学领域的人工智能 3D 打印

近年来，3D 打印已发展到细胞水平，其中 3D 生物打印具有生成大量组织的巨大潜力。例如，仅在实验室中成功之后，3D 打印的口腔软组织生物材料开始应用于临床。在口腔医学领域，机器学习最常见、影响最大的是口腔医学成像的自动判读（Pethani，2021）。因此，在开发 CAD/CAM 流程时，主要利用机器学习，因为它的应用包含了最终 3D 打印产品的所有主要特征，包括其制造流程，效率和打印设计（Tandon et al.，2020）。

人工智能技术和口腔医生的独特能力为加强和发展患者治疗创造了巨大机会。人工智能系统在医疗健康和医疗应用中主要分为两种类型：虚拟模型和物理模型。虚拟模型基于软件工作，有助于临床决策，而物理组件包括自动化或复杂的机器人（Wang et al., 2014）。在口腔医学领域，虚拟人工智能模型是最常用的算法，用于区分疾病和正常结构、识别骨骼类型、显示风险因素，以及为种植体更换制作准确的手术导板。相比之下，人工智能在 3D 打印中的集成有助于预制级别的生产。例如，人工智能软件可以帮助预测 3D 打印可能出现失败并查明失败背后的问题。因此，人工智能算法与 3D 打印软件的结合可使 3D 打印机更高效地运行，并有助于发现任何质量问题（Shan et al., 2021）。因此，将人工智能技术与 3D 打印软件相结合，口腔医生可以从面部测量、种族和患者意愿等多方面考虑，设计出最佳的修复体（图 12-10）。

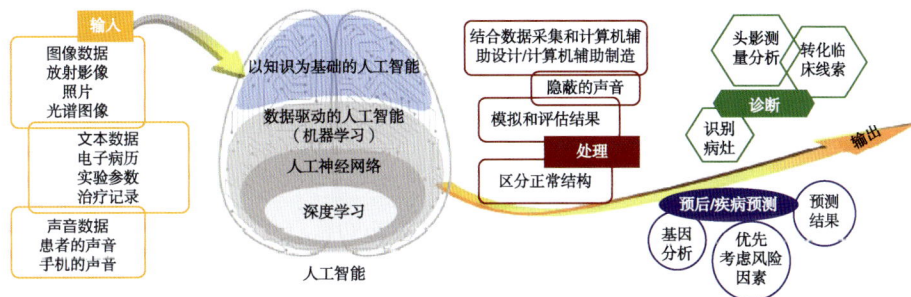

图 12-10　人工智能的结构层次和主要的口腔医学应用示意（Shan et al., 2021）

七、未来展望

人工智能技术已逐渐出现在几乎每一个领域。将其用于 3D 生物打印中收集大量数据可以加快优化过程。在 3D 打印和生物打印研究中使用人工智能技术，数据收集更容易，花费的时间更短，并将尝试更有效的方法来确定参数。在这方面，我们还需要做更多的工作。

细胞活力和可打印性在生物打印中非常重要。在该领域，优化过程大多是通过在研究中不断试错来完成的，在成本和时间方面都有缺点。在这种情况下，使用机器学习算法可以减少这些缺点。在设计和优化等领域，机器学习可以用于 3D 打印。目前在 3D 打印领域利用机器学习开展的工作很少，今后需要增加这方面的工作。有必要确定与将要进行的研究相关的参数。有必要为机器学习提供从研究中获得的数据。机器学习算法技术非常全面，也是未来需要进一步发展的领域之一。

人工智能技术在疾病治疗、预后预测和诊断方面的应用正迅速发展。对于口腔医生来说，人工智能是一项出色的技术，尤其是在准备治疗方案、做出临床决策和提高口腔诊疗效率方面。随着科技的发展，人工智能显然永远不会完全取代口腔医生的工作，但会帮助他们在诊疗过程中避免更多的错误。

参考文献

Aimar A, Palermo A, Innocenti B. The role of 3D printing in medical applications: a state of the art. J Healthc Eng. 2019;2019:5340616. https://doi.org/10.1155/2019/5340616.

Bandyopadhyay S. Simulated annealing using a reversible jump Markov chain Monte Carlo algorithm for fuzzy clustering. IEEE Trans Knowl Data Eng. 2005;17(4):479–90. https://doi.org/10.1109/TKDE.2005.64.

Banerjee A, Haridas HK, SenGupta A, Jabalia N. Artificial intelligence in 3D printing: a revolution in health care; 2022. pp. 57–79. https://doi.org/10.1007/978-981-33-6703-6_4.

Bezdek JC, Hall LO, Clarke LP. Review of MR image segmentation techniques using pattern recognition. Med Phys. 1993;20(4):1033–48. https://doi.org/10.1118/1.597000.

Chen HJ, Gariel M. A roadmap from idea to implementation: 3D printing for pre-surgical application, 1st ed. 2012.

Choi J-Y, Choi J-H, Kim N-K, Kim Y, Lee J-K, Kim M-K, Lee J-H, Kim M-J. Analysis of errors in medical rapid prototyping models. Int J Oral Maxillofac Surg. 2002;31(1):23–32. https://doi.org/10.1054/ijom.2000.0135.

Dawood A, Marti BM, Sauret-Jackson V, Darwood A. 3D printing in dentistry. Br Dent J. 2015;219(11):521–9. https://doi.org/10.1038/sj.bdj.2015.914.

Derby B. Printing and prototyping of tissues and scaffolds. Science. 2012;338(6109):921–6. https://doi.org/10.1126/science.1226340.

Farhan Khan M, Alam A, Ateeb Siddiqui M, Saad Alam M, Rafat Y, Salik N, Al-Saidan I. Real-time defect detection in 3D printing using machine learning. Mater Today Proc. 2021;42:521–8. https://doi.org/10.1016/j.matpr.2020.10.482.

Gletsos M, Mougiakakou SG, Matsopoulos GK, Nikita KS, Nikita AS, Kelekis D. A computer-aided diagnostic system to characterize CT focal liver lesions: design and optimization of a neural network classifier. IEEE Trans Inf Technol Biomed. 2003;7(3):153–62. https://doi.org/10.1109/TITB.2003.813793.

Gobert C, Reutzel EW, Petrich J, Nassar AR, Phoha S. Application of supervised machine learning for defect detection during metallic powder bed fusion additive manufacturing using high resolution imaging. Addit Manuf. 2018;21:517–28. https://doi.org/10.1016/j.addma.2018.04.005.

Goh GD, Sing SL, Yeong WY. A review on machine learning in 3D printing: applications, potential, and challenges. Artif Intell Rev. 2021;54(1):63–94. https://doi.org/10.1007/s10462-020-09876-9.

Harrysson OLA, Hosni YA, Nayfeh JF. Custom-designed orthopedic implants evaluated using finite element analysis of patient-specific computed tomography data: femoral-component case study. BMC Musculoskelet Disord. 2007;8(1):91. https://doi.org/10.1186/1471-2474-8-91.

Hazeveld A, Huddleston Slater JJR, Ren Y. Accuracy and reproducibility of dental replica models reconstructed by different rapid prototyping techniques. Am J Orthod Dentofac Orthop. 2014;145(1):108–15. https://doi.org/10.1016/j.ajodo.2013.05.011.

Hockaday LA, Kang KH, Colangelo NW, Cheung PYC, Duan B, Malone E, Wu J, Girardi LN, Bonassar LJ, Lipson H, Chu CC, Butcher JT. Rapid 3D printing of anatomically accurate and mechanically heterogeneous aortic valve hydrogel scaffolds. Biofabrication. 2012;4(3):035005. https://doi.org/10.1088/1758-5082/4/3/035005.

Huotilainen E, Jaanimets R, Valášek J, Marcián P, Salmi M, Tuomi J, Mäkitie A, Wolff J. Inaccuracies in additive manufactured medical skull models caused by the DICOM to STL conversion process. J Craniomaxillofac Surg. 2014;42(5):e259–65. https://doi.org/10.1016/j.

jcms.2013.10.001.

Ibrahim D, Broilo TL, Heitz C, de Oliveira MG, de Oliveira HW, Nobre SMW, dos Santos Filho JHG, Silva DN. Dimensional error of selective laser sintering, three-dimensional printing and PolyJet™ models in the reproduction of mandibular anatomy. J Cranio-Maxillofac Surg. 2009;37(3):167–73. https://doi.org/10.1016/j.jcms.2008.10.008.

Jain AK, Duin PW, Mao J. Statistical pattern recognition: a review. IEEE Trans Pattern Anal Mach Intell. 2000;22(1):4–37. https://doi.org/10.1109/34.824819.

Kang H-W, Lee SJ, Ko IK, Kengla C, Yoo JJ, Atala A. A 3D bioprinting system to produce human-scale tissue constructs with structural integrity. Nat Biotechnol. 2016;34(3):312–9. https://doi.org/10.1038/nbt.3413.

Lee V, Singh G, Trasatti JP, Bjornsson C, Xu X, Tran TN, Yoo S-S, Dai G, Karande P. Design and fabrication of human skin by three-dimensional bioprinting. Tissue Eng Part C Methods. 2014;20(6):473–84. https://doi.org/10.1089/ten.tec.2013.0335.

Li R, Jin M, Paquit VC. Geometrical defect detection for additive manufacturing with machine learning models. Mater Des. 2021;206:109726. https://doi.org/10.1016/j.matdes.2021.109726.

Liu J, Gaynor AT, Chen S, Kang Z, Suresh K, Takezawa A, Li L, Kato J, Tang J, Wang CCL, Cheng L, Liang X, To AC. Current and future trends in topology optimization for additive manufacturing. Struct Multidiscip Optim. 2018;57(6):2457–83. https://doi.org/10.1007/s00158-018-1994-3.

Mahesh M. The AAPM/RSNA physics tutorial for residents. Radiographics. 2002;22(4):949–62. https://doi.org/10.1148/radiographics.22.4.g02jl14949.

Malekpour A, Chen X. Printability and cell viability in extrusion-based bioprinting from experimental, computational, and machine learning views. J Funct Biomater. 2022;13(2):40. https://doi.org/10.3390/jfb13020040.

Mannoor MS, Jiang Z, James T, Kong YL, Malatesta KA, Soboyejo WO, Verma N, Gracias DH, McAlpine MC. 3D printed bionic ears. Nano Lett. 2013;13(6):2634–9. https://doi.org/10.1021/nl4007744.

Melchels FPW, Domingos MAN, Klein TJ, Malda J, Bartolo PJ, Hutmacher DW. Additive manufacturing of tissues and organs. Prog Polym Sci. 2012;37(8):1079–104. https://doi.org/10.1016/j.progpolymsci.2011.11.007.

Mitsouras D, Liacouras P, Imanzadeh A, Giannopoulos AA, Cai T, Kumamaru KK, George E, Wake N, Caterson EJ, Pomahac B, Ho VB, Grant GT, Rybicki FJ. Medical 3D printing for the radiologist. Radiographics. 2015;35(7):1965–88. https://doi.org/10.1148/rg.2015140320.

Miyazaki T, Hotta Y. CAD/CAM systems available for the fabrication of crown and bridge restorations. Aust Dent J. 2011;56:97–106. https://doi.org/10.1111/j.1834-7819.2010.01300.x.

Murphy SV, Atala A. 3D bioprinting of tissues and organs. Nat Biotechnol. 2014;32(8):773–85). Nature Publishing Group. https://doi.org/10.1038/nbt.2958.

Nesic D, Schaefer BM, Sun Y, Saulacic N, Sailer I. 3D printing approach in dentistry: the future for personalized oral soft tissue regeneration. J Clin Med. 2020;9(7):2238. https://doi.org/10.3390/jcm9072238.

Olabarriaga SD, Smeulders AWM. Interaction in the segmentation of medical images: a survey. Med Image Anal. 2001;5(2):127–42. https://doi.org/10.1016/S1361-8415(00)00041-4.

Pethani F. Promises and perils of artificial intelligence in dentistry. Aust Dent J. 2021;66(2):124–35. https://doi.org/10.1111/adj.12812.

Rengier F, Mehndiratta A, von Tengg-Kobligk H, Zechmann CM, Unterhinninghofen R, Kauczor H-U, Giesel FL. 3D printing based on imaging data: review of medical applications. Int J Comput Assist Radiol Surg. 2010;5(4):335–41. https://doi.org/10.1007/s11548-010-0476-x.

Rojek I, Mikołajewski D, Macko M, Szczepański Z, Dostatni E. Optimization of extrusion-based 3D printing process using neural networks for sustainable development. Materials. 2021;14(11):2737. https://doi.org/10.3390/ma14112737.

Salmi M, Paloheimo K-S, Tuomi J, Wolff J, Mäkitie A. Accuracy of medical models made by additive manufacturing (rapid manufacturing). J Cranio-Maxillofac Surg. 2013;41(7):603–9. https://doi.org/10.1016/j.jcms.2012.11.041.

Satyanarayana B, Prakash KJ. Component replication using 3D printing technology. Procedia Mater Sci. 2015;10:263–9. https://doi.org/10.1016/j.mspro.2015.06.049.

Shan T, Tay FR, Gu L. Application of artificial intelligence in dentistry. J Dent Res. 2021;100(3):232–44. SAGE Publications Inc. https://doi.org/10.1177/0022034520969115.

Sharma N, Ray A, Shukla K, Sharma S, Pradhan S, Srivastva A, Aggarwal L. Automated medical image segmentation techniques. J Med Phys. 2010;35(1):3. https://doi.org/10.4103/0971-6203.58777.

Skardal A, Zhang J, Prestwich GD. Bioprinting vessel-like constructs using hyaluronan hydrogels crosslinked with tetrahedral polyethylene glycol tetracrylates. Biomaterials. 2010;31(24):6173–81. https://doi.org/10.1016/j.biomaterials.2010.04.045.

Strub JR, Rekow ED, Witkowski S. Computer-aided design and fabrication of dental restorations. J Am Dent Assoc. 2006;137(9):1289–96. https://doi.org/10.14219/jada.archive.2006.0389.

Taft RM, Kondor S, Grant GT. Accuracy of rapid prototype models for head and neck reconstruction. J Prosthet Dent. 2011;106(6):399–408. https://doi.org/10.1016/S0022-3913(11)60154-6.

Tandon D, Rajawat J, Banerjee M. Present and future of artificial intelligence in dentistry. J Oral Biol Craniofac Res. 2020;10(4):391–6. https://doi.org/10.1016/j.jobcr.2020.07.015.

Tian Y, Chen C, Xu X, Wang J, Hou X, Li K, Lu X, Shi H, Lee E-S, Jiang HB. A review of 3D printing in dentistry: technologies, affecting factors, and applications. Scanning. 2021;2021:9950131. https://doi.org/10.1155/2021/9950131.

van Engeland S, Timp S, Karssemeijer N. Finding corresponding regions of interest in mediolateral oblique and craniocaudal mammographic views. Med Phys. 2006;33(9):3203–12. https://doi.org/10.1118/1.2230359.

Vijayakumar C, Damayanti G, Pant R, Sreedhar CM. Segmentation and grading of brain tumors on apparent diffusion coefficient images using self-organizing maps. Comput Med Imaging Graph. 2007;31(7):473–84. https://doi.org/10.1016/j.compmedimag.2007.04.004.

Vijayavenkataraman S, Yan W-C, Lu WF, Wang C-H, Fuh JYH. 3D bioprinting of tissues and organs for regenerative medicine. Adv Drug Deliv Rev. 2018;132:296–332. https://doi.org/10.1016/j.addr.2018.07.004.

Wang L, Wang D, Zhang Y, Ma L, Sun Y, Lv P. An automatic robotic system for three-dimensional tooth crown preparation using a picosecond laser. Lasers Surg Med. 2014;46(7):573–81. https://doi.org/10.1002/lsm.22274.

Xia Z, Jin S, Ye K. Tissue and organ 3D bioprinting. SLAS Technol. 2018;23(4):301–14. https://doi.org/10.1177/2472630318760515.

Xu T, Gregory C, Molnar P, Cui X, Jalota S, Bhaduri S, Boland T. Viability and electrophysiology of neural cell structures generated by the inkjet printing method. Biomaterials. 2006;27:3580. https://doi.org/10.1016/j.biomaterials.2006.01.048.

Xu T, Olson J, Zhao W, Atala A, Zhu J-M, Yoo JJ. Characterization of cell constructs generated with inkjet printing technology using in vivo magnetic resonance imaging. J Manuf Sci Eng. 2008;130(2):021013. https://doi.org/10.1115/1.2902857.

Yu C, Jiang J. A perspective on using machine learning in 3D bioprinting. Int J Bioprint. 2020;6(1):253. https://doi.org/10.18063/ijb.v6i1.253.

Zhu Z, Ng DWH, Park HS, McAlpine MC. 3D-printed multifunctional materials enabled by artificial-intelligence-assisted fabrication technologies. Nat Rev Mater. 2021;6(1):27–47. https://doi.org/10.1038/s41578-020-00235-2.

第13章
人工智能在口腔医学教学中的应用

Ibrahim Sevki Bayrakdar，Kaan Orhan，Rohan Jagtap 著

一、概述

近年来，随着元宇宙、虚拟现实（VR）、增强现实（AR）、混合现实（mixed reality，MR）、区块链和人工智能（AI）等信息技术的快速发展，人们的生活出现了翻天覆地的变化。教育部门也开始关注和研究人工智能在教育领域的应用，包括人工智能教学和学习分析等方面。

人工智能教学通过创建一个人机互动平台，利用各种人工智能技术、人机交互和学习科学来提高学生的学习能力。学习分析是为了做好教育规划，利用学生现有的相关知识和学习环境，分析、预测、优化和塑造新的学习方法、准则和环境。学习分析也可以通过提升学生参与大学课程的积极性来提高他们的学习成果（Gandedkar et al.，2021；Luckin et al.，2016；Ifenthaler and Yau，2019）。

目前，教育观念也随着这些突破性技术的发展而不断转变，口腔医学教学也受到了影响。人们开始讨论课程改革的必要性，以及如何将这些技术融入口腔医学教学，以提高教学的易懂性、可接受性和实用性。人工智能和其他具有革命性的数字化技术的快速应用给科技驱动的学习平台提供了无限可能，以此来提升当代口腔医学生的学习体验。因此，越来越多的人强调了改进当前口腔医学学习课程的必要性（Gandedkar et al.，2021；Luckin et al.，2016；Ifenthaler and Yau，2019；Thurzo et al.，2023；Heo et al.，2021；Schwendicke et al.，2020；Schwendicke et al.，2023）。

人工智能在口腔医学的临床应用和研究中表现出巨大的发展潜力。将人工智能融入临床应用可看作是智能的叠加，但必须克服某些传统教学中的局限性，才能使人工智能成为口腔医学教育的重要组成部分。本章旨在阐明当前口腔医学教学利用人工智能技术的现状、要求、变革和未来方向。

二、口腔医学教学中的人工智能应用

口腔医学教学内容融合了理论教育、临床前教育和临床培训，包括理论教学和临床技能指导。可以从以下几个基本方面观察人工智能驱动下口腔医学教学中的变革(Islam et al.，2022；Gandedkar et al.，2021；Coşkun and Güngör，2023)。

人工智能驱动下的理论教学

人工智能可以用于管理教学进程、辅助指导教学方法，以及加强理论教育中的学习评估。

1. 人工智能支持下的教学管理信息系统 教学管理信息系统是用于收集、储存、处理、分析、传播教育规划和管理数据的信息和文件服务的集合体。人们越来越重视整合或开发能够优化教学管理信息系统的人工智能技术，从而加强数据的收集和处理。换句话说，人工智能技术可以使教育管理和办学更加公平、包容、开放和个性化。此外，人工智能技术正在促进不同的学习机构和环境引入新模式的教学和培训，以满足学生、教职员工、家长和社区等不同的利益相关者(Gandedkar et al.，2021；UNESCO，2019；Pedró et al.，2019)。

2. 人工智能辅助指导教学 人工智能可以协助教师履行教学职责。教师可以利用人工智能有效地开展工作，还能促进个人发展。人工智能应用还有助于指导师生之间的互动和合作。以研究为导向的学习模式可以鼓励学生提出问题，培养学生的批判性思维能力。人工智能驱动的研究型教学有利于学生的可持续性学习(Gandedkar et al.，2021；UNESCO，2019；Pedró et al.，2019)。

3. 人工智能辅导系统 智能辅导系统是指在一个特定的系统中为学生获取信息、提高知识和技能。智能辅导系统包含了领域模块、教学法模块、学生模块和对话模块4个可实现感知互动的相关模块。

领域模块是指基于量化、概念映射和关系来评估专家的知识和技能水平。教学法模块结合了人工智能辅助下的教学方法。学生模块通过模拟学生的特征，包括学习技巧、知识和学习风格，可以营造一个引人入胜的学习环境。对话模块可以促进辅导员、学生和计算机之间的三方互动交流。

将人工智能融入智能辅导系统，如统一医学语言系统，也能显著提高学生接收反馈的能力(Gandedkar et al.，2021；UNESCO，2019；Pedró et al.，2019；Khanna and Dhaimade，2017；Zheng et al.，2020；Sharma et al.，2021)。

4. 人工智能支持的学习和学习评估系统 人工智能对口腔医学教学中学生的学习体验和学习评估方面有着巨大的潜力。人工智能与学习过程的深度融合将导致口腔医学学习体验的变革。

学生可以利用整合了人工智能的学习系统进行自学，从成功案例中吸取经验教训，并遵循循证实践原则。教师可以远程全面评估学生的多方面资质，并利用人工智能对学生进行自动评分。

人工智能可通过分析学生的优缺点，为口腔医学生提供个性化的学习体验，并根据个人需求量身定制学习计划（Gandedkar et al.，2021；UNESCO，2019；Pedró et al.，2019；González-Calatayud et al.，2021）。

5. 人工智能支持的文本和图像生成器　人工智能生成算法是使用机器学习模型根据输入数据生成文本或图像。例如，ChatGPT 就是由 OpenAI 开发的人工智能聊天机器人，它能根据输入内容模拟人类做出反馈（图 13-1）。此外，Midjourney AI 和 DALL-E2 等模型也能利用人工智能技术生成图像。这些模型有望为口腔教学提供详细的教学信息、文本、方案和图例，为师生交流、指导系统、讲座和研究带来革命性的提升。

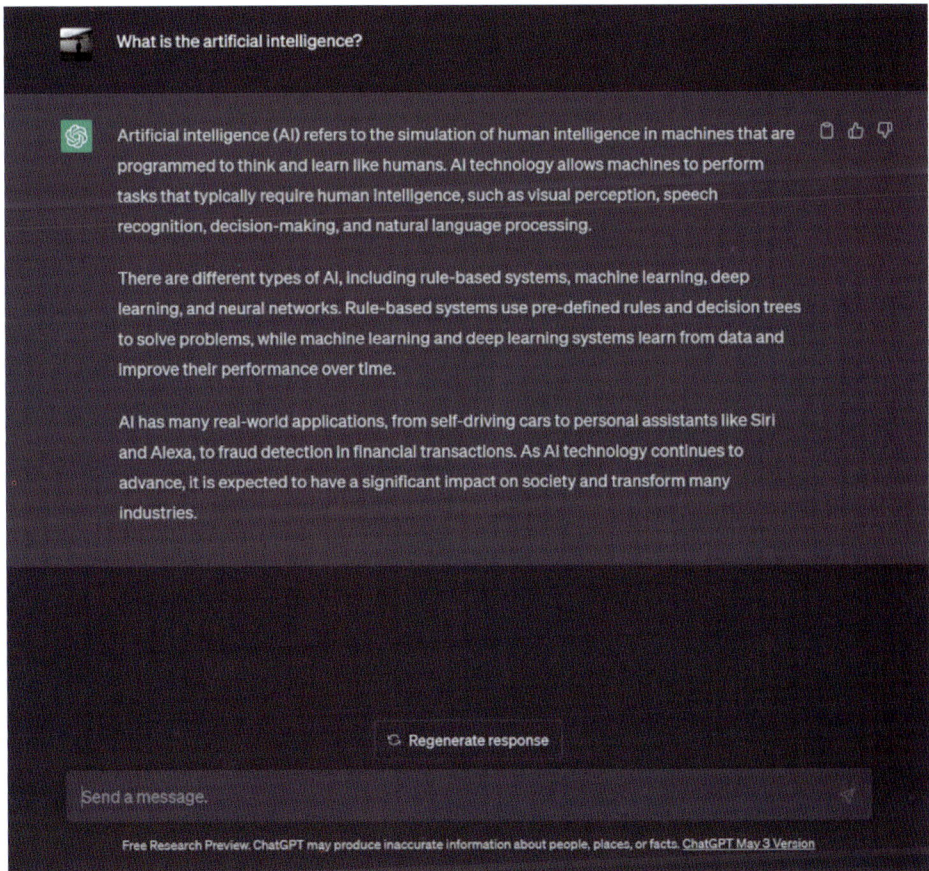

图 13-1　OpenAI 公司开发的 ChatGPT 回答"什么是人工智能"

如今，在撰写论文、学位论文或科学文章的过程中可能也需要适应这些变化（Gandedkar et al.，2021；Tadinada et al.，2023；UNESCO，2019；Pedró et al.，2019）。

三、人工智能驱动的实验室和临床前教学

口腔医学教育包括培养学生理论和临床技能实践。提供虚拟训练环境的人工智能简化实验室和临床前教学系统正在成为现代教育系统的重要组成部分。这些系统可以帮助学生提高他们的动手能力和工作效率，从而减少他们与导师的沟通时间或在学校的学习时间。通过在教学过程中引入人工智能工具，可以增强学生在模拟实践中的学习和训练效果，提升学生在实验室和临床前阶段的动手能力（Duman et al.，2022；Gandedkar et al.，2021；Saghiri et al.，2022；Eaton et al.，2008；Ferro et al.，2019；Rhienmora et al.，2010；Dragan et al.，2020；Schleyer et al.，2012；Mangano et al.，2023）。

1. **虚拟现实**　虚拟现实（VR）是一种结合多种技术创建虚拟 3D 环境的过程，能提供身临其境的体验（图 13-2）。人工智能驱动的 VR 模拟器可以在可控和安全的环境中为口腔医学生提供亲身体验。这些模拟器可用于练习口腔教学中的各种操作，包括神经传导阻滞麻醉、拔牙、缝合、补龋和根管治疗。这不仅可以显著提高学生的技术，而且还能对他们的操作提供即时反馈。

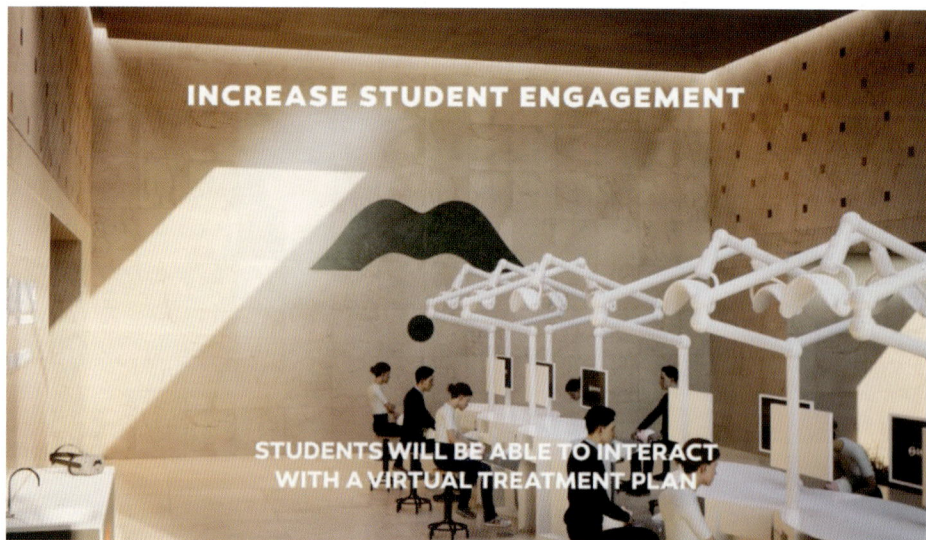

图 13-2　Dentaverse 虚拟现实环境（由 Dentaverse.eth Ltd. 公司提供）

VR在模拟头骨和牙齿解剖、手术和种植等教学中已得到广泛应用。它可以使学生通过反复的虚拟训练获得经验，并得到持续反馈。人工智能的整合可进一步给学生提供指导和反馈（Gandedkar et al.，2021；Saghiri et al.，2022；Eaton et al.，2008；Ferro et al.，2019；Rhienmora et al.，2010；Dragan et al.，2020；Schleyer et al.，2012）。

2. 增强现实　增强现实（AR）是一种将数字内容叠加到现实环境中的技术，可增强用户对现实的感知。AR技术利用智能手机或AR头戴设备中的摄像头和传感器检测用户的实际物理环境，并将数字信息叠加到设备屏幕上显示的现实世界视图。这样，用户可以与其周围环境中的现实和虚拟元素进行互动。

在口腔医学教育中，AR可以展示现实世界的360°空间环境，给学生提供更直观、交互性更强的学习体验。AR已用于窝洞制备、手术导航和口腔种植等教学活动（Gandedkar et al.，2021；Saghiri et al.，2022；Eaton et al.，2008；Ferro et al.，2019；Rhienmora et al.，2010；Dragan et al.，2020；Schleyer et al.，2012；Mangano et al.，2023）。

3. 混合现实　混合现实（MR）是一种将VR和AR元素融合在一起的技术，能产生一种虚拟物体与真实世界无缝衔接的体验。与AR不同的是，MR可以提供更多元的交互方式，包括视觉、听觉和触感等感知交互。用户可以通过MR在真实环境中体验虚拟对象的互动和反馈，增强沉浸感和体验感。MR使虚拟和现实世界之间的交互更加真实和丰富，为用户提供更具沉浸感的体验。例如，触觉技术可在口腔教育中模拟振动或压力的感觉。它可以让学生实现在没有真实患者的情况下进行牙齿预备和局部麻醉。在模拟环境下进行实践操作，学生能感受到类似真实操作中的触觉反馈，提升学生的学习体验（Gandedkar et al.，2021；Saghiri et al.，2022；Eaton et al.，2008；Ferro et al.，2019；Rhienmora et al.，2010；Dragan et al.，2020；Schleyer et al.，2012）。

4. 扩展现实　扩展现实（extend reality，XR）是一个涵盖真实世界和数字世界之间所有沉浸式技术的总称，包括VR、AR和MR。XR可以通过整合虚拟世界和真实世界延展用户对现实的感知。它给用户提供了一种全新的体验和与数字内容交互的方式，用户可以用更自然和直观的方式操控和探索虚拟数字环境（Gandedkar et al.，2021；Saghiri et al.，2022；Eaton et al.，2008；Ferro et al.，2019；Rhienmora et al.，2010；Dragan et al.，2020；Schleyer et al.，2012）。

5. 元宇宙　元宇宙是一种高级的模拟技术，允许用户相互连接，并在数字虚拟环境中使用。VR、AR、MR和XR技术汇集在元宇宙的大型网络中。它模拟了自然世界的情景和场景，在口腔教育和远程医疗咨询等领域中也能发挥作用（图13-3和图13-4）。除人工智能外，在元宇宙中还可以整合区块链技术和智能合约，以便于在口腔医学领域中的使用。通过结合各种数字技术改变口腔数字化教学，加强师生之间的合作，从而提升学习效果（Locurcio，2022；
Rhienmora et al.，2010；Dragan et al.，2020）。

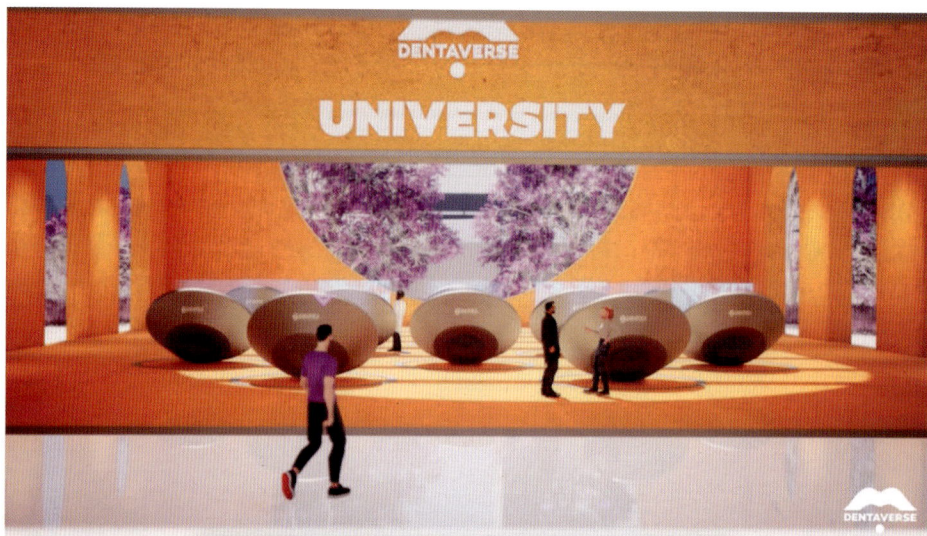

图 13-3   Dentaverse 元宇宙大学（由 Dentaverse.eth Ltd. 公司提供）

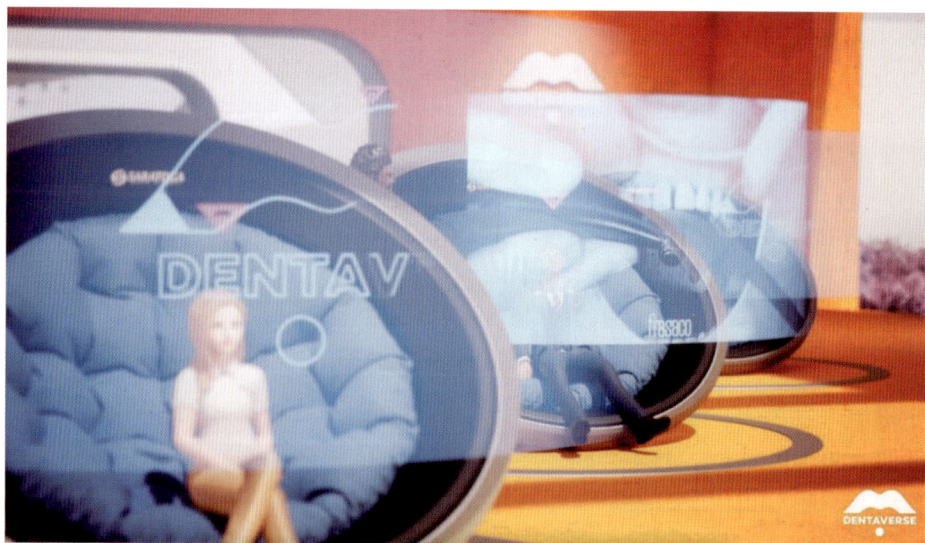

图 13-4   Dentaverse 元宇宙大学（由 Dentaverse.eth Ltd. 公司提供）

6. 人工智能支持的口腔教学软件   人工智能在口腔医学领域尤其是在疾
病放射学检测和治疗规划方面正在快速发展。人工智能算法可以准确识别龋齿、根尖周病变、阻生牙等解剖结构和病理变化（Schleyer et al., 2012；Mangano et al., 2023）。

人工智能支持的口腔教学软件提供了一个基于人工智能的平台，允许教师给学生准备课程或考试。学生可以绘制解剖结构和病理变化，软件可以使用人工智能算法评估其准确性。师生之间可以即时讨论问题，平台也可以对学生的作业进行自动评分（图 13-5 和图 13-6）。这促进了师生之间的有效沟通，从而帮助学生在进行临床实践之前增强知识、技能和信心。

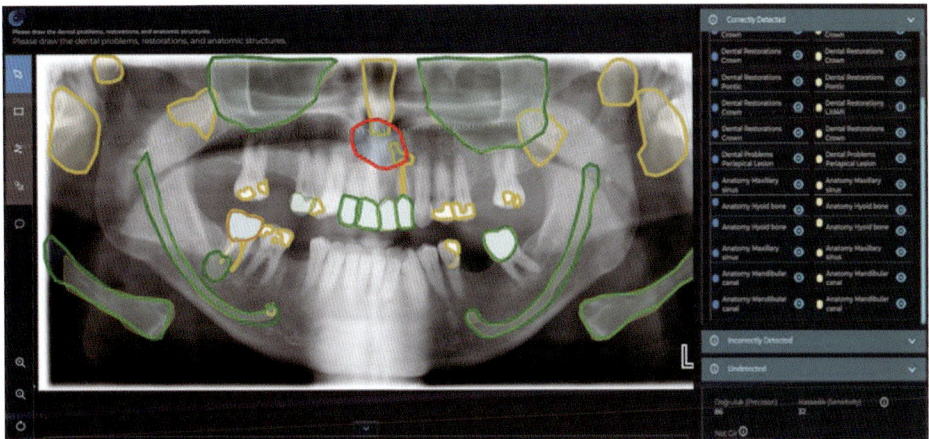

图 13-5　CranioCatch 口腔教学软件的培训课程。绿色指学生标注正确；红色指学生标注错误；黄色指正确答案（由 CranioCatch 公司提供）

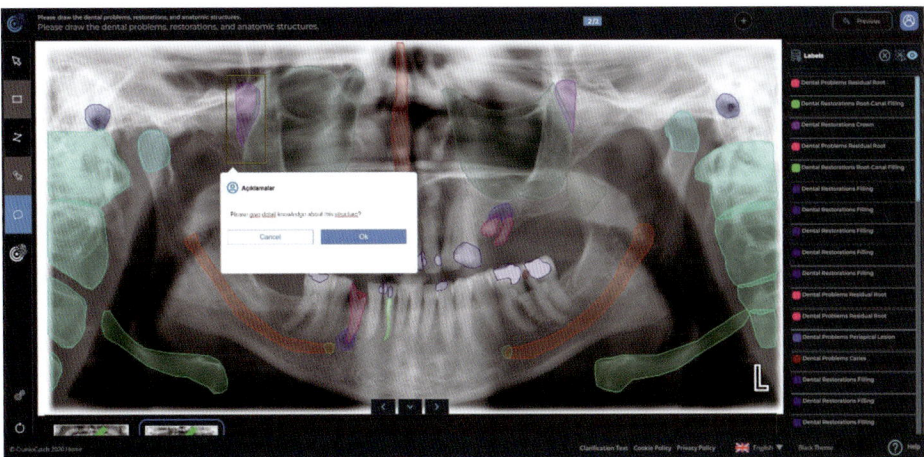

图 13-6　CranioCatch 口腔教育软件中的配有即时评论工具的培训课程（由 CranioCatch 公司提供）

四、人工智能增强实践/临床教育

人工智能在口腔临床教育中也能发挥重要作用,可以通过分析患者数据,制订治疗计划并进行模拟,给患者提供远程监测服务。

人工智能支持的口腔诊断和治疗计划软件:人工智能可以帮助口腔医生评估口腔影像资料,从而更准确地进行诊断和制订治疗计划。通过支持临床决策的人工智能系统软件,自动识别口腔问题中因疲劳、工作量大或缺乏经验而遗漏的部分,并提供治疗规划方面的意见。这些软件解决方案能够提供更准确的诊断和治疗计划,有助于促进口腔医学生积累临床实践中的经验和知识(图13-7和图13-8)。

人工智能(AI)与口腔医学教学课程

由于技术的发展日新月异,为了培养具备21世纪技能的口腔医生,将新技术融入口腔教育是不可避免的。人工智能是这些技术中对人类影响最大的技术之一,将颠覆口腔医学教学。但是在对与口腔教学和人工智能相关的文献进行分析时发现口腔医学生对人工智能的教育和认知不足。Yüzbaşıoğlu等(2021)评估了口腔医学生对人工智能的认知和态度,以及其在口腔医学中的可能应用。在这项研究中,共有1 103名学生参与调查,回复率为21.69%。其中约48.40%的学生对人工智能技术有基本了解,而10.6%的学生对人工智能一无所知。85.70%的学生认为人工智能将彻底改变口腔医学。此外,分别有74.60%和79.80%的学生同意在本科生和研究生口腔教育中加入有关人工智能的内容。他们认为学生虽然对人工智能缺乏了解,但希望增长自己的认知,并相信人工智能在未来会对口腔实践产生有价值的影响(Thurzo et al.,2023)。Jeong等(2023)进行的另一项研究调查了韩国口腔医学生对人工智能的看法和态度,研究目的是确定教育需求,以获得更好的专业教学质量。有800名(61.1%)口腔医学生参加了调查。虽然参与者对人工智能诊断的信心不足(14.8%),但他们对人工智能的实用性和改进口腔医学领域的潜力持积极态度。他们认为,非常有必要在学校的口腔卫生课程中开设与人工智能相关的讲座,以便为未来做好准备(Schwendicke et al.,2023)。

口腔医学领域和口腔卫生健康随着科技发展的日新月异正经历着巨大的变革,同时教学和学习方法也在发生演变。考虑到科技的发展和学生的需求,很显然需要将人工智能应用整合到口腔教学核心课程。将人工智能融入临床实践也为口腔教学带来诸多益处。口腔医生的人工智能素养、知识和认知对于在口腔实践中评估和有意识地使用人工智能至关重要。通过将人工智能纳入学校

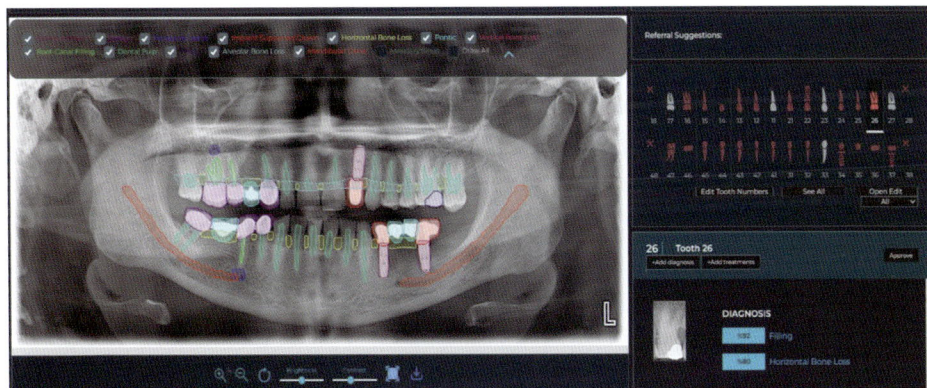

图 13-7 口腔诊断和治疗规划人工智能软件评估病例（CranioCatch 公司提供）

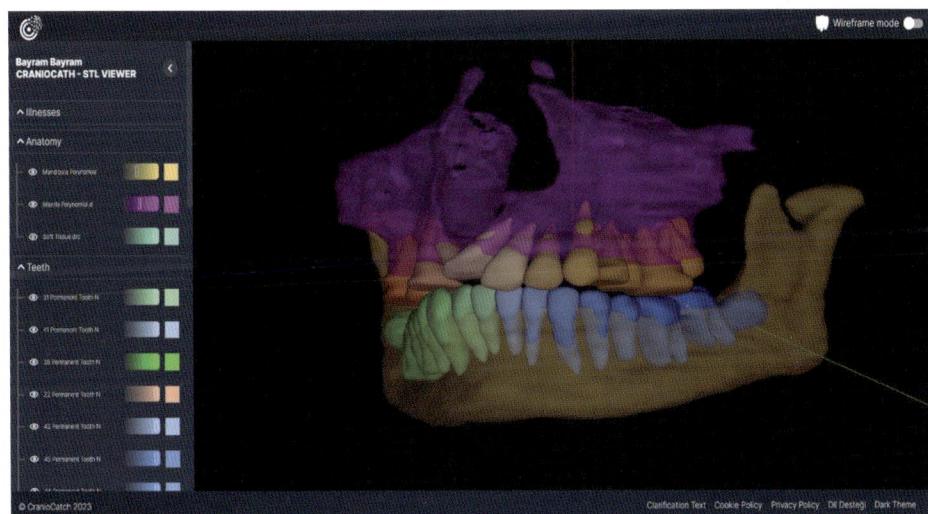

图 13-8 CranioCatch 3D.stl 人工智能软件自动分割 CBCT 图像案例（由 CranioCatch 公司提供）

的口腔核心课程，可以增加口腔医生的人工智能素养、知识，提高他们对人工智能的认识（Gandedkar et al.，2021；Luckin et al.，2016；Ifenthaler and Yau，2019；Thurzo et al.，2023；Schwendicke et al.，2023）。

Schwendicke 等（2023）代表国际口腔研究协会电子口腔健康网络和国际电联 / 世界卫生组织人工智能促进健康焦点小组发表了《人工智能促进口腔保健：核心教育课程》，确定了以下 4 个主要课程领域。

1. 什么是人工智能，它在大多数医疗应用中是如何工作的。

2. 人工智能在口腔医学领域的应用，以及现在或将来可能会有哪些应用。

3.如何评估医疗和口腔医学领域中的人工智能。

4.口腔医生和口腔医疗工作者还应该了解或评估人工智能的哪些方面。

在这项研究中，Schwendicke 等旨在确定本科生和研究生的口腔医学教学中与人工智能相关的核心课程。人工智能将在口腔医学领域产生重大影响，因此口腔医生和口腔卫生技师需要了解人工智能及其在口腔医学中可能产生的影响。口腔专科学校和机构也有必要考虑修订口腔核心课程，并将人工智能纳入临床和学术环境。

五、人工智能及其相关技术在口腔医学教学中的挑战、机遇和未来方向

人工智能（AI）、虚拟现实（VR）、增强现实（AR）、混合现实（MR）、扩展现实（XR）、元宇宙和区块链等信息技术发展迅速，供口腔专业人员和机构使用的新产品更是层出不穷。尽管技术飞速发展，但口腔专业人员对这些技术的了解和认识却没有同步提升。造成这些差距的原因可能是较高的技术成本导致很难将其应用到教育和临床工作流程中。但这些阻碍将随着相关技术的价格逐渐降低和普及而消除。

为了使口腔专业人员熟悉这些技术的发展近况，可以在课程改革和科学会议、专题研讨会、讲座等场合进行介绍。口腔医学领域正在朝着以循证为基础、以数据为驱动的诊断和治疗规划方向转变，这将进一步促进数字技术在口腔医学教育中的应用。

基于人工智能的诊断工具能够解读包括二维和三维放射学影像资料，这些都将应用于口腔医学培训中。人工智能支持的工具与仿真技术活动相结合，将提高口腔医学生的学习能力、理解能力和自信心。因此，经过人工智能和其他先进技术技能培训的 21 世纪口腔医生在不久的将来很可能会取代传统的口腔医生。

参考文献

Coşkun S, Güngör M. A comparative study of use of artificial intelligence in oral radiology education. Eur Ann Dent Sci. 2023;50(1):41–6.

Dragan IF, Walji M, Vervoorn M, Quinn B, Johnson L, Davis J, Garcia LT, Valachovic RW. ADEA-ADEE shaping the future of dental education III: the impact of scientific technologies and discoveries on oral health globally. J Dent Educ. 2020;84(1):111–6.

Duman S, Çelik Özen D, Duman ŞB. Metaverse in paediatric dentistry. Eur Arch Paediatr Dent. 2022;23(4):655–6.

Eaton KA, Reynolds PA, Grayden SK, Wilson NH. A vision of dental education in the third millennium. Br Dent J. 2008;205(5):261–71.

Ferro AS, Nicholson K, Koka S. Innovative trends in implant dentistry training and education: a narrative review. J Clin Med. 2019;8(10):1618.

Gandedkar NH, Wong MT, Darendeliler MA. Role of virtual reality (VR), augmented reality (AR) and artificial intelligence (AI) in tertiary education and research of orthodontics: an insight. Semin Orthod. 2021;27(2):69–77.

González-Calatayud V, Prendes-Espinosa P, Roig-Vila R. Artificial intelligence for student assessment: a systematic review. Appl Sci. 2021;11(12):5467.

Heo MS, Kim JE, Hwang JJ, Han SS, Kim JS, Yi WJ, Park IW. Artificial intelligence in oral and maxillofacial radiology: what is currently possible? Dentomaxillofac Radiol. 2021;50(3):20200375.

Ifenthaler D, Yau JY-K. Higher education stakeholders' views on learning analytics policy recommendations for supporting study success. Int J Learn Anal Artific Intell Educ. 2019;1:28–42.

Islam NM, Laughter L, Sadid-Zadeh R, Smith C, Dolan TA, Crain G, Squarize CH. Adopting artificial intelligence in dental education: a model for academic leadership and innovation. J Dent Educ. 2022;86(11):1545–51.

Jeong H, Han SS, Kim KE, Park IS, Choi Y, Jeon KJ. Korean dental hygiene students' perceptions and attitudes toward artificial intelligence: an online survey. J Dent Educ. 2023;87(6):804–12.

Khanna SS, Dhaimade PA. Artificial intelligence: transforming dentistry today. Indian J Basic Appl Med Res. 2017;6(3):161–7.

Locurcio LL. Dental education in the metaverse. Br Dent J. 2022;232(4):191.

Luckin R, Holmes W, Griffiths M, Forcier LB. Intelligence unleashed: an argument for AI in education. London: Pearson Education; 2016.

Mangano FG, Admakin O, Lerner H, Mangano C. Artificial intelligence and augmented reality for guided implant surgery planning: a proof of concept. J Dent. 2023;133:104485.

Pedró F, Subosa M, Rivas A, Valverde P. Artificial intelligence in education: challenges and opportunities for sustainable development, UNESCO working papers on education policy. 2019.

Rhienmora P, Haddawy P, Khanal P, Suebnukarn S, Dailey MN. A virtual reality simulator for teaching and evaluating dental procedures. Methods Inf Med. 2010;49(4):396–405.

Saghiri MA, Vakhnovetsky J, Nadershahi N. Scoping review of artificial intelligence and immersive digital tools in dental education. J Dent Educ. 2022;86(6):736–50.

Schleyer TK, Thyvalikakath TP, Spallek H, Dziabiak MP, Johnson LA. From information technology to informatics: the information revolution in dental education. J Dent Educ. 2012;76(1):142–53.

Schwendicke F, Samek W, Krois J. Artificial intelligence in dentistry: chances and challenges. J Dent Res. 2020;99(7):769–74.

Schwendicke F, Chaurasia A, Wiegand T, Uribe SE, Fontana M, Akota I, Tryfonos O, Krois J, IADR e-oral health network and the ITU/WHO focus group AI for health. Artificial intelligence for oral and dental healthcare: core education curriculum. J Dent. 2023;128:104363.

Sharma D, Malik G, Koshy G, Sharma V. Artificial intelligence: need to reboot dental education. Univ J Dent Sci. 2021;7(2):138–42.

Tadinada A, Gul G, Godwin L, Al Sakka Y, Crain G, Stanford CM, Johnson J. Utilizing an organizational development framework as a road map for creating a technology-driven agile curriculum in predoctoral dental education. J Dent Educ. 2023;87(3):394–400.

Thurzo A, Strunga M, Urban R, Surovková J, Afrashtehfar KI. Impact of artificial intelligence on dental education: a review and guide for curriculum update. Educ Sci. 2023;13(2):150.

UNESCO. Beijing consensus on artificial intelligence and education, international conference on artificial intelligence and education, planning education in the AI era: lead the leap. Beijing; 2019.

Yüzbaşıoğlu E. Attitudes and perceptions of dental students towards artificial intelligence. J Dent Educ. 2021;85(1):60–8.

Zheng L, He Z, Wei D, Keloth V, Fan JW, Lindemann L, Zhu X, Cimino JJ, Perl Y. A review of auditing techniques for the unified medical language system. J Am Med Inform Assoc. 2020;27(10):1625–38.

第 14 章

人工智能在口腔健康领域的优劣和局限性

Rohan Jagtap, Sevda Kurt Bayrakdar, Kaan Orhan 著

一、概述

　　人工智能(AI)是计算机科学的一个领域,专注于模仿人类智能(Krittanawong et al., 2017; Khanam et al., 2019)。这项技术可以思考、学习、评估复杂和多重问题,并找到相应的解决方案(Holzinger et al., 2019; Miller and Brown, 2018)。它通过处理大型数据集提供了分析能力和学习过程(Wang et al., 2019)。目前,许多人工智能应用程序,如 Alexa 和 Siri,都被广泛使用,使日常生活更加便利(Koch, 2018)。此外,人工智能非常有潜力去创造各种领域的根本性变革,如健康、工程和科学(Holzinger et al., 2019; Jordan and Mitchell, 2015)。

　　随着人工智能支持系统的出现,所有医学分支都开始了快速的数字化过程,这成了医学领域的热门话题(Wilhelm et al., 2020)。人工智能被认为具有创新和革命性的能力,可以带来医疗保健领域的"范式转移"。换言之,这项技术在健康领域的重大影响可以类似于智能手机或机动车辆对日常生活产生的重大影响(Koschmann, 1996; Gore, 2020)。

　　人工智能可用于口腔医学的各个专项任务,包括诊断、治疗计划、机器人治疗、患者信息记录系统、远程口腔诊疗和口腔教育(Joda and Zitzmann, 2022; Katne et al., 2019)。总之,人工智能和增强智能是使口腔医学领域更准确、更快速、更有效,以及简化和增强所有与口腔医学相关过程工作的首选(Roy et al., 2021; ADA, 2022)。然而,随着其快速发展,这些系统通常涉及与技术进步相关的伦理问题、风险和法律问题(D'Antonoli, 2020; Keskinbora, 2019; Guan, 2019)。本章旨在系统地介绍这些系统在口腔医学领域的优点和缺点。使口腔医生、学者和技术开发人员能够更好地理解这些技术,在一般的伦理和社会期望的框架内指导其发展,并在考虑潜在风险的同时进行更全面的综合规划。

二、人工智能在口腔健康中的优势

所有的技术进步都来自寻找需求或寻求问题的解决方案，并提供诸如改进现有功能、可访问性、准确性或工作速度等优势（Rip and Kemp, 1998）。人工智能是口腔医学领域的一种创新技术，毫无疑问地在该领域直接和间接地提供了许多优势和益处（Ossowska et al., 2022; Kurup et al., 2020; Rizk, 2023; Tandon and Rajawat, 2020）。下面将通过相关例子来讨论这些优点。

（1）自动操作：人工智能技术使各种商业操作自动化，减少对人工运营商的依赖（AbdallaAslan et al., 2020; Kalappanavar et al., 2018; Grischke et al., 2020; Rong et al., 2020; Verghese et al., 2018）。在健康和口腔医学领域，人工智能被用于创建自动诊断/治疗计划系统、预约提醒系统、患者满意度评估系统和治疗计费系统（AlMuhaideb et al., 2019; Miller, 2012; Wang, 2022; Alugubelli, 2016）。例如 Lahoud 等（2021）报道称，人工智能支持系统可以准确地自动执行牙齿分割，其速度比人工手动方法快 6～12 倍。此外，这些系统可用于向医疗保健支持人员提供关于系统性疾病和过敏等情况的自动预提醒，这些情况已在患者登记系统中记录过（Bhat et al., 2020）。这一优势也可以扩展到口腔医学教育中。例如，人工智能可以自动为多项选择题或简答题打分，并比较学生在口腔医学教育中的回答（Yang et al., 2021）。

（2）提供不间断的服务：人工智能支持的机器和计算机系统有潜力提高口腔医学领域的可获得性和连续性（Shuborna et al., 2021）。与人类不同，机器和计算机系统不需要睡眠或休息，这使它们非常适合完成口腔医学领域需要不间断手术的任务（Bhbosale et al., 2020）。可在不同阶段使用基于人工智能的个人助理支持，如通过电话或电子邮件向患者提出预约请求，使患者能够在一天中的任何时间安排预约（Srinivasan and Madheswari, 2018）。此外，患者还可以与聊天机器人一起接受关于基本情况的建议（FDI n.d.）。在紧急情况和其他重要情况下，基于人工智能的集成系统可以更容易地在一天中的任何时候访问患者的医疗记录、病史或出院摘要（Mazzanti et al., 2018）。

（3）增加沟通：人工智能技术通过开发医疗和口腔医学领域的智能患者信息和咨询系统，改善医疗保健专业人员之间的沟通，从而促进诊断和治疗计划等的制订（Bindushree et al., 2020; Amisha et al., 2019; Mao and Zhang, 2021）。人工智能系统通过语音识别、自然语言处理和计算机视觉等功能，在与残疾人沟通方面提供了优势（Gevarter, 1984; Wah et al., 1993）。这些应用可以提高残疾人的口腔保健服务质量。此外，人工智能系统有潜力解决语言不兼容性导致的通信问题。语言翻译能力可以很容易地整合到这些系统中，这表明它们可能作为未来患者和医疗保健提供者之间的语言障碍的解决方案（Basu et al.，2020）。

（4）增加员工舒适度：人工智能技术有潜力消除重复、乏味和单调的任务，从而更有效地利用人力资源（Ivanov and Webster，2017；Monterubbianesi et al.，2022）。因此，它提高了口腔医生、助理医生、学者和其他口腔专业人员的舒适度和生产力（Alauddin et al.，2021；Banerjee，2021）。

（5）提高可靠性、效率、准确性和精度：人工智能使决策更可靠、更有效和更准确（Ossowska et al.，2022；Bindushree et al.，2020），最大限度地减少了人为因素造成的错误，如疲劳、强度、注意力分散和缺乏经验（Park et al.，2020；Schwalbe and Wahl，2020；Kurt Bayrakdar et al.，2021）。此外，有助于发现更多口腔诊断中复杂问题的有效解决方法（Kalappanavar et al.，2018）。在口腔医学领域进行的大量基于人工智能的研究表明，与助理医生和口腔医学生等决策者相比，这些系统的诊断准确性更高（Ossowska et al.，2022；Khanagar et al.，2021a）。例如 Mertens 等（2021）报道称，这些系统提高了口腔医生诊断的准确性，并在决定对牙釉质层面病变进行侵入性治疗时提供了更精确的方法。类似地，Murata 等（2019）在研究中表明，与口腔住院医师相比，人工智能在根据全景 X 线片检测上颌窦方面表现出更大的优势。当查阅文献时，许多研究支持这些例子，进一步证实人工智能在口腔医疗诊断中的优势。

（6）标准化：使用适当的协议、方法和指南开发的人工智能算法提供了标准化的结果和解决方案（Tandon and Rajawat，2020；Chen et al.，2020；Bansod and Pisulkar，2021）。它们在获取患者记录时提供了更多校准后的信息。例如，Carrillo-Perez 等（2022）报道，能够充分表征牙齿颜色的人工智能模型可以用于口腔美学应用，从而获得更成功的标准化颜色的牙齿修复。这些系统还增强了在不同时间间隔内采集的患者记录的可比性和可解释性。通过在一个客观并且一致的框架内利用学术研究中的数据（Chen et al.，2020），人工智能促进了以快速和标准化的方式评估大型数据集，为全面的流行病学研究提供可能（Kalappanavar et al.，2018；Listl and Chiavegatto Filho，2021）。

（7）监控和定期数据记录：人工智能系统提供了处理、解释、监控和归档原始数据的优势，以提供更全面的信息（Tandon and Rajawat，2020；Carrillo-Perez et al.，2022）。例如，人工智能算法可以分析口腔医疗实践中使用的各种诊断图像，包括口腔病理准备、放射学图像和口内照片（Schwalbe and Wahl，2020；Askar et al.，2021；Duong et al.，2021）。这些系统能够自动检测图像中的解剖变异、牙齿疾病和病理（Patil et al.，2022；Zhang et al.，2022）。这种性质的监测和定期记录数据可以很容易地用于各个领域，如临床操作、学术过程和口腔医学教育阶段。

（8）规划和节省时间：人工智能允许在更短的时间内提高生产力（Ossowska et al.，2022；Tandon and Rajawat，2020；Khanna，2010）。它通过帮助口腔医生做出更快的决策，制订更符合人体工学的工作计划，以及解决原本需要大量人力资源的任务，节省了额外的时间（Khanna，2010）。这项技术使专业人员能够专注于基本的、关键的过程。此外，通过促进早期诊断，人工智能支持及时解决某些可能需要复杂和长期治疗的口腔疾病（Kalappanavar et al.，2018）。此外，普遍认为，在整合口腔病史、口内照片和影像学图像等诊断数据方面，人工智能系统的速度明显超过人类（Khanna and Dhaimade，2017）。

（9）分析预测：人工智能系统具有综合预测能力（Awotunde et al.，2021；Agrawal and Nikhade，2022）。它可以很容易地对医生较难进行预测的情况进行分析，如确定最合适的治疗方法和确定适当的随访时间间隔（AlMuhaideb et al.，2019）。此外，这些系统可以通过考虑各种因素，如遗传特征、个体习惯、环境、年龄和性别，提供预后估计（Khanna，2010；Khanagar et al.，2021b）。文献中的某些研究表明，人工智能系统可以仅通过分析 X 线片来准确估计患者的性别和年龄（Balan et al.，2022；Batool and Gilanie，2023）。这种方法支持了其在法医口腔等领域的可靠使用，最终实现个性化治疗计划（Chen et al.，2020）。这一优势增强了患者治疗的动机，并促进了最合适的治疗计划的实施（Chen et al.，2020）。此外，人工智能系统可以很容易地用于简单的分析计算测量，如确定每个患者的龋齿风险组，以及评估牙周病的严重程度，从而改善常规诊断决策（Alotaibi et al.，2022；Schwendicke et al.，2022；Fontana et al.，2020）。

（10）更经济的商业计划：虽然软件开发和更新可能会很昂贵（Tandon and Rajawat，2020；Bhat et al.，2020），但人工智能系统可以提供更低成本的长期工作计划（Abubaker Bagabir et al.，2022；Taheri et al.，2022；Peng et al.，2020）。它能够在更短的时间用更少的员工完成某些任务，从而降低了成本（Morrison et al.，2022）。此外，人工智能系统具有早期诊断、准确诊断和预后估计等优势，有助于最合适治疗方案的知情决策，从而防止不必要的时间和金钱浪费。一项在中国医疗保健领域进行的远程医疗筛查的研究报告称，与人工技术相比，基于人工智能的结果解释和分级的成本明显更低（Lin et al.，2023）。基于这些信息，我们可以推断，这些系统在口腔医学研究中也可以是首选，因为它们很可能具有更优的成本效益比。

（11）风险降低 / 消除：人工智能系统具有预测能力的优势，能够识别和减轻某些风险（Kurup et al.，2020；Grischke et al.，2020）。例如，在做治疗决策时，降低或消除了误诊的风险（Tandon and Rajawat，2020；FDI n.d.；Chang et al.，2022）。此外，人工智能系统在各种计算中提供了额外的好处，包括财务计算，因为它们的运行误差最小。这使得它们适用于临床和医院管理中的患者计费和财务计算等任务，与人工方法相比，可以提供更可靠和准确的结果（Wagner，2019；Bhatia et al.，2020）。

人工智能算法的优势超出了临床功能的范围。他们还将口腔科行政工作、技术服务，以及口腔实验室流程提升到更高的标准。此外，人工智能提高了学术研究的质量，提高了教育过程的效率（图 14-1 和图 14-2）。毫无疑问，人工智能带来了远程口腔医疗和机器人技术等新兴应用的优势，这些应用通过其整合

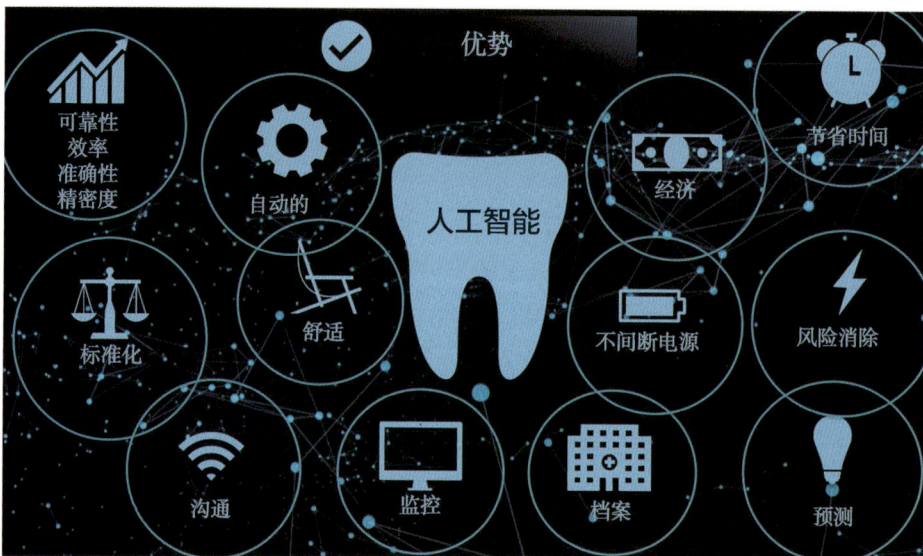

图 14-1　人工智能系统在口腔医学领域中的优势

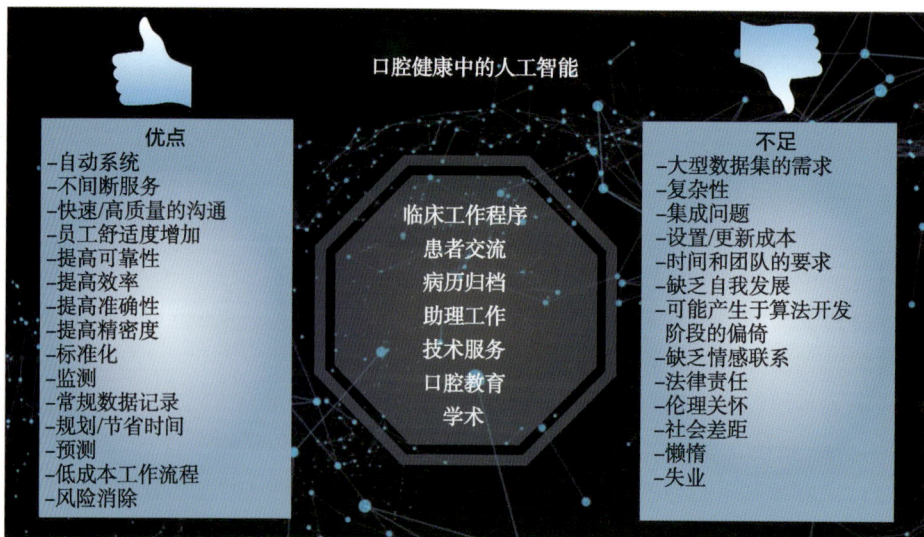

图 14-2　人工智能系统在口腔健康中的应用及其优缺点

而获得普及。随着人工智能系统在口腔医学中的常规应用不断扩大，它们提供的好处将变得越来越明显，与这些技术相关的创新甚至将提供更全面的优势。

三、人工智能在口腔健康中的劣势和局限性

在口腔和医疗领域中使用人工智能除了优点和益处外，也有一些缺点和局限性（图 14-2），总结如下。

（1）访问大数据的需求：人工智能系统依赖于访问和处理大量数据（Miller and Brown，2018；Bindushree et al.，2020）。为了做出准确的决策，人工智能系统需要考虑到所有的可能性。例如，作为决策支持诊断的人工智能系统应该能够检测到专业的、罕见的病例。这就需要为每一种情况获得全面的信息和数据档案。如果没有访问足够的数据量，系统可能会在意外情况下或它不能识别的情况下产生不正确的结果（Kurup et al.，2020）。对大数据的需求面临一些挑战，如数据质量问题、缺乏标准化，以及改善电子健康记录的需要（Lee and Yoon，2017）。

（2）系统的复杂性和整合问题：从人力到数字化人工智能系统的转变最初可能是复杂的（Tandon and Rajawat，2020；Bindushree et al.，2020）。该技术的用户需要特殊的知识和技能，可能需要额外的培训（Grischke et al.，2020；Santos et al.，2021）。将人工智能系统与现有的口腔设备和软件相结合时，也可能会出现整合问题，这需要开发一个现代的技术基础设施来进行无缝整合。

（3）算法开发和更新的高成本和工作量：开发和实现人工智能算法的成本可能是昂贵的（Kurup et al.，2020；Tandon and Rajawat，2020；Grischke et al.，2020；Bhat et al.，2020）。该过程需要基础设施创建、硬件和软件、数据收集和数据处理方面经过培训的技术专家，从而增加了成本（Bynagari，2015；Lemley et al.，2017）。人工智能系统是一种具有高能源消耗的复杂机器，需要遵守最新的要求和不断地更新，从而导致额外的经济开销（Ben Ayed and Hanana，2021）。

（4）需要团队和时间：算法能在特定的领域内产生成功的结果。实现接近完美的结果需要大量的数据集、一个和谐工作的大型团队，以及算法开发的时间。值得注意的是，获得完全的成功可能需要多年的时间（Kurup et al.，2020）。

（5）缺乏情感沟通：有效的沟通和行为管理技能，以及患者心理学知识，对包括口腔医生在内的医疗保健专业人员至关重要（Moore，2022；Yamalik，2005；Skaret and Soevdsnes，2005；Armfeld and Heaton，2013）。人工智能系统仍然缺乏共情、传达情感和流利地参与解决患者的焦虑和恐惧等问题的沟通能力（Bhat et al.，2020）。同样，在口腔医学教育中，这些系统也不能取代具有优秀沟通技巧的培训师。

（6）主观结果和缺乏因果关系：人工智能算法中使用的数据集的偏倚或不充分可能导致主观或偏倚的结果（Tandon and Rajawat，2020；Bhat et al.，2020；FDI n.d.；Sunarti et al.，2021）。用户应该意识到这些潜在的缺点。

（7）无法完全模仿人类大脑，也缺乏自我发展：人工智能系统虽然试图模仿人类大脑，但不能自我发展。它们缺乏常识、情感技能和同情心，限制了其处理复杂的现实生活信息的能力（Bhat et al.，2020；Bindushree et al.，2020）。

（8）法律责任和伦理问题：人工智能系统的使用引起了人们对个人数据保护、患者隐私和数据隐私的关注，导致了法律责任和伦理方面的考虑（Eschert et al.，2022；Mintz and Brodie，2019；Hamet and Tremblay，2017）。如果不负责任的人工智能诊断工具得到开发，可能会出现不准确或有偏倚的结果、偏倚产生或推翻医生的判断。在误导的情况下确定主要责任者仍然是一个有争论的话题，即使医生是最终的决策者（Elmore and Lee，2022）。

（9）社会差异：某些社会经济群体获得先进技术的机会可能受到限制，导致社会不平等和获得医疗资源和员工标准的差异（Korda et al.，2011；Currie and Rohren，2022）。

（10）懒惰：人们担心，智能系统和人工智能技术可能会导致人们在智力上的懒惰，因为他们越来越依赖于各个领域的技术（Bhat et al.，2020；Aiken and Epstein，2000）。这可能适用于口腔医生、口腔医学生和该领域的工作人员，因为持续使用技术会导致依赖性的产生（Khanzode and Sarode，2020）。

（11）失业：由于人工智能可以实现许多任务的自动化，人们担心未来工作流失和失业率上升的可能性（Wah et al.，1993；Mutascu and Hegerty，2023；Doğaner，2021；Priyadarshini and Sahoo，2020）。这一趋势也可能影响口腔医学行业的某些工作岗位，导致对员工的需求减少或取消某些职位。例如，口腔实验室的各个程序阶段都可以通过人工智能和数字化系统来完成，从而减少对体力劳动的依赖。此外，仅使用智能计算机系统就可以有效地管理患者预约复诊等任务。

目前正在努力解决这些不足和限制，旨在开发更先进的技术并克服这些挑战。最小化其局限性将有助于人工智能在口腔医学领域的快速发展。随着人工智能的使用越来越普遍，口腔专业人员、患者和其他领域的个人将能更好地理解其益处和优势。

参考文献

Abdalla-Aslan R, Yeshua T, Kabla D, Leichter I, Nadler C. An artificial intelligence system using machine-learning for automatic detection and classification of dental restorations in panoramic radiography. Oral Surg Oral Med Oral Pathol Oral Radiol. 2020;130(5):593–602.

Abubaker Bagabir S, Ibrahim NK, Abubaker Bagabir H, Hashem AR. Covid-19 and Artificial intelligence: genome sequencing, drug development and vaccine discovery. J Infect Public Health. 2022;15(2):289–96.

ADA. SCDI white paper. 2022 (White paper no. 1106 Approved by SCDI).

Agrawal P, Nikhade P. Artificial intelligence in dentistry: past, present, and future. Cureus. 2022;14(7):e27405.

Aiken RM, Epstein RG. Ethical guidelines for AI in education: starting a conversation. Int J Artif Intell Educ. 2000;11(2):163–76.

Alauddin MS, Baharuddin AS, Mohd Ghazali MI. The modern and digital transformation of oral health care: a mini review. Healthcare (Basel). 2021;9(2):118.

AlMuhaideb S, Alswailem O, Alsubaie N, Ferwana I, Alnajem A. Prediction of hospital no-show appointments through artificial intelligence algorithms. Ann Saudi Med. 2019;39(6):373–81.

Alotaibi G, Awawdeh M, Farook FF, Aljohani M, Aldhafiri RM, Aldhoayan M. Artificial intelligence (AI) diagnostic tools: utilizing a convolutional neural network (CNN) to assess periodontal bone level radiographically—a retrospective study. BMC Oral Health. 2022;22(1):399.

Alugubelli R. Exploratory study of artificial intelligence in healthcare. Int J Innov Eng Res Technol. 2016;3(1):1–10.

Amisha MP, Pathania M, Rathaur VK. Overview of artificial intelligence in medicine. J Family Med Prim Care. 2019;8(7):2328–31.

Armfield JM, Heaton LJ. Management of fear and anxiety in the dental clinic: a review. Aust Dent J. 2013;58(4):390–407; quiz 531.

Askar H, Krois J, Rohrer C, Mertens S, Elhennawy K, Ottolenghi L, et al. Detecting white spot lesions on dental photography using deep learning: a pilot study. J Dent. 2021;107:103615.

Awotunde JB, Folorunso SO, Jimoh RG, Adeniyi EA, Abiodun KM, Ajamu GJ. Application of artificial intelligence for COVID-19 epidemic: an exploratory study, opportunities, challenges, and future prospects. In: Artificial intelligence for COVID-19. 2021. pp. 47–61.

Balan H, Alrasheedi AF, Askar S, Abouhawwash M. An intelligent human age and gender forecasting framework using deep learning algorithms. Appl Artif Intell. 2022;36(1):2073724.

Banerjee M. Artificial intelligence in dentistry: a ray of hope. Artif Intell. 2021;13(2):58.

Bansod AV, Pisulkar SK. Artificial intelligence & its contemporary applications in dentistry. Turk J Comput Math Educ. 2021;12(6):4192–6.

Basu K, Sinha R, Ong A, Basu T. Artificial intelligence: how is it changing medical sciences and its future? Indian J Dermatol. 2020;65(5):365.

Batool SN, Gilanie G. CVIP-net: a convolutional neural network-based model for forensic radiology image classification. Comput Mater Con. 2023;74(1):1319–32.

Ben Ayed R, Hanana M. Artificial intelligence to improve the food and agriculture sector. J Food Qual. 2021;2021:1–7.

Bhat PR, Trasad VA, Naik B. Artificial intelligence—an emerging intelligence. Guident. 2020;13(12):34–6.

Bhatia N, Trivedi H, Safdar N, Heilbrun ME. Artificial intelligence in quality improvement: reviewing uses of artificial intelligence in noninterpretative processes from clinical decision support to education and feedback. J Am Coll Radiol. 2020;17(11):1382–7.

Bhbosale S, Pujari V, Multani Z. Advantages and disadvantages of artificial intelligence. Aayushi Int Interdiscip Res J. 2020;77:227–30.

Bindushree V, Sameen R, Vasudevan V, Shrihari T, Devaraju D, Mathew NS. Artificial intelligence: in modern dentistry. J Dent Res Rev. 2020;7(1):27.

Bynagari NB. Machine learning and artificial intelligence in online fake transaction alerting. Eng Int. 2015;3(2):115–26.

Carrillo-Perez F, Pecho OE, Morales JC, Paravina RD, Della Bona A, Ghinea R, et al. Applications of artificial intelligence in dentistry: a comprehensive review. J Esthet Restor Dent. 2022;34(1):259–80.

Chang L, Wu J, Moustafa N, Bashir AK, Yu K. AI-driven synthetic biology for non-small cell lung cancer drug effectiveness-cost analysis in intelligent assisted medical systems. IEEE J Biomed Health Inform. 2022;26(10):5055–66.

Chen YW, Stanley K, Att W. Artificial intelligence in dentistry: current applications and future perspectives. Quintessence Int. 2020;51(3):248–57.

Currie G, Rohren E. Social asymmetry, artificial intelligence and the medical imaging landscape. Semin Nucl Med. 2022;52(4):498–503.

D'Antonoli TA. Ethical considerations for artificial intelligence: an overview of the current radiology landscape. Diagn Interv Radiol. 2020;26(5):504–11.

Doğaner A. The approaches and expectations of the health sciences students towards artificial intelligence. Karya J Health Sci. 2021;2(1):5–11.

Duong DL, Kabir MH, Kuo RF. Automated caries detection with smartphone color photography using machine learning. Health Informatics J. 2021;27(2):14604582211007530.

Elmore JG, Lee CI. Artificial intelligence in medical imaging-learning from past mistakes in mammography. JAMA Health Forum. 2022;3(2):e215207.

Eschert T, Schwendicke F, Krois J, Bohner L, Vinayahalingam S, Hanisch M. A survey on the use of artificial intelligence by clinicians in dentistry and oral and maxillofacial surgery. Medicina (Kaunas). 2022;58(8):1059.

FDI. White paper, artificial intelligence for dentistry. FDI Artificial Intelligence Working Group. n.d.

Fontana M, Carrasco-Labra A, Spallek H, Eckert G, Katz B. Improving caries risk prediction modeling: a call for action. J Dent Res. 2020;99(11):1215–20.

Gevarter WB. Artificial intelligence, expert systems, computer vision, and natural language processing. 1984.

Gore JC. Artificial intelligence in medical imaging. Elsevier; 2020. p. A1–A4.

Grischke J, Johannsmeier L, Eich L, Griga L, Haddadin S. Dentronics: towards robotics and artificial intelligence in dentistry. Dent Mater. 2020;36(6):765–78.

Guan J. Artificial intelligence in healthcare and medicine: promises, ethical challenges and governance. Chin Med Sci J. 2019;34(2):76–83.

Hamet P, Tremblay J. Artificial intelligence in medicine. Metabolism. 2017;69s:S36–40.

Holzinger A, Langs G, Denk H, Zatloukal K, Müller H. Causability and explainability of artificial intelligence in medicine. Wiley Interdiscip Rev Data Min Knowl Discov. 2019;9(4):e1312.

Ivanov SH, Webster C. Adoption of robots, artificial intelligence and service automation by travel, tourism and hospitality companies—a cost-benefit analysis. 2017.

Joda T, Zitzmann NU. Personalized workflows in reconstructive dentistry-current possibilities and future opportunities. Clin Oral Investig. 2022;26(6):4283–90.

Jordan MI, Mitchell TM. Machine learning: trends, perspectives, and prospects. Science. 2015;349(6245):255–60.

Kalappanavar A, Sneha S, Annigeri RG. Artificial intelligence: a dentist's perspective. J Med Radiol Pathol Surg. 2018;5(2):2–4.

Katne T, Kanaparthi A, Gotoor S, Muppirala S, Devaraju R, Gantala R. Artificial intelligence: demystifying dentistry—the future and beyond. Int J Contemp Med Surg Radiol. 2019;4(4):D6–9.

Keskinbora KH. Medical ethics considerations on artificial intelligence. J Clin Neurosci. 2019;64:277–82.

Khanagar SB, Al-Ehaideb A, Maganur PC, Vishwanathaiah S, Patil S, Baeshen HA, et al. Developments, application, and performance of artificial intelligence in dentistry—a systematic review. J Dent Sci. 2021a;16(1):508–22.

Khanagar SB, Naik S, Al Kheraif AA, Vishwanathaiah S, Maganur PC, Alhazmi Y, et al. Application and performance of artificial intelligence technology in oral cancer diagnosis and prediction of prognosis: a systematic review. Diagnostics (Basel). 2021b;11(6):1004.

Khanam S, Tanweer S, Khalid S, Rosaci D. Artificial intelligence surpassing human intelligence: factual or hoax. Comput J. 2019;64(12):1832–9.

Khanna S. Artificial intelligence: contemporary applications and future compass. Int Dent J. 2010;60(4):269–72.

Khanna SS, Dhaimade PA. Artificial intelligence: transforming dentistry today. Indian J Basic Appl Med Res. 2017;6(3):161–7.

Khanzode KCA, Sarode RD. Advantages and disadvantages of artificial intelligence and machine learning: a literature review. Int J Lib Inf Sci. 2020;9(1):3.

Koch M. Artificial intelligence is becoming natural. Cell. 2018;173(3):531–3.

Korda RJ, Clements MS, Dixon J. Socioeconomic inequalities in the diffusion of health technology: uptake of coronary procedures as an example. Soc Sci Med. 2011;72(2):224–9.

Koschmann T. Paradigm shifts and instructional technology: An introduction. In: CSCL: theory and practice of an emerging paradigm, vol 116. 1996. pp. 1–23.

Krittanawong C, Zhang H, Wang Z, Aydar M, Kitai T. Artificial intelligence in precision cardiovascular medicine. J Am Coll Cardiol. 2017;69(21):2657–64.

Kurt Bayrakdar S, Orhan K, Bayrakdar IS, Bilgir E, Ezhov M, Gusarev M, et al. A deep learning approach for dental implant planning in cone-beam computed tomography images. BMC Med Imaging. 2021;21(1):86.

Kurup RJ, Sodhi A, Sangeetha R. Dentistry and artificial intelligence. Acta Sci Dent Sci. 2020;4(10):26–32.

Lahoud P, EzEldeen M, Beznik T, Willems H, Leite A, Van Gerven A, et al. Artificial intelligence for fast and accurate 3-dimensional tooth segmentation on cone-beam computed tomography. J Endod. 2021;47(5):827–35.

Lee CH, Yoon HJ. Medical big data: promise and challenges. Kidney Res Clin Pract. 2017;36(1):3–11.

Lemley J, Bazrafkan S, Corcoran P. Deep learning for consumer devices and services: pushing the limits for machine learning, artificial intelligence, and computer vision. IEEE Consum Electron Mag. 2017;6(2):48–56.

Lin S, Ma Y, Xu Y, Lu L, He J, Zhu J, et al. Artificial intelligence in community-based diabetic retinopathy telemedicine screening in urban China: cost-effectiveness and cost-utility analyses with real-world data. JMIR Public Health Surveill. 2023;9:e41624.

Listl S, Chiavegatto Filho AD. Big data and machine learning. In: Oral epidemiology: a textbook on oral health conditions, research topics and methods. 2021. pp. 357–365.

Mao Y, Zhang L. Optimization of the medical service consultation system based on the artificial intelligence of the internet of things. IEEE Access. 2021;9:98261–74.

Mazzanti M, Shirka E, Gjergo H, Hasimi E. Imaging, health record, and artificial intelligence: hype or hope? Curr Cardiol Rep. 2018;20(6):48.

Mertens S, Krois J, Cantu AG, Arsiwala LT, Schwendicke F. Artificial intelligence for caries detection: randomized trial. J Dent. 2021;115:103849.

Miller PL. Selected topics in medical artificial intelligence. Springer Science & Business Media; 2012.

Miller DD, Brown EW. Artificial intelligence in medical practice: the question to the answer? Am J Med. 2018;131(2):129–33.

Mintz Y, Brodie R. Introduction to artificial intelligence in medicine. Minim Invasive Ther Allied Technol. 2019;28(2):73–81.

Monterubbianesi R, Tosco V, Vitiello F, Orilisi G, Fraccastoro F, Putignano A, et al. Augmented, virtual and mixed reality in dentistry: a narrative review on the existing platforms and future challenges. Appl Sci. 2022;12(2):877.

Moore R. Maximizing student clinical communication skills in dental education—a narrative review. Dent J (Basel). 2022;10(4):57.

Morrison SL, Dukhovny D, Chan RVP, Chiang MF, Campbell JP. Cost-effectiveness of artificial intelligence-based retinopathy of prematurity screening. JAMA Ophthalmol. 2022;140(4):401–9.

Murata M, Ariji Y, Ohashi Y, Kawai T, Fukuda M, Funakoshi T, et al. Deep-learning classification using convolutional neural network for evaluation of maxillary sinusitis on panoramic radiography. Oral Radiol. 2019;35(3):301–7.

Mutascu M, Hegerty SW. Predicting the contribution of artificial intelligence to unemployment rates: an artificial neural network approach. J Econ Financ. 2023;47:400.

Ossowska A, Kusiak A, Świetlik D. Artificial intelligence in dentistry—narrative review. Int J Environ Res Public Health. 2022;19(6):3449.

Park CW, Seo SW, Kang N, Ko B, Choi BW, Park CM, et al. Artificial intelligence in health care: current applications and issues. J Korean Med Sci. 2020;35(42):e379.

Patil S, Albogami S, Hosmani J, Mujoo S, Kamil MA, Mansour MA, et al. Artificial intelligence in the diagnosis of oral diseases: applications and pitfalls. Diagnostics (Basel). 2022;12(5):1029.

Peng J, Zeng X, Townsend J, Liu G, Huang Y, Lin S. A machine learning approach to uncovering hidden utilization patterns of early childhood dental care among Medicaid-insured children. Front Public Health. 2020;8:599187.

Priyadarshini SR, Sahoo PK. Artificial intelligence: the future in dentistry. Indian J Forensic Med Toxicol. 2020;14(4):8168–71.

Rip A, Kemp R. Technological change. In: Human choice and climate change, vol 2. 1998. pp. 327–399.

Rizk S. Artificial intelligence in dentistry. Biomed J. 2023;2(2):29–45.

Rong G, Mendez A, Assi EB, Zhao B, Sawan M. Artificial intelligence in healthcare: review and prediction case studies. Engineering. 2020;6(3):291–301.

Roy P, Vivekananda L, Singh GP. Artificial intelligence in dentistry and its future. GSC Adv Res Rev. 2021;7(1):82–6.

Santos JC, Wong JHD, Pallath V, Ng KH. The perceptions of medical physicists towards relevance and impact of artificial intelligence. Phys Eng Sci Med. 2021;44(3):833–41.

Schwalbe N, Wahl B. Artificial intelligence and the future of global health. Lancet. 2020;395(10236):1579–86.

Schwendicke F, Grano C, de Oro J, Garcia Cantu A, Meyer-Lueckel H, Chaurasia A, Krois J. Artificial intelligence for caries detection: value of data and information. J Dent Res. 2022;101(11):1350–6.

Shuborna NS, Islam SS, Jahan SS, Apu EH, Noor OB, Chowdhury MTHCH. Teledentistry: limitation and challenges. Update Dent Coll J. 2021;11(2):1–3.

Skaret E, Soevdsnes EK. Behavioural science in dentistry. The role of the dental hygienist in prevention and treatment of the fearful dental patient. Int J Dent Hyg. 2005;3(1):2–6.

Srinivasan A, Madheswari AN. The role of smart personal assistant for improving personal healthcare. Int J Adv Eng Manag Sci. 2018;4(11):268274.

Sunarti S, Fadzlul Rahman F, Naufal M, Risky M, Febriyanto K, Masnina R. Artificial intelligence in healthcare: opportunities and risk for future. Gac Sanit. 2021;35(Suppl 1):S67–70.

Taheri H, Gonzalez Bocanegra M, Taheri M. Artificial intelligence, machine learning and smart technologies for nondestructive evaluation. Sensors (Basel). 2022;22(11):4055.

Tandon D, Rajawat J. Present and future of artificial intelligence in dentistry. J Oral Biol Craniofac Res. 2020;10(4):391–6.

Verghese A, Shah NH, Harrington RA. What this computer needs is a physician: humanism and artificial intelligence. JAMA. 2018;319(1):19–20.

Wagner JB. Artificial intelligence in medical imaging. Radiol Technol. 2019;90(5):489–501.

Wah BW, Huang TS, Joshi AK, Moldovan D, Aloimonos J, Bajcsy RK, et al. Report on workshop on high performance computing and communications for grand challenge applications: computer vision, speech and natural language processing, and artificial intelligence. IEEE Trans Knowl Data Eng. 1993;5(1):138–54.

Wang Y. Research on the influence of service quality of hotel intelligent system on customer satisfaction based on artificial intelligence evaluation. Math Probl Eng. 2022;2022:1.

Wang R, Pan W, Jin L, Li Y, Geng Y, Gao C, et al. Artificial intelligence in reproductive medicine. Reproduction. 2019;158(4):R139–54.

Wilhelm D, Bouarfa L, Navab N, Meining A, Müller-Stich B, Jarc A, et al. Artificial intelligence in visceral medicine. Visc Med. 2020;36(6):471.

Yamalik N. Dentist-patient relationship and quality care 3. Communication. Int Dent J. 2005;55(4):254–6.

Yang SJ, Ogata H, Matsui T, Chen N-S. Human-centered artificial intelligence in education: seeing the invisible through the visible. Comput Educ Artif Intell. 2021;2:100008.

Zhang X, Liang Y, Li W, Liu C, Gu D, Sun W, et al. Development and evaluation of deep learning for screening dental caries from oral photographs. Oral Dis. 2022;28(1):173–81.

第15章

机器学习和人工智能在新型冠状病毒感染大流行中的应用

Ingrid Różyło-Kalinowska, Kaan Orhan 著

一、概述

新型冠状病毒感染（以下简称 COVID-19）已成为全球范围内的严重公共卫生危机，导致了数百万感染病例和数十万生命的消逝。COVID-19 大流行给全球各地的医疗保健系统带来了前所未有的重大挑战。随着病毒的快速传播，医疗保健系统必须迅速适应并寻找创新方法来控制病毒扩散、诊断感染者，并研发有效的治疗方法和疫苗（Vamathevan et al., 2020）。为了应对这些挑战，机器学习（ML）和人工智能（AI）在抗击病毒的过程中发挥了至关重要的作用，它们提供了新的工具和方法来应对 COVID-19 大流行带来的威胁。机器学习和人工智能已在多个关键领域得到广泛应用，它们被用于构建疾病传播和资源分配的预测模型，识别潜在的高风险个体和群体，以实现更精准的检测和干预。同时，这些技术还能实时监测和跟踪 COVID-19 病例，通过分析社交媒体数据来识别 COVID-19 大流行的潜在发展。此外，AI 技术还支持聊天机器人和虚拟助手的开发，这些工具在图像诊断、药物发现与再利用，以及提供远程医疗服务方面提供了重要支持。本章将总结这些技术在应对 COVID-19 大流行中的各种应用（图 15-1），并概述这些应用的现状和前景。

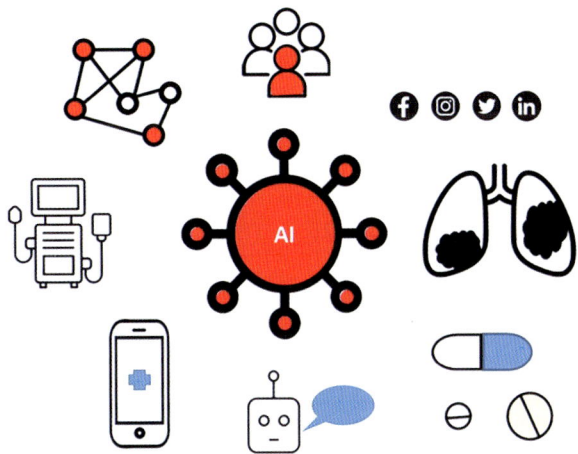

图 15-1 人工智能在 COVID-19 大流行中的应用示意

二、人工智能在 COVID-19 诊断和管理中的应用

（一）疾病传播和资源分配的预测模型

预测模型是应对 COVID-19 大流行的关键工具，它赋予了医疗保健系统预测病毒传播趋势并及时应对的能力。准确预测疫情的高峰、传播速度和发展趋势等关键因素至关重要，利用基于人工智能的 COVID-19 流行趋势预测模型，能有效遏制疫情暴发。通常来说，一个国家能够越早预测疫情的传播，就能越早采取保护措施并实施针对性干预，从而挽救更多生命（Williams et al., 2021）。准确的感染病例预测有助于及时执行隔离和检疫程序，并对需要治疗的患者进行早期干预（Bouchareb et al., 2021）。机器学习算法综合分析了包括发病率、确诊病例数、死亡和康复人数、传播率，以及受影响地区的人口密度等多种因素，基于这些数据构建了预测病毒传播的模型。利用人工智能预测未报告的感染数量对于评估 COVID-19 大流行的演变至关重要，涵盖了每日发病率、感染率、死亡率、传播模式及其发展动向（Wang et al., 2021）。一些模型特别考虑了气候相关因素对感染率的潜在影响。为了预测治疗 COVID-19 患者所需的医院床位和重症监护病房的数量，研究者们开发了先进的机器学习模型。这些模型为医疗系统提供了关键信息，辅助其及时有效地调配资源，包括医院床位、呼吸机和其他必需医疗设备。通过预测特定区域可能出现的病例数量，医疗系统能够提前做好准备，合理分配必要的资源。这种做法不仅能降低成本，还能显著提升治疗和干预措施的效率和效果。

目前存在很多开源的人工智能模型可以用来预测 COVID-19 的传播情况，其中包括自适应神经模糊系统、自回归移动平均模型、多层感知机，以及与自然语言处理技术相结合的长短期记忆网络。这些人工智能方法提供了高质量的预测模型，并在某些方面超越了传统的统计建模方法。尽管这些算法在短期预测方面显示出了有效性，但它们的长期预测能力仍需通过进一步的研究来加以验证。由于这些模型是根据不同的数据集进行训练和应用的，因此直接比较它们的性能存在一定的挑战性（Ghafouri et al., 2021）。

人工智能和机器学习技术还可以辅助大规模疫苗接种规划者，使他们能够更有效地分配疫苗资源，并持续监控已接种疫苗的人群（Asgary et al., 2020）。

（二）COVID-19 病例的实时监控和追踪

实时监控和追踪 COVID-19 病例对于有效应对 COVID-19 大流行至关重要。机器学习和人工智能技术已被用于快速且准确地追踪病例，识别热点区域和潜在暴发点，为医疗系统和公共卫生组织提供了宝贵信息。例如，机器学习

算法能够综合分析新闻报道、社交媒体和官方健康报告等多种来源的数据。这些算法能够迅速处理大量数据，提供更为全面和及时的病毒传播情况分析。基于对 COVID-19 大流行趋势的预测，政策制定者和卫生管理人员可以更有效地调配医疗资源。

此外，机器学习和人工智能已被用于开发早期预警系统，这些系统能够迅速识别潜在的疫情暴发并及时通知公共卫生组织，使其能够迅速有效地做出反应。例如，这些系统可以分析来自谷歌搜索和社交媒体的数据，以识别 COVID-19 相关症状搜索量的突然增加，这可能预示着病例数的上升。

人工智能和机器学习也被用于追踪 COVID-19 患者接触者，这种追踪基于对个人活动和移动路径的逆向追踪，以确定接触传染源后的传播链（Bragazzi et al.，2020）。智能手环和智能手机可以用于基于人工智能的实时感染监控（Adly et al.，2020）。物联网技术可以用来追踪病例的源头和传播链，以及识别和追踪不遵守社交距离规则的个体（Javaid et al.，2020）。此外，红外热成像仪与基于人工智能的人脸识别系统结合，可以用于人口健康监测，观察人们是否遵守社交距离规则和是否佩戴口罩（Wang et al.，2021）。

（三）识别高风险个体和人群并进行有针对性的检测和干预

应对 COVID-19 大流行的一个关键挑战在于如何将有限的资源（检测和干预）优先分配给感染风险最大的人群。机器学习算法已经用于识别感染病毒高风险的个人和人群，以便有针对性地进行检测和干预。例如，算法可以根据年龄、潜在健康状况和职业等指标分析人口统计学和健康数据，以识别这些高风险群体。同时，算法还考虑了健康的社会和经济决定因素，帮助识别不易预测的高风险人群。通过对这些高风险人群进行有针对性的检测和干预，医疗系统能够更有效地控制病毒传播，并尽量减少对人群的影响。此外，专注于高风险人群有助于减少假阴性的数量，提高检测结果的准确性。在低收入国家，由于医疗服务资金有限，基于机器学习的准确性，患者分诊可能降低成本，减轻人力资源和医疗设施的负担（Hamid et al.，2020）。

（四）自然语言处理用于监控社交媒体和识别潜在疫情

自然语言处理（NLP）是机器学习领域的一个重要分支，专注于实现计算机与人类之间的语言交互。机器学习算法能够分析社交媒体帖子、在线论坛和其他信息源，以识别病毒检测呈阳性或表现出相关症状的个体。这些算法能够迅速处理大量数据，实现对病毒传播的实时监控。例如，NLP 算法可以分析社交媒体帖子中的关键词，如"发热"或"咳嗽"，来识别可能感染病毒的个体。通过这种方法，机器学习和自然语言处理技术可以监控社交媒体和其他在线渠道，以识别潜在的疫情暴发并跟踪病毒的传播情况。此外，NLP 算法还可以分析新闻报道等其他信息源，以识别疫情动态情况并监控病毒的传播。NLP 技术可用于自动化处理文献，从非结构化文本中提取信息，这些信息在没有 NLP 的情况下可能难以获取。更高效的数据挖掘能力使得识别相关论文变得更加迅速和准确。

（五）提供聊天机器人和虚拟助理

应对 COVID-19 大流行的另一个挑战是向公众提供准确且最新的信息。目前，人们面临着来自不同渠道的海量数据，其中既有准确的信息，也有不准确的信息，信息泛滥（infodemia）这一概念应运而生。机器学习和人工智能工具已被用来区分真伪信息，并防止错误信息的传播。将人工智能应用于信息流行病学（infodemiology），通过结合经过验证的信息源和每日新闻，提高了公众对个人卫生和环境卫生的认识（Pandey et al., 2020; Patel et al., 2022）。机器学习和自然语言处理技术已被用于开发聊天机器人和虚拟助手，它们能够回答有关病毒的常见问题，并提供自我护理指导。这些聊天机器人和虚拟助手为获取 COVID-19 相关信息提供了便捷的途径。例如，已开发的聊天机器人能够提供关于 COVID-19 的症状、传播方式和治疗方法的信息，并给出自我隔离和检疫的指导。这些聊天机器人定期更新，能够处理大量咨询，提供一致且准确的回答，从而减轻了医疗保健系统的负担，使个人能够快速且轻松地获取所需信息。此外，自然语言处理算法已被用于提升聊天机器人和虚拟助手的能力，使它们能够理解并回答更复杂的问题，实现与用户更自然的对话式互动。基于人工智能的聊天机器人还可用于筛查患者的 COVID-19 症状。

（六）图像和信号处理技术用于快速准确诊断和预防疫情

机器学习算法可以应用于分析放射学影像、计算机断层扫描（CT）等医疗数据，以辅助 COVID-19 的筛查、诊断和预防工作。这些算法能迅速分析大量成像数据，并在几分钟内提供诊断结果，有效减少了人工分析所需的时间和资源。利用人工智能模型进行快速筛查，有助于迅速识别需要优先处理的病例。区分新型冠状病毒感染引起的肺炎和其他病毒性肺炎对患者和医疗工作者至关重要。此外，对肺炎的严重程度进行准确分类，是及早采取干预措施的关键。机器学习和深度学习（DL）模型已经证明，它们能够提高放射学报告的效率，达到与放射科医生相当的性能水平，甚至在某些情况下超越了他们。

人工智能在医学图像分析中的应用，基于先进的自动图像分析技术，包括放射组学，旨在从分割的感兴趣区（ROI）或深度学习（DL）中的神经网络中提取定量特征。深度学习的优势在于无须将图像分割成 ROI，可以直接聚焦于大型数据集中的重要区域。与此同时，放射组学在中小型数据集中表现更佳。此外，将这两种方法以"深度放射组学"的形式整合,也是一种可行的方案(Bouchareb et al.,2021)。

机器学习同样可以应用于分析数字X线片、CT和超声图像,以识别与COVID-19感染相关的病变特征模式。在COVID-19的诊断和预防研究中,以下机器学习(ML)模型已被探讨:决策树(DT)、多项式奈夫贝叶斯(MNB)、逻辑回归(LR)、随机森林(RF)、自举法(BAG)、递归特征消除(RFE)和支持向量机(SVM)。放射组学在诊断成像研究中检测COVID-19特征的符合率波动较大,为33%~99%,这主要取决于所采用的算法。

此外,机器学习算法也被开发用于识别CT扫描中提示COVID-19感染的特征模式。在胸部CT方面,深度学习算法不仅能识别CT图像中的病变特征,还能通过从超低剂量CT图像生成高质量图像来降低CT扫描的辐射剂量。新型冠状病毒与其他病原体(包括其他病毒和细菌)引起的肺炎之间的鉴别灵敏度为87%~97%,特异度则高达92%。

在深度学习领域,卷积神经网络(CNN)和递归神经网络(RNN)是最常用的模型。然而,卷积神经网络模型的缺点是需要大量的训练数据和精细的参数调整来确定最优模型架构。此外,放射科医生标注训练数据的过程非常耗时,考虑到全球许多地区缺乏放射科专家,这一过程尤其具有挑战性。

对于基于图像的COVID-19检测(胸部X线片或胸部CT)灵敏度而言,人工识别范围为42%~100%,而AI模型识别的灵敏度则为60%~95%。AI辅助的人类识别灵敏度最高,达到81%~98%。在特异度方面,AI辅助的人类识别同样表现最佳,为78%~99%。而纯AI模型的特异度水平则为61%~96%(Kriza et al.,2021)。

对神经网络和放射科医生识别COVID-19病例的曲线下面积(AUC)进行比较后发现神经网络的得分更高,分别为0.90和0.85(Zhang et al.,2021)。

机器学习算法可用于分析胸部X线和脉搏血氧仪等信号源,以全面掌握患者的病情并辅助COVID-19的诊断。此外,结合患者的人口统计学信息(如性别、年龄、体重、身高、体重指数)、临床表现(如发热、咳嗽、喉咙痛、头痛、呼吸困难、肌肉骨骼疼痛、味觉和嗅觉丧失)、共存疾病和血液检查结果,与放射科医生对胸部X线片的评估相结合,可以快速、准确、经济且简便地区分新型冠状病毒和其他病原体导致的病毒性肺炎(Shiri et al.,2021;Xia et al.,2021)。据报道,这种综合方法比单独使用临床模型或放射学模型更为有效(Shiri et al.,2021)。

通过评估患者入院时的特征来识别其罹患重症的风险,可以实施有针对性的患者管理和医疗资源的高效分配。COVID-19患者的及时检测有助于及时治疗,进而降低疫情的病死率。多项研究指出,机器学习和深度学习算法有助于重症COVID-19患者的决策支持,包括风险评估和防止病情恶化。

然而,关于人工智能在COVID-19成像中的应用,并非所有报道都是积极的。存在的挑战和障碍包括：某些情况(如支原体感染或儿童 CT)病例较少,导致获取训练数据集受限、研究验证过程的难题,以及临床实践中成像协议标准化的挑战。研究还指出,COVID-19 患者的影像学特征和 CT 表现具有个体差异。此外,特征分割方法的选择至关重要,手动或半自动方法可能遗漏一些难以识别或较小的病变,因此推荐使用全自动分割方法以提高准确性。

(七)利用人工智能辅助技术进行药物探索和再利用

药物探索的核心在于开发疗法,包括细胞疗法和抗体、肽类及小分子药物等,目的在于调节分子靶标的活性,进而改变疾病状态。深度神经网络在药物发现领域有广泛的应用(Spitzer et al.,2019),涉及分子设计、合成路径探索和生物活性预测。

基于现有信息进行靶点识别和优先级排序,是在体内外模型中验证靶点的首要步骤。鉴于医学数据庞大,包括临床和遗传信息,机器学习可以通过分析庞大的数据集来辅助靶点的识别与验证。机器学习算法可以专注于特定疾病或治疗领域,例如 SARS-Co-19,预测特定药物的效果。在该领域中,应用人工智能所期望达到的最佳效果之一是及早识别靶向药物研发项目成功的预测因子。对临床试验结果的预测有助于减少失败的药物探索项目,避免昂贵且耗时的长时间后期临床试验。深度神经网络还可以用于规划药物的化学合成,以寻找最有效的合成路径。

快速找到有效治疗 COVID-19 的方法对于应对这一流行病至关重要。机器学习和人工智能能够识别潜在药物,并对现有药物进行再利用以治疗 COVID-19。例如,已开发算法分析大量化合物数据集,以识别具有潜在抗病毒特性的化合物。这些算法能够迅速筛选数以万计的化合物,并预测其中可能对病毒有效的种类,减少人工分析和实验所需的时间和资源。通过分析病毒分子结构和行为相关数据,这些算法可以确定现有药物中具有治疗 COVID-19 潜力的种类,实现更快速、更高效的药物再利用。在 COVID-19 大流行期间,缩短从药物探索到临床应用的时间至关重要,因为针对这种新型冠状病毒感染的有效疗法极为重要,且不能等待长期的临床研究结果。例如,人工智能已成功识别出 13 种对猫冠状病毒感染[猫传染性腹膜炎(FIP)]具有活性的药物,这些药物在临床环境中进行了测试,并证实对 SARS-CoV-2 有效(Ke et al.,2020)。另一个例子是一家人工智能初创公司在搜索医学文献时发现,用于治疗类风湿关节炎的巴瑞替尼(baricitinib)具有抗病毒作用(Bragazzi et al.,2020)。

开发安全有效的疫苗是抗击大流行病的关键策略之一。疫苗开发面临诸多挑战,包括病毒变异、人群和个体差异,以及人体免疫系统的复杂性。因此,与药物研发相似,新疫苗的研发过程同样耗时且成本高昂。人工智能算法可以模拟 SARS-CoV-2 的突变,以辅助新疫苗的开发,并筛选可能成为疫苗佐剂的化合物。例如，机器学习可以预测蛋白质与病毒颗粒的黏附性，从而识别最有潜力成为疫苗成分的候选物质（Wong et al.，2019）。

（八）COVID-19时代的远程医疗

自COVID-19大流行暴发以来，远程医疗（亦称为远程保健）的使用显著增加。频繁的封锁、长期的隔离和检疫措施、医护人员感染新型冠状病毒，以及医疗人员从常规诊所和病房转移至专门治疗COVID-19患者的设施，这些都限制了某些医疗服务的可达性。特别值得注意的是，在COVID-19大流行期间，部分患者，尤其是高风险群体，因担心在医疗机构中感染，故意避免面对面的医疗咨询。推动远程医疗实施的关键因素之一是智能手机和其他移动设备的广泛普及，即便在医疗资源受限的低收入国家亦如此。远程诊断已经成为一种公认的医疗服务方式，能够在不直接接触患者的情况下识别感染的迹象和症状。在当前形势下，即使被隔离的医生也能够远程工作，确保对患者的治疗不受影响。人工智能工具在远程医疗中的应用与成本效益紧密相关，同时还能补充人类在分析大规模数据集时的局限性。例如，在分析大型数据集时，人工智能可以为远程医疗服务提供框架，将诊断和治疗需求的分布、地理因素、时间限制、医疗设施和人力资源纳入考虑。这样，在提供紧急患者管理服务时，可以减少人与人之间的主观交流。医疗可穿戴设备作为物联网的一部分，被认为能够提供基于人工智能的智能医疗和个性化治疗方案。

在COVID-19大流行时代，基于人工智能的远程医疗解决方案（如虚拟现实）也可用于医疗专业人员的教育。人工智能辅助教育也被称为教育智能化，其核心在于做出能够积极促成学习成果的明智决策（Rodriguez Rodriguez et al.，2021）。

在COVID-19大流行期间，远程使用机器人技术可以降低医护人员的感染风险。护理机器人可以代替人类执行消毒、分发食物和药品或测量生命体征等任务。通过机器人进行的双向交流对处于隔离或检疫状态的患者特别有益。

然而，基于人工智能的远程医疗也存在潜在风险，如人类医生可能失去准确判断病情的能力。人类医护人员的训练是为了应对紧急情况，而人工智能方法可能过于依赖固定的算法（如决策树），因此可能在面对意外变化或在筛选相关信息时遇到挑战（Bhaskar et al.，2020）。

（九）人工智能在医疗设备监管中的应用

除了病情预测和诊断，人工智能在医疗设备管理中也扮演着重要角色。在COVID-19大流行期间，机器学习技术被用于分析一组接受通气治疗患者的呼吸压力容积曲线，以制订更为精准的治疗策略（Ghanzaert et al.，2002）。此外，为了及时发现设备故障，还开发了专门的机器学习算法（Lei et al.，2020）。

三、结论

　　总之，使用机器学习算法识别高危个体和人群已被证明是应对 COVID-19 大流行的重要工具，可进行有针对性的检测和干预，有助于控制病毒传播。这些算法还提供了关于病毒传播的最新和准确的信息，使医疗保健系统和公共卫生组织能够迅速有效地做出响应。事实证明，使用机器学习算法进行图像和信号处理是快速、准确诊断 COVID-19 病例的重要工具，可减少人工分析所需的时间和资源，更全面地了解患者病情。但是，人工智能不应被视为一个独立的工具，而应作为辅助诊断的一部分。因为在实际临床实践中，几乎没有直接比较人类和人工智能表现的证据。在大流行病时代，人工智能驱动的远程医疗和机器人也将发挥重要作用。

参考文献

Adly AS, Adly AS, Adly MS. Approaches based on artificial intelligence and the internet of things to prevent the spread of COVID-19: a scooping review. J Med Internet Res. 2020;2(8):e19104.

Arif M, Zaidi AK. COVID-19 pandemic and the role of machine learning in predicting its spread. J King Saud Univ Comput Inform Sci. 2021;33(2):109–18.

Asgary A, Valtchev SZ, Chen M, Najafabadi MM, Wu J. Artificial intelligence model of drive-through vaccination simulation. Int J Environ Res Public Health. 2020;18:268.

Bhaskar S, Bradley S, Sakhamuri S, Moguilner S, Chattu VK, Pandaya S, Schoeder S, Ray D, Banach M. Designing futuristic telemedicine using artificial intelligence and robotics in the COVID-19 era. Front Public Health. 2020;8:556789.

Bouchareb Y, Khaniabadi PM, Al Kindi F, Al Dhuhli H, Shirir I, Zaidi H, Rahmin A. Artificial intelligence-driven assessment of radiological images for COVID-19. Comput Biol Med. 2021;136:104665.

Bragazzi NL, Dai H, Damiani G, Behzadifar M, Martini M, Wu J. How big data and artificial intelligence can help better manage the COVID-19 pandemic. Int J Environ Res Public Health. 2020;17:3176.

Chen Z, Wu Z, Wei Y, Lai X, Jia Y. Machine learning in diagnosis of COVID-19 based on CT images. J Med Syst. 2020;45(12):865–71.

Ghanzaert S, Guttmann J, Kersting K, Kuhlen R, Putensen C, Sydow M, Kramer S. Analysis of respiratory pressure-volume curves in intensive care medicine using inductive machine learning. Artif Intell Med. 2002;26:69–86.

Ghafouri-Fard S, Mohammad-Rahimi H, Motie P, Minabi MAS, Taheri M, Nateghinia S. Application of machine learning in the prediction of COVID-19 daily new cases: a scoping review. Heliyon. 2021;7:e08143.

Guo X, Yin H. A machine learning approach for COVID-19 spread prediction based on different types of data sources. Chaos, Solitons Fractals. 2021;142:110766.

Hamid H, Abid Z, Amir A, Rehman TU, Akram W, Mehboob T. Current burden on healthcare systems in low- and middle-income countries: recommendations for emergency care of COVID-19. Drugs Ther Perspect. 2020;36:466–8.

Javaid M, Haleem A, Vaishya R, Bahl S, Suman R, Vaish A. Industry 4.0 technologies and their applications in fighting COVID-19 pandemic. Diabetes Metab Syndr. 2020;14:419–22.

Karimzadeh A, Forouzan F, Roohi NH, Moosavi RZ. The role of machine learning in predicting

COVID-19: a comprehensive review. J Med Syst. 2020;45(12):818–28.

Ke YY, Peng TT, Yeh TK, Huang WZ, Chang SE, Wu SH, et al. Artificial intelligence approach fighting COVID-19 with repurposing drugs. Biomed J. 2020;43:355–62.

Kriza C, Amenta V, Zeni A, Panidis D, Chasaigne H, Urban P, Hozwarth U, Sauer AV, Reina V, Griesinger CB. Artificial intelligence for imaging-based COVID-19 detection: systematic review comparing added value of AI versus human readers. Eur J Radiol. 2021;145:110028.

Lei Y, Yang B, Jiang X, Jia F, Li N, Nandi AK. Applications of machine learning to machine fault diagnosis: a review and roadmap. Mech Syst Signal Process. 2020;138:106587.

Li X, Li Z, Li H, Li J, Li H, Li H, Li Y. Predicting the spread of COVID-19 by deep learning. Math Biosci Eng. 2021;18(2):855–71.

Mistry AK, Anderson ER, Zhang H, Brown JA, Grau-Moya J, De Oliveira D. Machine learning for COVID-19 triage, screening and risk stratification: a systematic review. J Med Syst. 2021;45(5):348.

Nie Y, Wei J, Sun J. Machine learning models for predicting the number of confirmed COVID-19 cases in different regions. Chaos Solitons Fractals. 2020;140:110610.

Pandey R, Gautam V, Pal R, Bandhey H, Dhingra LS, Misra V, Sharma H, Jain C, Bhagat K, Arushi Sawyer J. Artificial intelligence-driven smart healthcare services and personalized clinical care in COVID-19 telemedicine. Am J Med Res. 2020;7:71–7.

Patel L, Agarwal M, Agrawal S, Jalan R, Wadhwa A, Garg A, Agrawal Y, Rana B, Kumaraguru P, Sethi T. A machine learning application for raising WASH awareness in the times of covid-19 pandemic. Sci Rep. 2022;12(1):810.

Rodriguez-Rodriguez I, Rodriguez J-V, Shirvanizadeh N, Ortiz A, Pardo-Qules D-J. Applications of artificial intelligence, machine learning, big data and the internet of things to the COVID-19 Pandemic: A scientometeric review using text mining. Int J Environ Res Public Health. 2021;18(16):8578.

Roy S, Menapace W, Oei S, Luijten B, Fini E, Saltori C, Huijben I, Chennakeshava N, Mento F, Sentelli A, et al. Deep learning for classification and localization of the COVID-19 markers in point-of-care lung ultrasound. IEEE Trans Med Imaging. 2020;39:2676–87.

Shiri I, Sorouri M, Geramifar P, Nazari M, Abdollahi M, Salimi Y, et al. Machine learning-based prognostic modeling using clinical data and quantitative radiomic features from chest CT images in COVID-19 patients. Comput Biol Med. 2021;132:104304.

Spitzer M, Zhao S. Applications of machine learning in drug discovery and development. Nat Rev Drug Discov. 2019;18(6):463–77.

Vamathevan J, Clark D, Czodrowski P, Dunham I, Ferran E, Lee G, Li B, Madabhusi A, Shah P, Ong E, Wong MU, Huffman A, He Y. COVID-19 coronavirus vaccine design using reverse vaccinology and machine learning. Front Immunol. 2020;11:1581.

Vu KT, Nguyen SV, Lee B. Machine learning in drug discovery and development for COVID-19. J Med Syst. 2020;46(10):833–44.

Wang L, Zhang Y, Wang D, Tong X, Liu T, Zhang S, Huang J, Zhang L, Chen L, Fan H, Clarke M. Artificial intelligence for COVID-19: a systematic review. Front Med. 2021;8:704256.

Williams CM, Chaturvedi R, Urman RD, Waterman RS, Gabriel RA. Artificial intelligence and a pandemic: an analysis of the potential uses and drawbacks. J Med Syst. 2021;45:26.

Wong ZSY, Zhou J, Zhang Q. Artificial intelligence for infectious disease big data analytics. Dis Health. 2019;24(1):44–8.

Xia Y, Chen W, Ren H, Zhao J, Wang L, Jin R, Zhou J, Wang Q, Yan F, Zhang B, Lou J, Wang S, Li X, Zhou J, Xia L, Jin C, Feng J, Li W, Shen H. A rapid screening classifier for diagnosing COVID-19. Int J Biol Sci. 2021;17(2):539–48. https://doi.org/10.7150/ijbs.53982. eCollection 2021.

Xu JJ, Chen YC, Wu YJ. Artificial intelligence in COVID-19 pandemic: a review. J Med Syst. 2020;45(12):829–38.

Yang XL, Deng MT, Huang ZL, Liu YH, Liu XF. Artificial intelligence and deep learning for COVID-19: a review. J Med Syst. 2020;45(12):801–17.

Zhang R, Tie X, Qi Z, Bevins NB, Zhang C, Griner D, et al. Diagnosis of coronavirus disease 2019 by chest radiographs: value of artificial intelligence. Radiology. 2021;298(2):E88–97.

第16章

人工智能的医疗法律问题

Kaan Orhan, Melis Mısırlı Gülbeş, Aniket Jadhav, Rohan Jagtap 著

一、人权、民主与法治概述

> 每一项人权都是全球性的、不可分割的、相互依存的、相互关联的。
>
> ——1993 年《联合国维也纳宣言》

自古以来,隐私和保密一直是医学伦理学的两大基础性问题。隐私的概念和范围一直是学者和哲学家辩论的持久话题,这种辩论延续至今。1948 年联合国大会《世界人权宣言》(Universal Declaration of Human Rights,UDHR)中,隐私被认定为一项基本人权。然而,对于隐私的定义、范围或界限并没有达成一致。

人权、民主和法治之间存在着紧密的关系。合法政府有效保护人权的能力依赖于强大且负责任的民主机构、包容且透明的决策系统,以及独立和公正的司法机构,这些机构维护着法治。人权是每个人从出生到死亡所享有的基本权利和自由,旨在维护和保护每个人不可侵犯的尊严,不论其种族、民族、性别、年龄、性取向、社会阶层、宗教信仰、残疾状况、语言、国籍或其他任何可描述的特征。

这些基本权利和自由赋予政府尊重、维护和实现人权的责任。如果这些义务未能得到履行,个人有权通过法律救济手段纠正任何侵犯人权的行为(Leslie et al.,2021)。

二、人权的发展历程

在 20 世纪中期,经历了第二次世界大战的恐怖和痛苦后,人权这一描述人类基本权利和思想的词语首次出现。

(一)1948 年

联合国通过了《世界人权宣言》(UDHR),这是首个基本权利和自由的全球性基准。虽然没有法律约束力,但该宣言成为至今全球颁布的众多条约、公约和人权宪章的基础。

（二）1953 年

《欧洲人权公约》（European Convention on Human Rights，ECHR）生效。这项国际条约最初由欧洲委员会于 1950 年拟定，规定了 47 个成员国在法律上必须履行的公民和政治权利。除维护每个人不可侵犯尊严的基本权利外，ECHR还要求政府保护普通人免受人权侵犯。

（三）1961 年

《欧洲社会宪章》（European Social Charter，ESC）由欧洲委员会发布供签署。该公约扩大了基本权利的范围，涵盖了与健康、工作条件、住房、移民劳工、性别平等和社会保障有关的社会和经济权利。1988 年，进一步实施了促进就业机会平等、劳工参与，以及对贫困人群和老年人的保护程序。1996 年，采用了新的 ESC。

（四）1966 年

《公民权利和政治权利国际公约》（International Covenant on Civil and Political Rights，ICCPR）和《经济、社会及文化权利国际公约》（International Covenant on Economic，Social，and Cultural Rights，ICESCR）由联合国通过。ICCPR 包括免受酷刑的权利、公正审判的权利、不受歧视的权利和隐私权。ICESCR 增强了基本权利，包括公平工作条件的权利、健康权、生活质量权、教育权和社会保障权。联合国的 UDHR、ICCPR 和 ICESCR 现在统称为《国际人权宪章》。

（五）2009 年

《里斯本条约》赋予《欧盟基本权利宪章》（Charter of Fundamental Rights of the European Union，CFR）完全的法律效力。这在欧盟法律中确立了一套基本的民事、政治、社会、经济和文化权利，适用于欧盟成员。CFR 所涵盖的人权类别包括人的尊严、基本自由、平等、团结、经济权利，以及参与社区生活的权利（Leslie et al.，2021）。

三、大数据时代患者隐私

为了在获取健康信息（health information，HI）用于二次（科学）用途和保护措施之间取得平衡，《健康保险可携性和责任法案》（Health Insurance Portability and Accountability Act，HIPAA）中提出的隐私规则建立了一个隐私监管框架。该规则规定，在何种情况下健康信息在法律上受到保护，以及如何对这些信息进行去身份化以便二次使用。

在该规则中，人体研究被定义为美国境内开展的任何涉及个人身份信息的生物学研究。健康信息(HI)被描述为涉及个人过去、现在和未来的医疗或健康状况的信息，以及与支付相关的健康信息。个人可识别的健康信息是健康信息的子集，包括可用于识别健康信息主体的标识符或其他信息。大多数个人可识别的健康数据都是受保护的健康信息(protected health information，PHI)。1996年，美国国会通过了《健康保险可携性和责任法案》(HIPAA)，并规定卫生与公共服务部(Health and Human Services，HHS)发布指南以履行其规定："①主体拥有个人可识别信息的权利；②行使这些权利的程序；③此类信息的披露和使用应获得批准或授权。"1999年，HHS提出了隐私规则的初始版本，作为一套隐私保护指南，用于管理和传输个人受保护的健康信息(PHI)。当前版本的规则纳入了对2008年《遗传信息非歧视法案》和《健康信息技术经济与临床健康法案》(Health Information Technology for Economic and Clinical Health，HITECH)的修订。隐私规则禁止在未经个人明确同意的情况下出售受保护的健康信息或将其用于营销目的。如果销售/营销方获得报酬，则必须公开披露。

PHI可由提供者用于个人治疗目的(即主要用途)，并披露给其他提供者用于相同原因或健康保险服务以进行支付通知。个人也可授权其他人(如家庭成员)接收其PHI。在披露PHI之前个人有权被告知并禁止他人披露。在个人死亡时，除非个人生前要求不披露此类信息，否则，提供者可以向家庭成员或个人生前选择的其他个人披露PHI。在某些情况下，PHI也可用于二次(非护理相关)用途。如果法律要求，提供者可以在未得到个人同意的情况下将PHI披露给公共卫生或政府机构、获批的工人赔偿计划，或者参与组织/器官登记或移植组织。披露必须始终限制在"为实现使用、披露或请求的声明目的"所需的最小量PHI。公司可以将员工可访问的PHI限制在完成基本工作所需范围内。医院登记员可以查看患者的姓名和地址，但不能查看他们的诊断代码或临床报告。

科学研究的隐私法规：如果研究人员得到研究对象的同意，他们可以使用PHI。如果没有此类授权(通常称为知情同意)，研究人员必须从伦理审查委员会获得授权豁免。通常，知情同意包括一般治疗同意书、特定技术的治疗或参与研究项目的同意书。然而，随着时间的推移，大数据经常需要在未来汇集并对进行知情同意时没有考虑到的数据进行分析(Kayapla，2018；Balthazar et al.，2018)。

四、人工智能和机器学习对人权、民主和法治的影响：机遇与威胁

人工智能(AI)技术提供了多种途径来提升人类的生活质量。AI系统的强度、可扩展性和速度可以在医疗、交通、教育和政府等多个领域提高办事效率。

在 AI 技术的帮助下，人类可以免于承担枯燥、危险、不愉快和困难的任务。
AI 技术有可能对人权、民主和法治产生不利影响。应从 AI 的"社会技术"性质
来看待这些益处和威胁；AI 是一种广泛的复杂技术，旨在人类环境工作并实现
人类定义的目标。因此，AI 系统反映了其创造者和用户的态度和偏好。

AI 可以用于预测人类行为、发现疾病指征，并评估这些指征对他人利益或
福祉的威胁。然而，AI 系统在执行这些任务的同时，也承担着有可能影响到个
人的权利、机会和福祉的责任。因此，问责制是开发和使用这些系统的关键部
分。虽然 AI 可以接管烦琐或复杂的任务，但在构建和使用 AI 系统时所涉及的
选择可能导致有害偏见的再现及其他判断失误，这些判断会以比人类更难识别
的方式给个人和社会带来负面影响。

AI 算法的期望输出完全取决于输入系统的数据的质量、数量和类型。因
此，在创建 AI 模型时，必须在专家监督下进行数据质量保证，以尽量降低风险。
AI 技术虽然在航空业已经应用了数十年，但也造成了许多灾难性和悲剧性的失
败案例，例如波音 737 Max 飞机事故（Mongan and Kohli, 2020）。Kohli 等进一
步指出实施 AI 的 5 个教训，并表示 AI 故障可能在患者护理中造成安全隐患，
因此输入数据的准确性和算法本身的准确性同等重要。上面的案例让我们深刻
地认识到，人类与 AI 互动和事后评估 AI 性能的能力在处理偏差数据输出的情
况下至关重要。对新一代医生、放射科医生和医疗服务提供者进行 AI 培训是
医疗领域的迫切需要，使医疗从业者能够应对由于 AI 系统故障而产生的任何
不利结果。

欧洲和北美的很多学会进一步阐述了放射学中的 AI 伦理问题，并根据数
据、算法和实践将其大致分类（Geis et al., 2019）。数据的质量和隐私很重要，评
估其结果也很重要，因为这有对基于性别、性取向、种族和社会经济背景的患
者子集造成重大伤害的风险。1914 年，最高法院法官 Cardozo 提出了自治的伦
理原则，即"每个成年的、有健全心智的人都有权决定对自己身体进行的处置"
（Schloendorff, 1914）。

鉴于 AI 是一种技术工具，无法处理这种道德决策，因此自治的伦理原则已
成为一种医疗从业人员必须尊重和优先考虑的道德准则。此外，AI 的伦理原则
还包括仁慈、公正和正义，它们和自治原则同等重要。许多组织广泛采用了上
述 4 个原则来指导 AI 的实施。根据 Hawkins（1998）的观点，由于这 4 个原则可
能未能充分反映在 AI 中，因此提出了第 5 个原则：可解释性。这一原则侧重于
AI 的责任和透明度。

除了研究给定系统或技术的特征外，AI 责任还要求我们研究对个人和社区
可能的风险和利益。其中，显性偏见是 AI 的缺点之一，例如 AI 算法会做出歧
视性预测或以不合理的方式对待某个人群或进行身份识别。此外，由于某些 AI

系统的不透明性,评估其潜在危害的难度更大。除了利用专业知识进行系统开发外,由于技术复杂性和知识产权保护,理解或解释 AI 系统的操作可能是困难的。ECHR 和 ESC 及其对自由和正义、隐私、言论自由、平等和不歧视,以及社会和经济权利的具体保障,提供了对 AI 系统人权影响的见解。人工智能对民主和法治的进一步影响有些不完全符合 ECHR 和 ESC 的规则,但仍然是很重要的。对 AI 系统带来的风险和机遇进行全面分析,将有助于我们确定现有权利和自由在哪些方面提供了必要的保护;哪些方面需要进一步澄清;哪些方面必须针对人工智能和机器学习带来的新挑战和机遇量身定制新的权利和自由。

隐私:AI 可以以惊人的速度访问和分析大量关于个人的数据。AI 可能会通过检测不一定被视为个人或私人的数据来分析一个人的行为、心理状态和身份,例如面部表情、心率、物理位置和其他看似平凡或公开的信息。这可能会侵害个人的隐私权,并造成所谓的全景监视后果,即出于被观察或分析的恐惧而改变一个人的行为。

欧洲委员会部长委员会在 2019 年 9 月通过了关于人工智能特设委员会(Ad Hoc Committee on Artificial Intelligence,CAHAI)的任务书。CAHAI 负责评估在互联领域基于欧洲理事会规范的人权、民主和法治,创建、设计和部署 AI 系统的法律框架的可行性和潜在组成部分。作为执行这一任务的重要第一步,CAHAI 的可行性研究于 2020 年 12 月在全会上通过,提出了 9 项为具有约束力和非约束力的立法工具奠定基础的原则和目标。

五、人类尊严

每一个人,仅凭其作为人的身份就理所应当值得尊重,这种尊重不可侵犯。人应该被视为道德主体,而不是被评估或被算法操纵的对象。

六、人类自由与独立

人类应该能够独立自主地决定是否、何时,以及如何部署 AI 技术。这些技术不应被用来控制或约束人类,而是应当增强他们的能力。

七、免于伤害的保护

必须保护个人的身心完整性和生物圈的可持续性,并实施进一步的保护措施以保护弱势群体。AI 系统不应被授权对人类或全球健康造成负面影响。

八、不歧视、性别平等、公平和多样性

所有个人都有权在法律上享有不受歧视、被平等和同等对待的权利。AI 系统的积极影响和危害的分布应当是公平、平等和包容的。

九、AI 系统的透明性和可解释性

当产品或服务采用 AI 系统时，受影响的个人必须被告知。同样，必须提供关于驱动其结果逻辑的有意义的信息。

十、问责和责任

参与设计和部署 AI 系统的所有方必须对任何违反相关法律标准或对终端用户或其他人造成不公平伤害的行为负责。受害的个人必须能够获得适当的补救措施以争取补偿。

十一、民主

需要透明和包容的监控方法来捍卫民主决策过程、多元化、信息获取、自治，以及在 AI 系统设计和实施背景下的经济和社会权利。

十二、法治

AI 技术不得影响司法公正性、独立性或正当程序。为保证这一点，必须确保数据的开放性、完整性和公平性，以及数据处理技术的安全性。

十三、信息安全与隐私权

处理个人数据的 AI 系统的设计和实施必须尊重个人的私人和家庭生活权利，包括管理自己数据的权利。在这里，知情、自愿和明确的同意必须起到作用（Leslie et al.，2021）。

十四、各种数据形式的去身份化

目前，常见的数据存储方法有 4 种：表格、图像 / 视频、信号和文本。如果

建立了现场标准,表格化数据的去身份化是很简单的。《隐私规则》要求删除全脸照片和可能用于识别个人身份的照片;然而,删除照片中的某些面部元素是可行的。例如,谷歌街景照片将所有人的面部区域遮盖,就像遮盖车牌上的字母和数字一样。这项工作需要使用人脸和文本识别软件。

随着人工智能和计算语言学的发展,计算文本去身份化算法提供了几乎与人类专家同水平的去身份化结果,但明显更快捷、可靠且免费。目前的临床文本去身份化解决方案为大数据处理打开了大门,为科学家提供了在确保患者信息保密性的同时访问去身份化健康信息的途径。

出于对患者进行治疗的目的而披露患者信息在法律上是允许的,但出于研究、实验或开发目的发布相同信息则需要患者本人知情并经过患者本人同意。尽管临床治疗和研究之间的区别广为人知,但对于新发明的技术,即使是最有能力的公司,也无法完美地界定其应用究竟属于临床护理需要还是研究需要。在常见的数据存储类型中,图像是一种可靠的表型数据来源,适用于大数据、人工智能和定制医学技术。早期,我们采用了伦理和监管框架来管理我们对患者和研究对象数据的使用。在许多情况下,尚不清楚如何在大数据和人工智能时代应用这些标准,这些技术对更多数据有着难以满足的渴求。"大数据""人工智能""个性化医疗""群体健康"和"预测分析"这些术语属于一组相似但不同的概念(Kayaalp,2018)。

十五、大数据

"大数据"一词在医疗领域经常被非正式地用来指代包含几千个数据点以上的数据集。然而,大数据处理中面临的首要挑战并非数据样本量的多少,而是存储或处理如此庞大的数据集会超出单台计算机的计算能力,因此需要使用更专业的计算解决方案。在医疗领域,大数据集可能包含数百万患者记录的多行数据或多列数据,以匹配记录的多个患者特征。

高多样性(high-variety)、高容量(high-volume)和高速度(high-velocity)的信息资产构成了大数据分类的"3V"。它们特别适合于放射学数据,其中包括大量的图片和报告,涵盖各种成像方式、身体部位和格式[包括医学数字成像和通信(DICOM)]。这些数据能够迅速被生成并实时或接近实时地被评估。用于表示和传输临床图片数据的最常用标准是DICOM。每个DICOM图像数据集由一个头部结构组成,包括结构化(表格)数据和图像像素(Balthazar et al.,2018;Wang et al.,2020)。

医疗领域大数据的数量多、更新速度快和多样性强等特点,加上最近在数据存储和处理技术方面的进步,为开发能够执行广泛分类和预测任务的人工智能(AI)模型创造了一个适宜的环境。

自 2008 年以来,电子健康记录(EHR)的使用日益广泛、HITECH 法案的推动,以及健康数据交换标准的发展和广泛采用,共同促进了多个来源的健康数据的聚合,从而创造了一个适合大数据和人工智能发展的新环境。

健康数据交换的标准确定了不同健康系统和来源存储健康数据的格式和字段,从而为机器读取多种来源的标准数据提供了必要的句法交互操作性。医学数字成像和通信(DICOM)于 1993 年创建,是放射学和眼科成像的金标准。通过不同版本的卫生信息交换标准,以及新的快速医疗交互操作资源的发展,EHR 数据的标准已经经历了重大演变。FHIR 是 EHR 数据的下一代标准框架,支持最新的 Web 服务技术。快速医疗交互操作资源以模块化组件形式持有数据,这些组件被称为资源,旨在以简单灵活并且可交互操作的方式并行部署。使用通用标准数据交换格式,可以将各种来源的数据聚合到更大的数据集中,从而能够开发出强大的 AI 预测算法,可以在不同环境中进行验证,例如预测住院率、住院时间和不同医疗环境中的再入院率(Wang et al., 2020)。

在如此大量的数据上开发 AI 模型需要大量的计算资源。目前,许多云计算和云存储设施使用了符合 HIPAA 标准的安全机制,能够用于存储和处理受保护的健康信息,并且已经取代了本地超级计算设备。

这些基于云的系统具有存储和分析大量数据的能力,使得训练复杂的 AI 模型成为可能。一旦模型经过训练,利用它进行预测的过程被称为推理。模型推理过程对资源要求较低,并且得到了广泛应用:智能手机上的语音激活助手、图片搜索、垃圾邮件过滤和产品推荐应用程序都使用模型推理技术来理解指令。然而,在医院和医疗场景中,这种基本模式必须得到改进从而最大限度地发挥部署 AI 模型在支持和改进临床治疗决策方面的优势。

十六、人工智能

人工智能是计算机科学的一个分支,致力于自动化智能行为。与依赖专家策划医学知识和制订稳健决策规则的第一代人工智能(AI)系统不同,最近的 AI 研究利用了机器学习方法,这些方法能够处理复杂的交互,以识别数据中的模式。

人工智能(AI)的定义是"系统准确地理解外部输入并利用这些输入学习如何通过灵活适应以实现特定目标和任务的能力"。AI 使用复杂的计算机算法来模拟人类智能,提高了分析大型数据集的能力。近年来,人工智能领域得到了迅速发展,几乎在每一个基础领域都取得了实质性进展,也包括医疗领域。采用基于 AI 的工具和方法能够降低医疗成本,普及医疗资源,并提高治疗质量来增强医疗服务。例如,AI 自动化可以像放射科医生一样精确地解读 CT 图像。使用 AI 进行胸部 X 线检查时,可以根据分子测试的准确性对结核病进行筛查。AI 模型还可以根据乳腺 X 线图像预测乳腺癌的发生率,从而提高患者的康复率。上述问题都可以被归纳到健康 AI 的范畴。因此,健康 AI 被研究人员和政府确定为一个核心课题,需要道德上合格的政策框架来管理医疗领域中 AI 技术的开发和实施。此外,当 AI 技术得到进一步发展并应用于临床决策时,建立保障和保护措施以在出现错误时解决责任问题是至关重要的。与任何其他诊断工具一样,AI 解决方案不能对其结论和评估负责。在健康 AI 开发和实施的所有阶段,分配责任和义务至关重要。

尽管健康 AI 的应用存在着诸多潜在优点,但同时也面临着许多伦理、法律和社会问题,特别是在开发和实施方面。通过建立良好的健康研究原则,上述问题可以得到全面地引导,但在医疗开发和实施中,基于 AI 的解决方案仍有许多问题必须得到解决,如数据安全、数据共享、数据隐私等。例如,基于 AI 的解决方案可以通过实现早期诊断和获取医疗设施来赋权大众,但如果无人监管这些工具和方法就可能存在一定危险。因此,在健康 AI 整合到健康研究和医疗服务中之前,需要建立一个框架来规范其中的伦理并对其中的行为进行监管。虽然生物医学研究和医疗服务的广泛原则适用于健康 AI,但该主题还包括许多独特的伦理挑战。

在构建用于医疗保健的人工智能技术时,可以遵循与其他领域相同的伦理标准。由于 AI 技术提出的方法论的特殊性和可解释性,以及医疗环境的快速发展,这些标准是在两个领域专业人员的共同努力下开发的。这些标准的目的并非限制创新或推荐任何特定疾病的诊断或治疗方法,而是指导 AI 技术在生物医学研究和医疗服务中以一种既有效又安全的方式进行开发、部署和采用(Cohen and Gordon, 2022; Chan et al., 2020; Yu et al., 2018)。

十七、健康研究的一般伦理考虑

为了保护社区和个人的尊严、权利和安全,并为他们谋取福利,所有健康和生物医学研究,无论是基于 AI 还是使用传统方法,都应遵循基本的伦理原则,即行善(仁慈)、尊重个人(自主性)、不伤害(无恶意)和分配正义。

这些基本原则在 2017 年印度医学研究委员会国家伦理指南中被扩展为十条一般性原则。这些伦理原则广泛涵盖了生物医学和健康研究中大部分伦理考虑。尽管如此,健康 AI 严重依赖于从参与者那里收集的数据,继而引发了新的问题,包括可能的偏见、数据管理、解释、自主性、风险降低、专业能力、数据共享和保密性。因此,有必要创建一个应对健康 AI 特定挑战的伦理框架。

十八、AI 健康技术的伦理标准

所有相关参与方必须遵守并应用医疗保健领域人工智能技术开发和部署的伦理规范和原则。机器学习（ML）作为人工智能的一个分支，采用数据驱动的方法，如深度学习，在最小化人类干预的情况下探索模式并进行行为预测。该系统通过对训练数据进行研究和学习，并基于新数据集进行预测。

十九、机器学习的变体

基于机器学习要解决的问题类型，可将基本的机器学习算法大致分为两类：监督学习和无监督学习。

（一）监督学习

监督学习模型使用包含标记数据的数据集进行训练。在这些模型中，"学习"发生在使用多个实例训练算法时，将输入变量（通常称为特征）转换为期望的输出（也称为目标变量或标签）。基于这些实例，机器学习模型能够找到输入和输出之间的一种对应规律。这些机器学习模型可以在训练过程中通过利用精炼的规则重复这些模式进行分类或预测新的输入。监督学习的一个经典案例是，使用如"彩票"和"你赢了"这样的词语来预测电子邮件是否应分类为垃圾邮件。监督学习可以采取分类或回归的形式，确定输入因素与目标变量之间的关系。例如，预测电子邮件是否为垃圾邮件就是一个典型的分类任务。线性回归和分类是最基本的监督学习类型，支持向量机和随机森林方法也经常使用。分类、回归和相同结果标签示例之间的相似性表征是监督机器学习模型最常见的应用。

（二）无监督学习

无监督学习从未标记的数据中推断出潜在的规律，以便发现原始数据的子群、识别数据中的异常值或生成数据的低维表示。需要注意的是，通过监督学习完成标记案例的低维表示效果会更好。机器学习方法使构建人工智能应用成为可能，这些应用可以简化对之前未发现的数据规律进行识别的过程，并且不需要为每个独特任务设置决策规则或考虑输入元素之间的复杂关系。因此，机器学习目前被视为开发人工智能工具的首选基础（Leslie et al., 2021; Yu et al., 2018）。

二十、强化学习

强化学习模型通过与虚拟或真实环境的交互获取知识，而不是通过现有的数据。强化学习"代理"通过执行一组旨在最大化成功概率的操作来寻找完成任务的最佳方案。根据任务行动的成功或失败，个体会获得奖励或惩罚。这些"代理"通过选择其行动使奖励最大化。通过不断地训练，模型会从以前的成功和错误中"学习"，并通过多次的试验和错误循环进行改进。除此之外，强化学习模型也可以被设计成以建立长期计划、最大化其总体回报为目标，而不仅仅是关注下一步。

在使用大数据训练 AI 模型时，可复现性高度依赖于以下几点：①用于训练 AI 模型的数据标签；②数据的基础结构和属性；③模型架构的具体细节。在基于大数据创建和评估 AI 模型时，以上每个要素都至关重要。

强化学习方法在放射组学中显示出了初步识别病变和生成差异性诊断的潜力，有助于提高放射科医生的灵敏度和诊断精密度。自然语言处理是人工智能的一个分支，专注于通过结合来自各种领域的概念和方法来理解书面或口头材料的完整含义。

尽管强化学习方法前景光明，但这种"机器驱动"分析方法的复杂性需要得到医疗从业者和学者的特别关注。与其他领域的 AI 不同，健康 AI 可能对患者生活的各个方面产生重大影响。在将这些算法纳入普通医疗部门之前，需要采取一种谨慎的、非侵入性的和符合伦理的方法来验证其可靠性。在健康 AI 开发和实施的所有阶段，患者健康数据的安全性和保密性必须得到重视。

图 16-1 中提出的 10 条伦理原则解决了健康 AI 独有的问题。这些以患者为中心的原则旨在指导所有利益相关方开发并部署负责任、值得信赖的健康 AI 系统。这些原则包括以下内容。

（一）自主性

在医疗领域使用 AI 技术可能会引发人们关于将医疗决策权交给计算机的担忧。因此，确保基于 AI 的医疗系统和医疗决策权仍然在人类的控制之下是至关重要的，因为人工智能技术绝不应干涉患者的自主权。

为了确保人类监督，"人机协同"方法允许人类持续监控系统的运行情况和性能表现。在 AI 技术和医生做出的临床选择不同的情况下，可能会给用户或患者带来不确定性。此时，医疗从业者应向患者提供两种选择。

在医疗领域采用任何 AI 技术之前，应为所有研究和评估项目制订许可流程。患者必须充分了解与使用 AI 技术相关的医疗、心理和社会风险。患者应

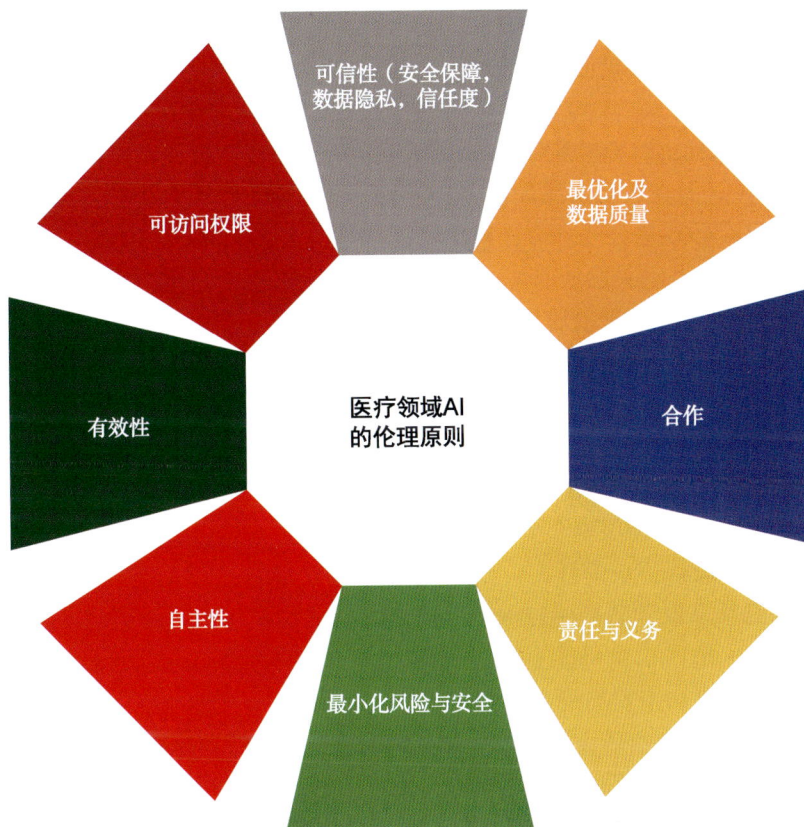

图 16-1　医疗领域 AI 的伦理原则

有绝对的自主权来决定是否接受使用 AI 技术进行医疗诊断。总之，在整个 AI 研究和部署阶段，有效且透明地监控人类价值和道德考虑至关重要。参与者或患者应有拒绝或同意的权利（Johnson，2020）。

（二）安全与风险降低

在广泛实施基于 AI 技术的系统之前，确保其安全可靠地运行至关重要。参与 AI 技术开发和部署的各方都有责任保障参与者的安全，需要仔细评估在高风险领域使用 AI 技术对患者造成伤害的风险。以下是一些关键的风险降低和安全考虑因素。

1. 需要一套全面的控制机制来防止意外或故意滥用 AI 技术。

2. 由于医疗数据的敏感性，拥有安全的系统和软件极为重要且绝对必要。

3. AI 技术的开发应采用预防性方法来应对风险，确保功能一致性，同时尽量减少意外的影响和结果。

4. AI 技术容易受到网络攻击，这可能会危及患者数据和信息的安全性和保密性。因此，必须验证数据完全匿名化并与全球技术环境断开连接，以确保其最高安全性。

5. 伦理委员会（Ethics Committee，EC）和其他利益相关者应进行彻底的风险收益分析。潜在收益必须超过相关风险。由于 AI 技术的社会和科学意义至关重要，风险必须是合理且可管理的。

6. 研究人员应采取所有可行的预防措施来保护参与者或患者。这些措施应由欧盟委员会和其他监管机构评估。

7. AI 技术的开发应符合国家法律和数据保护要求，同时严格遵守伦理价值。

8. 应建立健全、明确的规定方法，以定期监控 AI 技术的性能、漏洞和安全标准。

9. 关于患者数据，AI 技术必须遵守最严格的安全标准。制造商和所有其他利益相关者必须确保安全要求得到及时升级。公布患者数据保护程序可以进行严格审查，取得公众信任。

10. 必须采取预防措施以保护和防止患者或参与者因其健康状况而受到偏见或污名化，这些信息可能会因为使用 AI 技术遭到泄露。在医疗领域采用 AI 技术之前，欧盟和主管当局必须仔细审查这些步骤。

11. 类似新物和新设备临床试验，如果使用 AI 技术出现新的意外伤害证据，研究人员 / 制造商和所有其他利益相关者必须通知适用的伦理委员会和数据安全监控委员会。与第四阶段研究相似，必须在引入后跟踪和记录技术相关意外伤害。必须使患者或参与者了解受伤的高风险。个人必须有选择退出研究 / 治疗或继续参与的权利。

12. 具有潜在身体或精神伤害的 AI 系统应配备额外的安全预防措施。进一步的安全措施将由相关监管机构评估并与伦理委员会讨论。

13. 如果脆弱群体参与了任何阶段的 AI 技术创造，必须采取额外的安全保障措施以保护其权利和安全。研究人员必须为其参与提供正当理由。

14. 所有 AI 技术和算法必须经过科学验证，以确保其在预期环境中的有效性。算法的性能必须根据不同的人群、种族、性别、年龄、社会经济阶层和其他相关人类特征进行评估。

15. 需要特别关注脆弱个体的安全和保障。训练数据集的混合和质量可能无法充分代表 AI 系统的目标人群。少数群体和脆弱群体可能会被低估，导致 AI 性能偏差或不足。欧洲委员会、赞助商和所有其他利益相关者必须确保所使用的数据充分代表人群。将患者暴露于不必要的风险是不道德的。

16. 用于预测患病可能性的 AI 技术可能会使患者或参与者承受情绪和心理压力，可能导致对个人或群体的污名化。研究人员和伦理委员会（EC）必须探索减少这种伤害的手段。必须向患者或参与者充分告知使用 AI 技术的潜在影响，包括污名化和受伤的风险。

17. 对 AI 技术和方法的评估必须考虑使用技术生成的信息所带来的风险，这些信息可能会导致不适或意外的身体、心理、社会、经济或法律伤害。

18. 根据对情况的风险评估，可以纳入相关监督机构或委员会以确保 AI 技术和方法的开发和部署公平性。

19. 风险降低是一个持续的活动，所有利益相关者必须确保技术的目标和影响与其预期性能一致。

20. 在大规模部署 AI 技术之前，有必要评估技术造成任何伤害的可能性和严重性。人工智能系统不得造成显著的身体伤害或心理不适。

21. AI 开发者、伦理委员会和相关监管机构应检查已应用的风险缓解措施。欧洲委员会和其他监管机构可以就风险缓解技术提供建议。

二十一、可信性

在医疗 AI 中，可靠性是任何诊断或预后工具最重要的属性。医生必须对他们使用的工具建立信任，AI 技术也不例外。临床医生和医疗从业人员需要一种简单、系统和可靠的方法来测试 AI 技术的有效性和可靠性，以便于正确有效地使用。可靠的 AI 解决方案还应具备以下特点。

1. 合法合规，遵守所有适用的规则和法律。

2. 伦理一致性，与社区珍视的伦理理想和价值观保持一致。

3. 在技术和社会环境方面都可靠有效，确保在各种临床情况下实施 AI 解决方案时，输出和结果的可预测性。

4. 可解释性，即 AI 算法生成的结果和解释必须在科学合理性方面可解释。为了确保 AI 技术合法、可信和负责，必须理解结果背后的推理过程。AI 算法决策过程的透明度缺失使得一些人将其称为"黑盒子"，这可能会阻碍 AI 技术的广泛应用。一个有充分可解释性的 AI 解决方案将增强患者和医疗从业人员的信心。

5. 在 AI 诊断技术生成的结果与医生对疾病的看法或决策发生冲突的情况下，系统和医生的可信度可能会受到质疑。此时，医生可以寻求同行或 AI 开发人员的建议。患者应了解医生和 AI 技术的建议，并应有权利接受或拒绝 AI 生成的结论。

6. 透明性，即所有利益相关方必须能够轻松获取关于开发和部署的 AI 技术的信息，以便做出正确的选择。AI 技术的开发者应在每个阶段提供开放性措施，以便客户可以对数据共享和 AI 使用做出知情决策。为了确保终端用户不会被 AI 技术所利用，必须以他们能够理解的语言向他们提供充分的信息。此外，终端用户必须了解 AI 技术的目的、结果和限制。如果没有关于所涉及程序的充分信息，AI 在医疗领域广泛应用是不可能的。出于法律和监管考虑，这一点尤其重要，特别是当 AI 技术可能由于错误解释或建议产生不良医疗结果时。因此，透明性、可解释性和功能理解对于 AI 技术的监管、采用和实施是必要的。系统透明度的限制阻碍了临床建议的验证，以及错误和偏见的识别。

7. 在医疗行业使用 AI 技术之前，广泛提供足够的信息至关重要。因此，应该为公众参与和辩论建立一个合适的论坛，以解决设计、使用、安全和其他相关因素所产生的问题。定期发布和记录这些信息是必要的。

8. 所有 AI 技术必须遵守法律标准。开发人员必须展示并确保 AI 符合数据和隐私法规。对已建立的 AI 系统的软件升级或隐私政策必须符合适用的监管要求。

9. 上述伦理义务适用于全球所有国家和地区生产的人工智能技术。它们必须像本土开发的 AI 技术一样，完全透明并符合法律。无论 AI 技术的来源如何，评估过程都应相同。

10. 必须声明开发过程中的任何阶段出现的利益冲突，并在公共平台上公开访问。

二十二、数据隐私

在开发和实施的所有阶段，基于 AI 的技术都应保护隐私和个人信息。保持所有利益相关方（包括患者）对安全可靠地使用个人数据的信心，对于 AI 的广泛使用至关重要。必须保护个人数据不被未经授权的访问、篡改或丢失。将 AI 用于个人数据不应不适当地限制个人的实际或感知自由。在医疗行业中，医疗信息属于敏感数据，如果处理不当，可能会伤害患者或导致无意识的歧视，因此这些标准至关重要。除非出于治疗或研究需要以可见形式保存，否则患者的个人数据必须匿名（参见澳大利亚的人工智能伦理框架）。在进行任何数据交换之前，处理患者相关数据的任何算法必须对患者的个人数据进行适当的匿名化处理。需要注意的是，患者身份信息可能以"元数据"和"图像上的数据"两种形式存在，二者都必须进行匿名化。关于数据所有权的挑战非常复杂，并且可能因国家或地区法律法规而异。此外，这也依赖于数据匿名化的程度。由于用于构建 AI 应用的数据通常有多个来源（如医疗和保险记录、药物数据、遗传数据、社交媒体数据和 GPS 数据），可能更容易将这些数据追溯到患者，从而（有意或无意地）破坏隐私目标。

二十三、责任和问责

问责制指要求个人或组织对其活动进行解释，对其行为承担责任，并以透明的方式报告结果。计划用于医疗部门的人工智能（AI）技术必须随时准备接受相关机构的审查。必须对 AI 技术进行定期的内部和外部审计，以确保 AI 技术可以发挥最佳功能。这些审计报告必须向公众公开。

二十四、提升数据质量

AI 是一种数据驱动的技术，其输出很大程度上依赖于用于训练和测试的数据。这在健康 AI 领域尤为重要，因为数据集存在一定偏差而且数据规模不够大，可能导致数据偏差、错误、歧视等问题。数据偏差被视为数据驱动技术（如健康 AI）面临的最大挑战。此外，数据采集人员必须进行尽职调查，以保证"训练数据"没有已知的偏差，并能准确反映大多数目标人群的特征。

1. 在采用 AI 技术之前，必须严格承认、检测和评估偏差的可能性。

2. AI 系统使用的数据集应充分代表其所设计的目标人群。少数民族、边缘化群体和偏远地区人群的数据应得到充分体现；否则，可能需要过采样以提供与高代表性人群相同质量的结果。

3. 数据集中存在的偏差可能影响 AI 技术的性能。如果在 AI 系统中存在偏差的迹象或对偏差的指控，必须立即暂停其功能。制造商有责任消除偏差。

4. 数据收集和 AI 算法开发过程面临许多障碍和妥协，开发人员和研究人员必须保证使用最佳数据来满足特定使用案例的需求。

5. 在任何基于 AI 的技术用于医疗之前，这些固有的数据相关问题应该通过严格的临床验证加以解决。

6. 包括 AI 在内的所有开发技术都必须经过与所有生物研究和临床治疗领域相关的严格的评估程序。建议开发"部署前测试"程序，以确保数据收集技术公平全面，并识别任何缺陷或错误表述。

7. 低质量数据和不适当不充分的数据表示可能导致偏见、歧视、错误和劣质的 AI 性能。

二十五、可达性、公平性、包容性和平等性

在医疗领域开发和应用 AI 技术需要具备更高的基础设施可用性。众所周知，几乎所有国家都存在数字鸿沟，中低收入国家尤为明显。

此外,对技术的高度依赖可能会阻碍这些有潜力的解决方案在预期能够产生更大影响的地区得到广泛应用。

1. AI 开发人员和相关机构必须保证公平分享 AI 技术。医疗组织应该为不同的用户群体提供平等的使用 AI 技术的机会。特别需要关注那些处于不利地位或缺乏必要基础设施来使用 AI 技术的人群。

2. 人工智能技术可能会导致不明显或违反基本人权的歧视。

3. AI 开发人员和其他利益相关方应优先保证社会经济地位处于不利条件的群体对这些技术的可及性。

4. 患者对 AI 技术的看法受到社会经济和文化因素的影响。构建 AI 技术必须使其适应多种多样的用户属性,包括性别、种族、民族和财务水平等。

5. AI 开发人员在招聘时应特别注意来自不同社会阶层和文化背景的员工。

6. AI 系统可以在用户界面中包含本地语言,以消除与技术可访问性相关的语言障碍。这增强了 AI 技术的接受度和用户遵从性。

7. 某些 AI 系统的正常运转可能需要互联网访问、技术知识、能源和其他基础设施。因此,AI 技术的利益相关方应保证为在低资源环境中使用 AI 技术的最佳和无差别操作提供足够的基础设施。

8. "数字鸿沟"一词指的是各个群体之间信息和通信技术分布不均。政府和其他重要的利益相关者必须消除现有的数字鸿沟,以便新技术被普遍接受和利用。部署先进的 AI 技术不应导致或加剧群体之间的数字鸿沟。

9. 在道德上,包括为 AI 研究提供数据的人在内,所有参与创建 AI 技术的人员,都被允许使用该技术。

10. 只要可行,人工智能软件的交互操作性必须得到解决,以便各种应用程序可以在不同平台上运行。这为用户提供了更多的可用选项。

11. AI 技术的用户界面可以支持多种语言选项,以克服语言障碍并缩小数字鸿沟。

二十六、合作

与健康相关的 AI 领域是数据驱动的。要在医疗保健中大规模使用人工智能技术,就需要大量精心维护的数据集。只有通过鼓励各级合作才能实现这一点。由于 AI 技术的快速发展,AI 专业人员必须在研究和开发中进行合作,以将最适用的方法和算法用于任何医疗挑战。在开发和部署基于 AI 的解决方案的过程中,AI 研究人员和医疗从业人员之间的合作有望提高这一有前景的技术的产出。

1. 尽管应当鼓励跨学科合作,但患者的数据可能被用于开发或测试算法,因此必须确保 AI 技术的前瞻性试验对使用其数据进行算法开发或测试的患者没有负面影响。

2. 应公开合作的动机和可能的利益冲突，并在必要时进行彻底审查，以防止对任何利益相关方造成伤害。

3. 在合作开始之前，任何与生物医学和健康研究相关的海外合作或支持必须提交给医学研究相关部门以获得许可（参见印度医学研究委员会制定的人工智能在生物医学研究和医疗中的应用伦理指南草案）。

二十七、数据收集

迄今为止，关于深度学习在医学影像中的应用研究产生了非常有前景的成果，这些成果往往优于医生的表现，提高了人们对 AI 工具的期望。然而，大多数研究都使用了规模很小的训练集，并且训练好的模型没有使用来自现实世界的大量测试数据进行严格验证。目前尚不清楚这些深度学习模型对新患者或在各种新治疗环境中的广泛适用性。一个具有代表性的特征验证真值并且规模足够大的训练集是开发具有鲁棒性的机器学习算法的基本前提之一。深度卷积神经网络（DCNN）结构中异常高的权重使得深度学习的训练更加困难。即使采用良好的正则化方法防止过拟合，学习到的特征表示的通用性也取决于它们所覆盖的训练集的数量。

1. 收集代表患者群体的医学影像数据并包括可靠的注释或参考真值的代价是非常高的。虽然为筛查模式收集大量正常实例相对简单，但收集足够的异常病例则具有挑战性，特别是还需要考虑数据集中不同类别数量的平衡。例如，在接受筛查的人群中，每千人中只有少数几例乳腺癌病例，但这是女性中最常见的恶性肿瘤。由于患者年龄、乳腺密度和大小、体形、种族、成像程序和处理方法等因素差异，很难收集足够的乳腺癌 X 线片或断层合成以涵盖图像特征的变化。更难的是收集正常和异常病例的特殊成像模态，如 MRI 或 PET，因为接受这些检查的患者相对较少，而且这些检查的可用性可能取决于各个卫生系统中不同类型疾病的诊疗方案。

2. 研究证明，通过数据挖掘和自然语言处理电子病历和图片存档与通信系统中的临床注释，可以收集到大量注释病例。建议供应商和用户建立统一的报告技术和结构以简化未来的大量数据收集工作，从而推动 AI 向精准医疗方向发展。

3. 此外，为转诊患者在医院之间建立安全电子传输患者档案的标准化协议，不仅可以通过准确高效地传输患者数据来改善转诊患者的医疗服务，还可以增加这些情况下数据挖掘的准确性。最终，多机构合作可能是建立大型数据库的最佳方式,该数据库可以涵盖广泛的异构成像协议和设备、临床环境和患者特征,以加快为每种疾病类型开发鲁棒的深度学习模型的进程,这些模型可能更适用于多变的临床环境。

4. 在利用健康数据进行人工智能系统研发的国际合作中,确保数据共享的同时保护隐私和安全至关重要,因为数据可能包含非常敏感的参与者信息。需要遵守印度法律和指南(DISHA 和 PDP 规范)。必须制订适当的谅解备忘录和 / 或物质转让协议,以保护参与者的利益并确保合规性(解决保密性、数据共享和联合发布的问题)。为了高效使用数据,让数据所针对的个人参与其中至关重要。与利益相关者展开合作,并吸纳不同利益群体参与可以促进技术交流,确保人工智能技术满足用户需求。

二十八、非歧视和公平原则

1. 用于训练算法的数据收集必须准确且能够代表目标人群,研究人员有责任确保数据质量。

2. 不准确和带有偏差的数据可能导致 AI 技术的性能差或功能失调。应进行外部独立的算法审核和持续的终端用户反馈分析,以防止不准确和偏差的出现。AI 的创作人员和研究人员必须认识到各种固有的偏差,并采取适当措施消除这些偏差。

3. AI 不应被用来排斥个人。对于代表性不足群体和弱势群体,如儿童、少数民族和有障碍的人,需要给予特别考虑。人工智能开发者应积极促进女性和少数群体的参与。

4. 开发者应该特别注意促进和维护个人与个人的平等。自由、权利和尊严应该得到公平对待和尊重。

5. 人工智能技术应该被广泛使用。基于种族、年龄、性别、宗教或社会地位歧视个人或群体是不道德的。

6. 如果有患者或参与者受到伤害,应评估人工智能技术判断的可逆性。在采用该技术之前,必须将决策可逆性选项纳入人工智能的架构中。

7. 人工智能技术故障导致任何不良事件发生时,受害者应当能够获得适当的救济措施。制造者必须保证存在充分的途径来处理客户的投诉和诉求。

8. 必须有一种安全的方式来传达对人工智能技术的担忧;这些问题可能是技术上的、功能上的、伦理上的,或者与技术滥用有关。应该有一个适当的保护举报人的框架。

二十九、有效性

在应用于患者或参与者之前，医疗领域的 AI 技术必须经过广泛的临床和现场验证。这些验证对于保证安全性和有效性至关重要。算法的差异性可能会因为用于训练 AI 系统的数据集的差异而被放大。因此，必须有一种内部方法来监控这些问题，并在考虑临床情况的前提下，向开发人员提供相关意见（参见印度医学研究委员会制定的人工智能在生物医学研究和医疗中的应用伦理指南草案）。

参考文献

Australia's Artificial Intelligence Ethics Framework | Department of Industry, Science, Energy and Resources. n.d.. https://www.industry.gov.au/data-and-publications/australias-artificial-intelligence-ethics-frame.

Balthazar P, Harri P, Prater A, Safdar NM. Protecting your patients' interests in the era of big data, artificial intelligence, and predictive analytics. J Am Coll Radiol. 2018;15(3):580–6. https://doi.org/10.1016/j.jacr.2017.11.035.

Chan HP, Samala RK, Hadjiiski LM, Zhou C. Deep learning in medical image analysis. Adv Exp Med Biol. 2020;1213:3–21. https://doi.org/10.1007/978-3-030-33128-3_1.

Cohen EB, Gordon IK. First, do no harm. Ethical and legal issues of artificial intelligence and machine learning in veterinary radiology and radiation oncology. Vet Radiol Ultrasound. 2022;63(1):840–50. https://doi.org/10.1111/vru.13171.

Draft Ethical Guidelines for Application of Artificial Intelligence in Biomedical Research and Healthcare. Indian Council of Medical Research 2018. https://main.icmr.nic.in/sites/default/files/whats_new/AI_Ethical_Guidlines.

Geis JR, Brady AP, Wu CC, Spencer J, Ranschaert E, Jaremko JL, Langer SG, Kitts AB, Birch J, Shields WF, van den Hoven van Genderen R. Ethics of artificial intelligence in radiology: summary of the joint European and north American multisociety statement. Can Assoc Radiol J. 2019;70(4):329–34.

Johnson J. What is human in the loop (HITL) machine learning? (2020); BMC Software | Blogs. https://www.bmc.com/blogs/hitl-human-in-the-loop/. Accessed 5 July 2022.

Kayaalp M. Patient privacy in the era of big data. Balkan Med J. 2018;2018(35):8–17.

Leslie D, Burr C, Aitken M, Cowls J, Katell M, Briggs M.. Artificial intelligence, human rights, democracy, and the rule of law: a primer. The Council of Europe. 2021.

Mongan J, Kohli M. Artificial intelligence and human life: five lessons for radiology from the 737 MAX disasters. Radiol Artif Intell. 2020;2(2):e190111.

Schloendorff V. Society of New York Hospital. New York: Court of Appeals; 1914. p. 92.

Wang SY, Pershing S, Lee AY. Big data requirements for artificial intelligence. Curr Opin Ophthalmol. 2020;31(5):318–23. https://doi.org/10.1097/ICU.0000000000000676.

Yu KH, Beam AL, Kohane IS. Artificial intelligence in Healthcare. Nat Biomed Eng. 2018;2(10):719–31. https://doi.org/10.1038/s41551-018-0305-z.

第17章

图像处理中的深度学习：神经网络类型、图像分割

Ruben Pauwels, Alexandros Iosifidis 著

一、概述

在 20 世纪 70—80 年代，由于放射成像数字化程度的提高，以及计算机断层扫描（CT）和磁共振成像（MRI）等先进成像模式的引入，图像处理技术在辅助诊疗上的应用前景逐渐受到人们的重视。在随后的几十年中，各种先进的图像处理算法相继问世。根据前文对人工智能（AI）技术的定义，这些算法中有几种可以被视为"人工智能"（AI），因为它们可以替代人类的工作。例如，自动分割技术可替代人工识别和划分图像中的物体。近年来，深度学习技术的发展，特别是能够利用图形处理器（GPU）进行训练的卷积神经网络（CNN）的发明，给图像处理领域带来了革命性的变化。

本章和第 18 章将概述人工智能在图像处理中的应用，重点将放在深度学习（DL）上。除用于分割的无监督聚类方法外，本章展示或提及的所有应用都涉及深度神经网络（NN）的使用。本章将简要介绍图像处理中常用的 NN 类型和架构，概述深度学习在图像分割中的应用。第 18 章将重点介绍深度学习在图像增强、重建和配准中的应用。详尽的文献综述超出了本章的范围，有关特定应用的详细综述将进行相应引用。

二、用于图像到图像处理的神经网络类型

（一）卷积神经网络

1. **"编码器 - 解码器"网络** "编码器 - 解码器"网络通常由两个相连的神经网络（编码器和解码器）组成。编码器接收输入（如矢量、图像、视频或文本），并在一个新的空间（通常称为隐空间）中产生新的表达。解码器接收隐空间中的表达作为输入，并产生与编码器输入具有相同维度的输出（图 17-1）。通过对这两个连接的神经网络进行联合训练，即优化其参数，使解码器的输出与编码

器输入的期望输出（或目标）相对应，这种神经网络适用于执行各种类型的输入到输出的映射（如图像到图像的映射）。当解码器的输出目标与编码器的输入一致时，这种网络被称作自编码器。当编码器的输入是解码器目标的噪声版本时，这种网络被称作去噪自编码器（Vincent et al., 2010）。当整个训练集的潜空间表达被训练为遵循一个预定义分布（通常是多维高斯分布），而解码器的输入是从该分布中随机采样时，这种网络被称作变分自编码器（Kingma and Welling, 2014）。值得注意的是，具有"编码器 - 解码器"结构的网络并不一定是自编码器，也就是说，解码器的目标并不一定需要是编码器的输入（或其去噪版本），而是一个与编码器输入具有相同维度的目标。彩色图像分割就是上述情况的一个例子，在这种情况下，编码器的输入图像对应一个 $W \times H \times 3$ 元素的张量（其中 W 是图像的宽度，H 是图像的高度，最后一个维度对应于 RGB 图像的三个彩色通道），而解码器的目标则是一个 $W \times H$ 分辨率的二值化图，每个像素的值对应输入图像中相应位置像素的分割标签。

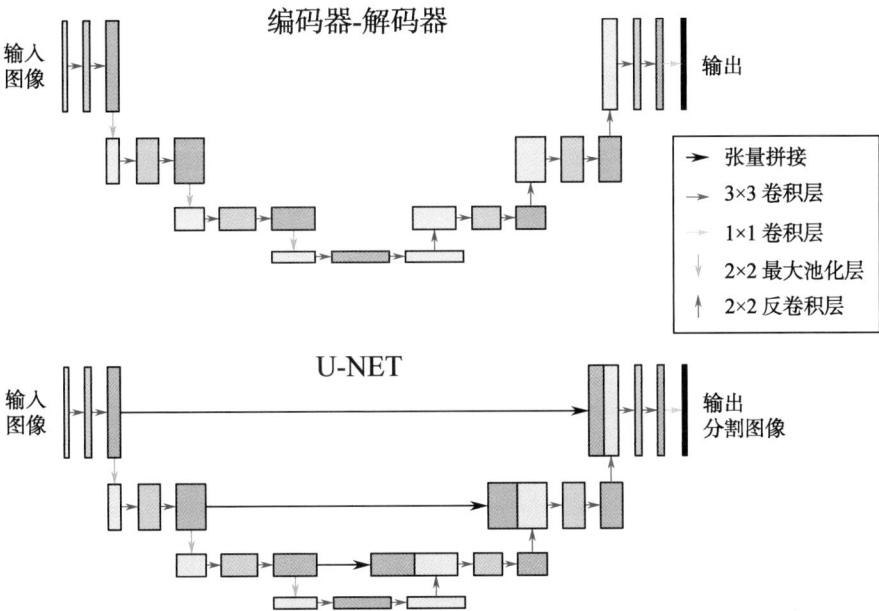

图 17-1　典型编码器 - 解码器（上）和 U-Net（下）架构示例

2. U-Net　U-Net 是 2015 年推出的一种用于（语义）图像分割的通用网络架构（Ronneberger et al., 2015）。它的结构类似于上述"编码器 - 解码器"网络，由两个在输出分辨率上相互对称的模块组成，即下采样模块和上采样模块（图 17-1）。下采样模块包括一系列连续的卷积层、池化操作和空域下采样操作。在 U-Net 的原始版本中，输入图像的大小为 572×572 像素，下采样模块的结果是一个包

含 $32 \times 32 \times 512$ 个元素的张量，其中 32 表示输出张量空域上的长和宽，而 512 表示通道数。在网络的上采样模块中，上采样操作（即反卷积）和上采样模块中各层输出的特征图的叠加被用来将每个分辨率步骤的特征组合成一个分割图。下采样模块和上采样模块产生的特征图以跳跃连接的形式进行叠加（跳跃连接定义详见"残差神经网络"部分）。通过跳跃连接的方式，U-Net 可以将图像中的低分辨率和高分辨率特征进行融合，输出最终的分割图。

"编码器 - 解码器"网络与 U-Net 的主要区别在于会将编码器每一层的输出和解码器对应层的输入进行连接。事实上，编码器类似于图像压缩网络，而解码器则类似于根据压缩后的图像潜在表示恢复原始图像。对于 U-Net 结构的神经网络，跳跃连接使得解码器（即上采样模块）每一级的输出取决于上采样模块在该层级的输出和相同分辨率的上采样模块输出。

3. 残差神经网络　残差神经网络（ResNet）于 2015 年被提出，用于解决有较深网络层结构的模型中存在的梯度消失或梯度爆炸问题（He et al., 2016）。ResNet 首次提出了跳跃连接的概念，顾名思义，跳跃连接可以绕过神经网络模型中对模型性能有着潜在负面影响的层。更重要的是，这些跳跃连接允许误差（即损失）的梯度沿着更短的路径到达网络的前几层，从而更有效地训练深度神经网络中的所有层。ResNet 架构和其预训练模型（如 ResNet50 和 ResNet152）被广泛用于各种应用，尤其是图像分类。ResNet 的基本原理，即在一个神经网络模型中拥有多条路径，能够有效地跳过某些层，也适用于其他神经网络架构。DenseNet（Huang et al., 2017）是一种具有大量跳转连接的常用神经网络模型。

4. 生成对抗网络　生成对抗网络（GAN）是一种特殊的机器学习框架，其中包括两个在优化目标上相互竞争的神经网络。第一个神经网络是生成器，试图根据一组"真实"训练数据生成合成数据。第二个是判别器，试图将真实数据与合成数据区分开（图 17-2）。两个神经网络之间的竞争就像一场博弈，生成器试图在整个训练过程中生成更真实的数据（更准确地说就是生成能骗过判别器的数据），而判别器则试图提高其区分真实数据和合成数据特征的能力。

利用卷积层生成图像的 GAN 通常被称为深度卷积生成对抗网络（DCGAN）。用于图像到图像转换的 GAN 变体包括条件对抗网络（cGAN；Isola et al., 2016）和循环一致性对抗网络（cycleGAN；Zhu et al., 2017），后者可在没有配对数据时使用。

GAN 训练的主要挑战之一是两个神经网络的学习速度。如果生成器学习速度过快，可能会导致模型崩溃（即无法泛化）。另外，如果判别器学习速度过快，可能会出现梯度消失问题，即生成器无法使用基于梯度的优化来改进。Wasserstein GAN（WGAN；Arjovsky et al., 2017）是 GAN 的一种变体，它可以解决上述优化问题。WGAN 对判别器使用了不同的度量，从而提高整体学习的稳定性，并增强了微调超参数的能力。使 GAN 学习结果更稳定的其他方法包括渐进式增长（Karras et al., 2018）和谱归一化（Miyato et al., 2018）。

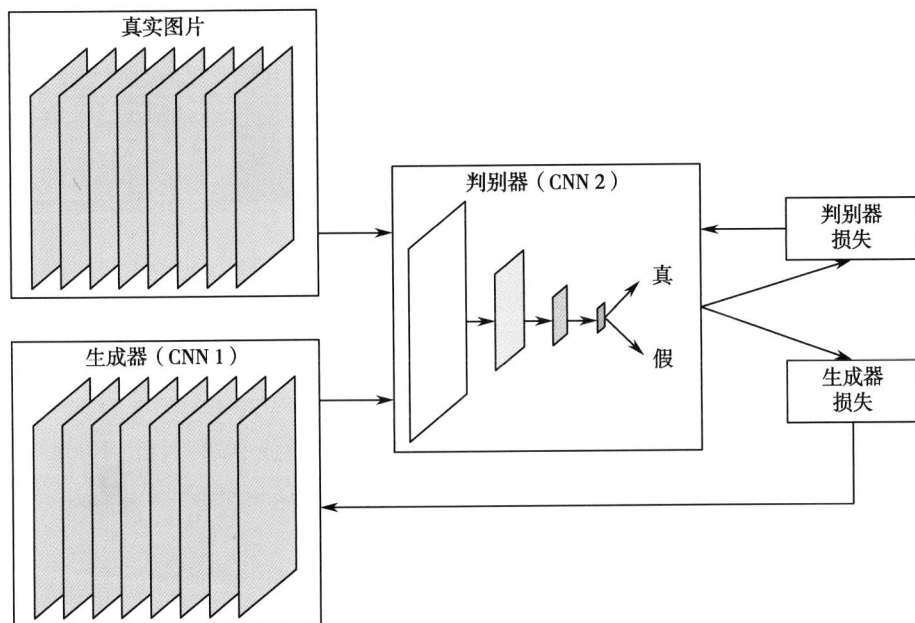

图 17-2　生成对抗网络（GAN）的一般原理

  5. **基于区域的卷积神经网络（R-CNN）**　R-CNN（Girshick et al., 2013）是一系列神经网络的统称，最初用于目标检测，如今已广泛应用于其他各种任务。其过程包括感兴趣区（ROI）检测、特征提取和分类（图 17-3）。与基于块或滑动窗口的技术相比，R-CNN 更高效、更灵活，因为它可以忽略图像中不相关的部分，并根据感兴趣目标的大小调整 ROI。

  经过多年的发展，R-CNN 已经衍生出多个版本。最初的版本使用选择性搜索（Uijlings et al., 2013）识别 ROI，然后将这些 ROI 逐一输入 CNN 进行分类。改进版本如下。

- Fast R-CNN，一种常用的改进版本，利用一个神经网络对全图进行特征提取，然后提取特定 ROI 的特征（Girshick et al., 2015）。
- Faster R-CNN，利用神经网络生成 ROI，避免使用选择性搜索，从而实现实时数据吞吐（Ren et al., 2017）。
- Mask R-CNN，使用分割而非目标检测，并使用了亚像素（He et al., 2020）。
- Mesh R-CNN，它以 Mask R-CNN 为基础，从二维图像迁移到分割三维网格目标（Gkioxari et al., 2019）。

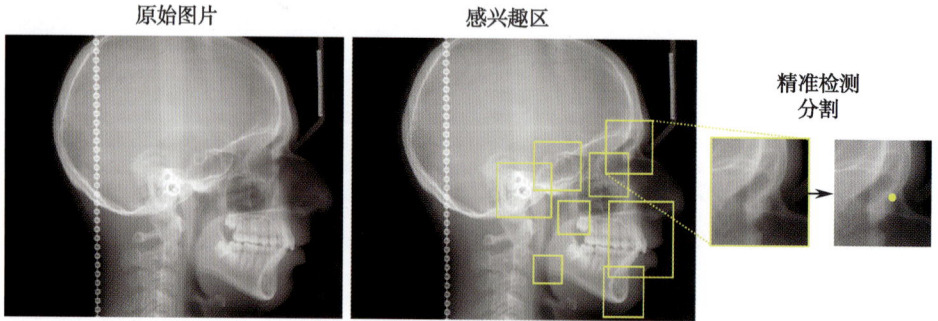

图 17-3　基于区域的卷积神经网络的一般原理

（二）视觉 Transformer

　　Transformer 神经网络基于注意力原理（Luong et al., 2015）。从一般意义上讲，注意力学习允许神经网络关注输入数据的某些部分或方面。Transformer 通过使用缩放点积注意力机制来确定输入令牌（token）集之间的关系，这种注意力机制有助于以数据驱动的方式在输入的不同部分之间建立关联。

　　Transformer 最初应用于自然语言处理，现在也以视觉 Transformer（ViT；Cordonnier et al., 2019）的形式应用于图像处理任务。其原理是在图像的小块区域内评估像素（或体素）之间的关系。虽然这一过程可以被视为一种编码方式，以适用于图像分类任务，但引入 Transformer 解码器后，就可以进行图像到图像的处理。Transformer 的缺点之一是需要接收用于提供输出的整个令牌序列作为输入，与接收令牌序列作为输入的递归神经网络（RNN）相比，运行速度要慢得多。连续 Transformer（Co-Trans）对缩放点积注意力机制进行重构，使Transformer 编码器层能够以逐个标记的方式运行（Hedegaard et al., 2023）。

（三）图神经网络

　　在图理论中，图可以定义为由节点（也称为顶点或点）和边（也称为线或连接）组成的结构。图数据结构的简单性使其具有高度灵活性，在数学、物理学、生物学、社会科学等领域有着广泛的应用。

　　图像可视为一种特殊类型的图，其中的节点在欧几里得网格上以像素或体素的形式等距分布（图 17-4）。因此，卷积神经网络可视为一种图神经网络（GNN），它涉及卷积滤波器和池化算子，用于处理结构化数据。然而，当数据不是结构化的网格数据时，就无法应用 CNN。因此，几何深度学习作为一个探索非欧几里得空间图的领域应运而生（Bronstein et al., 2017）。

　　多边形网格是一种典型的数据类型，与图像的网格结构不同。虽然 CNN

无法轻松用于处理多边形网格数据，但 GNN 能轻松实现对多边形网格的处理，因为多边形网格可被视为顶点和边的集合。在医学影像领域，有几个典型的例子充分展示了 GNN 的优势，如口内扫描通常用于数字口腔、面部扫描／摄影测量用于正畸和正颌外科（图 17-5）。此外，曲面渲染（如对 CT 或 CBCT 数据）还可用于可视化和制作手术导板。对于这类数据，GNN 尤其有用。此外，GNN 也能在图像处理中发挥作用，例如，通过使用超像素来改变原始图像欧几里得网格结构。

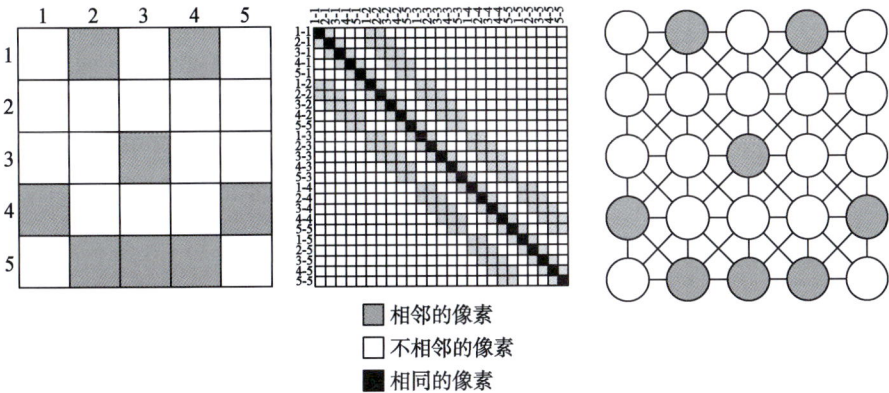

图 17-4　图像有多种表示方法。左图为传统的像素网格表示法；中间为邻接矩阵，表示相连的像素；右图为图像的图形表示法

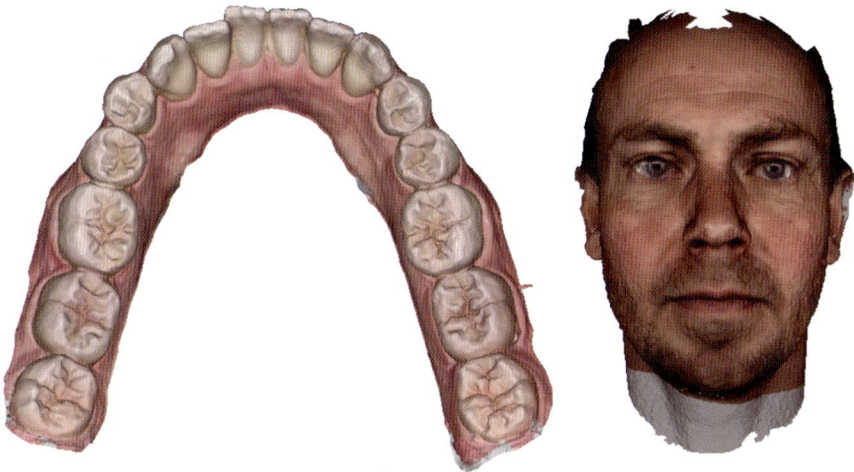

图 17-5　口腔科中使用的网格类型数据示例。左图为口内扫描；右图为面部扫描（丹麦奥胡斯大学口腔科学系正畸科，Mohammedreza Sefidroodi 和 Peter Bangsgaard Stoustrup 提供）

近年来，人们对 GNN 的几种变体进行了探索，包括图卷积网络（GCN；Kipf and Welling，2016）和图注意力网络（GAT；Veličković et al.，2017），它们能够通过利用节点连接信息学习输入表示的变换。GAT 则是利用基于数据驱动的方式学习新连接之间的图节点关系。

三、人工智能在图像分割中的应用

图像分割涉及将图像划分为特定区域，这项技术在医学影像领域有着广泛的应用。在许多情况下，需要对感兴趣的解剖结构进行分割以实现高级可视化，一个典型的例子是创建颌骨、牙齿和其他颌面部硬组织的体积 / 曲面渲染图。此外，在很多另外情况下，分割还可用于定量目的，通常涉及尺寸测量（如气道评估）。最后，在第三磨牙拔除术、种植体植入术和颌面外科手术等规划和风险评估中，下颌管等重要解剖结构的分割起着举足轻重的作用。

（一）分割类型

在计算机视觉领域，可以定义三种不同类型的图像分割（图 17-6）。这些不同类型的分割任务的一个重要区别是基于分割对象的可计数性。在实例分割中，图像中每个像素都被归类到一个（通常是预定义的）类别中。临床图像上可能存在的类别包括"硬组织""软组织""空气"等。在给定的类别内不会再做进一步区分。例如，如果"硬组织"是其中一个类别，语义分割将不会区分单个骨骼或牙齿。换句话说，语义分割并不假定分割对象是可数的，这通常被称为前后景分割。与此相反，实例分割会对给定类别中的单个对象进行区分。例如，语义分割可以将图像上属于"牙齿"和属于"非牙齿"的体素进行分类，而实例分割则能将每一颗牙齿独立地识别出来，这种被独立识别出来的目标被称为实例。

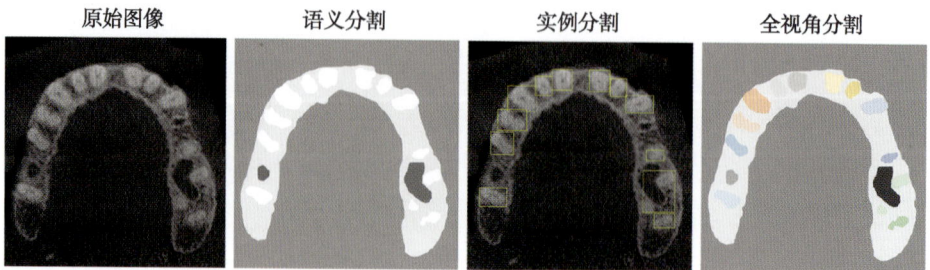

原始图像　　　语义分割　　　实例分割　　　全视角分割

图 17-6　语义分割（基于像素的骨骼、牙齿和窦分类）、实例分割（单个牙齿的边界框检测）和全视角分割（结合语义分割和实例分割）的示例

虽然这两种类型的分割都适用于医学领域的图像处理任务，但将图像视为语义对象和非语义实例的组合往往是有益的。为此，2018 年推出了全视角分割法（Kirillov et al.，2018）。这种方法结合了语义分割和实例分割，其目的是为图像中的每个像素提供语义标签和唯一的实例标识符。

（二）监督分割临床应用

下文介绍了基于深度学习的口腔解剖结构分割最常见的临床应用：硬组织（骨骼和牙齿）、下颌管、充气结构（鼻窦和上呼吸道），以及头颅测量标志。本章简要概述了一些研究，对所有相关文献的详尽综述超出了本章的范围。

1. 骨骼 / 牙齿分割　下颌骨、上颌骨和颌面部其他骨骼的分割可用于多种用途，如三维可视化（曲面 / 体积渲染）和计算机辅助手术。牙齿分割可分为：①作为下颌骨和 / 或上颌骨三维硬组织模型一部分的牙冠分割；②用于自动移植和三维正畸规划等应用的单颗牙齿（包括牙根）分割；③用于制图的牙齿识别和编号。深度学习在牙颌面骨骼和牙齿分割中的应用已在几种成像模式中进行了探索。

（1）（锥形束）计算机断层扫描：对 CT 或 CBCT 扫描中的骨骼和牙齿进行精确分割是一项复杂的任务，传统基于像素值强度或边缘的分割方法可能难以做到。相邻牙齿之间接触紧密，牙周膜间隙狭窄（有时会中断），因此单个牙齿的分割十分困难。金属伪影也严重影响了牙齿分割质量。此外，不同制造商的 CBCT 扫描仪在图像质量方面存在很大差异（Pauwels et al.，2012；Liang et al.，2010；Kosalagood et al.，2015），而 HU 校准结果并不可靠，使得基于阈值的分割方法变得更加复杂（Pauwels et al.，2015）。

Minnema 等（2019）在存在金属伪影的 CBCT 扫描中使用混合尺度密集 CNN、U-Net 和 ResNet 模型进行下颌骨和牙冠分割，并报告平均 Dice 相似系数（Dice similarity coeffcient，DSC）为 0.86～0.87，优于半自动临床基准算法。另外 Minnema 等（2018）利用 CNN 对头颅 CT 数据进行分割，其结果显示 DSC 为 0.92，平均绝对偏差为 0.44mm。Dot 等（2022a）则使用自配置 U-Net 网络对头部 CT 扫描中各种颅颌面结构进行分割，并发现上、下颅骨，上、下牙齿结构的 DSC 依次为 0.962、0.942、0.948 和 0.944；所有结构的平均曲面距离都在 0.2mm 以内。

可以看出，大多数研究都使用 U-Net 类型的网络作为分割过程的主体。然而，由于 CBCT 成像中的体素尺寸通常较小，因此体素数量较多，受 GPU 内存限制，在整个数据集上使用 U-Net 进行分割可能具有挑战性。为解决这一问题，研究者提出了一种对 CBCT 数据进行下颌骨分割的两阶段方法，第一阶段使用一个三维 U-Net 对下采样数据进行粗略分割，第二阶段 U-Net 对较小的斑块进行精细分割（Verhelst et al.，2021）。与传统的半自动分割方法相比，这种方法在基于深度学习的粗略分割和精细分割任务上表现出的 DSC 值分别为 0.972 和 0.971，均方根（root mean square，RMS）距离分别为 0.263mm 和 0.269mm。同样的方法也被用于颌面复合体的分割（Preda et al.，2022），结果显示，基于深度学习分割的 DSC 值为 0.926，RMS 距离为 0.5mm，与全手动分割相比，基于深度学习的分割明显优于半自动分割方法（DSC 为 0.687；RMS 为 1.76mm）。另外，也可以使用 U-Net 的改进版本，同时不需要输入图像的高分辨率和低分辨率表示。例如，Yan 等（2018）比较了在 CT 数据上进行下颌骨分割的各种网络，包括传统的二维 U-Net 架构和不同的端到端对称 CNN（SCNN），但没有进行池化或上采样。表现最好的 SCNN 网络架构的 DSC 为 0.922。另一项研究建议使用 DenseNet 进行下颌骨分割，其 DSC 为 0.938，略优于原始 U-Net 架构和修改后的 U-Net 架构（DSC 分别为 0.919 和 0.931；Torosdagli et al.，2019）。考虑到准确性、训练 / 推理速度和内存消耗，需要进一步研究确定特定分割任务的最佳网络架构。

有几项研究特别关注单个牙齿的分割，使用深度学习与其他图像处理方法相结合的方法。Chen 等（2020）提出了一种使用双分支全卷积网络的 DL 方法，该方法可分别生成牙体和牙面的概率图，并通过后处理步骤将这两个分割图合并为最终结果（图 17-7）。新方法的 DSC 值为 0.936，误差（即平均对称曲面距离，ASSD）为 0.363mm。3D U-Net 和 3D DenseNet 的分割性能相似，后者的误差稍大，为 0.450mm。所有基于深度学习的方法都大大优于使用连接区域提取（平均误差为 3.6mm）或水平集方法（平均误差 >4mm）的其他分割方法。Rao 等（2020）使用残差网络生成 CBCT 扫描牙齿的分割概率图，并使用密集条件随机场方法获得最终的语义分割结果，结果显示 ASSD 为 0.25。与原始 U-Net 或水平集方法相比，U-Net 与密集块的结合也提高了 CBCT 图像上牙齿的分割性能（DSC 为 0.918）（Lee et al.，2020）。另一项研究结合了改进的 U-Net 和水平集方法，用于 CT 图像上的牙齿分割。他们发现，两种方法结合使用的效果优于单独使用两种方法（Gou et al.，2019）。

在某些情况下，骨骼分割是确定某些感兴趣标志的中间步骤（Torosdagli et al.，2019；Zhang et al.，2020）。有关基于 DL 的头影测量标志检测的更多信息，请参阅"头影测量技术"部分。

（2）全景 X 线片：对全景 X 线片上的解剖结构进行分割有多种用途，包括制图、初步诊断和治疗规划。由于全颌曲面体层的独特几何形状会造成解剖重叠（包括重影和鬼影），准确检测和分割并非易事。因此，大多数研究都将多个神经网络结合在一起使用。

如"分割类型"部分所述，根据分割结构的不同，可以使用语义分割或实例

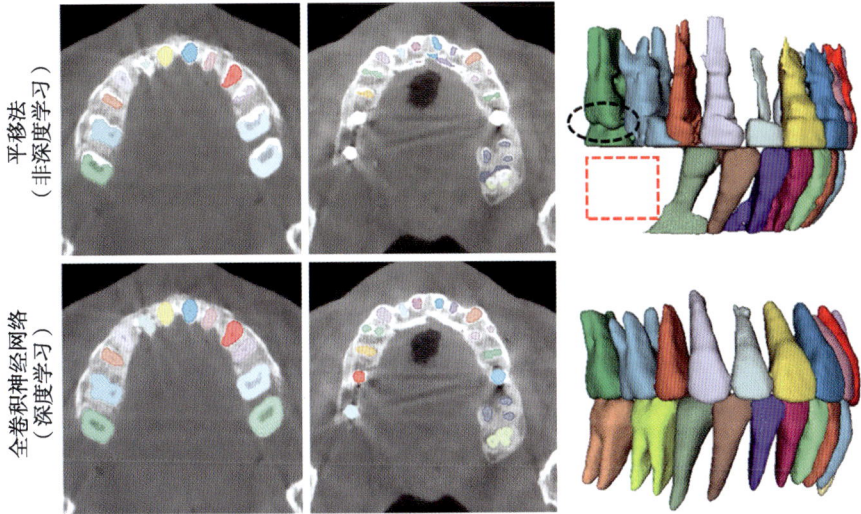

图 17-7　深度学习用于锥形束计算机断层扫描的牙齿分割。上行为使用水平集方法进行传统分割；下行为采用标记控制分水岭变换的多任务 3D 全卷积神经网络（FCN）。黑色圆圈和红色矩形表示平移法失败的特定区域（根据知识共享署名 4.0 国际许可协议转载自 Chen et al.，2020；原图的重新标注版本）

分割。因此，要对全景 X 线片上的各种解剖结构进行全面分割，可能需要将这两种分割类型结合起来。Cha 等（2021）利用 Cheng 等（2020）开发的 Panoptic-DeepLab 网络结构，为全景 X 线片上的不同结构开发了一个全景分割模型，其中包含语义分割分支和实例分割分支。针对上颌窦、上颌骨、下颌骨和下颌管，他们使用了语义分割，而针对正常牙齿、治疗过的牙齿和牙种植体，则使用了实例分割（图 17-8）。对于骨骼和牙齿，交并比（IoU）值分别达到 0.886 和 0.895。正常牙齿的平均精密度为 77.2%，治疗过的牙齿为 49%，种植牙为 71.4%。

几项研究专门关注全景 X 线片上的牙齿编号，涉及边界框（使用对象检测模型）或每颗牙齿的精确轮廓（使用语义分割模型）。用于此任务的最常见网络架构是 U-Net 和（Mask 或 Faster）R-CNN。Adnan 等（2023）将 U-Net 与 Faster R-CNN 结合起来，前者产生语义分割图，后者产生边界框，这种组合方法效果与全景分割相当。Chandrashekar 等（2022）提出了类似的方法，使用 Mask R-CNN 和 Faster R-CNN 进行牙齿分割和识别。他们的协作模型的分割符合率达到 98.8%，优于单一 Mask R-CNN 和 U-Net。识别的符合率为 98.4%，仅逊色于 YOLO-v5 网络（99.5%），后者基于跨阶段局部网络（Cross Stage Partial Network，CSPN）架构（Wang et al.，2019a）。Prados-Privado 等（2021）也应用了 Mask R-CNN 获得初始分割图，然后使用 ResNet-101 网络进行牙齿分类。他们实现了牙齿检测符合率达到 99.2%，牙齿编号符合率达到 93.8%。另一项研

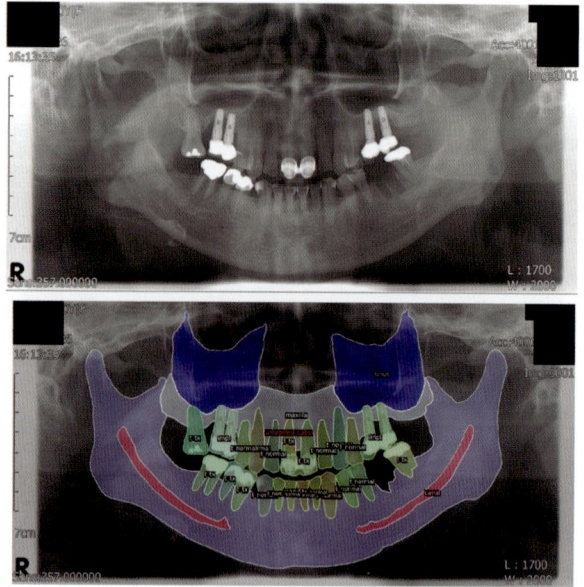

图 17-8　全景 X 线片上的全景分割。上方为原始放射学照片；下方为上颌窦、上颌骨、下颌骨、下颌管、牙齿和牙种植体的颜色编码分割图［原始图像经过裁切，根据知识共享署名（CC BY）许可协议转载自 Cha et al.，2021］

究（Yaren Tekin et al.，2022）使用 Mask R-CNN 和 ResNet-101 实现了分割的符合率、召回率和 F_1 指数分别为 100%、97.2% 和 0.947，牙齿编号的符合率、召回率和 F_1 指数分别为 94.4%、95.2% 和 0.933，其性能较传统的神经网络分类器架构（如 AlexNet、GoogLeNet 和 MobileNet）有显著优势。Bilgir 等（2021）使用 Faster R-CNN Inception v2 模型进行牙齿检测和编号，符合率为 96.5%，灵敏度为 95.6%，F_1 指数为 0.961。Estai 等（2022）提出了一种牙齿检测和编号的三步流程，U-Net 用于初始分割、Faster R-CNN 用于牙齿识别，以及 VGG-16 网络（即具有 13 个卷积层和 3 个密集层的收缩卷积神经网络）用于编号。牙齿检测的符合率和灵敏度各为 99%，而牙齿编号的符合率、灵敏度为 98%，F_1 指数为 0.98。Tuzoff 等（2019）采取了一种在第一步不使用语义分割的方法，相反，他们使用 Faster R-CNN 进行牙齿检测，并使用 VGG-16 架构进行牙齿编号。

一些研究探索了基于儿科全景 X 线片进行乳牙和恒牙检测和编号的任务。由于牙齿拥挤和恒牙发育不完全，这是一项更具挑战性的任务。Kaya 等（2022）使用了 YOLO-v4 模型来实现这一目标，他们报告的符合率为 92.2%，灵敏度为 94.4%，F_1 指数为 0.91。Kılıç 等（2021）使用了与 Bilgir 等（2021）相同的 Faster R-CNN Inception v2 网络进行基于儿科全景 X 线片的乳牙检测和编号任务，展示出了与上述研究中成人牙齿编号模型相似的性能，即符合率为 95.7%，灵敏度为 98%，F_1 指数为 0.969。

（3）口内放射学影像：与涉及全景 X 线片的研究类似，深度学习已应用于口内放射学影像的牙齿编号和轮廓检测。Kabir 等（2022）使用 U-Net 或 ResNet-34 网络对根尖 X 线片上的骨骼和牙齿进行分割，后续对接牙齿检测或编号算法。此外，他们还应用深度学习模型进行牙周诊断和龋齿检测。对于牙齿分割和编号任务，他们汇报的 DSC 为 0.93，符合率和灵敏度为 96%。其他几项研究使用了基于区域的 CNN（R-CNN）。Chen 等（2019a）使用残差 R-CNN 进行牙齿检测，并使用单独的神经网络来预测根尖 X 线片上缺失的牙齿。他们实现的符合率为 98.8%，灵敏度为 98.5%，平均 IoU 为 0.91，与人类水平相当（图 17-9）。Görürgöz 等（2022）采用迁移学习使用预训练的 R-CNN（Inception v3）进行根尖 X 线片上的牙齿检测和编号，其符合率为 78.1%，灵敏度为 98.7%，F_1 指数为 0.872。另一项使用 R-CNN 在𬌗翼片上进行牙齿检测和编号的研究（Yasa et al., 2021）实现的符合率为 92.9%，灵敏度为 97.5%，F_1 指数为 0.952。

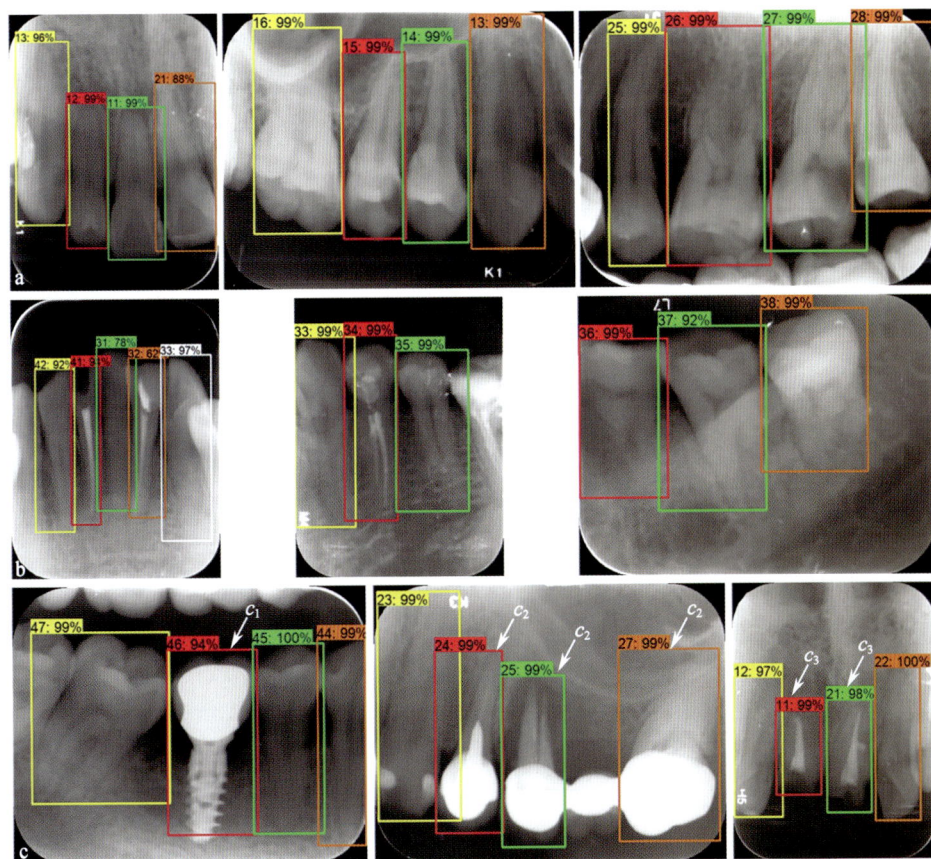

图 17-9　口内 X 线片的牙齿检测与编号。每个范围框分别表示（a）上颌牙、（b）下颌牙、（c）复杂情况的估计的牙齿编号和相应置信度（根据知识共享署名 4.0 国际许可协议转载自 Chen et al., 2019a）

（4）口内扫描：随着数字化口腔医疗工作流程越来越多地使用口内扫描（IOS），一些研究探索了基于 IOS 的牙冠分割和编号方法。由于这类数据结构特殊，不能直接使用传统的基于卷积神经网络（例如 U-Net）的方法。为此，Xu 等（2019）提出了一种分割方法，其从 IOS 网格数据中提取特征并整理成 20×30 的方块，然后使用 CNN 来标记牙齿，后续进行多次优化。他们的方法实现的平均分割误差为 0.085mm。

Hao 等（2022）提出了一个两步分割过程：第一步是将 IOS 重新采样为点云，然后使用动态图卷积神经网络（dynamic graph CNN，DGCNN）（Wang et al.，2019b）进行分割，并使用图割算法进一步优化；第二步是置信度评估，判断是否需要手动矫正。对这种方法的临床评估表明，尽管 2.9% 的分割被标记为需要手动矫正，实际上仅有 0.2% 需要手动矫正。该模型需要约 24s 生成分割结果，而人类专家需要 15min。Liu 等（2023）提出了一个对比自监督框架，包括对点云重采样和预处理为"区域"和"点"的输入对，区域和点数据的并行学习模块，以及使用上述 DGCNN 类型的层和密集层进行监督微调。该方法的 DSC 为 0.949，优于其他监督和无监督方法。

Wu 等（2022）在两阶段框架中采用并修改了用于网格数据的 MeshSegNet 和用于点云数据的 PointNet 来进行牙齿分割和特征点检测。与 Hao 等的研究（Hao et al.，2022）类似，他们使用图割法来细化初始分割，得到的 DSC 为 0.964。特征点检测（包括接触点、牙龈点、牙尖和近中线角／远中线角）的平均绝对误差为 0.597mm。值得注意的是，每个 IOS 的分割只需要 0.6s 的计算时间。

（5）口内照片与视频：除了前面提到的深度学习在放射影像、断层扫描和 IOS 数据上的应用之外，由于口腔内镜的使用越来越多，人们对口内照片数据的自动处理也产生了兴趣。在这种情况下，牙齿表面的分割可以作为龋齿检测或其他任务的中间步骤来进行（Park et al.，2022），如图 17-10 所示。

2. 下颌管分割　下颌管包含下牙槽神经、动脉和静脉，是一个重要的解剖结构。因为它靠近下颌牙，在治疗中容易受到创伤，尤其是在种植体植入、第三磨牙拔除和正颌手术等治疗中。因此，一些研究探索了深度学习用于下颌管分割的可行性，主要用于种植体规划或第三磨牙拔除的风险评估。

（1）锥形束计算机断层扫描（CBCT）：与骨骼和牙齿分割类似（见上文），扫描分辨率相对较高可能导致 GPU 显存消耗过多，使用深度学习对 CBCT 进行下颌管分割具有一定的挑战性。然而，由于下颌管是形状相对一致的连续结构，因此保留完整 CBCT 扫描在整个分割过程中提供的三维信息是有意义的。对三维信息使用二维分割方法时（如在一系列冠状切片上），整体准确度可能会受到影响，并且连续图像之间可能存在差异，会导致锯齿状分割结果。Kwak 等（2020）评估了不同的二维和三维的类似 U-Net 的网络架构用于 CBCT 图像上下颌管分割的效果（图 17-11）。尽管由于 GPU 内存限制，三维 U-Net 需要将扫描图像分割成更小的 3D 块，其仍有着最高的整体性能，达到了类别符合率 96%，平均 IoU 为 0.577。Jaskari 等（2020）也使用了类似三维 U-Net 的架构和基于补丁的方法，实现了平均 DSC 为 0.575，平均曲线距离（mean curve distance，

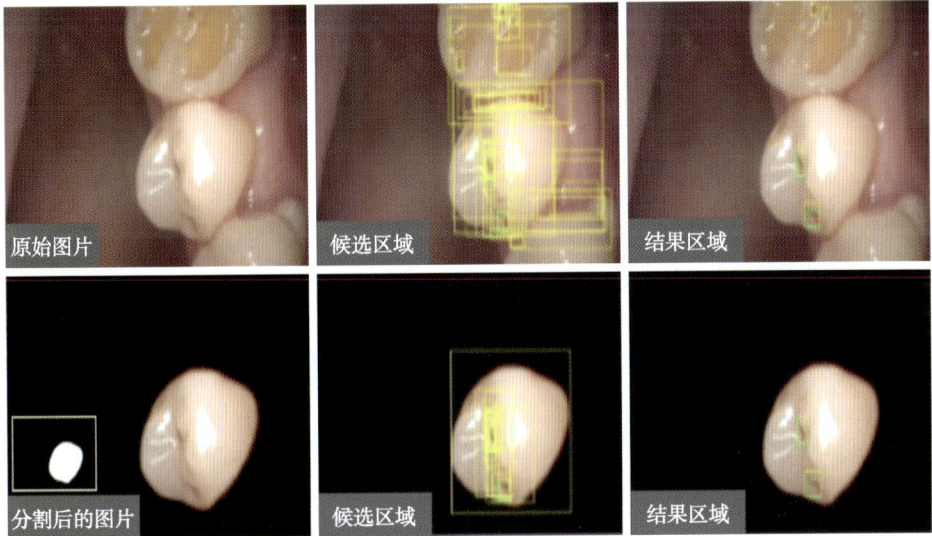

图 17-10　在口内照片与视频上分割牙齿区域。第一行是直接将用于龋齿检测的 Faster R-CNN 应用于原始图像。第二行是将相同的模型应用于经过 U-Net 分割后的牙齿图像。后一种方法可以通过屏蔽图像的不相关部分来显著提高检测准确度（原始图片经过裁切，根据知识共享署名 4.0 国际许可协议转载自 Park et al., 2022）

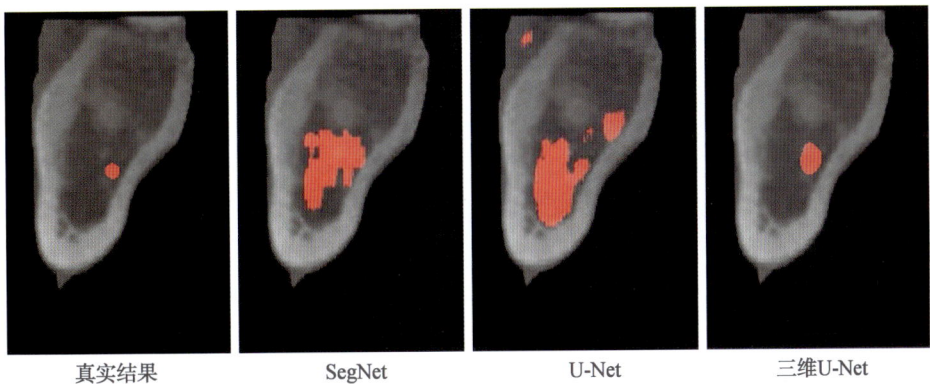

图 17-11　使用二维 U-Net 类型的网络（SegNet 和 U-Net）与三维 U-Net 进行下颌管分割的结果。尽管二维 U-Net 的分割图包含了管道，但分割结果远大于管道的尺寸。三维 U-Net 得到了更准确的结果，虽然其仍然略微大于真实尺寸（原始图片经过裁切，根据知识共享署名 4.0 国际许可协议转载自 Kwak et al., 2020）

MCD）为 0.56mm（图 17-12）。Kurt Bayrakdar 等（2021）也使用了三维 U-Net 架构来分割各种结构以进行种植体规划。其中，他们报道的下颌管的正确检测率为 72.2%，磨牙区域的检测符合率最高（97.5%）。该研究团队的另一项研究（Orhan et al., 2021）使用分割结果来最终评估受影响的第三磨牙，正确的下颌管检测率为 92.9%。Liu 等（2022）使用基于二维 U-Net 的分割结果来作为评估下

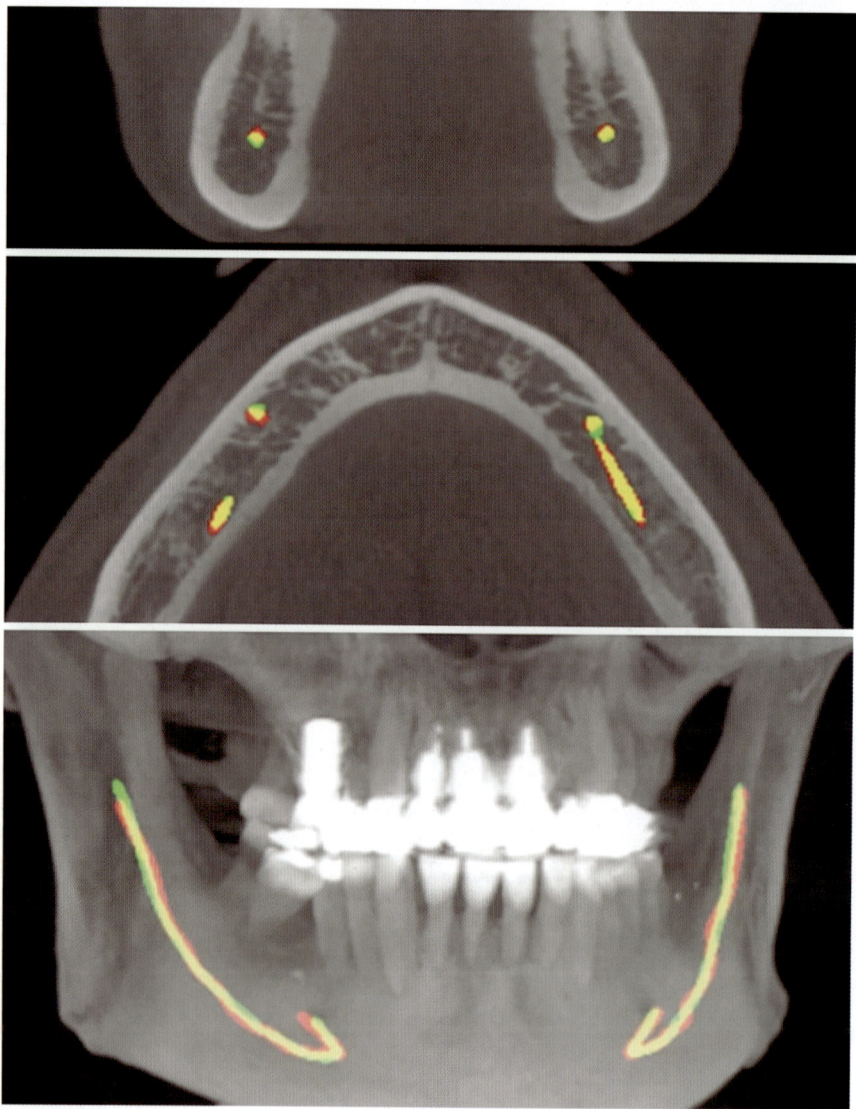

图 17-12　使用三维 U-Net 分割下颌管。黄线表示模型的输出结果和真实的标注（红线）之间的重叠部分（原始图片经过裁切，根据知识共享署名 4.0 国际许可协议转载自 Jaskari et al., 2020）

颌第三磨牙和下颌管之间关系的中间步骤，下颌管的平均 DSC 为 0.925，平均 IoU 为 0.900。

（2）全景 X 线片：由于与下颌骨和牙根可能存在解剖重叠，全景 X 线片上的下颌管分割稍微复杂一些。Cha 等（2021）进行的前述全景分割研究显示下颌管的 IoU 为 0.639（图 17-8）。Vinayahalingam 等（2019）使用 U-Net 对全景 X 线片进行了下颌管分割，其报告的平均 DSC 为 0.847（图 17-13）。

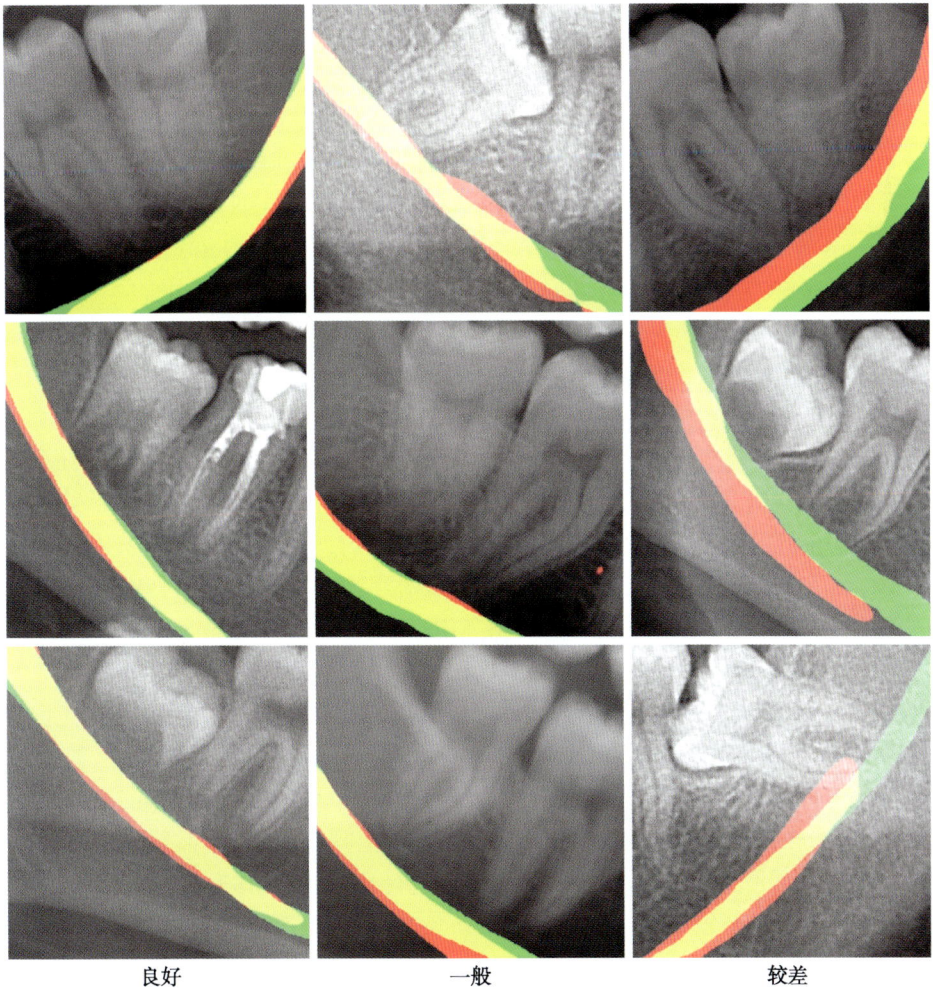

图 17-13　使用 U-Net 在全景 X 线片上进行下颌管分割的示例。其展示了分割精度良好、一般和较差的结果。绿色为手动分割结果；红色为基于 U-Net 的分割结果；黄色为手动分割和基于 U-Net 的分割之间的重叠部分（根据知识共享署名 4.0 国际许可协议转载自 Vinayahalingam et al.，2019）

3. 上颌窦及气道分割 针对呼吸系统各个部分进行分割可以用于多种目的。在口腔医学领域内，主要关注的区域是上颌窦和上呼吸道。关注上颌窦是由于其与上颌牙紧密接触，可能潜在牙源性鼻窦病变，特别是在种植体植入和牙髓治疗后。关注上呼吸道是由于它们与颅面发育和阻塞性睡眠呼吸暂停（obstructive sleep apnea, OSA）等问题有关。

Steybe 等（2022）针对头部 CT 扫描图像上的多种结构开发了一种基于补丁的三维 U-Net 分割模型，他们的方法对于上颌窦的 DSC 为 0.94，ASSD 为 0.16mm（图 17-14）。在 CBCT 图像方面，由于对比度有限且噪声程度相对较高，即使是健康人的上颌窦也可能会显得有些混浊。当鼻窦混浊时（如患有鼻窦炎），分割可能变得特别困难。Choi 等（2022）利用 CBCT 扫描结果训练了二维 U-Net，该扫描结果包含了透明和混浊的上颌窦数据。在使用连通分量方法进行后处理后，他们的模型 DSC 达到了 0.910（图 17-14）。Morgan 等（2022）使用三维 U-Net 在 CBCT 上进行上颌窦分割，报告的 DSC 为 0.984。

Jung 等（2021）训练了一个自配置的三维 U-Net（nnU-Net）（Isensee et al., 2021），将 CBCT 图像上的上颌窦分割为"空气"和"病变"部分（图 17-14）。他们汇报的空气的 DSC 为 0.930，病变的 DSC 为 0.760。另一种方法（Humphries et al., 2020）是对 CT 图像进行基于 CNN 的鼻旁窦分割，以确定混浊度评分。他们发现 CNN 得出的评分与 Lund-MacKay 视觉评分、肺功能参数和验血参数之间存在高度相关性。也有研究在全景 X 线片上探索了上颌窦分割任务，Cha 等（2021）的前述全景分割研究显示窦的 IoU 为 0.898。

对于上呼吸道而言，由于 CT 和 CBCT 扫描具有辐射，通常使用磁共振成像（MRI）。由于 MRI 不涉及电离辐射，特别是治疗儿童患者时，人们更青睐 MRI。因此，一些研究探索了使用深度学习在 MRI 上分割上呼吸道。Xie 等（2022）使用两个并行的二维 U-Net 根据静态和动态 MRI 数据对鼻腔和上呼吸道的其余部分进行分割，得到的 DSC 范围为 0.84～0.89。Bommineni 等（2023）使用了相同的网络架构分割 T_1 MRI 数据集上的各种结构，以确定 OSA 的风险系数。对于腭后气道和舌后气道，他们得到的 DSC 分别为 0.63 和 0.73。Ryu 等（2021）训练了一个三维 U-Net，用于根据 CT 数据进行上呼吸道分割，然后使用支持向量机方法对多种患者特征（包括流动特征）进行自动 OSA 诊断。其低分辨率和高分辨率模型的分割 DSC 分别为 0.74 和 0.76，最终诊断的灵敏度为 89.3%，特异度为 86.2%，F_1 指数为 0.876。Shujaat 等（2021）也使用三维 U-Net 在 CT 和 CBCT 混合数据上进行了咽部气道分割，得到的平均 DSC 为 0.97。

4. 头影测量法 头影测量法是评估牙齿和骨骼关系的常用方法，特别是在正畸学和正颌外科学中。该方法通过检测各种解剖特征点，利用这些特征点来计算距离和角度，进而将结果与正常人群的分布相关联。

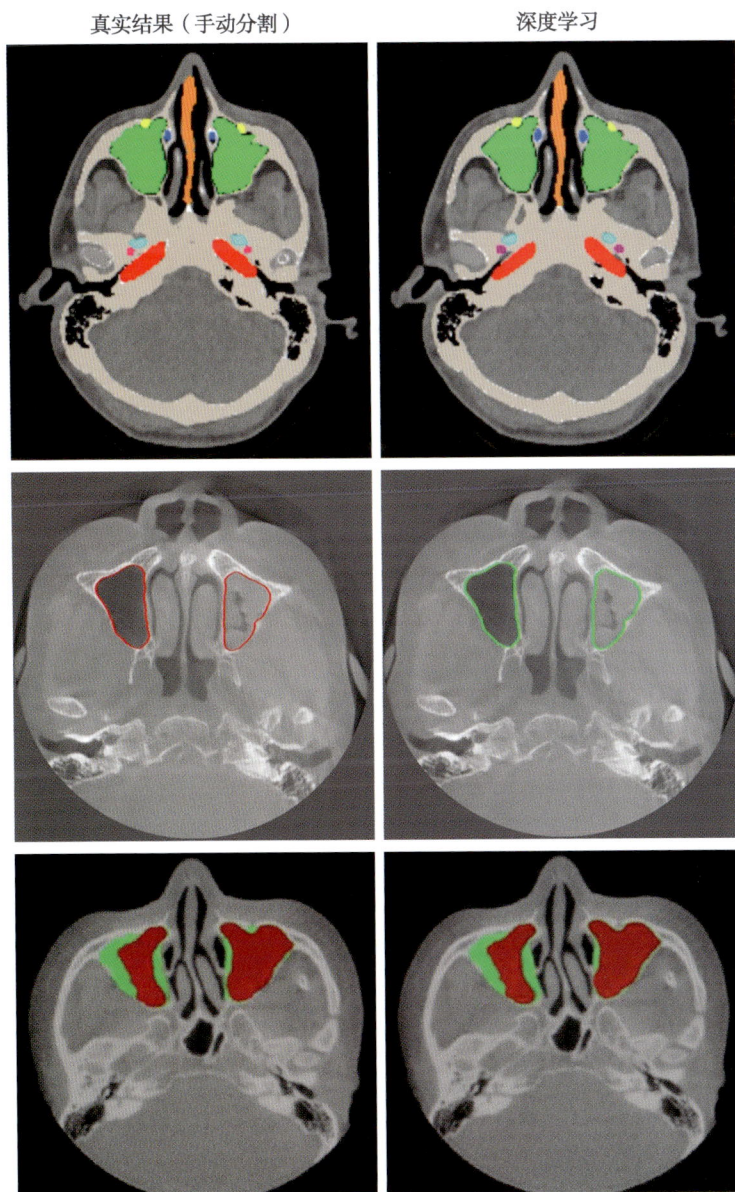

图 17-14　基于深度学习的上颌窦分割。上行为 Steybe 等的基于补丁的三维 U-Net 方法在 CT 数据上的结果（Steybe et al., 2022）；中行为 Choi 等的基于切片的二维 U-Net 方法在 CBCT 数据上的结果（Choi et al., 2022）；下行为 Jung 等的自配置的三维 U-Net 方法在 CBCT 数据上分割空气区域（红色）和病变区域（绿色）的结果（Jung et al., 2021）（原始图片经过裁切和重新标注，根据知识共享署名 4.0 国际许可协议进行转载）

随着深度学习技术的发展，自动头影测量法成了近几十年来研究的热点，近期更是受到了广泛关注。本节将通过几个精选的研究案例，简要介绍基于深度学习的头影测量法。为了全面了解深度学习在头部测量法中的应用，我们参考了 de Queiroz Tavares Borges Mesquita 等（2023）的系统综述和元分析。

（1）头影测量放射学影像：传统的头影测量法主要通过头颅侧位片来完成，这些影像采用自然头位和较低的放大率来标准化拍摄流程。但是，即使在标准化的拍摄下，远离矢状平面的结构仍会受到放大效应的影响。此外，虽然骨 - 软组织或气 - 软组织边界上的特征点可以很容易被确定，但由于解剖结构叠加，其他解剖特征点可能难以精确定位。

在基于深度学习的二维头颅测量学中，常见的神经网络架构包括 ResNet（Chen et al.，2019b；Gilmour and Ray，2020；Muraev et al.，2020；Noothout et al.，2020；Song et al.，2020）、U-Net（Zhong et al.，2019；Qian et al.，2020）和 YOLO（Park et al.，2019；Hwang et al.，2021）。综合来看，基于 AI 的方法在头颅测量标志检测方面的研究表明，当误差控制在 2mm 以内时，其与真实基准的一致性达到了 79%（de Queiroz Tavares Borges Mesquita et al.，2023；包括了头影测量放射学影像和 CBCT 的研究）。

（2）锥形束计算机断层扫描：尽管 CT 和 CBCT 不用作常规头部测量的诊断手段，但在需要全面规划治疗的特殊情况下，它们仍然被频繁采用。一旦进行了这些扫描，就可以执行 3D 头部测量分析，从而解决 2D X 线影像中的失真和放大效应问题。

如前所述，大容量的 3D 数据使深度学习面临着计算上的挑战，特别是对于相对体素格式容量较小的 CBCT 数据来说。因此，一些研究尝试将 3D 头部测量转换到 2D 空间。例如，Lee 等（2019）开发了一种基于 CT 的 3D 头部测量工具，首先对颅骨进行分割，再通过模拟光照和阴影生成 2D 视图（图 17-15）。随后，他们训练了一个包含 16 个卷积层和 3 个紧密层的 VGG-19 网络，用于检测 7 个特征点。这种方法的平均误差为 1.5mm，对大部分骨表面的特征点能达到亚毫米级精度，但在确定枕骨大孔中心时会面临挑战（这种情况下的误差达到 4.6mm）。Yun 等（2020）采用了 Lee 等（2019）的方法作为他们的处理流程的起点，以规范颅骨的 3D 姿态。接着，在矢状面上生成了一层厚度有限的切片，在此基础上，他们用卷积神经网络（CNN）进行了包括粗略和细致的基于块的 8 个特征点检测。最终，通过变分自编码器的后处理，得到了 93 个 3D 特征点在原始坐标空间的位置（图 17-15）。这种方法的平均误差为 3.63mm。在后续的研究中，Yun 等（2022）通过引入一个基于块的 3D VGGNet 类型 CNN 来进行下颌关键点的标注（图 17-15），这种改进方法使得 90 个关键点的平均误差降至 2.88mm。

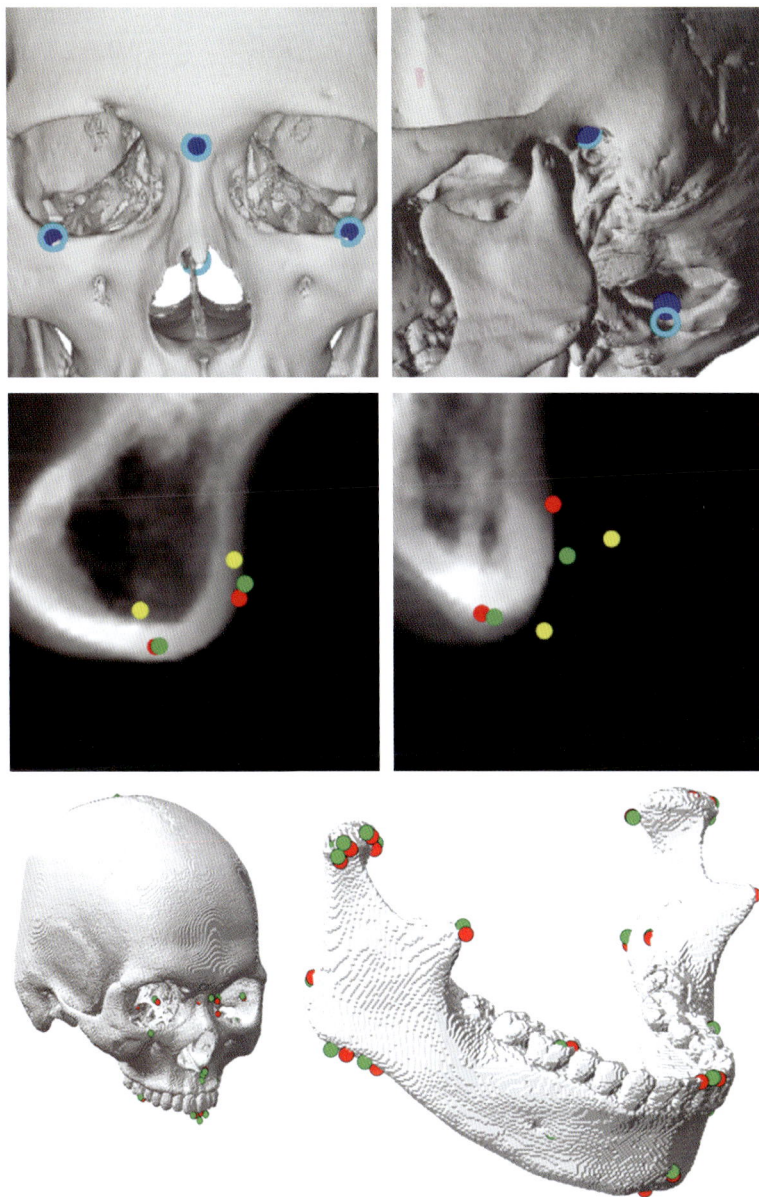

图 17-15　使用深度学习进行的三维头影测量技术。上行为采用带有光照和阴影效果的二维视图（Lee et al., 2019），蓝点指深度学习模型的输出；青点指标记的特征点。中行为使用标准化的矢状面切片（Yun et al., 2020），黄点指粗略的深度学习特征点检测结果；绿点指精细的检测结果；红点指实际基准。值得注意的是，这一步骤后还进行了进一步处理，以得到三维特征点。下行为采用与 Yun 等（2020）相同的方法来处理颅骨特征点，并为下颌骨特征点增加了三维 CNN 技术（Yun et al., 2022）绿点指深度学习模型的输出结果，红点指实际基准（根据创作共用署名 3.0/4.0 许可证复制；原图已裁剪）

Torosdagli 等（2019）提出了一种结合深度学习的骨骼分割与特征点检测的更直接的方法。他们使用 DenseNet 对 CBCT 图像进行下颌骨分割，继而利用 U-Net 和长短时记忆网络识别特征点。这些解剖特征点的定位误差通常 <1mm；特别是对于颏前点，根据选用的池化函数不同，其平均误差为 1.36～2.4mm。Zhang 等（2020）使用类 U-Net 架构的上下文引导全卷积网络，将 CBCT 的分割与特征点检测相结合。该方法优于其他的几种分割或标记方法，在面中部分割的 Dice 相似系数（DSC）达到了 0.932，下颌部分分割的 DSC 为 0.933，特征点定位的平均误差仅为 1.1mm。

最近，一些研究探索了直接在重建的 CT 和 CBCT 数据上进行 3D 头影测量，而不生成 2D 或伪 2D 视图。Lang 等（2022）针对 CBCT 图像提出了一个由粗到细的三阶段处理框架，采用了 3D Mask R-CNN 技术，该方法的平均误差为 1.38mm。Dot 等（2022b）在下采样的全头颅 CT 数据上使用模型初步预测 5 个感兴趣区，然后在每个区域的高分辨率区块上分别运行 5 个精细预测模型。这些模型采用统一的网络架构，将空间配置（特征点间的相对位置知识）与热图回归技术结合（Payer et al., 2019）。这一方法在头颅测量上的平均误差为 1.0mm。

（3）面部照片 / 扫描：在口腔治疗中，虽然主要关注颅颌面部的硬组织，但在制订治疗方案和后续跟踪时，往往也需评估软组织和面部轮廓。近年来，传统的基于卡尺的测量方法已逐步被数字化技术所替代。特别是，立体摄影测量工具和面部扫描仪（常被集成在 CBCT 仪器中）可以精确地呈现软组织表面，并与（CB）CT 或 MRI 数据进行配准。多项研究广泛地记录了这种数据在多种临床应用中的效果，包括阻塞性睡眠呼吸暂停（OSA）的筛查（Fernandes Fagundes et al., 2022）、唇腭裂患者的软组织评估（Alpagan Ozdemir and Esenlik, 2018），以及术后面部对称性评估（Ueda et al., 2021）等。

虽然在口腔医学领域利用深度学习处理这类数据的研究尚不多见，但已有几种专门针对光学数据的自动化面部特征点分析模型（Böhringer and de Jong, 2019）。随着智能手机摄像头质量和可用性的提高，研究人员有望将基于深度学习的面部分析技术应用扩展到 3D 表面扫描之外。例如，谷歌的 MediaPipe 平台（图 17-16）就包含了一个模块，能在照片或视频中实时检测面部，这个模块首先使用 BlazeFace（Bazarevsky et al., 2019）进行初步检测，随后检测 468 个伪三维特征点，这些特征点可以构成网格模型（Kartynnik et al., 2019），并通过一个基于注意力机制的模型进行进一步细化（Grishchenko et al., 2020）。尽管这种方法在要求绝对距离测量精度的应用中还需进一步验证，但它有着在多种临床场景中发挥作用的潜力，尤其是作为筛查工具或涉及软组织移位的手术干预计划和随访时。

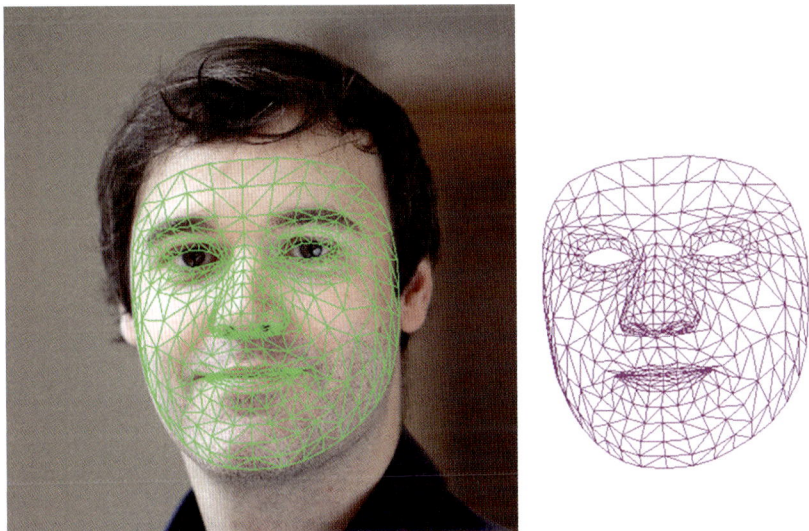

图 17-16　将使用了 468 个面部特征点进行面部网格估计的深度学习技术用于原书作者肖像照的可视化结果。该图像通过 MediaPipe 面部网格工具生成

（三）无监督分割：聚类

聚类是无监督学习的一种方式，这种方式基于相似度对数据进行分组。在图像分割中，可以根据像素或体素的亮度和坐标的组合，或者加入局部梯度等附加特征来进行聚类分组。常见的聚类方法如下。

1. **K 均值聚类**　该方法通过迭代下面两个步骤实现：①在特征空间中定义 k 个质心（即聚类的中心点）；②将数据点重新分配到最近的质心。这种方法简单且相对快速，但对聚类的数量和初始质心的位置很敏感，并且通常在不规则的数据分布中表现不佳（图 17-17）。

2. **层次聚类**　顾名思义，这种方法逐步将小聚类合并成大聚类，它从将每个数据点分配到其自身的聚类开始，并最终形成一个聚类。在每一步中，最近的聚类被合并。有几种计算群组间距离的实现方法，如单链接（连接最近的点）、完全链接（连接最远的点）、平均链接（所有点的平均距离），以及 Ward 方法（旨在最小化方差）。为了进行分割，可以根据需要划分出特定数量的聚类。

3. **基于密度的聚类**　将特征空间内位置接近的点分为一组。DBSCAN 是一种常见的实现方式，它迭代地搜索每个点周围的区域以寻找附近的点，并因此将点分类为核心点、边界点或噪声（注意：这里的噪声指的是特征空间中点分布的异常值，不应与图像噪声混淆）。尽管 DBSCAN 能很好地处理不规则分布，但在分离相邻或重叠的聚类时可能效果有限（图 17-17）；在这种情况下，不需要定义所需聚类的数量反而是一个缺点。

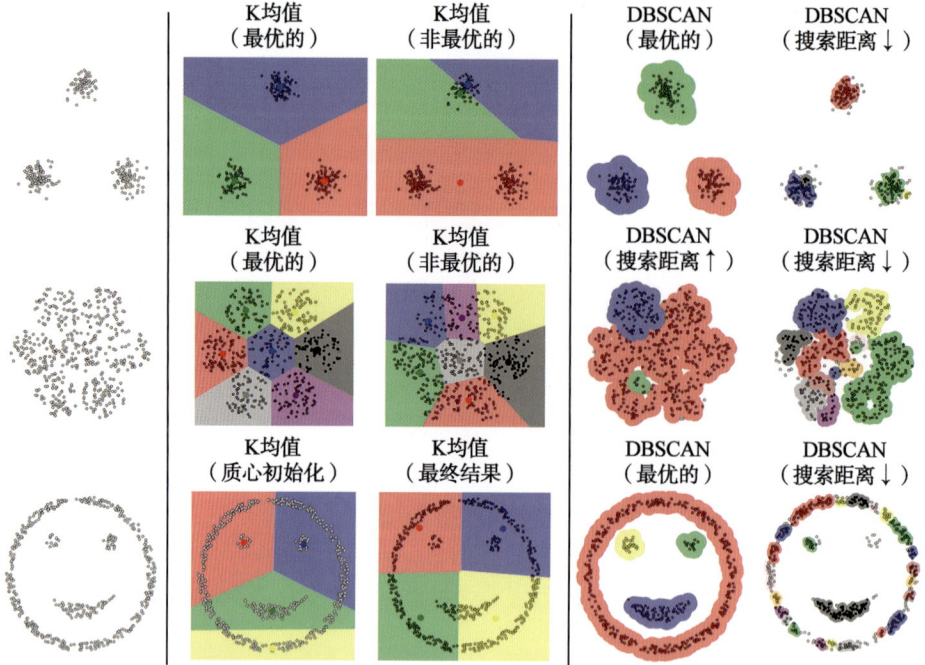

图 17-17 对 K 均值聚类与基于密度的聚类（DBSCAN）进行比较。上行为密集聚集的点，并分隔良好。虽然所有聚类方法在该情况下通常效果不错，但 K 均值聚类在某些初始质心位置可能会失败，DBSCAN 则需要设置适当的搜索距离。如果初始质心设置得当，K 均值聚类能够有效区分这些聚类；而 DBSCAN 的结果则依赖搜索距离的设定，可能会过度聚类或聚类不足。下行为不规则分布的点。无论初始质心位置如何设置，K 均值聚类都无法准确识别出聚类。但如果搜索距离选择适当，DBSCAN 则能够取得好的效果。使用 Naftali Harris 的在线工具进行了可视化

　　4. 高斯混合模型　该方法生成 k 个高斯分布，并计算每个高斯分布下每个点的概率。然后，利用期望最大化的方法迭代地确定高斯分布的参数（均值和协方差），以及点的分配，直到收敛。虽然高斯混合模型在聚类大小或形状方面灵活，并产生一个"软"聚类（点可以属于多个聚类，也称为模糊聚类），但它并不能总是达到最优解。为了提高其性能，可以使用 K 均值初始化或其他方法来加速收敛，而不是进行手动初始化。

　　随着人们对有监督深度学习进行图像分割的兴趣日益浓厚，使用无监督聚类已经变得罕见。应当注意的是，虽然这些算法从某个角度来说确实可以自动操作，但它们常常需要一定的微调（例如，适当的初始化或参数选择）以达到最佳性能。即便如此，无监督算法的相对简单和它们不需要标记数据的特点，使它们可以成为更复杂流程中的一个中间步骤（例如，作为基于深度学习的分割的预处理或后处理工具）。此外，聚类方法也被用于病理检测，而不仅限于解剖结构的分割。

无监督分割已应用于口腔医学以外的多个领域。例如，Rim 等（2021）使用 K 均值聚类作为辅助工具，在胸部 CT 图像上使用阈值分割心脏。Caballo 等（2018）在自动化分割流程中运用 K 均值聚类作为区域增长和主动轮廓模型后的最终步骤，用于分割乳腺 CT 图像。Chamroukhi 等（2022）提出使用功能混合模型对双能 CT 扫描中的鳞状细胞癌进行分割。他们提出的方法优于传统的高斯混合模型、K 均值聚类和选择性搜索算法（图 17-18）。Zhang 等（2017）在 CT

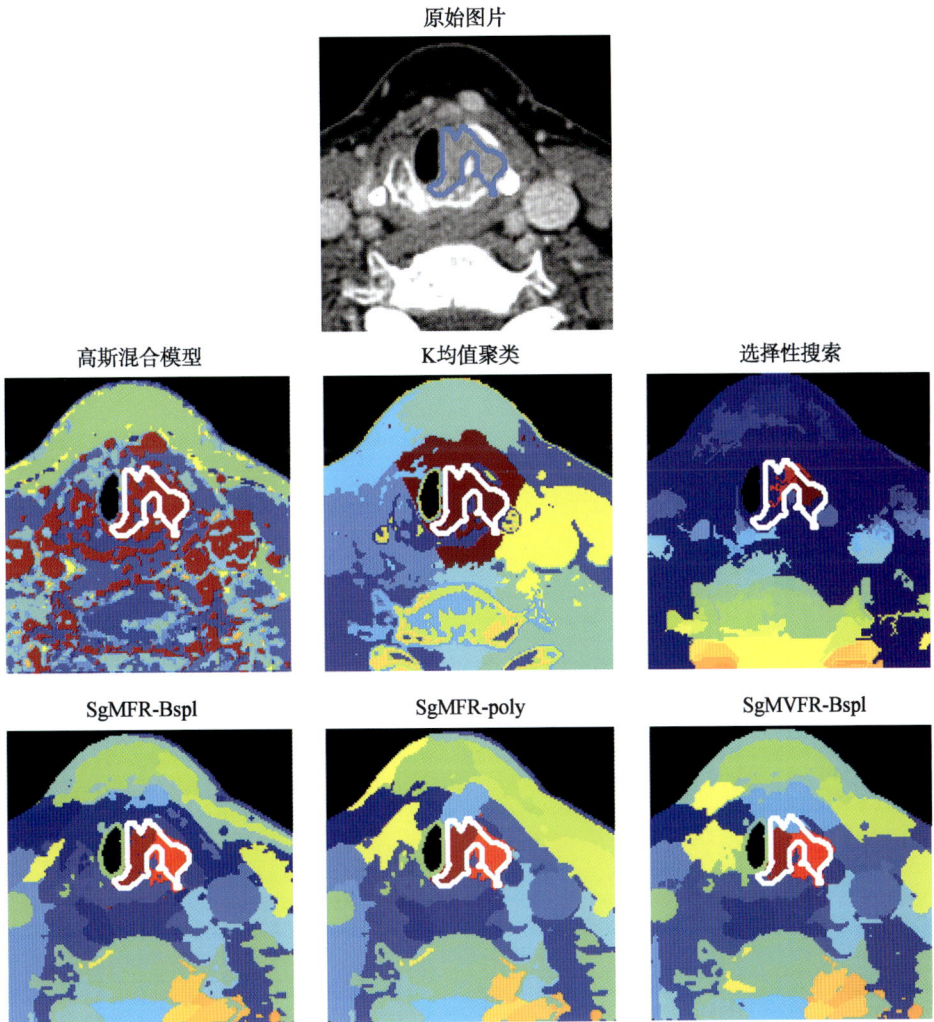

图 17-18　双能 CT 上鳞状细胞癌的无监督分割。上行和白色轮廓为基准真实值；中行为传统方法（用于基准测试）。M（V）FR 指提出的方法，使用（向量化的）复合函数回归（根据 Chamroukhi 等 2022 年的研究工作，在创作共用署名许可下复制；裁剪并重新标记了原始图形）

上的肺结节分割流程中使用了 DBSCAN，而 Baumgartner 等（2005）在检测 CT 上的急性卒中的工具中使用了 K 均值聚类和 DBSCAN。

虽然关于口腔放射学影像或断层扫描图像的无监督分割的研究很少，但 Wongkhuenkaew 等（2023）使用无监督模糊聚类来识别和分类牙齿照片上的氟斑。他们提出的方法能够以 79.5% 的符合率对像素进行分类，并在 67.2% 的病例中正确分类测试图像（图 17-19）。

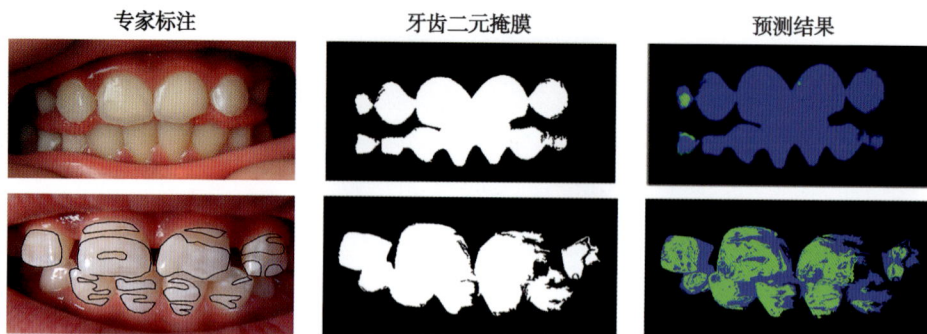

专家标注　　　　牙齿二元掩膜　　　　预测结果

图 17-19　氟斑检测的无监督分割。上行为正常；下行为第二阶段氟斑。绿色指预测的不透明像素（图片来源：Wongkhuenkaew 等 2023 年的研究工作，根据创作共用署名许可复制；裁剪了原始图像）

值得注意的是，聚类（和降维）在放射组学中同样重要。例如，Liang 等（2019）将层次聚类应用于 CT 和 MRI 数据上的鼻咽癌放射组学参数。然而，深入讨论放射组学并不符合本章的主题；对此感兴趣的读者可以参考 Lambin 等（2012）、Avanzo 等（2020）和 Rogers 等（2020）的研究。

要点总结：图像分割中的深度学习应用
- 深度学习模型是处理各种图像分割任务的一个强大且快速的工具。
- 绝大多数相关研究基于监督学习；这些模型的表现很大程度上取决于训练数据分割的准确性。
- 大部分研究采用了成熟的神经网络架构，如 U-Net 或 Mask R-CNN。但是，有必要通过进一步的研究，探索新的深度学习方法，来评价它们在提高准确度和计算效率方面的潜在价值。
- 虽然深度学习研究展现出了巨大前景，但往往缺乏对结果的深入验证。将深度学习模型与专家手工标注和传统分割方法进行基准测试应成为未来研究的标准。

- 训练有素的深度学习模型具有确定性，并且（通常）是完全自动化的。如果分割结果不理想，可能需要大量的手动校正（这将违背使用深度学习的初衷）。因此，需要进一步研究在基于深度学习的分割中如何有效实现交互性功能。

参考文献

Adnan N, Khalid WB, Umer F. An artificial intelligence model for teeth segmentation and numbering on orthopantomograms. Int J Comput Dent. 2023. https://doi.org/10.3290/j.ijcd.b3840535.

Alpagan Ozdemir S, Esenlik E. Three-dimensional soft-tissue evaluation in patients with cleft lip and palate. Med Sci Monit. 2018;24:8608–20.

Arjovsky M, Chintala S, Bottou L. Wasserstein generative adversarial networks. Int Conf Mach Learn. 2017;70:214–23. https://doi.org/10.48550/arXiv.1701.07875.

Avanzo M, Wei L, Stancanello J, Vallières M, Rao A, Morin O, et al. Machine and deep learning methods for radiomics. Med Phys. 2020;47:e185–202. https://doi.org/10.1002/mp.13678.

Baumgartner C, Gautsch K, Böhm C, Felber S. Functional cluster analysis of CT perfusion maps: a new tool for diagnosis of acute stroke? J Digit Imaging. 2005;18:219–26. https://doi.org/10.1007/s10278-004-1048-9.

Bazarevsky V, Kartynnik Y, Vakunov A, Raveendran K, Grundmann M. BlazeFace: sub-millisecond neural face detection on mobile GPUs. arXiv. 2019:1907.05047. https://doi.org/10.48550/arXiv.1907.05047.

Bilgir E, Bayrakdar İŞ, Çelik Ö, Orhan K, Akkoca F, Sağlam H, et al. An artificial intelligence approach to automatic tooth detection and numbering in panoramic radiographs. BMC Med Imaging. 2021;21:124. https://doi.org/10.1186/s12880-021-00656-7.

Böhringer S, de Jong MA. Quantification of facial traits. Front Genet. 2019;10:397. https://doi.org/10.3389/fgene.2019.00397.

Bommineni VL, Erus G, Doshi J, Singh A, Keenan BT, Schwab RJ, et al. Automatic segmentation and quantification of upper airway anatomic risk factors for obstructive sleep apnea on unprocessed magnetic resonance images. Acad Radiol. 2023;30:421–30. https://doi.org/10.1016/j.acra.2022.04.023.

Bronstein MM, Bruna J, LeCun Y, Szlam A, Vandergheynst P. Geometric deep learning: going beyond Euclidean data. IEEE Signal Process Mag. 2017;34:18–42. https://doi.org/10.1109/MSP.2017.2693418.

Caballo M, Boone JM, Mann R, Sechopoulos I. An unsupervised automatic segmentation algorithm for breast tissue classification of dedicated breast computed tomography images. Med Phys. 2018;45:2542–59. https://doi.org/10.1002/mp.12920.

Cha JY, Yoon HI, Yeo IS, Huh KH, Han JS. Panoptic segmentation on panoramic radiographs: deep learning-based segmentation of various structures including maxillary sinus and mandibular canal. J Clin Med. 2021;10:2577. https://doi.org/10.3390/jcm10122577.

Chamroukhi F, Brivet S, Savadjiev P, Coates M, Forghani R. DECT-CLUST: dual-energy CT image clustering and application to head and neck squamous cell carcinoma segmentation. Diagnostics (Basel). 2022;12:3072. https://doi.org/10.3390/diagnostics12123072.

Chandrashekar G, AlQarni S, Bumann EE, Lee Y. Collaborative deep learning model for tooth segmentation and identification using panoramic radiographs. Comput Biol Med. 2022;148:105829. https://doi.org/10.1016/j.compbiomed.2022.105829.

Chen H, Zhang K, Lyu P, Li H, Zhang L, Wu J, et al. A deep learning approach to automatic teeth detection and numbering based on object detection in dental periapical films. Sci Rep. 2019a;9:3840. https://doi.org/10.1038/s41598-019-40414-y.

Chen R, Ma Y, Chen N, Lee D, Wang W. Cephalometric landmark detection by attentive feature pyramid fusion and regression-voting. arXiv. 2019b:1908.08841. https://doi.org/10.48550/arXiv.1908.08841.

Chen Y, Du H, Yun Z, Yang S, Dai Z, Zhong L, et al. Automatic segmentation of individual tooth in dental CBCT images from tooth surface map by a multi-task FCN. IEEE Access. 2020;8:97296–309. https://doi.org/10.1109/ACCESS.2020.2991799.

Cheng B, Collins MD, Zhu Y, Liu T, Huang TS, Adam H, et al. Panoptic-deeplab: a simple, strong, and fast baseline for bottom-up panoptic segmentation. In: Proc IEEE/CVF Conf Comput Vis Pattern Recognit. 2020. pp. 12475–85. https://doi.org/10.48550/arXiv.1911.10194.

Choi H, Jeon KJ, Kim YH, Ha EG, Lee C, Han SS. Deep learning-based fully automatic segmentation of the maxillary sinus on cone-beam computed tomographic images. Sci Rep. 2022;12:14009. https://doi.org/10.1038/s41598-022-18436-w.

Cordonnier JB, Loukas A, Jaggi M On the relationship between self-attention and convolutional layers. arXiv. 2019:1911.03584. https://doi.org/10.48550/arXiv.1911.03584.

de Queiroz Tavares Borges Mesquita G, Vieira WA, Vidigal MTC, Travençolo BAN, Beaini TL, Spin-Neto R, Paranhos LR, de Brito Júnior RB. Artificial intelligence for detecting cephalometric landmarks: a systematic review and meta-analysis. J Digit Imaging. 2023;36:1158. https://doi.org/10.1007/s10278-022-00766-w.

Dot G, Schouman T, Dubois G, Rouch P, Gajny L. Fully automatic segmentation of craniomaxillofacial CT scans for computer-assisted orthognathic surgery planning using the nnU-Net framework. Eur Radiol. 2022a;32:3639–48. https://doi.org/10.1007/s00330-021-08455-y.

Dot G, Schouman T, Chang S, Rafflenbeul F, Kerbrat A, Rouch P, et al. Automatic 3-dimensional cephalometric landmarking via deep learning. J Dent Res. 2022b;101:1380–7. https://doi.org/10.1177/00220345221112333.

Estai M, Tennant M, Gebauer D, Brostek A, Vignarajan J, Mehdizadeh M, et al. Deep learning for automated detection and numbering of permanent teeth on panoramic images. Dentomaxillofac Radiol. 2022;51:20210296. https://doi.org/10.1259/dmfr.20210296.

Fernandes Fagundes NC, Carlyle T, Dalci O, Darendeliler MA, Kornerup I, Major PW, et al. Use of facial stereophotogrammetry as a screening tool for pediatric obstructive sleep apnea by dental specialists. J Clin Sleep Med. 2022;18:57–66. https://doi.org/10.5664/jcsm.9490.

Gilmour L, Ray N. Locating cephalometric x-ray landmarks with foveated pyramid attention. arXiv. 2020:2008.04428. https://doi.org/10.48550/arXiv.2008.04428.

Girshick R. Fast R-CNN. arXiv. 2015:1504.08083. https://doi.org/10.48550/arXiv.1504.08083.

Girshick R, Donahue J, Darrell T, Malik J. Rich feature hierarchies for accurate object detection and semantic segmentation. arXiv. 2013:1311.2524. https://doi.org/10.48550/arXiv.1311.2524.

Gkioxari G, Malik J, Johnson J. Mesh R-CNN. arXiv. 2019:1906.02739. https://doi.org/10.48550/arXiv.1906.02739.

Görürgöz C, Orhan K, Bayrakdar IS, Çelik Ö, Bilgir E, Odabaş A, et al. Performance of a convolutional neural network algorithm for tooth detection and numbering on periapical radiographs. Dentomaxillofac Radiol. 2022;51:20210246. https://doi.org/10.1259/dmfr.20210246.

Gou M, Rao Y, Zhang M, Sun J, Cheng K. Automatic image annotation and deep learning for tooth CT image segmentation. Lect Notes Comput Sci. 2019;11902:519–28. https://doi.org/10.1007/978-3-030-34110-7_43.

Grishchenko I, Ablavatski A, Kartynnik Y, Raveendran K, Grundmann M. Attention mesh: high-fidelity face mesh prediction in real-time. arXiv. 2020:2006.10962. https://doi.org/10.48550/arXiv.2006.10962.

Hao J, Liao W, Zhang YL, Peng J, Zhao Z, Chen Z, et al. Toward clinically applicable 3-dimensional tooth segmentation via deep learning. J Dent Res. 2022;101:304–11. https://doi.org/10.1177/00220345211040459.

He K, Zhang X, Ren S, Sun J. Deep residual learning for image recognition. In: Proc IEEE Conf Comput Vis Pattern Recognit. 2016:770–778. https://doi.org/10.1109/CVPR.2016.90.

He K, Gkioxari G, Dollar P, Girshick R. Mask R-CNN. IEEE Trans Pattern Anal Mach Intell. 2020;42:386–97. https://doi.org/10.1109/TPAMI.2018.2844175.

Hedegaard L, Bakhtiarnia A, Iosifidis A. Continual transformers: redundancy-free attention for online inference. Int Conf Learn Representations. 2023. https://doi.org/10.48550/

arXiv.2201.06268.

Huang G, Liu Z, Van Der Maaten L, Weinberger, KQ. Densely connected convolutional networks. In: Proc IEEE Comput Soc Conf Comput Vis Pattern Recognit. 2017. pp. 2261–2269. https://doi.org/10.1109/CVPR.2017.243.

Humphries SM, Centeno JP, Notary AM, Gerow J, Cicchetti G, Katial RK, et al. Volumetric assessment of paranasal sinus opacification on computed tomography can be automated using a convolutional neural network. Int Forum Allergy Rhinol. 2020;10:1218–25. https://doi.org/10.1002/alr.22588.

Hwang HW, Moon JH, Kim MG, Donatelli RE, Lee SJ. Evaluation of automated cephalometric analysis based on the latest deep learning method. Angle Orthod. 2021;91:329–35. https://doi.org/10.2319/021220-100.1.

Isensee F, Jaeger PF, Kohl SAA, Petersen J, Maier-Hein KH. nnU-Net: a self-configuring method for deep learning-based biomedical image segmentation. Nat Methods. 2021;18:203–11. https://doi.org/10.1038/s41592-020-01008-z.

Isola P, Zhu JY, Zhou T, Efros AA. Image-to-image translation with conditional adversarial networks. arXiv. 2016:1611.07004. https://doi.org/10.48550/arXiv.1611.07004.

Jaskari J, Sahlsten J, Järnstedt J, Mehtonen H, Karhu K, Sundqvist O, et al. Deep learning method for mandibular canal segmentation in dental cone beam computed tomography volumes. Sci Rep. 2020;10:5842. https://doi.org/10.1038/s41598-020-62321-3.

Jung SK, Lim HK, Lee S, Cho Y, Song IS. Deep active learning for automatic segmentation of maxillary sinus lesions using a convolutional neural network. Diagnostics (Basel). 2021;11:688. https://doi.org/10.3390/diagnostics11040688.

Kabir T, Lee CT, Chen L, Jiang X, Shams S. A comprehensive artificial intelligence framework for dental diagnosis and charting. BMC Oral Health. 2022;22:480. https://doi.org/10.1186/s12903-022-02514-6.

Karras T, Aila T, Laine S, Lehtinen J. Progressive growing of GANs for improved quality, stability, and variation. Int Conf Learn Representations. 2018. https://doi.org/10.48550/arXiv.1710.10196.

Kartynnik Y, Ablavatski A, Grishchenko I, Grundmann M. Real-time facial surface geometry from monocular video on mobile GPUs. arXiv. 2019:1907.06724. https://doi.org/10.48550/arXiv.1907.06724.

Kaya E, Gunec HG, Gokyay SS, Kutal S, Gulum S, Ates HF. Proposing a CNN method for primary and permanent tooth detection and enumeration on pediatric dental radiographs. J Clin Pediatr Dent. 2022;46:293–8.

Kılıç MC, Bayrakdar IS, Çelik Ö, Bilgir E, Orhan K, Aydın OB, Kaplan FA, Sağlam H, Odabaş A, Aslan AF, Yılmaz AB. Artificial intelligence system for automatic deciduous tooth detection and numbering in panoramic radiographs. Dentomaxillofac Radiol. 2021;50:20200172. https://doi.org/10.1259/dmfr.20200172.

Kingma DP, Welling M. Auto-encoding variational bayes. arXiv. 2014:1312.6114. https://doi.org/10.48550/arXiv.1312.6114.

Kipf TN, Welling M. Semi-supervised classification with graph convolutional networks. arXiv. 2016:1609.02907. https://doi.org/10.48550/arXiv.1609.02907.

Kirillov A, He K, Girshick R, Rother C, Dollár P. Panoptic segmentation. arXiv. 2018:1801.00868. https://doi.org/10.48550/arXiv.1801.00868.

Kosalagood P, Silkosessak OC, Pittayapat P, Pisarnturakit P, Pauwels R, Jacobs R. Linear measurement accuracy of eight cone beam computed tomography scanners. Clin Implant Dent Relat Res. 2015;17:1217–27. https://doi.org/10.1111/cid.12221.

Kurt Bayrakdar S, Orhan K, Bayrakdar IS, Bilgir E, Ezhov M, Gusarev M, et al. A deep learning approach for dental implant planning in cone-beam computed tomography images. BMC Med Imaging. 2021;21:86. https://doi.org/10.1186/s12880-021-00618-z.

Kwak GH, Kwak EJ, Song JM, Park HR, Jung YH, Cho BH, et al. Automatic mandibular canal detection using a deep convolutional neural network. Sci Rep. 2020;10:5711. https://doi.org/10.1038/s41598-020-62586-8.

Lambin P, Rios-Velazquez E, Leijenaar R, Carvalho S, van Stiphout RG, Granton P, et al. Radiomics: extracting more information from medical images using advanced feature analysis.

Eur J Cancer. 2012;48:441–6. https://doi.org/10.1016/j.ejca.2011.11.036.

Lang Y, Lian C, Xiao D, Deng H, Thung KH, Yuan P, et al. Localization of craniomaxillofacial landmarks on CBCT images using 3D mask R-CNN and local dependency learning. IEEE Trans Med Imaging. 2022;41:2856–66. https://doi.org/10.1109/TMI.2022.3174513.

Lee SM, Kim HP, Jeon K, Lee SH, Seo JK. Automatic 3D cephalometric annotation system using shadowed 2D image-based machine learning. Phys Med Biol. 2019;64:055002. https://doi.org/10.1088/1361-6560/ab00c9.

Lee S, Woo S, Yu J, Seo J, Lee J, Lee C. Automated CNN-based tooth segmentation in cone-beam CT for dental implant planning. IEEE Access. 2020;8:50507–18. https://doi.org/10.1109/ACCESS.2020.2975826.

Liang X, Lambrichts I, Sun Y, Denis K, Hassan B, Li L, et al. A comparative evaluation of cone beam computed tomography (CBCT) and multi-slice CT (MSCT). Part II: on 3D model accuracy. Eur J Radiol. 2010;75:270–4. https://doi.org/10.1016/j.ejrad.2009.04.016.

Liang ZG, Tan HQ, Zhang F, Rui Tan LK, Lin L, Lenkowicz J, et al. Comparison of radiomics tools for image analyses and clinical prediction in nasopharyngeal carcinoma. Br J Radiol. 2019;92:20190271. https://doi.org/10.1259/bjr.20190271.

Liu MQ, Xu ZN, Mao WY, Li Y, Zhang XH, Bai HL, et al. Deep learning-based evaluation of the relationship between mandibular third molar and mandibular canal on CBCT. Clin Oral Investig. 2022;26:981–91. https://doi.org/10.1007/s00784-021-04082-5.

Liu Z, He X, Wang H, Xiong H, Zhang Y, Wang G, et al. Hierarchical self-supervised learning for 3D tooth segmentation in intra-oral mesh scans. IEEE Trans Med Imaging. 2023;42:467–80. https://doi.org/10.1109/TMI.2022.3222388.

Luong MT, Pham H, Manning CD. Effective approaches to attention-based neural machine translation. arXiv. 2015:1508.04025. https://doi.org/10.48550/arXiv.1508.04025.

Minnema J, van Eijnatten M, Kouw W, Diblen F, Mendrik A, Wolff J. CT image segmentation of bone for medical additive manufacturing using a convolutional neural network. Comput Biol Med. 2018;103:130–9. https://doi.org/10.1016/j.compbiomed.2018.10.012.

Minnema J, van Eijnatten M, Hendriksen AA, Liberton N, Pelt DM, Batenburg KJ, et al. Segmentation of dental cone-beam CT scans affected by metal artifacts using a mixed-scale dense convolutional neural network. Med Phys. 2019;46:5027–35. https://doi.org/10.1002/mp.13793.

Miyato T, Kataoka T, Koyama M, Yoshida Y. Spectral normalization for generative adversarial networks. Int Conf Learn Representations. 2018. https://doi.org/10.48550/arXiv.1802.05957.

Morgan N, Van Gerven A, Smolders A, de Faria VK, Willems H, Jacobs R. Convolutional neural network for automatic maxillary sinus segmentation on cone-beam computed tomographic images. Sci Rep. 2022;12:7523. https://doi.org/10.1038/s41598-022-11483-3.

Muraev AA, Tsai P, Kibardin I, Oborotistov N, Shirayeva T, Ivanov S, et al. Frontal cephalometric landmarking: humans vs artificial neural networks. Int J Comput Dent. 2020;23:139–48.

Noothout JMH, De Vos BD, Wolterink JM, Postma EM, Smeets PAM, Takx RAP, et al. Deep learning-based regression and classification for automatic landmark localization in medical images. IEEE Trans Med Imaging. 2020;39:4011–22. https://doi.org/10.1109/TMI.2020.3009002.

Orhan K, Bilgir E, Bayrakdar IS, Ezhov M, Gusarev M, Shumilov E. Evaluation of artificial intelligence for detecting impacted third molars on cone-beam computed tomography scans. J Stomatol Oral Maxillofac Surg. 2021;122:333–7. https://doi.org/10.1016/j.jormas.2020.12.006.

Park JH, Hwang HW, Moon JH, Yu Y, Kim H, Her SB, et al. Automated identification of cephalometric landmarks: part 1-comparisons between the latest deep-learning methods YOLOV3 and SSD. Angle Orthod. 2019;89:903–9. https://doi.org/10.2319/022019-127.1.

Park EY, Cho H, Kang S, Jeong S, Kim EK. Caries detection with tooth surface segmentation on intraoral photographic images using deep learning. BMC Oral Health. 2022;22:573. https://doi.org/10.1186/s12903-022-02589-1.

Pauwels R, Beinsberger J, Stamatakis H, Tsiklakis K, Walker A, Bosmans H, et al. Comparison of spatial and contrast resolution for cone-beam computed tomography scanners. Oral Surg Oral Med Oral Pathol Oral Radiol. 2012;114:127–35. https://doi.org/10.1016/j.oooo.2012.01.020.

Pauwels R, Jacobs R, Singer SR, Mupparapu M. CBCT-based bone quality assessment: are

Hounsfield units applicable? Dentomaxillofac Radiol. 2015;44:20140238. https://doi.org/10.1259/dmfr.20140238.

Payer C, Štern D, Bischof H, Urschler M. Integrating spatial configuration into heatmap regression based CNNs for landmark localization. Med Image Anal. 2019;54:207–19. https://doi.org/10.1016/j.media.2019.03.007.

Prados-Privado M, García Villalón J, Blázquez Torres A, Martínez-Martínez CH, Ivorra C. A convolutional neural network for automatic tooth numbering in panoramic images. Biomed Res Int. 2021;2021:3625386. https://doi.org/10.1155/2021/3625386.

Preda F, Morgan N, Van Gerven A, Nogueira-Reis F, Smolders A, Wang X, et al. Deep convolutional neural network-based automated segmentation of the maxillofacial complex from cone-beam computed tomography: a validation study. J Dent. 2022;124:104238. https://doi.org/10.1016/j.jdent.2022.104238.

Qian J, Luo W, Cheng M, Tao Y, Lin J, Lin H. CephaNN: a multi-head attention network for cephalometric landmark detection. IEEE Access. 2020;8:112633–41.

Rao Y, Wang Y, Meng F, Pu J, Sun J, Wang Q. A symmetric fully convolutional residual network with DCRF for accurate tooth segmentation. IEEE Access. 2020;8:92028–38. https://doi.org/10.1109/ACCESS.2020.2994592.

Ren S, He K, Girshick R, Sun J. Faster R-CNN: towards real-time object detection with region proposal networks. IEEE Trans Pattern Anal Mach Intell. 2017;39:1137–49. https://doi.org/10.1109/TPAMI.2016.2577031.

Rim B, Lee S, Lee A, Gil HW, Hong M. Semantic cardiac segmentation in chest CT images using K-means clustering and the mathematical morphology method. Sensors (Basel). 2021;21:2675. https://doi.org/10.3390/s21082675.

Rogers W, Thulasi Seetha S, Refaee TAG, Lieverse RIY, Granzier RWY, Ibrahim A, et al. Radiomics: from qualitative to quantitative imaging. Br J Radiol. 2020;93:20190948. https://doi.org/10.1259/bjr.20190948.

Ronneberger O, Fischer P, Brox T. U-Net: convolutional networks for biomedical image segmentation. arXiv. 2015:1505.04597. https://doi.org/10.48550/arXiv.1505.04597.

Ryu S, Kim JH, Yu H, Jung HD, Chang SW, Park JJ, et al. Diagnosis of obstructive sleep apnea with prediction of flow characteristics according to airway morphology automatically extracted from medical images: computational fluid dynamics and artificial intelligence approach. Comput Methods Prog Biomed. 2021;208:106243. https://doi.org/10.1016/j.cmpb.2021.106243.

Shujaat S, Jazil O, Willems H, Van Gerven A, Shaheen E, Politis C, et al. Automatic segmentation of the pharyngeal airway space with convolutional neural network. J Dent. 2021;111:103705. https://doi.org/10.1016/j.jdent.2021.103705.

Song Y, Qiao X, Iwamoto Y, Chen Y. Automatic cephalometric landmark detection on x-ray images using a deep-learning method. Appl Sci. 2020;10:2547. https://doi.org/10.3390/app10072547.

Steybe D, Poxleitner P, Metzger MC, Brandenburg LS, Schmelzeisen R, Bamberg F, et al. Automated segmentation of head CT scans for computer-assisted craniomaxillofacial surgery applying a hierarchical patch-based stack of convolutional neural networks. Int J Comput Assist Radiol Surg. 2022;17:2093–101. https://doi.org/10.1007/s11548-022-02673-5.

Torosdagli N, Liberton DK, Verma P, Sincan M, Lee JS, Bagci U. Deep geodesic learning for segmentation and anatomical landmarking. IEEE Trans Med Imaging. 2019;38:919–31. https://doi.org/10.1109/TMI.2018.2875814.

Tuzoff DV, Tuzova LN, Bornstein MM, Krasnov AS, Kharchenko MA, Nikolenko SI, et al. Tooth detection and numbering in panoramic radiographs using convolutional neural networks. Dentomaxillofac Radiol. 2019;48:20180051. https://doi.org/10.1259/dmfr.20180051.

Ueda N, Imai Y, Yamakawa N, Yagyuu T, Tamaki S, Nakashima C, et al. Assessment of facial symmetry by three-dimensional stereophotogrammetry after mandibular reconstruction: a comparison with subjective assessment. J Stomatol Oral Maxillofac Surg. 2021;122:56–61. https://doi.org/10.1016/j.jormas.2020.04.003.

Uijlings JRR, van de Sande KEA, Gevers T, Smeulders AWM. Selective search for object recognition. Int J Comput Vis. 2013;104:154–71. https://doi.org/10.1007/s11263-013-0620-5.

Veličković P, Cucurull G, Casanova A, Romero A, Liò P, Bengio Y. Graph attention networks.

arXiv. 2017:1710.10903. https://doi.org/10.48550/arXiv.1710.10903.

Verhelst PJ, Smolders A, Beznik T, Meewis J, Vandemeulebroucke A, Shaheen E, et al. Layered deep learning for automatic mandibular segmentation in cone-beam computed tomography. J Dent. 2021;114:103786. https://doi.org/10.1016/j.jdent.2021.103786.

Vinayahalingam S, Xi T, Bergé S, Maal T, de Jong G. Automated detection of third molars and mandibular nerve by deep learning. Sci Rep. 2019;9:9007. https://doi.org/10.1038/s41598-019-45487-3.

Vincent P, Larochelle H, Lajoie I, Bengio Y, Manzagol PA. Stacked denoising autoencoders: learning useful representations in a deep network with a local denoising criterion. J Mach Learn Res. 2010;11:3371–408.

Wang Y, Sun Y, Liu Z, Sarma SE, Bronstein MM, Solomon JM. Dynamic graph CNN for learning on point clouds. ACM Trans Graph. 2019a;38:1–12. https://doi.org/10.1145/3326362.

Wang CY, Mark Liao HY, Yeh IH, Wu YH, Chen PY, Hsieh JW. CSPNet: a new backbone that can enhance learning capability of CNN. arXiv. 2019b:1911.11929. https://doi.org/10.48550/arXiv.1911.11929.

Wongkhuenkaew R, Auephanwiriyakul S, Theera-Umpon N, Teeyapan K, Yeesarapat U. Fuzzy K-nearest neighbor based dental fluorosis classification using multi-prototype unsupervised possibilistic fuzzy clustering via cuckoo search algorithm. Int J Environ Res Public Health. 2023;20:3394. https://doi.org/10.3390/ijerph20043394.

Wu TH, Lian C, Lee S, Pastewait M, Piers C, Liu J, et al. Two-stage mesh deep learning for automated tooth segmentation and landmark localization on 3D intraoral scans. IEEE Trans Med Imaging. 2022;41:3158–66. https://doi.org/10.1109/TMI.2022.3180343.

Xie L, Udupa JK, Tong Y, Torigian DA, Huang Z, Kogan RM, et al. Automatic upper airway segmentation in static and dynamic MRI via anatomy-guided convolutional neural networks. Med Phys. 2022;49:324–42. https://doi.org/10.1002/mp.15345.

Xu X, Liu C, Zheng Y. 3D tooth segmentation and labeling using deep convolutional neural networks. IEEE Trans Vis Comput Graph. 2019;25:2336–48. https://doi.org/10.1109/TVCG.2018.2839685.

Yan M, Guo J, Tian W, Yi Z. Symmetric convolutional neural network for mandible segmentation. Knowl Based Syst. 2018;159:63–71. https://doi.org/10.1016/j.knosys.2018.06.003.

Yaren Tekin B, Ozcan C, Pekince A, Yasa Y. An enhanced tooth segmentation and numbering according to FDI notation in bitewing radiographs. Comput Biol Med. 2022;146:105547. https://doi.org/10.1016/j.compbiomed.2022.105547.

Yasa Y, Çelik Ö, Bayrakdar IS, Pekince A, Orhan K, Akarsu S, et al. An artificial intelligence proposal to automatic teeth detection and numbering in dental bite-wing radiographs. Acta Odontol Scand. 2021;79:275–81. https://doi.org/10.1080/00016357.2020.1840624.

Yun HS, Jang TJ, Lee SM, Lee SH, Seo JK. Learning-based local-to-global landmark annotation for automatic 3D cephalometry. Phys Med Biol. 2020;65:085018. https://doi.org/10.1088/1361-6560/ab7a71.

Yun HS, Hyun CM, Baek SH, Lee SH, Seo JK. A semi-supervised learning approach for automated 3D cephalometric landmark identification using computed tomography. PLoS One. 2022;17:e0275114. https://doi.org/10.1371/journal.pone.0275114.

Zhang W, Zhang X, Zhao J, Qiang Y, Tian Q, Tang X. A segmentation method for lung nodule image sequences based on superpixels and density-based spatial clustering of applications with noise. PLoS One. 2017;12:e0184290. https://doi.org/10.1371/journal.pone.0184290.

Zhang J, Liu M, Wang L, Chen S, Yuan P, Li J, et al. Context-guided fully convolutional networks for joint craniomaxillofacial bone segmentation and landmark digitization. Med Image Anal. 2020;60:101621. https://doi.org/10.1016/j.media.2019.101621.

Zhong Z, Li J, Zhang Z, Jiao Z, Gao X. An attention-guided deep regression model for landmark detection in cephalograms. arXiv. 2019:1906.07549. https://doi.org/10.1007/978-3-030-32226-7_60.

Zhu JY, Park T, Isola P, Efros AA. Unpaired image-to-image translation using cycle-consistent adversarial networks. arXiv. 2017:1703.10593. https://doi.org/10.48550/arXiv.1703.10593.

第18章

图像处理中的深度学习：图像的增强、重建和配准

Ruben Pauwels，Alexandros Iosifidis 著

一、概述

在第17章中，我们介绍了在图像处理中具有潜在应用价值的神经网络（NN），并概述了深度学习（DL）和无监督聚类在图像分割中的应用。本章将涵盖深度学习在其他3种图像处理类型中的应用。

图像增强和图像重建旨在改善医学成像中一个或多个图像质量基本属性：清晰度、对比度、噪声和伪影。这种改进带来了几个好处：可以通过提高解剖和（潜在的）病理细节的可见性来提高诊断效率，从而影响患者的治疗决策（可信度）和治疗结果。此外，对于使用电离辐射的成像方式，降噪技术可以在较低的曝光水平下保持图像清晰度。对于断层成像方式，先进的图像增强或图像重建需要的扫描时间更短，减少运动伪影。

深度学习在图像配准中的应用可以实现快速且准确的图像匹配。考虑到配准过程在临床工作流程中可能非常耗时，无论是手动还是半自动方法，快速且完全自动化的方法将极为有益。此外，深度学习可以帮助克服影响传统配准方法可行性的典型图像质量问题。

本章无法详细综述所有应用的相关文献，但对于特定应用的深入综述将会在适当的地方引用相关资料。

二、图像增强中的深度学习

（一）去噪

噪声普遍地存在于各种类型的医学图像中。在涉及 X 线（包括断层图像）的成像模式中，可以识别出多种噪声源。由于量子噪声是因 X 线相互作用的随机性引起的，因此其与曝光量和像素或体素大小有关。X 线散射，包括康普顿散射（非相干）和瑞利散射（相干），可以被认为具有伪随机行为，且瑞利散射的

分布不那么均匀；因此，它们会产生噪声和伪影（Pauwels et al.，2016，Pauwels et al.，2021）。最后一个原因是，X线信号数字化期间会把电子噪声添加到探测器上。在使用反向投影进行CT和CBCT重建时，由于在频域中使用了锐利的滤波器，噪声（至少在骨质部分）会被增强。磁共振成像（MRI）具有完全不同的图像噪声来源，既来自患者自身（内部带电粒子的热运动辐射出微弱的射频信号），也来自成像系统（线圈、电子设备等）。

有几种简单的方法可以用来降低噪声。降噪的主要困难在于抑制噪声的同时需要保留边缘。平滑操作（如高斯滤波）和下采样（包括在CT、CBCT、MRI中增加切片厚度）的代价是降低了清晰度（图18-1）。尽管保留边缘的降噪技术已经被开发了几十年，但是深度学习在此领域中的应用引发了越来越多的关注。请注意，下文"图像重建中的深度学习"部分包含了在重建流程中实现的几种降噪技术；本节描述的是应用于单张图像或重建后的扫描图像的深度学习降噪。此外需要注意的是，下文描述了超分辨率技术，这些技术常常包含某种形式的降噪，但是这些降噪的实施是从不同的角度出发的（即在保持噪声低的同时增加锐度，而不是在保持高锐度的同时减少噪声）。

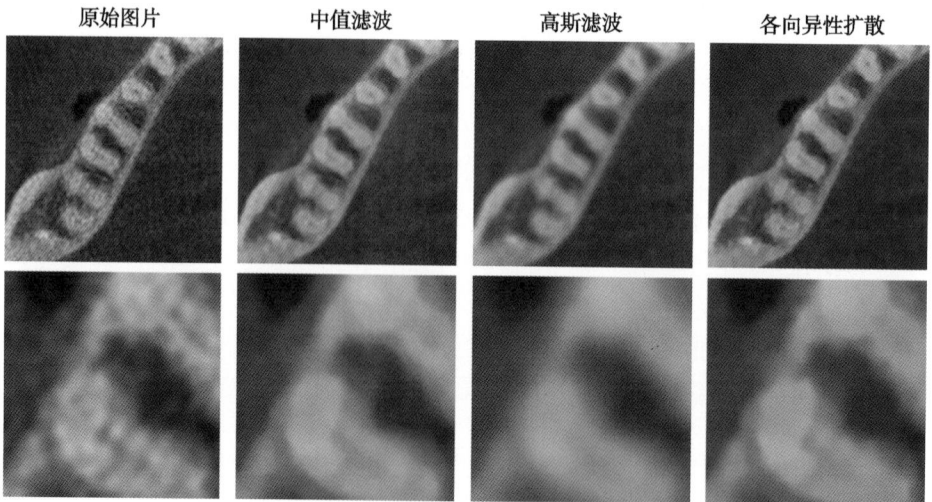

图 18-1 CBCT 图像中的传统降噪方法

图像降噪中主要关注的神经网络架构是编码器-解码器、U-Net和生成对抗网络（GAN）。常见的生成对抗网络有用于成对数据的条件生成对抗网络和用于非成对数据的循环生成对抗网络（cycleGAN）。有关这些神经网络类型的更详细描述，请参见第17章。常见的性能评价指标包括峰值信噪比（peak signal-to-noise ratio，PSNR）、结构相似性指数（structural similarity index，SSIM）和均方根误差（root mean square error，RMSE）。理想情况下，还应测量某种类型的锐度指数（如调制传递函数、边缘扩散函数），尽管这在临床图像上通常难以测量。某些研究提出了低剂量 CT 降噪中的替代损失函数以避免过度模糊，例如，感知特征损失（Yang et al.，2018）、结构损失（You et al.，2018）和锐度损失（Yi and Babyn，2018）。

训练数据可以通过几种方式获取。通常的做法是从高质量图像集出发，通过添加人工合成噪声（如泊松噪声）来生成训练样本。然而，这并不能代表临床图像上的实际噪声分布。Fu 等（2022）通过训练一个生成对抗网络来学习单颗牙齿 CT 图像上的真实噪声分布，并将这种噪声分布转移到其他类型的 CT 图像中，以生成训练数据，这些训练数据是给包含注意力模块的降噪卷积神经网络使用的。其他专注于为各类图像模拟真实噪声的研究包括 Guo 等（2019）、Zhuo 等（2019）和 Yue 等（2019）的研究。

另一种方法是获取实际的高剂量 CT 和低剂量 CT 图像集，这样可以确保噪声的真实性。然而，这种方法通常不适用于临床数据，因为它需要对患者进行不合理的重复曝光。此外，为了使降噪模型有效，图像集必须以像素或体素级别的精确对齐，除非使用针对非成对数据的神经网络方法。

降噪对于网格类型的数据也具有重要意义。然而，上述卷积神经网络架构无法直接应用于不遵循欧几里得网格结构的数据（见第 17 章）。Armando 等（2022）提出了一种多分辨率图卷积网络，对于范围在 20 000～171 000 个面之间的模型在合理的计算时间内（24～160s），其性能优于最先进的方法。

1. 医学图像降噪　除了前面提到的研究外，本节将重点介绍一些关于医学图像降噪的研究。绝大多数研究涉及断层扫描成像（如 CT 和 MRI），尽管涉及放射学影像的研究较少，但在商用放射摄影系统中可以找到基于卷积神经网络的降噪技术（Toepfer et al.，2020）。Hariharan 等（2022）在使用广义 Anscombe 变换标准化放射学图像上应用了 U-Net 类型的降噪模型；这种方法考虑到了一个现实情况，那就是 X 线成像中的噪声模式是由不同来源的噪声混合而成的。Wu 等（2022）在深度学习流程中引入了已知的可训练滤波器和深度图像先验生成器；他们的方法（掩膜联合双边滤波）在不同类型放射学图像上的性能优于其他降噪模型或算法。Jiang 等（2021）使用基于注意力的多分辨率残差卷积神经网络来对胸部放射图像进行降噪，以优化对新型冠状病毒的检测。

CT 降噪一直是一个重要的研究课题，为了尽可能多地降低患者受到的辐射剂量，学术界进行了不懈的探索。作用于重建 CT 图像的深度学习模型在本质上与其他图像降噪模型并无不同，尤其是当模型一次只考虑处理一张切片时。而考虑局部 3D 区域的深度学习模型可能在保留结构信息方面更有效，尽管这在计算上带来了更大的挑战。本节将重点介绍一些最新的使用深度学习进行 CT 降噪的研究，如需有关该领域发展的更详尽概述，请参见 Li 等（2022）的综述。Wong 等（2021）比较了不同方法在平扫头部 CT 图像降噪中的效果：①BM3D，一种常用的降噪方法，使用块匹配、三维变换和主成分分析（Dabov et al.，2009）；②RED-CNN，一种残差卷积神经网络（Chen et al.，2017）；③SRED-GCNN，他们所提出的模型采用了跳跃连接和组卷积（Cohen and Welling，2016）的改进版本。在这 3 种方法中，虽然 RED-CNN 的降噪程度最高，但代价是锐度也有显著降低。SRED-GCNN 在保持锐度的同时，比 BM3D 更显著地减少了噪声。Azour 等（2023）使用类似 U-Net 的网络对低剂量胸部 CT 扫描进行降噪，在曝光量减少高达 80% 的情况下仍能展示出良好的定性和定量图像质量。Lee 和 Jeong（2021）提出了一种基于 cycleGAN 和自监督残差学习的方法，称为互依赖自合作学习。他们在各种非配对的生物医学图像上测试了他们的方法，其中低剂量 CT 数据的 PSNR 指标优于其他非配对方法。最后，Wang 等（2023）在美国医学物理学会低剂量 CT 大赛数据集上测试了一种使用视觉 transformer 的无卷积方法，他们提出的模型在相似的图像吞吐量下优于其他深度学习方法（图 18-2）。他们

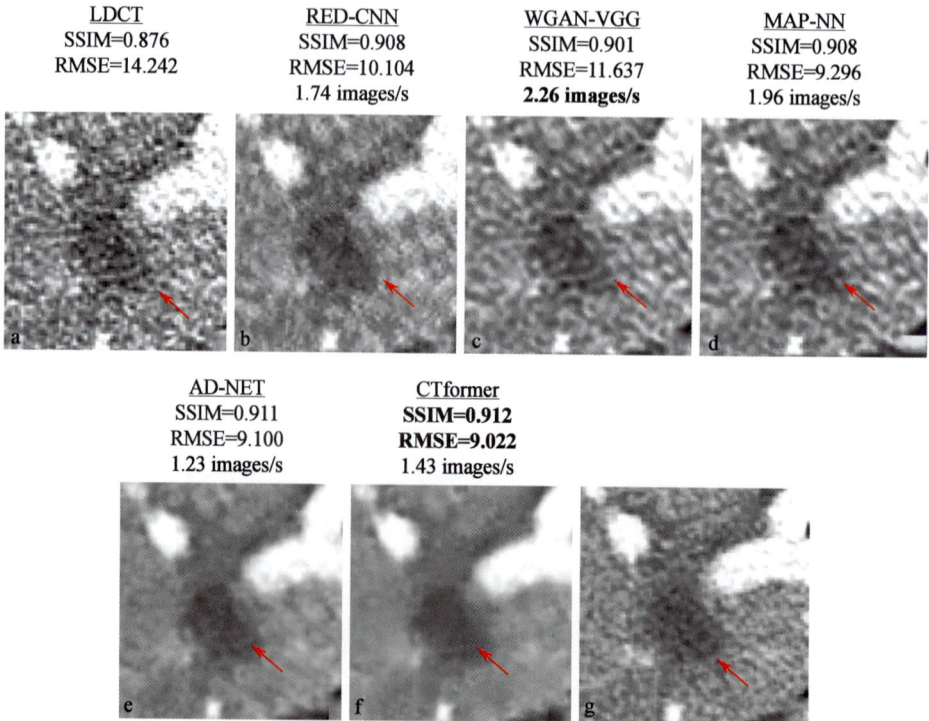

图 18-2　使用深度学习方法进行低剂量 CT 去噪。腹部 CT 扫描的局部感兴趣区图像。a. 原始低剂量 CT；b. RED-CNN（Chen et al.，2017）；c. WGAN-VGG（Yang et al.，2018）；d. MAP-NN（Shan et al.，2019）；e. AD-NET（Tian et al.，2020）；f. CTformer（Wang et al.，2023）；g. 正常剂量 CT。红箭显示肝转移。SSIM. 结构相似性指数；RMSE. 均方根误差。对于每个指标，表现最佳的去噪方法以粗体突出显示（根据知识共享署名 4.0 许可转载自 Wang et al.，2023；原图重标版本）

还展示了 transformer 模型在特征提取方面更加有效，因为 CNN 模型容易产生对输出结果没有实际贡献的"非活跃"特征（图 18-3）。

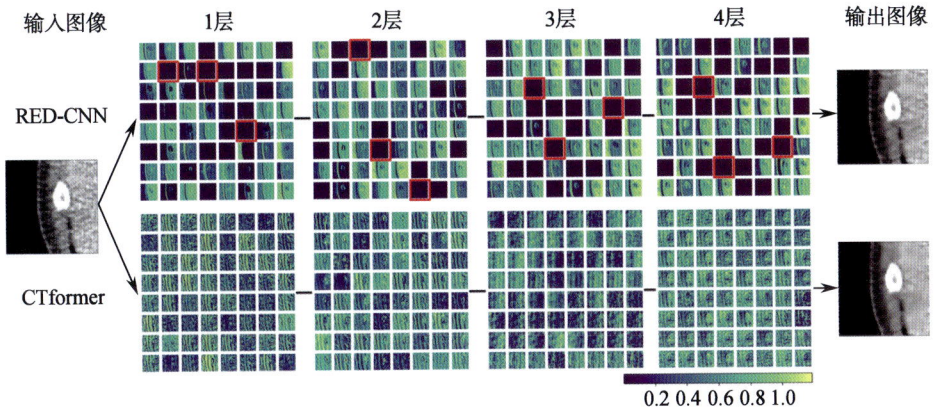

图 18-3　卷积神经网络（RED-CNN）与 transformer 模型（CTformer）训练用于低剂量 CT 图像去噪的特征图。红色轮廓表示 CNN 模型中的"非活跃"特征；RED-CNN 中的几个其他特征的激活水平低于 transformer 模型中的特征（根据知识共享署名 4.0 许可转载自 Wang et al.，2023）

多项研究专注于 MRI 降噪，想要深入了解的读者可以参考 Mishro 等（2022）对脑部 MRI 的综述。Aetesam 和 Maji（2023）在具有不同噪声水平的模拟 MRI 数据集上训练了一个带感知损失、批次规范化和全局特征注意模块的 Wasserstein 生成对抗网络（WGAN）；他们的模型能够将 PSNR 指标提高 22%～87%。Kojima 等（2022）应用了 Noise2Void 方法（Krull et al.，2018），该方法不需要低噪声或无噪声的训练数据，用于 0.35T 的低场 MRI 扫描。他们在保持对比度和锐度的同时，显著提升了信噪比。随着具有相对较低的磁场强度（Fischel and Eriksen，2022）的口腔专用 MRI 扫描仪的问世，降噪方法可能需要对在这种磁场下获取的图像进行特定的优化。

2. 口腔图像降噪　在撰写本书时，关于口腔图像的降噪研究还很少，但是可以预期的是，已经发表的若干模型足够通用，可以用于口腔放射学图像、CT 或 MRI 数据。

Hegazy 等（2020）使用 WGAN 对重建后的低剂量口腔 CBCT 扫描进行降噪，其网络使用高剂量和低剂量（降低了 60%）扫描的头骨影像进行训练。研究中将传统的 WGAN 与使用 U-Net 作为生成器的 WGAN（U-WGAN）和端到端 U-Net 进行了比较。尽管 U-WGAN 在峰值信噪比（PSNR）和结构相似性指数（SSIM）等评价指标上表现优异，但它在图像处理中存在一定程度的过度平滑现象。WGAN 和 U-WGAN 表现相似，但后者的执行速度要快得多，U-WGAN 的速度为 9ms/ 切片，而 WGAN 为 106ms/ 切片。这一优势在处理包含 500 多张切片的 CBCT 扫描结果时尤为明显。

　　具体来说，在进行 CBCT 的降噪和亨氏单位标定时，可以利用 CT 扫描数据充当训练数据和标签。Kang 等（2023）在一个生成对抗网络的训练中，使用了来自相同患者样本的 CBCT 和常规 CT 数据，并采用了一种特别设计的组合损失函数，以保持图像的清晰度。结果表明，峰值信噪比（PSNR）提升了 20.6%，同时亨氏单位的误差也减少了近 60%。对于深度学习在跨模态转换中的其他应用示例，可以参考"CT/CBCT 重建"部分获取更多信息。

（二）超分辨率

　　一般来说，超分辨率（super-resolution，SR）是指从低分辨率图像生成高分辨率图像的方法（Bashir et al.，2021）。实现这一目标的最基本方法是对图像进行上采样，即增加其宽度、高度和深度（如三维图像），并插值每个像素值。然而，这种方法并不会在图像中生成任何额外信息。尽管多种复杂的超分辨率技术已经有所发展，基于深度学习方法已成为当前研究的热点。

　　训练深度学习模型以实现超分辨率，需要成对的低分辨率和高分辨率图像数据集。通常的做法是先收集高分辨率图像，然后通过下采样、模糊处理等技术手段生成相应的低分辨率图像。在医学成像领域，获取高分辨率的临床图像可能面临诸多挑战。因此，训练过程往往依赖体外数据（如 micro-CT）或计算机模拟数据。

　　深度学习的超分辨率技术可以采用不同的上采样策略，以及多种网络架构和算法。此外，超分辨率技术可以应用于单一图像，如放射学影像或重建的 CT 数据，也可以集成到 CT 或 MRI 等成像技术的重建过程中。本节将概述单图像超分辨率方法，深度学习在重建技术中的应用将在"CT/CBCT 重建"部分进行讨论。

　　Shi 等（2016）提出了一种包括亚像素层的深度学习上采样方法，它通过生成额外的通道并重新排列这些通道，以端到端的方式实现图像尺寸的按比例放大。另一种方法是使用反卷积层（Hugelier et al.，2016），此方法通过在通道维度上将每个像素与适当大小的已训练的滤波器相乘来扩展输入图像。最近，Hu 等（2019）提出了一种名为 Meta-Upscale Module 的方法，该方法使用任意缩放因子，在特定放大倍数下表现出优异性能。近期的一项研究中，Lee 和 Jin（2021）提出了一种局部纹理估计器模型（local texture estimator，LTE），该模型在编码过的低分辨率图像的振幅、频率和相位空间上操作，并可以与解码器结合，以生成任意分辨率的高分辨率图像。

当前已经提出了关于超分辨率技术的网络架构的多种方法，包括基于递归学习、残差学习、密集连接学习、多路径学习、其他卷积学习（如组卷积、扩张卷积），以及注意力机制学习等技术的方法。这些方法还结合了不同的损失函数以优化性能。超分辨率方法的另一种分类方式是基于图像处理的时间顺序，例如上采样是在卷积之前还是之后进行，或者是否采用了迭代或渐进的处理过程。

最近的一项综述研究比较了几种最先进的监督式超分辨率方法在标准数据集上的信噪比和计算成本。值得注意的是，这些测试所用的图像并非医学图像，而是包括建筑物、人脸和动物在内的各种物体的照片和绘图。以下是一些较早的模型（2014—2017 年），按信噪比从高到低进行排序。

（1）LapSRN，一种级联的卷积神经网络（Lai et al., 2017）。

（2）FSRCNN，一种轻量级的超分辨率方法（Dong et al., 2016）。

（3）SRCNN，第一个使用深度学习的超分辨率模型（Dong et al., 2014）。

（4）SRResNet，一种使用生成对抗网络和感知损失函数的亚像素方法（Ledig et al., 2017）。

（5）ESPCN，另一种亚像素方法（Shi et al., 2016）。

以下是一些表现最好的模型，按信噪比从高到低排序。

（1）WRAN，一种基于小波的残差注意力网络（Xue et al., 2020）。

（2）RCAN，一种残差通道注意力网络（Zhang et al., 2018）。

（3）SAN，一种二阶注意力网络（Dai et al., 2019）。

（4）Meta-RDN，一种具有任意放大倍数的残差密集网络（如上所述，Hu et al., 2019）。

（5）EDSR，一种增强的深度残差网络（Lim et al., 2017）。

除全监督的超分辨率方法外，学界还提出了几种无监督或弱监督（使用未配对的低分辨率和高分辨率数据）的方法，包括使用 cycleGAN（Yuan et al., 2018）的方法，零样本学习或盲法超分辨率的方法（Shocher et al., 2018, Michaeli and Irani, 2013），以及使用随机初始化的卷积神经网络作为图像先验知识的方法（Ulyanov et al., 2020）。

超分辨率方法已经在多种成像模式中得到了应用，包括但不限于 CT（Umehara et al., 2018）、MRI（Chaudhari et al., 2018）、乳腺 X 线片（Umehara et al., 2017）、血管造影（Siow et al., 2023）、超声扫描（Chen et al., 2021）和正电子发射断层扫描（Pain et al., 2022）。然而，关于其在口腔医学成像中的应用研究仍然很少。Moran 等（2021）在根尖片上使用了基于生成对抗网络的超分辨率模型，与插值方法相比表现出了更好的主客观图像质量。Mohammad-Rahimi 等（2023）比较了各种 SR 模型在全景射线照片上的表现，其中，之前提到的局部纹理估计器模型（LTE）在信噪比和主观图像质量评估方面表现最佳（图 18-4）。

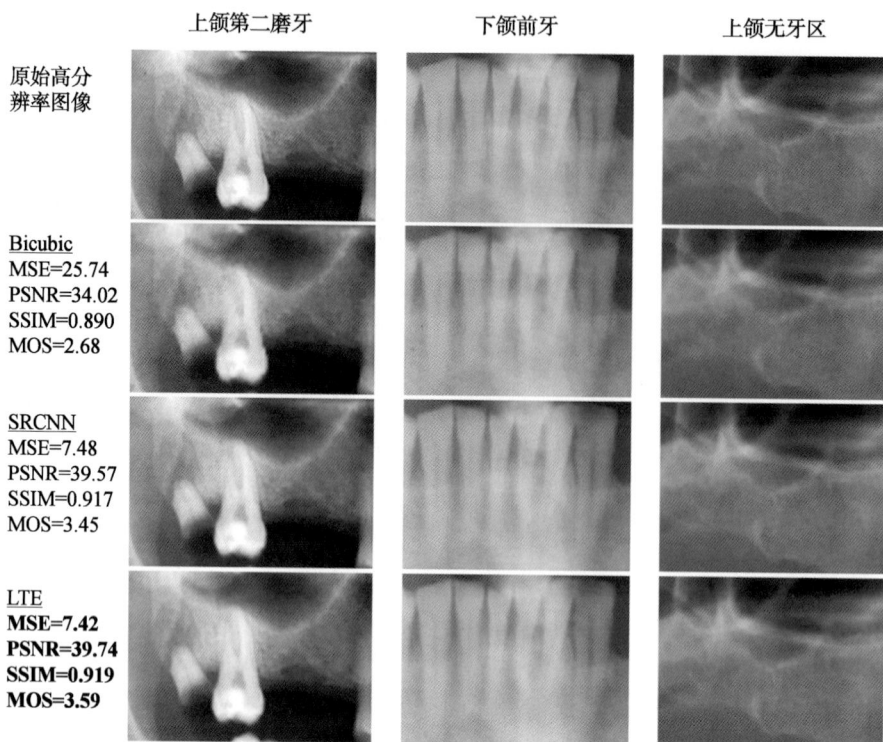

图 18-4 深度学习超分辨率模型在口腔 X 线片中的应用。图中展示了两个表现最好的模型（LTE 和 SRCNN）以及双三次插值。MSE. 均方误差；PSNR. 峰值信噪比；SSIM. 结构相似性指数；MOS. 平均意见评分（即主观评价）。对于每个指标，去噪方法中表现最佳的以粗体突出显示（根据知识共享署名许可协议转载自 Mohammad-Rahimi et al., 2023；裁剪并重新标记的原图）

（三）图像校正

使用深度学习进行图像校正在摄影领域引起关注；已经提出了多个模型用于图像上色、修复和补全等场景。

在医学成像领域，深度学习在进行各类重建图像（如 CT、CBCT、MRI）的伪影校正方面展现出巨大的潜力，相关内容将在"图像重建中的深度学习"部分详细阐述。然而，针对放射图像或摄影图像的校正，具有临床意义的应用实例相对较少。例如，尽管可以训练深度学习模型以清除口腔放射学图像中的伪影，但这种做法可能并不能显著提升诊断的准确性。另一个例子是去除图像上的文本覆盖（Ulyanov et al., 2020），虽然将该方法应用在带有硬编码文本覆盖的射线照片上能够使医生看到临床感兴趣区，但不应期望通过修复得到的数据具备诊断价值。

深度学习在图像校正中的一个特殊用途是去除压缩伪影。JPEG 有损图像压缩技术通常用于减小图像文件的体积，同时尽量将对人的视觉感知的影响保持在可接受范围内。但在某些情况下，这种方法可能会影响图像中小细节的清晰度。虽然放射学图像经常以 JPEG 格式存储，但是 CT 和 CBCT 数据有时会以压缩的 DICOM 格式导出，这种格式可能是有损的也可能是无损的。基于深度学习进行通用压缩伪影去除的方法，例如 Svoboda 等（2016）和 Cavigelli 等（2017）的研究，以及针对特定医学成像模式开发的专用模型在临床上的应用潜力仍需进一步探索。

> **要点总结：图像增强中的深度学习**
> - 基于深度学习的去噪和超分辨率方法都需要在图像清晰度与噪声之间找到一种内在的平衡，只是考虑的角度不同。前者试图在抑制噪声的同时保持清晰度，后者试图在提升清晰度的同时不增加噪声。
> - 许多深度学习模型最初是在各种各样的（主要是非医学的）图像集上训练的，重新在特定的医学图像数据集上训练这些模型，通常会比直接使用预训练模型效果更好。
> - 应当注意，无论这些方法设计得多么精细，成像系统的物理限制导致图像质量下降的问题可能很难通过深度学习方法完全解决。因此，任何通过深度学习获得的图像信息都应进行严格评估，以确保其能够真实反映实际情况。在图像修复方法中，这一点尤其关键，因为修复后的部分应当被视为"最佳估计"，并不一定能完全代表原始图像的真实状态。

三、图像重建中的深度学习

本节将讲述深度学习在医学图像重建方面的一些应用。由于 CT 和 CBCT 图像的形成和重建过程与 MRI 存在差异，深度学习模型在这些不同模态中的整合方法也有所不同。因此，我们将分别对它们进行讨论。然而，所有方法的最终目标是一致的：确保重建后的图像质量能够满足特定的诊断需求。这通常意味着要优化图像的 4 个关键质量指标：清晰度、对比度、噪声水平和伪影程度。虽然前面的内容集中讨论了针对单个图像的深度学习模型，如提升分辨率、降低噪声或校正伪影，但在图像重建过程中应用这些模型可能会使图像质量的提升更为精确和有效，从而提高诊断的准确性。

（一）CT/CBCT 重建

尽管 CT 和 CBCT 在曝光几何和成像硬件方面存在显著差异，但重建原理在很大程度上是相同的。在这两种情况下，重建都是一个逆向问题，即根据一系列在某个角度范围内获取的投影来估算被扫描对象的体素化模型。

断层扫描图像重建中有几个难题。首先是数据采样有限，对于给定切片序列或给定体积的重建，可用的投影数量是有限的。为了保护患者免受过多辐射，应当根据诊断任务的需求尽可能减少投影的数量。其次，实际的图像获取过程与重建算法所依赖的物理模型之间存在差异，具体表现如下。

（1）X 线源的焦点具有一定的尺寸且焦点深度不为零，这意味着 X 线并非完全从一个点发出。

（2）X 线具有不同的能量，其光谱特性受 X 线管电压、过滤方式和阳极角的影响。

（3）当 X 线穿过物体时，会发生非相干或相干散射，以及出现射束硬化效应。前者会导致探测器信号部分损坏，后者则导致 X 线束的非线性衰减。

（4）X 线与物质的相互作用具有随机性，在低剂量曝光下，会引起量子噪声。

（5）射线源 - 患者 - 探测器的系统并不是完全相对静止，患者会有运动，包括难以察觉的微小运动（如呼吸、肌肉颤动或血液流动）和明显的运动，设备也会有机械振动。

最后，探测器的尺寸、效率都是有限的，并且会在信号中引入一定程度的电子噪声。所有这些因素都会导致重建后的图像质量出现不同类型和程度的劣化。

近几十年，CT 中使用的标准重建算法是基于滤波反投影设计的。即使是现在，经过改进的滤波反投影算法版本（Feldkamp et al., 1984）仍然是口腔 CBCT 中最常用的重建技术（Pauwels et al., 2015）。滤波反投影技术的建立基于 Johann Radon 在 2017 年提供的数学描述，它不仅计算速度快，而且在大多数情况下，所得到的图像质量足以供医生进行诊断。此外，滤波反投影是比较灵活的，因为可以根据具体诊断任务的不同需求选择更高锐度或更平滑的滤波器。然而，滤波反投影存在一些缺陷，其中许多缺陷在 CT 和 CBCT 中都存在，而有些是滤波反投影应用于锥形束几何结构时特有的（Schulze et al., 2011）。因此，CT 和 CBCT 扫描会产生不同类型的伪影。

在 CT 成像中，尽管当前一代扫描仪仍保留了滤波反投影技术，但使用迭代重建更加普遍。迭代重建可以被视为一个概括性术语，涵盖了多种方法。CT 扫描仪中集成的迭代重建算法通常被称为统计学或基于模型的迭代重建技术（Stiller, 2018；Pelc and Wang, 2020）。迭代重建算法在低剂量扫描中特别有效，在高噪声情况下，能够在降低噪声的同时保持图像的清晰度和对比度（Widmann et al., 2016, 2017, 2023）。然而，完整而精确地模拟成像过程中的所有物理效应，仍然是一个计算上具有挑战性的问题。这正是深度学习展现其潜在优势的领域。

虽然可以通过不同的神经网络架构（如生成对抗网络、U-Net）来区分这些算法，但根据它们在图像重建过程中的应用阶段（如预处理、重建或后处理）来分类可能是一种更直观的方法（图 18-5）。

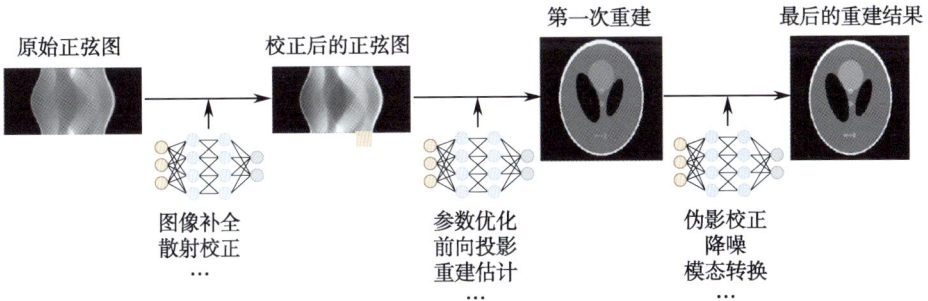

图 18-5　深度学习可以通过以下几种方式参与重建过程：(1) 预处理投影数据；(2) 集成到重建算法中；(3) 对重建数据进行后处理。该示例展示了 CT/CBCT 类型的重建过程，但这一方法也适用于 MRI 重建

1. 投影数据预处理　投影本身会受到多种因素的干扰。可以训练深度学习模型来校正多种原因导致的图像质量受损（如去噪、散射校正、运动校正），之后可以使用常规的重建算法。此外，对于因稀疏视角（即低剂量辐射）或有限角度（如断层合成或由于金属 / 运动等原因被丢弃的投影）而缺失的投影（或部分投影），也可以将其估算出来。

Maier 等（2019）开发了一种用于 CBCT 投影数据散射校正的 U-Net 类型深度学习模型，并将其应用于模拟和实验扫描中。他们发现，深度学习能够将头部扫描的散射分布估计误差控制在 2% 以内，而相应的散射校正方法（基于计算核的方法及混合方法）在相同数据上的误差分别为 14.5% 和 6.2%。这种深度学习模型在散射估计上的改进也使得重建的灰度值具有更高准确性，深度学习校正数据的偏差为 6HU，而未经校正的数据为 278HU，基于计算核的校正为 123HU，混合校正为 65HU。Pauwels 等（2019）将相同的 U-Net 架构应用于模拟 CBCT 数据的散射校正、射束硬化和截断（即外质量）校正。初步结果表明，由于这些效应在空间频率上存在显著差异，所以难以通过单一深度学习模型同时解决这些问题（图 18-6）。此外，特别是对于射束硬化和截断问题，相较于利用多个投影角度的互补信息的模型或结合在迭代重建过程中结果的模型来说，基于单个投影的简单校正可能不是最理想的方法。

多项研究探讨了在稀疏情况下和 / 或受限视角投影情况下的深度学习方法。如需更详尽的文献综述，读者可参考 Minnema 等（2022）的综述。Dong 等（2019）训练了一个 U-Net 模型，该模型作用于从初始滤波反投影重建中获得的前向投

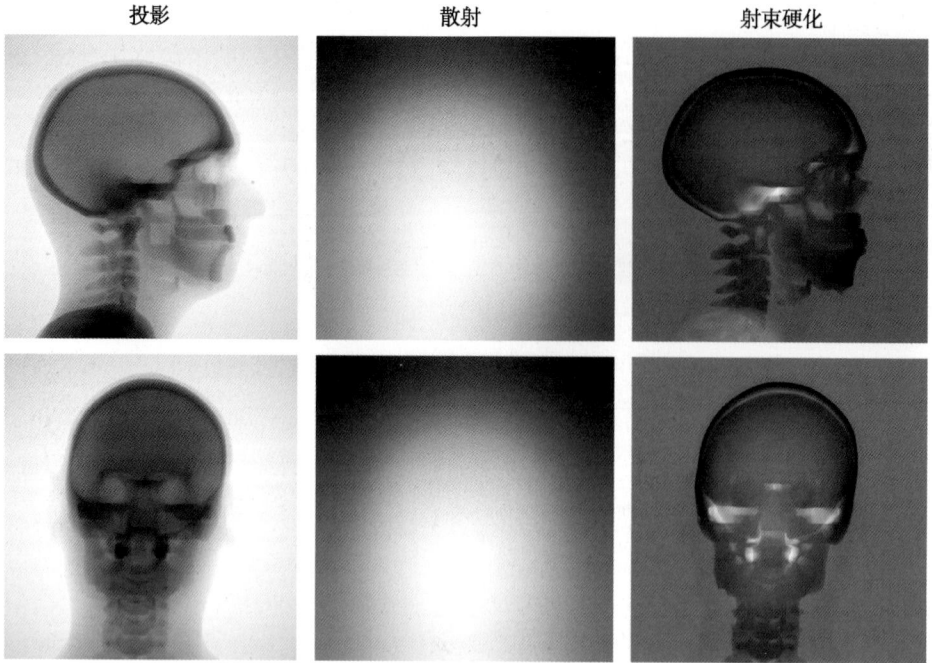

投影 散射 射束硬化

图 18-6 使用简化的 ICRP AM 网格型影像进行 CBCT 投影模拟。请注意，散射效应和射束硬化效应之间的表现不同，这可能会使同时校正变得复杂

影正弦图，完成正弦图的填补，然后使用滤波反投影得到最终结果。他们的方法可以应用于稀疏（最少 60 个投影）或有限角度（最少 90°）的情况。对于头部 CT 数据，与未经校正的滤波反投影重建结果相比，他们的方法显著提高了峰值信噪比（图 18-7），算法推理时间为 1s。基于生成对抗网络的正弦图补全也表现出了令人振奋的结果，例如在有限角度情况下，可以使用 U-Net 作为生成器（Li et al.，2019a），并且设置判别器用于判断补全的数据是真实的还是伪造的（图 18-8）。

深度学习同样被用于解决投影数据层面的金属伪影退化问题。这个问题在某种程度上类似于处理稀疏视图和受限视角的情况，因为需要填补正弦图中的缺失部分。在这种情况下，空白区域仅对应金属物体对应的投影部分。虽然插值法常用于修复受金属影响的投影，但研究表明，采用深度学习方法进行这些修复可以显著提升图像质量（Liang et al.，2019）。在针对口腔 CT 图像金属伪影退化的另一项研究中，研究者采用了 2 个卷积神经网络的组合，其中一个在投影域进行初步校正，然后进行滤波反投影重建，并在图像域进行第二次校正（Lee et al.，2020）。

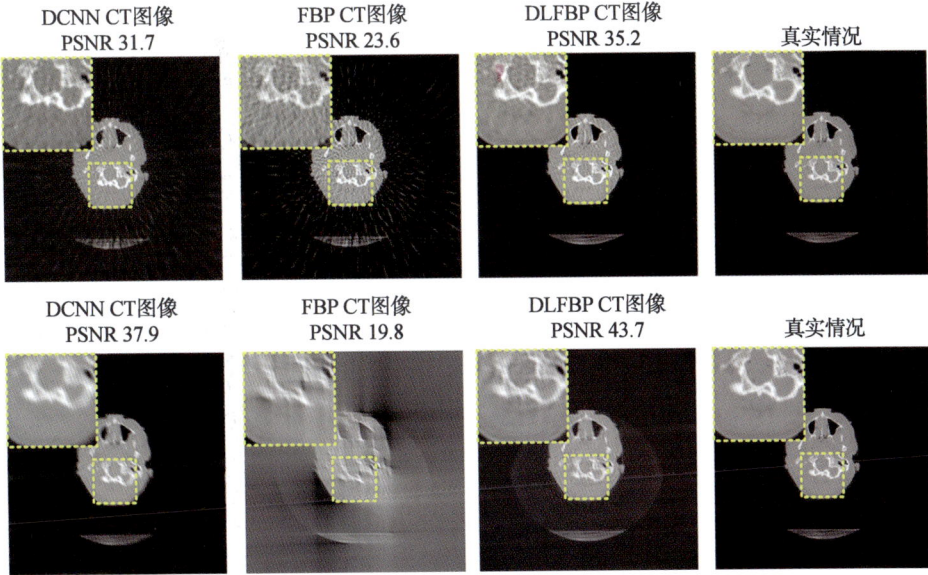

图 18-7　基于深度学习的正弦图补全用于稀疏（上）和有限角度（下）CT 扫描。DCNN. 深度卷积神经网络（Jin et al., 2017）；FBP. 滤波反投影；DLFBP. 深度学习滤波反投影（Dong et al., 2019）；PSNR. 峰值信噪比（根据知识共享署名许可协议转载自 Dong et al., 2019）

图 18-8　使用不同的方法重建头部 CT 扫描中有限角度（80°）感兴趣区（ROI）。FBP. 滤波反投影；SART-TV. 带有总变差正则化的同时代数重建技术（Yu and Wang, 2009）；patch-GAN（Li et al., 2019b）、SI-GAN（Li et al., 2019a）. 基于生成对抗网络的正弦图修复。参考图像是使用 SART-TV 对完整正弦图进行重建的。PSNR. 峰值信噪比；RMSE. 均方根误差（×10^{-3}）；NMAD. 标准化平均绝对距离；SSIM. 结构相似性指数。对于每个指标，表现最佳的方法以粗体突出显示（根据知识共享署名许可协议转载自 Li et al., 2019a）

2. 集成到重建算法内　　前文提到，深度学习的应用与重建技术相对独立。修正或修复正弦图后，原则上可以采用滤波反投影重建或迭代重建技术。本部分主要探讨深度学习与迭代重建技术的融合，其中深度学习被集成到重建流程中。这些方法的总体目标是克服迭代重建技术的局限，例如，在前向投影中使用复杂物理模型的计算需求、收敛性的总体难题、某些迭代重建技术对参数设置的灵敏度等。至于深度学习与滤波反投影的集成，Würfl 等（2016）建议用神经网络组件替代滤波反投影过程的步骤。具体而言，扇形或锥形束几何中的像素或体素权重可以替换为 1∶1 大小的层，滤波过程可以替换为卷积层，反投影可以替换为全连接层。最后，修正线性单元激活函数可以作为非负性限制。探究这种方法是否能提升 CBCT 图像质量，尤其是视野外围区域，将具有重要意义。

　　与前文的方法类似，深度学习与迭代重建技术的结合往往侧重于特定导致图像退化的情况，即稀疏视角和受限视角扫描、金属伪影、散射、射束硬化等。例如，使用卷积神经网络模拟压缩感知中的一次迭代，可以解决自适应参数选择的问题（Chen et al.，2018）。卷积神经网络还被用于替代 CT 中近端梯度下降的惩罚函数（Wu et al.，2019）。Chen 等（2020）开发了一种名为 AirNet 的深度学习模型，主要解决稀疏视图下总变分重建方法的挑战。他们的方法结合了分析和迭代重建，使用基于残差学习的神经网络进行正则化，并探索了在迭代之间使用密集连接，优化了先前迭代次数并将其设定为 $n=20$。优化后的 AirNet 在稀疏视图（低至 30 个投影）和有限角度（90°）的条件下，在前列腺 CT 扫描中的表现优于其他方法。Cheng 等（2017）提出了一种不同的方法，将迭代重建和深度学习结合，称之为"leapfrogging"。与之前的研究类似，他们结合了一定数量的前几次迭代信息，以预测未来迭代的图像。该方法通过确保迭代算法更快收敛，节省了计算时间。尽管作者在正电子发射断层成像（PET）中使用无池化层的图到图卷积神经网络验证了这一概念，但他们也强调了该方法在包括基于模型的迭代重建在内的其他成像模式中的潜在应用。

　　最近，美国医学物理学家协会发起了一项重大挑战，推动了使用深度学习进行稀疏视图 CT 重建的研究（Sidky and Pan，2022）。最佳提交方案的总结报告显示，与基准卷积神经网络方法相比，整体重建准确度显著提高，多达两个数量级（Sidky et al.，2021），同时在最差情况下的测试数据中表现出极高的鲁棒性。尽管排名前 5 位的方法中大多数都涉及从正弦图推导前向模型，但各自使用的方法不尽相同。最终胜出的方案包括一个包含预训练 U-Net 和数据一致性层的迭代网络（iterative network，ItNet），以确保预测结果与真实正弦图的一致性（Genzel et al.，2022）。他们的方法在计算效率上表现优异，通过使用十个网络集合的均值来提高一致性。

　　为了减少金属伪影，结合深度学习和迭代重建的方法是由 Park 等（2022）提出的。他们使用了一个类似于 U-Net 的编码器 - 解码器网络，但在下采样和上采样过程中引入了小波，并将其集成到口腔 CBCT 的迭代 MAR 算法中。与传统的 MAR 技术相比，这种方法通过体素值的标准差来降低金属伪影的定量效应。

3. 重建数据的后处理　有些研究尝试训练深度学习模型来校正使用传统算法重建的 CT/CBCT 扫描图像。虽然这种方法的效果可能有限，但这些模型相对容易开发，因为可以利用扫描仪上已有的重建算法，并且训练数据更易获取，因为不需要访问投影数据和校准信息。

前文已经介绍了超分辨和降噪方法，这些方法在 X 线片、重建扫描或其他图像上大多采用相似的技术。对于 CT，重建技术如 SART 和 ART 可以替代后处理技术进行降噪，但这些算法在数据不完整的情况下表现不佳。为了解决这个问题，Wang 等（2020）使用 U-Net 对 SART 重建的有限角度 CT 扫描进行伪影校正。与其他方法相比，包括一种将卷积神经网络与 FBP 而非 SART 结合的方法，这种方法显著提高了图像质量（图 18-9）。

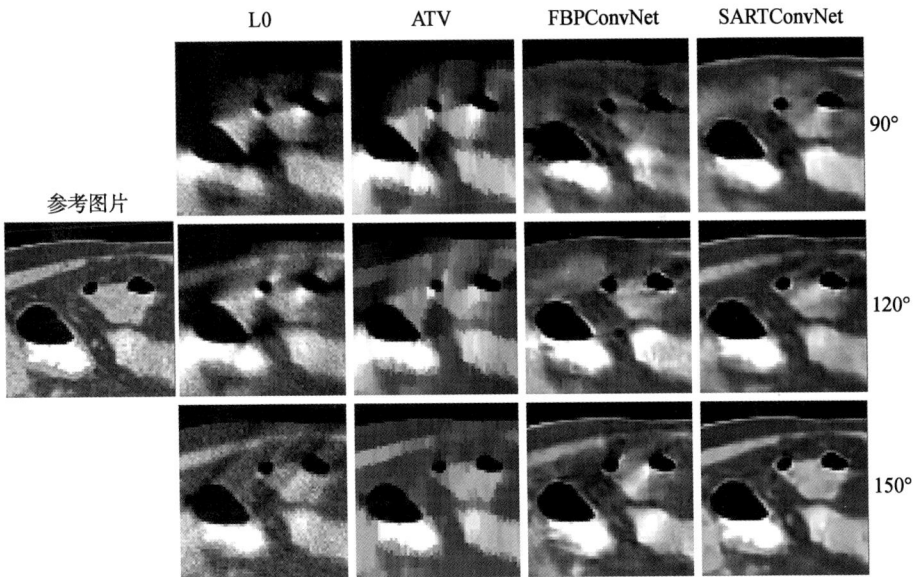

图 18-9　基于深度学习的计算机断层扫描（CT）图像后处理。图为有限角度的腹部 CT 扫描感兴趣区放大图。参考图像为全角度重建，L0 为正则化梯度先验重建（Yu et al., 2017）；ATV 为各向异性总变差（Jin et al., 2010）；FBPConvNet 和 SARTConvNet 分别为在滤波反投影和同时代数重建技术后应用卷积神经网络（Wang et al., 2020）（根据知识共享署名许可，转载自 Wang et al., 2020；此为原图的重标注版本）

重建后的深度学习还应用于金属伪影的校正。最近，一家主要的 CT 制造商开发了一种深度学习重建技术，旨在通过包含先进物理模型的线性 10 层卷积神经网络实现高剂量模型的图像质量重建（Tatsugami et al., 2019）。Sakai 等（2021）在带有金属部件的下颌骨模型上评估了这种重建模式，结果表明与混合迭代重建技术相比，该模式在主观图像质量和技术图像质量指标方面均有所改进。Huang 等（2018）使用改进后的 VGG 架构进行深度残差学习，生成了一种伪影图像，能够逐块从重建的 CT 数据中去除伪影（图 18-10）。Zhang 和 Yu（Zhang and Yu, 2018）提出了一种方法，将原始 FBP 重建与两个初步的 MAR 校正重建（如束硬化校正和线性插值）结合，作为三通道图像输入 5 层卷积神经网络中。该方法可以通过增加额外的 MAR 技术来扩展通道数量。结果显示，该方法在伪影抑制和解剖结构可见性方面优于传统的 MAR 方法，尤其是在口腔医学 CT 扫描中。Lee 等（2020）的研究使用了 2 个卷积神经网络，一个在投影域中进行初步的 MAR，另一个通过 FBP 和图像域中的第二个卷积神经网络进行最终的 MAR。

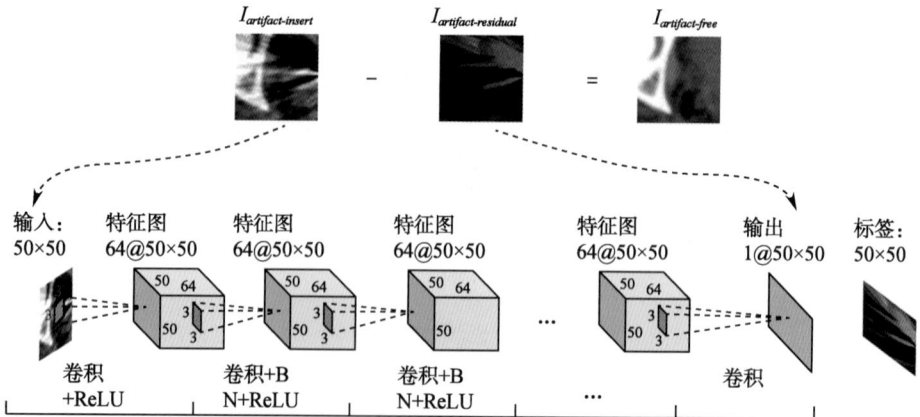

图 18-10　基于深度残差学习估计重建 CT 图像上的伪影（Huang et al., 2018）。其使用 50×50 像素的二维补丁作为卷积神经网络的输入。图像分辨率在整个网络中保持不变（即不进行下采样或上采样，这点不同于 U-Net）。输出结果估计每个像素的伪影强度，可以与输入图像结合生成无伪影图像（根据知识共享署名 4.0 国际许可协议，转载自 Huang et al., 2018）

　　Hyun 等（2022）提出了一种用于口腔 CBCT 的 MAR 新方法，该方法利用口内扫描作为额外的输入数据。具体来说，他们利用口内扫描提供的精确冠状边界来抑制该区域内充填物和其他金属物体产生的伪影。

　　需要注意的是，应用于重建 CT/CBCT 扫描的任何图像处理方法，其预期的图像质量改进都是有限的，特别是在灰度值饱和导致严重条纹的情况下。尽管缺失的值以某种"更智能"的方式填充，这种方式比插值投影方法更优，因为它利用了预期的结构信息而不是附近的像素或体素，但插值投影仍应被视为"最优预测"。通过后处理恢复诊断信息的可行性还有待进一步观察。

（二）MRI 重建

MRI 传统上只被用做口腔诊疗中的高级成像方式，主要在常规放射摄影不能满足需要以及关注软组织的情况下使用。然而，近年来学界对口腔 MRI 的兴趣有了显著增加，研究同样涵盖了其在硬组织中的应用（Fuglsig et al., 2021, 2023）。在撰写本文时，专用于口腔的 MRI 扫描仪正处于开发和（临床）测试的高级阶段，这些扫描仪具有更小的物理体积和内置冷却系统（Fischel and Eriksen, 2022）。

MRI 和 CT（或 CBCT）的图像采集原理和基本物理原理有根本的不同。CT采集是在图像空间中进行的，因为它是一种投影技术，扫描过程中源和探测器的位置是已知的。因此，可以将探测器上某个像素的信号等价于沿连接该像素和 X 线源的路径上的衰减积分。然而，MRI 使用磁场和射频脉冲（radiofrequency, RF），这些脉冲本质上没有空间属性。与 CT 相反，MRI 使用不同类型的编码，在 k 空间中采集数据。重建过程可以看作是将 k 空间数据解码为图像空间数据（Hansen and Kellman, 2015）。MRI 与 CT 重建的主要相似之处在于，两者都是反问题；在 MRI 中，利用对前向模型的先验知识（即填充 k 空间的方式）来生成图像。重建方法可以是直接的（如快速傅里叶变换）或迭代的（如压缩感知）。

与所有医学成像模式一样，MRI 的图像质量可以通过 4 个基本参数来衡量：清晰度、对比度、噪声和伪影。然而，由于 MRI 扫描涉及磁场和非电离辐射，因此图像退化的来源和效果在 CT 和 MRI 之间有很大差异。MRI 中的噪声来源包括患者内部的热噪声、射频线圈元件的噪声，以及模拟数字转换器的带宽和探测器噪声。伪影的来源有很多，包括混叠（常见于小视野）和磁场或梯度中的瑕疵，这会导致编码和解码之间的不匹配。口腔 MRI 特别容易受到金属伪影的影响，因为经常存在铁磁性质的物体，如正畸装置和修复体（Johannsen et al., 2023）。此外，MRI 的图像采集时间较长，容易产生运动伪影；虽然高带宽协议可以缩短采集时间，但这会增加噪声。

有关在 MRI 重建中使用深度学习可以在 Lin 等（2021）、Pal 和 Rathi 等（2022），以及 Chandra 等（2021）的综述中找到。类似于在 CT 重建的不同阶段使用深度学习，MRI 重建中的深度学习方法可以区分为 3 类：仅在 k 空间内操作的深度学习方法、涉及 k 空间和重建图像之间映射的深度学习方法，以及后处理方法。此外，还可以根据神经网络的架构进行区分，例如编码器 - 解码器网络和生成对抗网络。深度学习模型在训练中应用于稀疏采样、运动校正、涡流校正、金属 /磁化率伪影，以及通用去噪和超分辨等情况。图 18-11 展示了几种传统方法和基于深度学习的方法在加速 MRI 采集方面的比较。

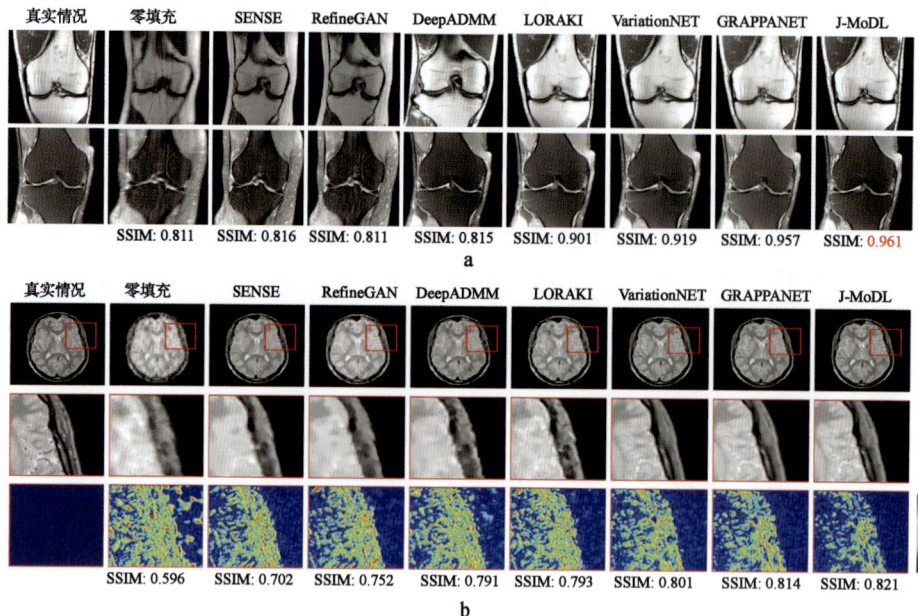

图 18-11　传统重建和基于深度学习的重建在 8 倍加速下在（a）膝盖和（b）大脑的快速 MRI 数据集的比较。除基本的"零填充"方法外，图中还评估了以下方法：SENSE（Pruessmann et al., 1999）、DeepADMM（Yang et al., 2016）、LORAKI（Kim et al., 2019）、RefineGAN（Quan et al., 2018）、VariationNET（Sriram et al., 2020a）、GrappaNet（Sriram et al., 2020b）和 J-MoDL（Aggarwal and Jacob, 2020）。除定性比较外，还显示了相应的结构相似性指数（SSIM）得分（根据 CC-BY 4.0 许可协议，转载自 Pal and Rathi, 2022）

（三）模态间转换

最后，深度学习还可以训练进行模态间转换，例如从 MRI 转换到 CT（用于放疗计划或骨分割）或从 CBCT 转换到 CT（用于 Hounsfield 单位校准和对比度噪声比的提升）。正如"图像配准中的深度学习"部分所述，模态间转换还可以促进多模态配准的实现。

与本章和第 17 章中讨论的其他应用类似，由于内存限制，在 3D 图像上训练深度学习方法可能具有挑战性。相比之下，逐层处理的 2D 深度学习模型可能会导致相邻切片之间的不一致。常见的解决方案是使用基于补丁的 3D 卷积神经网络。例如，使用 48×48×48 体素补丁的 3D U-Net 已经被用于 MRI-CT 转换，以便在头颈部放疗中进行剂量计算（Dinkla et al., 2019）。另一项研究则使用 32×32×32 体素的 MRI 补丁作为生成对抗网络的输入，生成 16×16×16 体素的伪 CT 补丁作为输出（Nie et al., 2017）。在放射治疗的剂量计算中，还进行了 2D 和 3D U-Net 从 T_1 MRI 扫描生成伪 CT 的比较，结果显示 2D 方法稍具优势；需要注意的是，3D U-Net 实际上是一种从 3D 到 2D 的架构，它基于包含 32 个连续切片的输入生成一个单独的切片作为输出（Neppl et al.，2019）。这种方法也被用于 cycleGAN，其中使用 3 个连续的 MRI 切片作为 2.5D 输入进行伪 CT 合成（Sun et al.，2023）。

　　对于模态间转换，获取充足的配对数据可能特别具有挑战性，通常需要在输入和标签之间进行精确配准。例如，头颈部 MRI-CT 转换的研究使用仿射配准来匹配数据，然后训练不同的编码器 - 解码器类型的网络（Bambach and Ho，2022），或者使用未配对的图像来训练网络。为了在自适应放疗中进行剂量计算，将低剂量 CBCT 转换为伪 CT，研究者研究了条件 GAN（配对）、循环一致 GAN（未配对）和注意力引导的 GAN（未配对），其中注意力引导的 GAN 显示了最好的结果（Gao et al.，2021）。相反，一项关于 MRI-CT 转换以增强骨骼可视化的研究表明，配对的 U-Net 比未配对的循环 GAN 表现更佳（Song et al.，2021）。事实上，未配对的方法在模态间转换中可能导致边缘不一致，特别是 MRI 和 CT 中的对比度变化。为了提高边界区域中 MRI-CT 循环 GAN 的性能，研究者提出了使用梯度一致性损失的方法（Hiasa et al.，2018）。需要注意的是，由于 MRI 协议之间的图像外观差异（例如，T_1 与 T_2 对比后，液体衰减反转恢复），训练用于伪 CT 合成的通用深度学习模型可能会很困难，可能需要重新训练（Li et al.，2021）。为了促进 MRI-CT 转换，可以首先进行强度归一化（Hou et al.，2021）。

　　在考虑从 CBCT 转换为伪 CT 时，必须注意两种模态之间的清晰度差异，并确保所采用的方法能够在保持 CBCT 清晰度的同时，实现 CT 的对比度、噪声和 HU 精度。

要点总结：图像重建中的深度学习
- 基于深度学习的重建是一个概括性术语，涵盖了多种在原始数据上操作、在重建过程本身的操作和后处理的方法。
- 大多数研究评估了深度学习重建方法在诊断效能量表（Fryback and Thornbury，1991）的一级性能（如噪声、清晰度），未来则需要更多证据来证明这些方法在更高级别效能中的效果（如诊断准确性、对治疗计划或结果的影响）。

四、图像配准中的深度学习

（一）概述

　　配准是指将两个或多个图像在空间上对齐。在医学领域，配准有着广泛的应用。由于其定义较为宽泛，医学图像配准的方法也有多种分类方式（Fu et al.，2020）。

（1）单模态 vs. 多模态：通常情况下，单模态配准更为简单，因为源图像和目标图像具有高度相似的特性；而多模态配准则更加复杂，可能涉及 2D 到 2D、3D 到 3D、2D 到 3D 等多种方式。

（2）跨患者 vs. 患者内：跨患者配准通常是单模态配准，患者内配准则可以进一步区分为同一天的多模态采集和不同日期的单模态采集。

（3）刚性 vs. 相似性 vs. 仿射 vs. 变形（图 18-12）：刚性配准涉及图像的平移和旋转，对于 3D 图像的刚性配准则涉及 6 个自由度。相似性变换还包括各向同性缩放因子，在某图像没有进行几何校准时可能有帮助。仿射配准增加了非各向同性缩放和倾斜变换，因此相比刚性配准，自由度增加了一倍。变形（非刚性）配准，顾名思义涉及曲线变换矩阵（B 样条），其可以对不同形状的对象进行图像对齐（例如，在由手术、减肥或运动引起的组织变形的情况下进行的跨患者和患者内配准）。

（4）基于体素 vs. 基于表面 vs. 基于标志物：基于体素的配准（2D 图像中基于像素配准）试图找到每个元素原始强度之间的成对对应关系。基于表面的配准用于匹配网格的数据类型（例如，分割 CT/CBCT 扫描与口内扫描 / 面部扫描之间）。基于标志物的配准则通过最小化一组标志物之间的距离来实现，这些标志物通常被手动放置在不同的解剖位置。

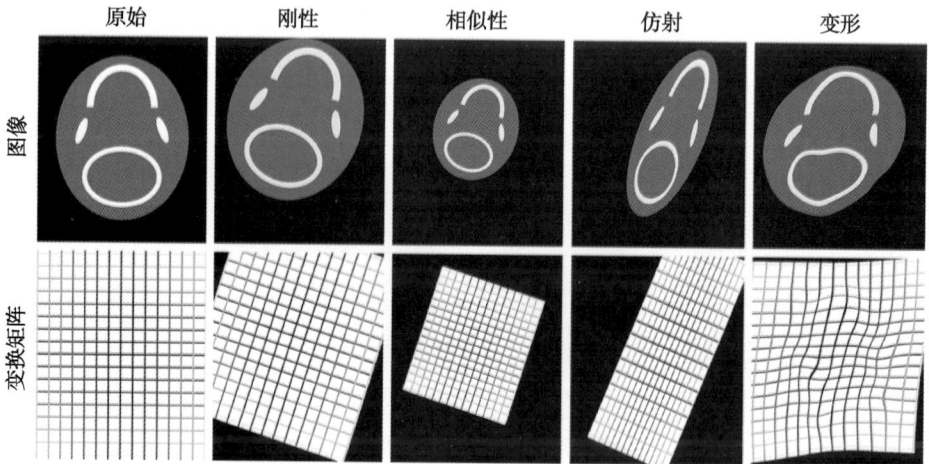

图 18-12　图像配准中使用的变换类型

多年来，研究者提出了多种用于通用或特定模态 / 应用的图像配准算法（Fu et al.，2020）。一个普遍的难题是如何在合理的计算时间内实现高精度和鲁棒性，特别是对于高分辨率图像的 3D 配准。为此，最近的研究探索了使用深度学习作为图像配准优化工具的可能性。本节将重点描述深度学习在图像配准中的应用，欲了解详尽的文献综述，请参阅 Fu 等（2020）、Xiao 等（2021），以及特别针对变形配准的 Zou 等（2022）的工作。

（二）深度学习配准方法的类型

在图像配准领域，深度学习可以通过多种方式进行分类。Fu 等（2020）提出了 6 种通用的方法类别，这些方法几乎都使用某种类型的（卷积）神经网络，还包括使用不同机器学习算法（如随机森林、支持向量机）的其他方法。Xiao 等（2021）则提出了 3 种主要的类别：①深度迭代配准（包括深度相似性和强化学习）；②监督配准；③无监督配准（包括基于 GAN 的配准）。下文将对这两种分类稍做修改并进行介绍。

1. **深度相似性（包括强化学习）**　图像配准的结果高度依赖多个图像之间的相似性度量。根据所使用的度量类型，算法会尝试最小化或最大化该值，以实现最佳对齐。深度相似性方法试图超越传统基于强度的图像相似性度量，包括均方误差和互信息。尽管这些传统度量在单模态配准中表现良好，但它们存在一些共同的限制，例如，对噪声和伪影很敏感。此外，通常在单个像素或体素层面上计算这些度量，无法自然地考虑图像特征之间的相对重要性（Xiao et al.，2021）。

不同的研究提出了使用可训练的深度相似性分类器，对齐结果可以表示为两类，即"对齐"或"未对齐"（Cheng et al.，2018；Simonovsky et al.，2016），随后通过使用适当的损失函数，可以优化分类结果。上述研究使用的是监督学习，另外一些研究探索了在图像配准中应用强化学习。尽管强化学习可以被视为单独一类，但这里仍然对其进行讨论，因为强化学习也重新定义了评估图像间相似性的方法。具体来说，强化学习需要定义奖励函数，这是一种搜索参数空间以最大化奖励，并同时利用已获得信息的方法。强化学习方法已被用于各种图像配准任务，如 CBCT-CT 配准（Liao et al.，2016）、2D-3D 射线 -CT 配准（Miao et al.，2017）和 MRI-CT 配准（Sun et al.，2019；图 18-13）等。为了优化性能并提高计算效率，强化学习需要针对特定任务进行调整，应避免随机搜索或暴力搜索，训练达到收敛状态的时间也是一个需要注意的问题（Xiao et al.，2021）。由于涉及问题的自由度有限（如平移和旋转），意味着强化学习主要针对刚性配准问题，虽然也有研究提出了用于变形配准的方法，以监督方式训练其奖励函数（Krebs et al.，2017）。此外，具有深度学习组件的强化学习方法也已被开发出用于检测 3D 标志物（Ghesu et al.，2016），标志物检测结果便可以用于基于标志物的配准方法。

另外一类完全不同的方法是使用机器学习结合多种度量来增加鲁棒性。Ferrante 等（2019）训练了一个支持向量机，该模型考虑了多种相似性特征，并且优于基于单一度量的方法。

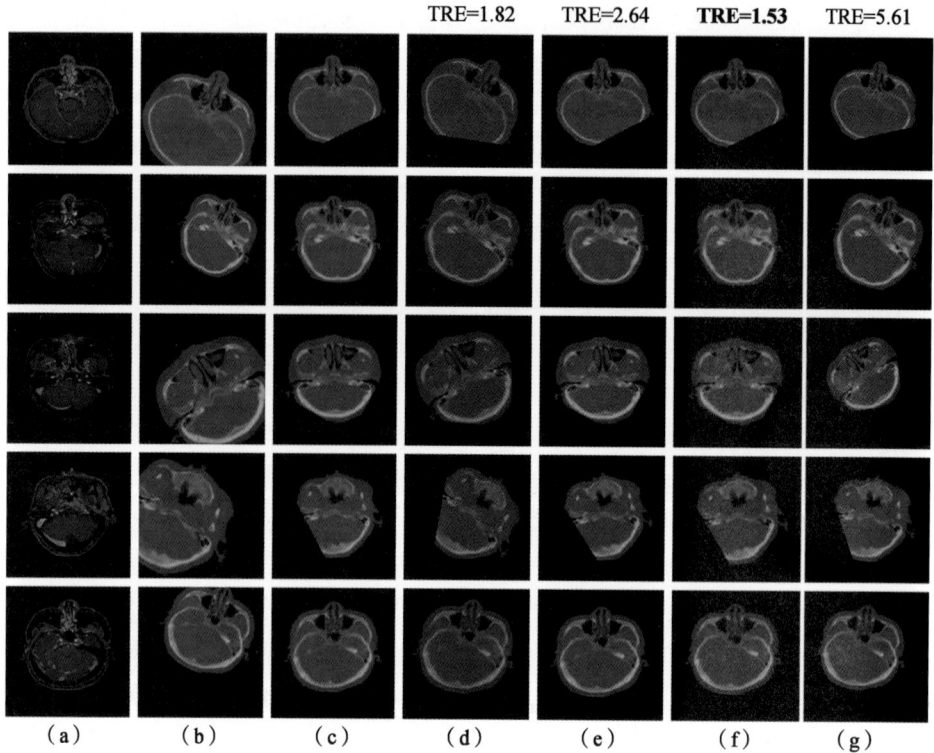

图 18-13 不同方法的 MRI-CT 配准结果比较。a. 固定图像；b. 初始移动图像；c. 移动图像的真实配准；d. 常规配准算法（elastix；高级 Mattes 互信息）；e. 使用变换矩阵的监督学习算法；f. 带有标志物误差的深度递归强化学习算法；g. 与 f 相同的网络，使用监督学习算法（均方误差）。每种方法上方显示了两个测试案例的平均目标配准误差（TRE）；性能最好的方法以粗体突出显示（经 Springer Nature 许可，转载自 Sun et al., 2019）

对于采用监督或强化学习的深度相似性方法，一个主要的问题是需要准确对齐图像。获得这样的训练数据集可能非常困难，特别是在多模态配准的情况下。如果最终目标是超越传统配准方法，这一问题则尤为明显。所幸其他领域的深度学习方法已经解决了这个问题，一些深度相似性研究便尝试通过使用特定的数据增强技术（Sedghi et al., 2018）或使用无监督的自编码器学习低级特征（Wu et al., 2016）来解决这一问题。

虽然深度相似性方法在许多情况下表现优异，通常优于传统度量，但它们在图像配准中的计算挑战依然存在，因为这些方法仍依赖迭代过程。此外，这些度量的解释性较差，并且评估或改进训练/验证性能很难。基于深度相似性的优化算法还需要这些度量具有平滑的一阶导数。尽管深度相似性方法能够提高配准结果或加速收敛，使用直接变换的深度学习方法在本质上可能更好。由于深度学习方法的准确性不断提高，可以发现，深度相似性和强化学习方法的关注度在 21 世纪 10 年代末有所下降（Fu et al.，2020；Xiao et al.，2021）。

2. 单次变换（监督学习）　如前所述，尽管深度学习可以提高迭代配准方法的性能，但计算速度仍然是一个问题。因此，最近的研究在一定程度上转向了单次预测最佳变换的深度学习方法。虽然这种方法从临床实施的角度来看可能加快烦琐的过程，但也被认为更加具有挑战性。

对于监督学习的单次变换方法，与所有其他需要真实数据的方法一样，训练性能依赖于已知变换的图像对。这些图像对通常在训练过程中生成，例如，可以通过随机施加变换、使用传统配准方法或基于模型变换来生成（Fu et al.，2020）。

监督学习也有多种不同的实现方式。传统的监督学习在训练过程中关注模型的最终输出，并将其与预期输出的损失最小化。还有一些配准方法被认为是弱监督，因为它们不直接比较整个原始图像的相似性，而是关注诸如解剖掩模或标志物等特定的表示形式。另外一些方法是深度监督，因其在训练时不仅考虑最终输出，还关注各个层的输出。双重监督方法结合了有监督和无监督损失，也同样得到了发展。

单次变换方法的性能受限于大多数研究都只是探索性的，在许多情况下，单次变换尚未优于传统的配准方法（Fu et al.，2020）。一些常见的问题包括过拟合、由于 GPU 内存限制需要对图像进行下采样或分块处理，以及需要预配准的问题（Sun and Zhang，2018；Sokooti et al.，2019；Eppenhof and Pluim，2019）。尽管这些方法的局限性可以通过无监督学习来解决（见下文），但预计人们对进一步开发监督学习方法仍将有着很大的兴趣。

3. 单次变换（无监督学习）　无监督学习变换方法不依赖于训练数据集，其性能主要取决于合适的网络设计和损失函数。因此，一种很有潜力的方法是空间变换网络（Jaderberg et al.，2015），该网络可以作为模块嵌入到卷积神经网络架构中，如自编码器（Yoo et al.，2017）和 U-Net 变体（Balakrishnan et al.，2018，2019），从而计算出相似性损失值。

然而一些研究结合了分割和配准（Balakrishnan et al.，2019；Qin et al.，2018；Mahapatra et al.，2018）。事实上二者是互补的、相互加强的，因为它们都依赖于相似的特征。

无监督学习变换方法可能比监督学习方法更受欢迎，主要是因为监督学习方法缺乏合适的训练数据。虽然如今无监督学习方法的结果显示出有前途的性能，但大多数研究却仅涉及单模态配准，将其应用于不同模态图像的配准可能更具挑战性。预计人们对无监督单次变换的研究兴趣也将保持高涨（Fu et al.，2020）。

4. 配准中的生成对抗网络　生成对抗网络在前文中被介绍为用于各种图像处理任务的多功能工具，如去噪、超分辨率、投影补全和伪影校正。在图像配准的背景下，生成对抗网络也可以作为辅助方法使用。

（1）正则化变换：已经有很多不同的方法使用生成对抗网络中的鉴别器和对抗损失来验证配准结果，最显著的应用是验证图像是否对齐（Fan et al.，2019），也可以用于确保变换结果仍然是逼真的图像（Lei et al.，2020），这对于变形配准尤其重要。生成对抗网络的这一应用可以看作是上述深度相似性方法的一个特殊案例。

（2）生成伪单模态图像：对于多模态配准任务，深度学习的配准方法可能特别具有挑战性，因此生成对抗网络可以作为预处理步骤，将图像从一种模态转换到另一种模态（参见"模态间转换"部分），从而在本质上将配准任务转化为单模态配准。

5. 配准验证　Fu 等（2020）分类出一组用于配准验证的方法，这些方法不同于常规或深度相似性度量，并不直接用于配准过程本身，但其提供了更具解释性和相关性的性能评估。

（三）深度学习配准在口腔诊疗中的应用

由于深度学习配准是一个相对较新的领域，可能比其他深度学习方法在医学成像中的应用更为新颖，因此涉及口腔诊疗应用的研究一直较为稀少。然而，前面描述的几种方法预计均可以直接（无监督）应用于口腔图像，或者在口腔医疗数据上经过适应/重新训练（监督/强化）后使用。

一个潜在的应用是 CBCT（或 CT）数据与口内扫描数据的配准（图 18-14）。在最近的一项研究中（Piao et al.，2022），研究者将深度学习配准工具与软件包中的基于标志点的方法、基于表面的方法和一种手动方法进行了比较。尽管关于深度学习工具的细节是特有的，但结果显示其配准精确度与其他方法相似，平均误差约为 0.3mm。然而，使用深度学习进行配准所需的时间大幅减少，平均只需 12s（请注意：深度学习工具是基于云的算法），而手动配准则需 416s，基于表面的配准需 230s，基于标志点的配准需 93～125s。研究还发现，深度学习配准对口腔修复体的数量很敏感，其他非手动配准方法也有类似的灵敏度。Kim 等（2023）提出了一种新方法，试图解决口腔修复体伪影问题。他们使用 2D 卷积神经网络确定一个平面，该平面在 CT 扫描的侧向最大强度投影中分离上下牙齿，然后通过确定沿分离平面每个点最近的"硬组织"体素来确定牙齿表面。对于配准，他们提出了一种名为邻域曲率方差的方法，这种方法与表面光滑度的强局部变化相关，这些变化对应于伪影或诸如切口边缘（incisal edges）等自然变化的表面。尽管他们的方法优于其他替代方法，但其对 HU 的阈值选择非常敏感。因此，尚须观察该方法是否能够较为容易地应用于 CBCT 数据。Chung 等（2020）提出了另一种 CT 与光学扫描配准的方法，该方法不依赖于 CT

图 18-14　上图为使用深度学习进行口内扫描（左）和面部扫描（右）与锥形束计算机断层扫描的自动配准；下图为不同配准方法的比较。红色指深度学习配准；橙色指手动配准；黄色指基于表面的配准；绿色和蓝色指基于标志点的配准。根据该图中显示的视觉重叠的高度，不同方法之间的平均误差没有显著差异（上图经韩国首尔 Dentbird 许可转载。下图经 Springer Nature 许可，转载自 Piao et al.，2022；此为原图裁剪版）

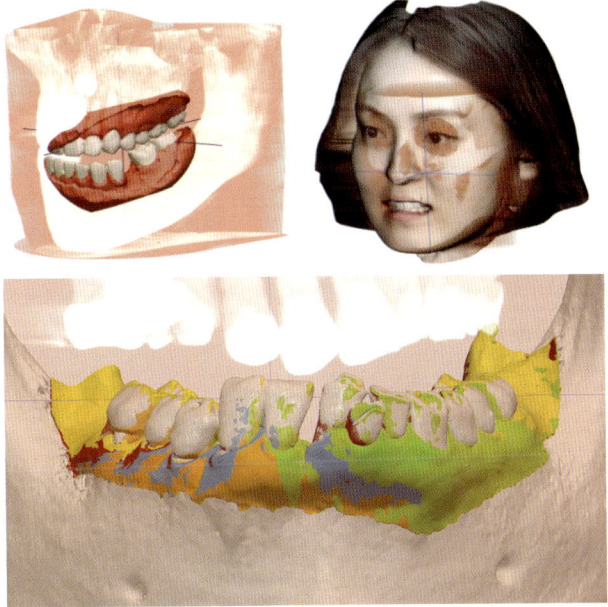

图像的预分割。类似于 Kim 等（2023）的研究，他们将 CT 的基于体素的 3D 数据减少到侧向最大强度投影，随后使用两个并行操作的 VGG-16 卷积神经网络来确定两个数据集上的对应点和线以进行初始对齐，最后通过使用聚类匹配相似性来进一步优化配准效果。

　　另一个潜在的应用是将整个治疗过程中获取的单模态 CT 或 CBCT 扫描进行配准，以评估硬组织和软组织的变化。需要注意的是，头影测量标志识别（第 17 章中描述的深度学习应用）可以作为大容量 CBCT 或 CT 扫描自动标志点配准的初始步骤。然而，临床应用时可能涉及患者的生长和／或外科手术干预，这会改变患者形态的某些方面，从而限制了基于标志点图像叠加的相关性。在这种情况下，使用具有固定形态的解剖特征进行区域刚性配准（无论是基于体素还是基于表面）可能更有用（Cevidanes et al.，2009）。因此，需要进一步研究以评估深度学习在这一领域的应用。

　　至于其他口腔医学领域的应用，值得关注的是深度学习是否会开启新的临床配准应用，例如 2D 到 3D 的配准将是一个非常有趣的研究方向。

要点总结：图像配准中的深度学习

- 使用深度学习进行配准涵盖了各种方法：有些是通用的，有些则高度针对特定的配准任务。

- 与深度学习在图像处理中的其他应用不同，在其他应用中深度学习通常优于其替代方法，但在单次变换的深度学习配准中尚未发现能稳定地优于传统配准技术的方法。
- 预计本领域的研究兴趣将持续保持高涨，主要焦点可能是无需迭代过程的监督学习或无监督学习方法，以及将分割和配准结合的新流程。

参考文献

Aetesam H, Maji SK. Perceptually motivated generative model for magnetic resonance image denoising. J Digit Imaging. 2023;36:725–38. https://doi.org/10.1007/s10278-022-00744-2.

Aggarwal HK, Jacob M. J-MoDL: joint model-based deep learning for optimized sampling and reconstruction. IEEE J Sel Top Signal Process. 2020;14:1151–62. https://doi.org/10.1109/jstsp.2020.3004094.

Armando M, Franco JS, Boyer E. Mesh denoising with facet graph convolutions. IEEE Trans Vis Comput Graph. 2022;28:2999–3012. https://doi.org/10.1109/TVCG.2020.3045490.

Azour L, Hu Y, Ko JP, Chen B, Knoll F, Alpert JB, et al. Deep learning denoising of low-dose computed tomography chest images: a quantitative and qualitative image analysis. J Comput Assist Tomogr. 2023;47:212–9. https://doi.org/10.1097/RCT.0000000000001405.

Balakrishnan G, Zhao A, Sabuncu MR, Guttag J, Dalca AV. An unsupervised learning model for deformable medical image registration. In: Proc IEEE/CVF Conf Comput Vis Pattern Recognit. 2018. pp. 9252–9260. https://doi.org/10.1109/CVPR.2018.00964.

Balakrishnan G, Zhao A, Sabuncu MR, Guttag J, Dalca AV. VoxelMorph: a learning framework for deformable medical image registration. IEEE Trans Med Imaging. 2019;38:1788–800. https://doi.org/10.1109/TMI.2019.2897538.

Bambach S, Ho ML. Deep learning for synthetic CT from bone MRI in the head and neck. AJNR Am J Neuroradiol. 2022;43:1172–9. https://doi.org/10.3174/ajnr.A7588.

Bashir SMA, Wang Y, Khan M, Niu Y. A comprehensive review of deep learning-based single image super-resolution. PeerJ Comput Sci. 2021;7:e621. https://doi.org/10.7717/peerj-cs.621.

Cavigelli L, Hager P, Benini L. CAS-CNN: a deep convolutional neural network for image compression artifact suppression. Int Jt Conf Neural Netw. 2017;752–759. https://doi.org/10.1109/IJCNN.2017.7965927.

Cevidanes LH, Heymann G, Cornelis MA, DeClerck HJ, Tulloch JF. Superimposition of 3-dimensional cone-beam computed tomography models of growing patients. Am J Orthod Dentofac Orthop. 2009;136:94–9. https://doi.org/10.1016/j.ajodo.2009.01.018.

Chandra SS, Bran Lorenzana M, Liu X, Liu S, Bollmann S, Crozier S. Deep learning in magnetic resonance image reconstruction. J Med Imaging Radiat Oncol. 2021;65:564–77. https://doi.org/10.1111/1754-9485.13276.

Chaudhari AS, Fang Z, Kogan F, Wood J, Stevens KJ, Gibbons EK, et al. Super-resolution musculoskeletal MRI using deep learning. Magn Reson Med. 2018;80:2139–54. https://doi.org/10.1002/mrm.27178.

Chen H, Zhang Y, Kalra MK, Lin F, Chen Y, Liao P, et al. Low-dose CT with a residual encoder-decoder convolutional neural network. IEEE Trans Med Imaging. 2017;36:2524–35. https://doi.org/10.1109/TMI.2017.2715284.

Chen H, Zhang Y, Chen Y, Zhang J, Zhang W, Sun H, et al. LEARN: learned experts' assessment-based reconstruction network for sparse-data CT. IEEE Trans Med Imaging. 2018;37:1333–47. https://doi.org/10.1109/TMI.2018.2805692.

Chen G, Hong X, Ding Q, Zhang Y, Chen H, Fu S, et al. AirNet: fused analytical and iterative reconstruction with deep neural network regularization for sparse-data CT. Med Phys. 2020;47:2916–30. https://doi.org/10.1002/mp.14170.

Chen Q, Song H, Yu J, Kim K. Current development and applications of super-resolution ultrasound imaging. Sensors (Basel). 2021;21:2417. https://doi.org/10.3390/s21072417.

Cheng L, Ahn S, Ross SG, Qian H, De Man B. Accelerated iterative image reconstruction using a deep learning based leapfrogging strategy. In: Proc Int Conf Fully Three-Dimensional Image Reconstr Radiol Nucl Med. 2017. https://doi.org/10.13140/RG.2.2.32134.88647.

Cheng X, Zhang L, Zheng Y. Deep similarity learning for multimodal medical images. Comput Methods Biomech Biomed Engin. 2018;6:248–52. https://doi.org/10.1080/21681163.2015.1135299.

Chung M, Lee J, Song W, Song Y, Yang IH, Lee J, Shin YG. Automatic registration between dental cone-beam CT and scanned surface via deep pose regression neural networks and clustered similarities. IEEE Trans Med Imaging. 2020;39:3900–9. https://doi.org/10.1109/TMI.2020.3007520.

Cohen T, Welling M. Group equivariant convolutional networks. In: Proc Int Conf Mach Learn. 2016;48:2990–9. https://doi.org/10.48550/arXiv.1602.07576.

Dabov K, Foi A, Katkovnik V, Egiazarian K. BM3D image denoising with shape-adaptive principal component analysis. 2009.

Dai T, Cai J, Zhang Y, Xia ST, Zhang L. Second-order attention network for single image superresolution. In: Proc IEEE Comput Soc Conf Comput Vis Pattern Recognit. 2019. pp. 11065–11074. https://doi.org/10.1109/CVPR.2019.01132.

Dinkla AM, Florkow MC, Maspero M, Savenije MHF, Zijlstra F, Doornaert PAH, et al. Dosimetric evaluation of synthetic CT for head and neck radiotherapy generated by a patch-based three-dimensional convolutional neural network. Med Phys. 2019;46:4095–104. https://doi.org/10.1002/mp.13663.

Dong C, Loy CC, He K, Tang X. Learning a deep convolutional network for image super-resolution. Lect Notes Comput Sci. 2014;8692:184–99. https://doi.org/10.1007/978-3-319-10593-2_13.

Dong C, Loy CC, Tang X. Accelerating the super-resolution convolutional neural network. Lect Notes Comput Sci. 2016;9906:391–407. https://doi.org/10.1007/978-3-319-46475-6_25.

Dong J, Fu J, He Z. A deep learning reconstruction framework for X-ray computed tomography with incomplete data. PLoS One. 2019;14:e0224426. https://doi.org/10.1371/journal.pone.0224426.

Eppenhof KAJ, Pluim JPW. Pulmonary CT registration through supervised learning with convolutional neural networks. IEEE Trans Med Imaging. 2019;38:1097–105. https://doi.org/10.1109/TMI.2018.2878316.

Fan J, Cao X, Wang Q, Yap PT, Shen D. Adversarial learning for mono- or multi-modal registration. Med Image Anal. 2019;58:101545. https://doi.org/10.1016/j.media.2019.101545.

Feldkamp LA, Davis LC, J. W. Kress JW. Practical cone-beam algorithm. J Opt Soc Am A 1984;1:612–9. https://doi.org/10.1364/JOSAA.1.000612.

Ferrante E, Dokania PK, Silva RM, Paragios N. Weakly supervised learning of metric aggregations for deformable image registration. IEEE J Biomed Health Inform. 2019;23:1374–84. https://doi.org/10.1109/JBHI.2018.2869700.

Fischel S, Eriksen LW. I was so excited that I was hardly able to sleep last night. 2022. https://dent.au.dk/en/display/artikel/jeg-er-saa-spaendt-at-jeg-naesten-ikke-har-sovet-i-nat. Accessed 23 Apr 2023.

Fryback DG, Thornbury JR. The efficacy of diagnostic imaging. Med Decis Mak. 1991;11:88–94. https://doi.org/10.1177/0272989X9101100203.

Fu Y, Lei Y, Wang T, Curran WJ, Liu T, Yang X. Deep learning in medical image registration: a review. Phys Med Biol. 2020;65:20TR01. https://doi.org/10.1088/1361-6560/ab843e.

Fu B, Zhang X, Wang L, Ren Y, Thanh DNH. A blind medical image denoising method with noise generation network. J Xray Sci Technol. 2022;30:531–47. https://doi.org/10.3233/XST-211098.

Fuglsig JMCES, Wenzel A, Hansen B, Lund TE, Spin-Neto R. Magnetic resonance imaging for the planning, execution, and follow-up of implant-based oral rehabilitation: systematic review. Int J Oral Maxillofac Implants. 2021;36:432–41. https://doi.org/10.11607/jomi.8536.

Fuglsig JMCES, Hansen B, Schropp L, Nixdorf DR, Wenzel A, Spin-Neto R. Alveolar bone measurements in magnetic resonance imaging compared with cone beam computed tomography: a pilot, ex-vivo study. Acta Odontol Scand. 2023;81:241–8. https://doi.org/10.1080/0001635 7.2022.2121321.

Gao L, Xie K, Wu X, Lu Z, Li C, Sun J, et al. Generating synthetic CT from low-dose cone-beam CT by using generative adversarial networks for adaptive radiotherapy. Radiat Oncol. 2021;16:202. https://doi.org/10.1186/s13014-021-01928-w.

Genzel M, Gühring I, Macdonald J, März M. Near-exact recovery for tomographic inverse problems via deep learning. arXiv. 2022:2206.07050. https://doi.org/10.48550/arXiv.2206.07050.

Ghesu FC, Georgescu B, Mansi T, Neumann D, Hornegger J, Comaniciu D. An artificial agent for anatomical landmark detection in medical images. Lect Notes Comput Sci. 2016;9902:229–37. https://doi.org/10.1007/978-3-319-46726-9_27.

Guo S, Yan Z, Zhang K, Zuo W, Zhang L. Toward convolutional blind denoising of real photographs. Proc IEEE Conf Comput Vis Pattern Recognit. 2019:1712–1722. https://doi.org/10.1109/CVPR.2019.00181.

Hansen MS, Kellman P. Image reconstruction: an overview for clinicians. J Magn Reson Imaging. 2015;41:573–85. https://doi.org/10.1002/jmri.24687.

Hariharan SG, Kaethner C, Strobel N, Kowarschik M, Fahrig R, Navab N. Robust learning-based x-ray image denoising-potential pitfalls, their analysis and solutions. Biomed Phys Eng Express. 2022;8. https://doi.org/10.1088/2057-1976/ac3489.

Hegazy MAA, Cho MH, Lee SY. Image denoising by transfer learning of generative adversarial network for dental CT. Biomed Phys Eng Express. 2020;6:055024. https://doi.org/10.1088/2057-1976/abb068.

Hiasa Y, Otake Y, Takao M, Matsuoka T, Takashima K, Carass A, et al. Cross-modality image synthesis from unpaired data using CycleGAN. Lect Notes Comput Sci. 2018;11037:31–41. https://doi.org/10.1007/978-3-030-00536-8_4.

Hou KY, Lu HY, Yang CC. Applying MRI intensity normalization on non-bone tissues to facilitate pseudo-CT synthesis from MRI. Diagnostics (Basel). 2021;11:816. https://doi.org/10.3390/diagnostics11050816.

Hu X, Mu H, Zhang X, Wang Z, Tan T, Sun J. Meta-SR: a magnification-arbitrary network for super-resolution. Proc IEEE Comput Soc Conf Comput Vis Pattern Recognit. 2019:1575–1584. https://doi.org/10.1109/CVPR.2019.00167.

Huang X, Wang J, Tang F, Zhong T, Zhang Y. Metal artifact reduction on cervical CT images by deep residual learning. Biomed Eng Online. 2018;17:175. https://doi.org/10.1186/s12938-018-0609-y.

Hugelier S, de Rooi JJ, Bernex R, Duwé S, Devos O, Sliwa M, et al. Sparse deconvolution of high-density super-resolution images. Sci Rep. 2016;6:21413. https://doi.org/10.1038/srep21413.

Hyun CM, Bayaraa T, Yun HS, Jang TJ, Park HS, Seo JK. Deep learning method for reducing metal artifacts in dental cone-beam CT using supplementary information from intra-oral scan. Phys Med Biol. 2022;67. https://doi.org/10.1088/1361-6560/ac8852.

Jaderberg M, Simonyan K, Zisserman A, Kavukcuoglu K. Spatial transformer networks. arXiv. 2015:1506.02025. https://doi.org/10.48550/arXiv.1506.02025.

Jiang X, Zhu Y, Zheng B, Yang D. Images denoising for COVID-19 chest X-ray based on multi-resolution parallel residual CNN. Mach Vis Appl. 2021;32:100. https://doi.org/10.1007/s00138-021-01224-3.

Jin X, Li L, Chen Z, Zhang L, Xing Y. Anisotropic total variation for limited-angle CT reconstruction. IEEE Nucl Sci Symp Med Imaging Conf. 2010:2232–38. https://doi.org/10.1109/NSSMIC.2010.5874180.

Jin KH, McCann MT, Froustey E, Unser M. Deep convolutional neural network for inverse problems in imaging. IEEE Trans Image Process. 2017;26:4509–22. https://doi.org/10.1109/TIP.2017.2713099.

Johannsen KM, de Carvalho E, Silva Fuglsig JM, Hansen B, Wenzel A, Spin-Neto R. Magnetic resonance imaging artefacts caused by orthodontic appliances and/or implant-supported prosthesis: a systematic review. Oral Radiol. 2023;39:394–407. https://doi.org/10.1007/s11282-022-00652-9.

Kang SR, Shin W, Yang S, Kim JE, Huh KH, Lee SS, et al. Structure-preserving quality improvement of cone beam CT images using contrastive learning. Comput Biol Med. 2023;158:106803. https://doi.org/10.1016/j.compbiomed.2023.106803.

Kim TH, Garg P, Haldar JP. LORAKI: Autocalibrated recurrent neural networks for autoregressive MRI reconstruction in k-space. arXiv. 2019:1904.09390. https://doi.org/10.48550/arXiv.1904.09390.

Kim M, Chung M, Shin YG, Kim B. Automatic registration of dental CT and 3D scanned model using deep split jaw and surface curvature. Comput Methods Prog Biomed. 2023;233:107467. https://doi.org/10.1016/j.cmpb.2023.107467.

Kojima S, Ito T, Hayashi T. Denoising using Noise2Void for low-field magnetic resonance imaging: a phantom study. J Med Phys. 2022;47:387–93. https://doi.org/10.4103/jmp.jmp_71_22.

Krebs J, Mansi T, Delingette H, Zhang L, Ghesu FC, Miao S, et al. Robust non-rigid registration through agent-based action learning. Lect Notes Comput Sci. 2017;10433:344–52. https://doi.org/10.1007/978-3-319-66182-7_40.

Krull A, Buchholz TO, Jug F. Noise2Void - Learning Denoising from Single Noisy Images. arXiv 2018:1811.10980. https://doi.org/10.48550/arXiv.1811.10980.

Lai WS, Bin Huang J, Ahuja N, Yang MH. Deep Laplacian pyramid networks for fast and accurate super-resolution. Proc IEEE Conf Comput Vis Pattern Recognit. 2017:624–632. https://doi.org/10.1109/CVPR.2017.618.

Ledig C, Theis L, Huszár F, Caballero J, Cunningham A, Acosta A, et al. Photo-realistic single image super-resolution using a generative adversarial network. Proc IEEE Conf Comput Vis Pattern Recognit. 2017:4681–4690. https://doi.org/10.1109/CVPR.2017.19.

Lee K, Jeong WK. ISCL: interdependent self-cooperative learning for unpaired image denoising. IEEE Trans Med Imaging. 2021;40:3238–48. https://doi.org/10.1109/TMI.2021.3096142.

Lee J, Jin KH. Local texture estimator for implicit representation function. arXiv. 2021:2111.08918. https://doi.org/10.48550/arXiv.2111.08918.

Lee D, Park C, Lim Y, Cho H. A metal artifact reduction method using a fully convolutional network in the Sinogram and image domains for dental computed tomography. J Digit Imaging. 2020;33:538–46. https://doi.org/10.1007/s10278-019-00297-x.

Lei Y, Fu Y, Wang T, Liu Y, Patel P, Curran WJ, Liu T, Yang X. 4D-CT deformable image registration using multiscale unsupervised deep learning. Phys Med Biol. 2020;65:085003. https://doi.org/10.1088/1361-6560/ab79c4.

Li Z, Cai A, Wang L, Zhang W, Tang C, Li L, et al. Promising generative adversarial network based Sinogram inpainting method for ultra-limited-angle computed tomography imaging. Sensors (Basel). 2019a;19:3941. https://doi.org/10.3390/s19183941.

Li Z, Zhang W. Wang L, Cai A, Li L. A Sinogram inpainting method based on generative adversarial network for limited-angle computed tomography. Proc Int Meeting Fully Three-Dimensional Image Reconstr Radiol Nucl Med. 2019b. https://doi.org/10.1117/12.2533757.

Li W, Kazemifar S, Bai T, Nguyen D, Weng Y, Li Y, et al. Synthesizing CT images from MR images with deep learning: model generalization for different datasets through transfer learning. Biomed Phys Eng Express. 2021;7. https://doi.org/10.1088/2057-1976/abe3a7.

Li D, Ma L, Li J, Qi S, Yao Y, Teng Y. A comprehensive survey on deep learning techniques in CT image quality improvement. Med Biol Eng Comput. 2022;60:2757–70. https://doi.org/10.1007/s11517-022-02631-y.

Liang K, Zhang L, Yang H, Yang Y, Chen Z, Xing Y. Metal artifact reduction for practical dental computed tomography by improving interpolation-based reconstruction with deep learning. Med Phys. 2019;46:e823–34. https://doi.org/10.1002/mp.13644.

Liao R, Miao S, Tournemire P, Grbic S, Kamen A, Mansi T et al. An artificial agent for robust image registration. arXiv. 2016:1611.10336. https://doi.org/10.48550/arXiv.1611.10336.

Lim B, Son S, Kim H, Nah S, Lee KM. Enhanced deep residual networks for single image SuperResolution. IEEE Comput Soc Conf Comput Vis Pattern Recognit Work. 2017:136–144. https://doi.org/10.1109/CVPRW.2017.151.

Lin DJ, Johnson PM, Knoll F, Lui YW. Artificial intelligence for MR image reconstruction: an overview for clinicians. J Magn Reson Imaging. 2021;53:1015–28. https://doi.org/10.1002/jmri.27078.

Mahapatra D, Ge ZY, Sedai S, Chakravorty R. Joint registration and segmentation of x-ray images using generative adversarial networks. Lect Notes Comput Sci. 2018;11046:73–80. https://doi.org/10.1007/978-3-030-00919-9_9.

Maier J, Eulig E, Vöth T, Knaup M, Kuntz J, Sawall S, et al. Real-time scatter estimation for medical CT using the deep scatter estimation: method and robustness analysis with respect to different anatomies, dose levels, tube voltages, and data truncation. Med Phys. 2019;46:238–49. https://doi.org/10.1002/mp.13274.

Miao S, Piat S, Fischer PW, Tuysuzoglu A, Mewes PW, Mansi T et al. Dilated FCN for multi-agent 2D/3D medical image registration. arXiv. 2017:1712.01651. https://doi.org/10.48550/arXiv.1712.01651.

Michaeli T, Irani M. Nonparametric blind super-resolution. Proc IEEE Int Conf Comput Vis. 2013:945–952. https://doi.org/10.1109/ICCV.2013.121.

Minnema J, Ernst A, van Eijnatten M, Pauwels R, Forouzanfar T, Batenburg KJ, et al. A review on the application of deep learning for CT reconstruction, bone segmentation and surgical planning in oral and maxillofacial surgery. Dentomaxillofac Radiol. 2022;51:20210437. https://doi.org/10.1259/dmfr.20210437.

Mishro PK, Agrawal S, Panda R, Abraham A. A survey on state-of-the-art denoising techniques for brain magnetic resonance images. IEEE Rev Biomed Eng. 2022;15:184–99. https://doi.org/10.1109/RBME.2021.3055556.

Mohammad-Rahimi H, Vinayahalingam S, Mahmoudinia E, Soltani P, Bergé SJ, Krois J, et al. Super-resolution of dental panoramic radiographs using deep learning: a pilot study. Diagnostics (Basel). 2023;13:996. https://doi.org/10.3390/diagnostics13050996.

Moran MBH, Faria MDB, Giraldi GA, Bastos LF, Conci A. Using super-resolution generative adversarial network models and transfer learning to obtain high resolution digital periapical radiographs. Comput Biol Med. 2021;129:104139. https://doi.org/10.1016/j.compbiomed.2020.104139.

Neppl S, Landry G, Kurz C, Hansen DC, Hoyle B, Stöcklein S, et al. Evaluation of proton and photon dose distributions recalculated on 2D and 3D Unet-generated pseudoCTs from T1-weighted MR head scans. Acta Oncol. 2019;58:1429–34. https://doi.org/10.1080/0284186X.2019.1630754.

Nie D, Trullo R, Lian J, Petitjean C, Ruan S, Wang Q, et al. Medical image synthesis with context-aware generative adversarial networks. Med Image Comput Comput Assist Interv. 2017;10435:417–25. https://doi.org/10.1007/978-3-319-66179-7_48.

Pain CD, Egan GF, Chen Z. Deep learning-based image reconstruction and post-processing methods in positron emission tomography for low-dose imaging and resolution enhancement. Eur J Nucl Med Mol Imaging. 2022;49:3098–118. https://doi.org/10.1007/s00259-022-05746-4.

Pal A, Rathi Y. A review and experimental evaluation of deep learning methods for MRI reconstruction. J Mach Learn Biomed Imaging. 2022. https://doi.org/10.48550/arXiv.2109.08618.

Park HS, Seo JK, Hyun CM, Lee SM, Jeon K. A fidelity-embedded learning for metal artifact reduction in dental CBCT. Med Phys. 2022;49:5195–205. https://doi.org/10.1002/mp.15720.

Pauwels R, Araki K, Siewerdsen JH, Thongvigitmanee SS. Technical aspects of dental CBCT: state of the art. Dentomaxillofac Radiol. 2015;44:20140224. https://doi.org/10.1259/dmfr.20140224.

Pauwels R, Jacobs R, Bogaerts R, Bosmans H, Panmekiate S. Reduction of scatter-induced image noise in cone beam computed tomography: effect of field of view size and position. Oral Surg Oral Med Oral Pathol Oral Radiol. 2016;121:188–95. https://doi.org/10.1016/j.oooo.2015.10.017.

Pauwels R, Oliveira-Santos C, Oliveira ML, Watanabe PCA, Faria VA, Jacobs R, Bosmans H, et al. Artefact reduction in cone-beam CT through deep learning: a pilot study using neural networks in the projection domain. Proc Int Congr Dentomaxillofac Radiol. 2019.

Pauwels R, Pittayapat P, Sinpitaksakul P, Panmekiate S. Scatter-to-primary ratio in dentomaxillofacial cone-beam CT: effect of field of view and beam energy. Dentomaxillofac Radiol. 2021;50:20200597. https://doi.org/10.1259/dmfr.20200597.

Pelc NJ, Wang A. CT statistical and iterative reconstructions and post processing. In: Samei E, Pelc N, editors. Computed tomography. Cham: Springer; 2020. p. 45–59. https://doi.

org/10.1007/978-3-030-26957-9_4.

Piao XY, Park JM, Kim H, Kim Y, Shim JS. Evaluation of different registration methods and dental restorations on the registration duration and accuracy of cone beam computed tomography data and intraoral scans: a retrospective clinical study. Clin Oral Investig. 2022;26:5763–71. https://doi.org/10.1007/s00784-022-04533-7.

Pruessmann KP, Weiger M, Scheidegger MB, Boesiger P. SENSE: sensitivity encoding for fast MRI. Magn Reson Med. 1999;42:952–62.

Qin C, Bai W, Schlemper J, Petersen SE, Piechnik SK, Neubauer S, et al. Joint learning of motion estimation and segmentation for cardiac MR image sequences. arXiv. 2018:1806.04066. https://doi.org/10.1007/978-3-030-00934-2_53.

Quan TM, Nguyen-Duc T, Jeong WK. Compressed sensing MRI reconstruction using a generative adversarial network with a cyclic loss. IEEE Trans Med Imaging. 2018;37:1488–97. https://doi.org/10.1109/TMI.2018.2820120.

Sakai Y, Kitamoto E, Okamura K, Tatsumi M, Shirasaka T, Mikayama R, et al. Metal arte-fact reduction in the oral cavity using deep learning reconstruction algorithm in ultra-high-resolution computed tomography: a phantom study. Dentomaxillofac Radiol. 2021;50:20200553. https://doi.org/10.1259/dmfr.20200553.

Schulze R, Heil U, Gross D, Bruellmann DD, Dranischnikow E, Schwanecke U, et al. Artefacts in CBCT: a review. Dentomaxillofac Radiol. 2011;40:265–73. https://doi.org/10.1259/dmfr/30642039.

Sedghi A, Luo J, Mehrtash A, Pieper SD, Tempany CM, Kapur T, et al. Semi-supervised deep metrics for image registration. arXiv. 2018:1804.01565. https://doi.org/10.48550/arXiv.1804.01565.

Shan H, Padole A, Homayounieh F, Kruger U, Khera RD, Nitiwarangkul C, et al. Competitive performance of a modularized deep neural network compared to commercial algorithms for low-dose CT image reconstruction. Nat Mach Intell. 2019;1:269–76. https://doi.org/10.1038/s42256-019-0057-9.

Shi W, Caballero J, Huszar F, Totz J, Aitken AP, Bishop R, et al. Real-time single image and video super-resolution using an efficient sub-pixel convolutional neural network. Proc IEEE Comput Soc Conf Comput Vis Pattern Recognit. 2016:1874–1883. https://doi.org/10.1109/CVPR.2016.207.

Shocher A, Cohen N, Irani M. Zero-shot super-resolution using deep internal learning. Proc IEEE Comput Soc Conf Comput Vis Pattern Recognit. 2018:3118–3126. https://doi.org/10.1109/CVPR.2018.00329.

Sidky EY, Pan X. Report on the AAPM deep-learning sparse-view CT grand challenge. Med Phys. 2022;49:4935–43. https://doi.org/10.1002/mp.15489.

Sidky EY, Lorente I, Brankov JG, Pan X. Do CNNs solve the CT inverse problem? IEEE Trans Biomed Eng. 2021;68:1799–810. https://doi.org/10.1109/TBME.2020.3020741.

Simonovsky M, Gutiérrez-Becker B, Mateus D, Navab N, Komodakis N. A deep met-ric for multimodal registration. Lect Notes Comput Sci. 2016;9902:10–8. https://doi.org/10.1007/978-3-319-46726-9_2.

Siow TY, Ma CY, Toh CH. Angular super-resolution in X-ray projection radiography using deep neural network: implementation on rotational angiography. Biomed J. 2023;46(1):154–62. S2319-4170(22)00001-4. https://doi.org/10.1016/j.bj.2022.01.001.

Sokooti H, de Vos B, Berendsen F, Ghafoorian M, Yousefi S, Lelieveldt BPF, et al. 3D convolu-tional neural networks image registration based on efficient supervised learning from artificial deformations. arXiv. 2019:1908.10235. https://doi.org/10.48550/arXiv.1908.10235.

Song L, Li Y, Dong G, Lambo R, Qin W, Wang Y, et al. Artificial intelligence-based bone-enhanced magnetic resonance image-a computed tomography/magnetic resonance image compos-ite image modality in nasopharyngeal carcinoma radiotherapy. Quant Imaging Med Surg. 2021;11:4709–20. https://doi.org/10.21037/qims-20-1239.

Sriram A, Zbontar J, Murrell T, Defazio A, Zitnick CL, Yakubova N, et al. End-to-end variational networks for accelerated MRI reconstruction. Lect Notes Comput Sci. 2020a;12262:64–73. https://doi.org/10.1007/978-3-030-59713-9_7.

Sriram A, Zbontar J, Murrell T, Zitnick CL, Defazio A, Sodickson DK. GrappaNet: combining parallel imaging with deep learning for multi-coil MRI reconstruction. Proc IEEE/CVF Conf Comput Vis Pattern Recognit. 2020b:14315–14322. https://doi.org/10.1109/CVPR42600.2020.01432.

Stiller W. Basics of iterative reconstruction methods in computed tomography: a vendor-independent overview. Eur J Radiol. 2018;109:147–54. https://doi.org/10.1016/j.ejrad.2018.10.025.

Sun L, Zhang S. Deformable MRI-ultrasound registration using 3D convolutional neural network. Lect Notes Comput Sci. 2018;11042:152–8. https://doi.org/10.1007/978-3-030-01045-4_18.

Sun S, Hu J, Yao M, Hu J, Yang X, Song Q, et al. Robust multimodal image registration using deep recurrent reinforcement learning. Lect Notes Comput Sci. 2019;11362:511–26. https://doi.org/10.1007/978-3-030-20890-5_33.

Sun B, Jia S, Jiang X, Jia F. Double U-Net CycleGAN for 3D MR to CT image synthesis. Int J Comput Assist Radiol Surg. 2023;18:149–56. https://doi.org/10.1007/s11548-022-02732-x.

Svoboda P, Hradis M, Barina D, Zemcik P. Compression artifacts removal using convolutional neural networks. J WSCG. 2016;24:63–72. https://doi.org/10.48550/arXiv.1605.00366.

Tatsugami F, Higaki T, Nakamura Y, Yu Z, Zhou J, Lu Y, et al. Deep learning-based image restoration algorithm for coronary CT angiography. Eur Radiol. 2019;29:5322–9. https://doi.org/10.1007/s00330-019-06183-y.

Tian C, Xu Y, Li Z, Zuo W, Fei L, Liu H. Attention-guided CNN for image denoising. Neural Netw. 2020;124:117–29. https://doi.org/10.1016/j.neunet.2019.12.024.

Toepfer K, Barski L, Vogelsang L, Sehnert W. Denoising in digital radiographic images using a deep convolutional neural network. Carestream Health. 2020. https://www.carestream.com/en/us/medical/software/~/media//publicSite/Resources/Smart%20Noise%20Cancellation%20%20Technical%20Paper%20%20Dec%202020.pdf. Accessed 14 Apr 2023.

Ulyanov D, Vedaldi A, Lempitsky V. Deep image prior. Int J Comput Vis. 2020;128:1867–88. https://doi.org/10.1007/s11263-020-01303-4.

Umehara K, Ota J, Ishida T. Super-resolution imaging of mammograms based on the super-resolution convolutional neural network. Open J Med Imaging. 2017;7:180–95. https://doi.org/10.4236/ojmi.2017.74018.

Umehara K, Ota J, Ishida T. Application of super-resolution convolutional neural network for enhancing image resolution in chest CT. J Digit Imaging. 2018;31:441–50. https://doi.org/10.1007/s10278-017-0033-z.

Wang J, Liang J, Cheng J, Guo Y, Zeng L. Deep learning based image reconstruction algorithm for limited-angle translational computed tomography. PLoS One. 2020;15:e0226963. https://doi.org/10.1371/journal.pone.0226963.

Wang D, Fan F, Wu Z, Liu R, Wang F, Yu H. CTformer: convolution-free Token2Token dilated vision transformer for low-dose CT denoising. Phys Med Biol. 2023;68:065012. https://doi.org/10.1088/1361-6560/acc000.

Widmann G, Bischel A, Stratis A, Kakar A, Bosmans H, Jacobs R, et al. Ultralow dose dentomaxillofacial CT imaging and iterative reconstruction techniques: variability of Hounsfield units and contrast-to-noise ratio. Br J Radiol. 2016;89:20151055. https://doi.org/10.1259/bjr.20151055.

Widmann G, Bischel A, Stratis A, Bosmans H, Jacobs R, Gassner EM, et al. Spatial and contrast resolution of ultralow dose dentomaxillofacial CT imaging using iterative reconstruction technology. Dentomaxillofac Radiol. 2017;46:20160452. https://doi.org/10.1259/dmfr.20160452.

Widmann G, Schönthaler H, Tartarotti A, Degenhart G, Hörmann R, Feuchtner G, et al. As low as diagnostically acceptable dose imaging in maxillofacial trauma: a reference quality approach. Dentomaxillofac Radiol. 2023;52:20220387. https://doi.org/10.1259/dmfr.20220387.

Wong KK, Cummock JS, He Y, Ghosh R, Volpi JJ, Wong STC. Retrospective study of deep learning to reduce noise in non-contrast head CT images. Comput Med Imaging Graph. 2021;94:101996. https://doi.org/10.1016/j.compmedimag.2021.101996.

Wu G, Kim M, Wang Q, Munsell BC, Shen D. Scalable high-performance image registration framework by unsupervised deep feature representations learning. IEEE Trans Biomed Eng. 2016;63:1505–16. https://doi.org/10.1109/TBME.2015.2496253.

Wu D, Kim K, Li Q. Computationally efficient deep neural network for computed tomography image reconstruction. Med Phys. 2019;46:4763–76. https://doi.org/10.1002/mp.13627.

Wu Q, Tang H, Liu H, Chen YC. Masked joint bilateral filtering via deep image prior for digital X-ray image denoising. IEEE J Biomed Health Inform. 2022;26:4008–19. https://doi.org/10.1109/JBHI.2022.3179652.

Würfl T, Ghesu FC, Christlein V, Maier A. Deep learning computed tomography. Lect Notes Comput Sci. 2016;9902:432–40. https://doi.org/10.1007/978-3-319-46726-9_50.

Xiao H, Teng X, Liu C, Li T, Ren G, Yang R, Shen D, Cai J. A review of deep learning-based three-dimensional medical image registration methods. Quant Imaging Med Surg. 2021;11:4895–916. https://doi.org/10.21037/qims-21-175.

Xue S, Qiu W, Liu F, Jin X. Wavelet-based residual attention network for image super-resolution. Neurocomputing. 2020;382:116–26. https://doi.org/10.1016/j.neucom.2019.11.044.

Yang Y, Sun J, Li H, Xu Z. Deep ADMM-net for compressive sensing MRI. Proc Int Conf Neural Inf Processing Syst. 2016;10–18. https://doi.org/10.48550/arXiv.1705.06869.

Yang Q, Yan P, Zhang Y, Yu H, Shi Y, Mou X, et al. Low-dose CT image denoising using a generative adversarial network with Wasserstein distance and perceptual loss. IEEE Trans Med Imaging. 2018;37:1348–57. https://doi.org/10.1109/TMI.2018.2827462.

Yi X, Babyn P. Sharpness-aware low-dose CT denoising using conditional generative adversarial network. J Digit Imaging. 2018;31:655–69. https://doi.org/10.1007/s10278-018-0056-0.

Yoo I, Hildebrand DGC, Tobin WF, Lee WCA, Jeong WK. ssEMnet: serial-section electron microscopy image registration using a spatial transformer network with learned features. Lect Notes Comput Sci. 2017;10553:249–57. https://doi.org/10.1007/978-3-319-67558-9_29.

You C, Yang Q, Shan H, Gjesteby L, Li G, Ju S, et al. Structurally-sensitive multi-scale deep neural network for low-dose CT denoising. IEEE Access. 2018;6:41839–55. https://doi.org/10.1109/ACCESS.2018.2858196.

Yu H, Wang G. Compressed sensing based interior tomography. Phys Med Biol. 2009;54:2791–805. https://doi.org/10.1088/0031-9155/54/9/014.

Yu W, Wang C, Huang M. Edge-preserving reconstruction from sparse projections of limited-angle computed tomography using ℓ0-regularized gradient prior. Rev Sci Instrum. 2017;88:043703. https://doi.org/10.1063/1.4981132.

Yuan Y, Liu S, Zhang J, Zhang Y, Dong C, Lin L. Unsupervised image super-resolution using cycle-in-cycle generative adversarial networks. IEEE Comput Soc Conf Comput Vis Pattern Recognit Work. 2018:701–710. https://doi.org/10.1109/CVPRW.2018.00113.

Yue Z, Yong H, Zhao Q, Zhang L, Meng D. Variational denoising network: toward blind noise modeling and removal. Proc Conf Neural Inf Processing Syst. 2019:1690–701. https://doi.org/10.48550/arXiv.1908.11314.

Zhang Y, Yu H. Convolutional neural network based metal artifact reduction in X-ray computed tomography. IEEE Trans Med Imaging. 2018;37:1370–81. https://doi.org/10.1109/TMI.2018.2823083.

Zhang Y, Li K, Li K, Wang L, Zhong B, Fu Y. Image super-resolution using very deep residual channel attention networks. Lect Notes Comput Sci. 2018;11211:294–310. https://doi.org/10.1007/978-3-030-01234-2_18.

Zhuo S, Jin Z, Zou W, Li X. RIDNet: recursive information distillation network for color image denoising. Proc IEEE/CVF Int Conf Comput Vision Workshop. 2019:3896–3903. https://doi.org/10.1109/ICCVW.2019.00483.

Zou J, Gao B, Song Y, Qin J. A review of deep learning-based deformable medical image registration. Front Oncol. 2022;12:1047215. https://doi.org/10.3389/fonc.2022.1047215.

第19章

人工智能在口腔医学领域的未来展望

Gürkan Ünsal, Kaan Orhan 著

一、概述

在采用新技术提高患者护理水平和效果方面,口腔医学一直走在前列。自口腔医学诞生之后,口腔医学专业人员就一直在创造和使用新的仪器和方法来加强对口腔问题的诊断和护理。人工智能(AI)和机器学习(ML)技术的使用是目前口腔医学领域最令人兴奋和发展最快的部分之一。

从提高诊断速度和准确性到提高治疗精度和疗效,人工智能正在以多种方式重塑口腔行业。通过使用人工智能算法分析患者记录、诊断图像和治疗结果等海量数据,口腔医学专业人员可以为患者提供更好的护理。

在诊断领域,人工智能对口腔医学的影响尤为显著。人工智能算法能够分析 X 线片、CT 扫描和其他诊断图像,揭示出肉眼可能难以察觉的异常和潜在问题。随着时间推移,这些算法通过机器学习不断提升分析能力,带来更加精确和可靠的诊断。创造新的治疗模式和技术是人工智能在口腔医学领域的又一重要变革。口腔医生可以利用人工智能驱动的工具为每位患者量身定制个性化治疗方案。借助人工智能,口腔医生能够提供更加精确、高效的治疗方案,从而为牙齿矫正、牙齿修复等各类治疗带来更佳的疗效。更多相关信息请参阅第 4 章,以深入了解人工智能在口腔医学领域的其他应用实例。

人工智能在口腔医学领域未来的应用潜力几乎是无限的。随着人工智能技术的发展和日益成熟,口腔医生将能够利用它们为患者提供更加个性化和有效的治疗。从预测和预防口腔问题,到开发全新的口腔治疗方法,人工智能有可能彻底改变口腔医疗行业。

本章,我们将探讨人工智能在口腔医学领域的应用前景,同时审视所面临的挑战与机遇。我们还将讨论口腔医生如何应对这些挑战,从而为患者提供最佳的治疗。最后,我们将讨论人工智能在口腔医学领域的潜在应用,并思考其对整个领域的深远影响。

二、人工智能在未来的机遇

（一）准确诊断

在口腔医学领域，准确诊断至关重要，因为它是制订有效治疗计划和疾病管理方案的基础。人工智能在口腔医疗诊断领域的精确性是其最引人注目的应用之一。人工智能（AI）系统能够通过分析和学习庞大的数据集来识别患者情况并提供准确的诊断。人工智能可以分析口腔影像，包括 X 线、CT 扫描和口内图像，以检测龋病、牙周病和口腔癌等口腔疾病。此外，人工智能还可以审查患者的医疗信息，包括病史、家族史和生活方式等因素，以识别可能导致口腔疾病的潜在风险因素。

人工智能在口腔疾病诊断中的主要优势之一是能够识别出人眼可能忽视的口腔图像中的微小变化。AI 系统能够迅速且准确地处理大量数据，加快诊断过程，节省时间，节约成本。然而，确保人工智能在口腔疾病诊断中的准确性仍面临一些挑战。其中一个主要挑战是训练人工智能系统所用数据的质量。不完整或有偏差的数据可能会影响系统的诊断准确性。同时，由于缺乏统一的口腔医学数据标准，人工智能系统可能难以学习和进行准确预测。

要克服这些障碍，关键在于使用高质量的数据来训练人工智能系统，并确保口腔医学数据的标准化。此外，人工智能系统还需要人工监督。尽管人工智能能够提供精确的诊断，但口腔医生或其他口腔专业人员应复核这些诊断结果，并给出最终的诊断和治疗建议，以避免过度治疗和患者焦虑。人工智能系统需要人工监督的另一个原因是，它可能存在不稳定性或产生假阳性结果。

（二）个性化治疗规划

口腔治疗规划是诊疗过程中的一个关键环节，它涉及为每位患者定制个性化的治疗方案。治疗规划的目标是针对患者的具体牙齿状况，制订最有效且最具成本效益的治疗策略，兼顾患者的牙齿特点、治疗期望和目标。人工智能通过深入分析患者的数据，能够提供高效且精准的治疗选项，从而优化口腔治疗规划。人工智能还能通过分析口腔影像、患者病史和生活方式等多维度数据，识别风险因素、预测疾病发展趋势，并制订个性化的治疗方案。

人工智能能够分析口腔成像结果，从而为每位患者确定最佳的正畸治疗方案。同时，它还能评估牙周数据，根据个人风险因素和疾病严重程度推荐个性化的治疗方案。人工智能在治疗规划方面的显著优势在于它能够提供符合每位患者独特需求的定制治疗。通过考虑具体情况、患者偏好和治疗目标，人工智能可以制订出极有可能达到预期效果的治疗计划。

要保证人工智能在治疗规划中的精确性，必须解决一系列问题。用于训练人工智能系统的数据质量是主要障碍之一。如果数据有偏差或不足，系统可能无法提供准确的治疗建议。人工智能系统还必须考虑到患者的独特偏好和治疗目标，因为它们会对治疗规划产生重大影响。对 AI 系统进行人工监督是必要的。虽然 AI 可以为治疗规划提供有价值的洞见，但口腔医生或其他口腔专业人员应复核这些计划，并提出最终的建议。因为人工智能系统可能会出错或产生误报，从而导致不必要的治疗并使患者产生焦虑。

（三）预测分析

在预测分析领域，人工智能系统通过分析庞大的数据集来识别可以预测未来事件的模式和趋势。在口腔医学领域，预测分析可以用于识别可能面临特定口腔疾病风险的患者。通过分析患者的年龄、性别、生活习惯和治疗史等信息，机器学习算法可以被训练来发现预示特定疾病的模式和相关因素。

例如，根据患者的年龄、吸烟史和既往口腔病史，人工智能系统经过训练后可以预测他们患牙周炎的风险。该系统可以确定与牙周炎风险增加有关的因素，并通过分析具有类似特征的患者的大量数据，利用这些信息预测患者未来患牙周炎的可能性。临床医生可以利用这一预测模型帮助他们制订治疗计划，并以更明智的方式提供预防性治疗。此外，也可以通过预测分析预测口腔癌、龋齿的患病风险，以及其他口腔健康状况。临床医生可以通过人工智能系统识别风险较高的患者，重点采取氟化物治疗或口腔癌筛查等预防措施，降低这些疾病的发病率和严重程度。

总之，在口腔医疗中应用预测分析技术有可能提高对患者的治疗效果，让临床医生能够发现口腔健康问题高风险患者，并及早采取预防措施。借助人工智能算法的强大能力，口腔诊所能够提供更加定制化和高效率的治疗服务，进而提升患者的口腔健康水平。

（四）患者参与

患者参与是口腔诊疗实践中至关重要的一环，它意味着让患者积极参与自身治疗，并在治疗过程中发挥主动性。通过提供定制化教育和反馈，以及优化患者与口腔专业人员的沟通，人工智能的应用有潜力提升患者在口腔治疗中的参与度。人工智能能够通过分析患者的口腔影像、病史和生活方式等数据，识别风险因素，并提供定制化的指导和反馈。例如，人工智能可以审查口腔影像来识别需要关注的区域，并向患者提供改善口腔卫生习惯的建议。

人工智能还可以根据患者数据的分析结果，提出个性化的治疗和后续护理建议。它在促进患者参与方面的关键优势在于能够提供符合每位患者特定需求和偏好的定制化指导和反馈。人工智能能够综合考虑患者的个体特征、偏好和治疗目标，创建能够与患者建立联系并激励他们积极参与自身治疗的教育材料和反馈。然而，要实现人工智能在促进患者参与方面的潜力，仍需要克服一些挑战。

患者对人工智能技术的信任和接受度是一个主要的挑战。一些患者可能对将个人医疗信息交给人工智能系统处理持保留态度，或者对人工智能技术的优势认识不足。口腔专业人员有责任向患者阐释人工智能技术的优势，及其如何能够提升他们的治疗体验。口腔专业人员与患者之间的有效沟通是实现人工智能应用的关键。尽管人工智能能够提供有价值的反馈，但专业人员必须能够用易于理解的方式向患者传达这些信息。同时，专业人员需要与患者保持沟通，确保患者能够提出疑问并获得必要的支持。

（五）综合数据分析

收集与解释患者数据，包括口腔影像、病史和生活方式等，构成了口腔诊疗实践的一个关键环节。人工智能通过分析庞大的患者数据集，并提供有关患者治疗和治疗成效的洞察，能够增强口腔数据分析的能力。人工智能能够识别风险因素、预测疾病的发展轨迹，并据此制订个性化的治疗计划。例如，人工智能可以分析口腔影像以识别存在的问题，并基于患者个体的需求定制治疗策略。人工智能还能够审视患者数据，揭示疾病进展的模式和趋势，辅助口腔专业人员设计更为高效的治疗方案。

人工智能在数据分析方面的核心优势之一是其处理大量患者数据的准确性和速度。利用人工智能进行患者数据分析，口腔专业人员能够发现使用传统方法分析时可能遗漏的治疗成果和护理过程中的模式与趋势，并确定需要改进的方面，进而提升治疗效果和患者满意度。然而，确保人工智能在数据分析中的准确性和有效性，需要面对一些挑战。人工智能系统所依赖的训练数据的质量是一个主要的难题。若数据不全面或有偏差，人工智能系统可能无法提供精确的治疗方案和治疗结果。因此，确保人工智能系统能够综合考虑患者的特点和偏好非常关键，这些因素对治疗的成功至关重要。对人工智能进行人工监督也是一项挑战。尽管人工智能系统能够提供有益的治疗建议和结果，口腔专业人员仍需对这些建议进行审查，并做出最终决策，以防止不必要的治疗和减少患者的焦虑。此外，还须警惕人工智能系统可能出现的不准确或假阳性结果。

（六）联邦学习

健康数据因其敏感性质，通常分散于众多机构之间。为了有效地训练模型，人工智能系统需依赖更多样化的数据源。联邦学习能够在网络连接缓慢、不稳定的条件下提供解决方案,它通过利用来自多个客户端的分布式训练数据来训练集中式模型,有效应对网络连接的挑战。考虑到患者可能对在公共云平台上共享其个人数据持保留态度,这种方法在使用患者生成的数据时尤为便利,例如,通过可穿戴设备或智能手机收集的数据。通过联邦学习,用户可以下载具备该功能的模型最新版本,并在本地利用自己的数据来训练和更新模型。随后,通过加密的方式将这些更新传回云端。云端再通过合并这些更新来优化模型,确保数据在用户本地设备上的安全性,同时,单个更新不会被存储在云端。利用同态加密等隐私保护技术,联邦学习能够在保护隐私的同时,维持患者数据相似性测量的准确性。

(七)模型透明度

关于人工智能模型的可解释性存在一种普遍观点,即传统的基于规则的系统相较于最新的深度学习模型来说具有更高的透明度。一方面,一些人认为可解释性并非关键因素,因为用户对透明模型和所谓的黑盒模型的信任并没有显著差异,而且过度的透明度有时甚至可能增加用户识别错误的难度。另一方面,有人将黑盒模型与人类决策过程相比较,为这类模型辩护。然而,在医疗领域,模型的可解释性极为重要,因为临床医生需要做出最终的诊断和治疗决策,而人工智能算法仅作为辅助工具。为了让临床医生更加信任并依赖这些算法,人工智能算法应该能够为其推荐提供明确的依据。同时,人工智能算法也应无缝融入日常的临床工作流程中,以实现其最大效能。

黑盒模型可以通过知识提炼等事后解释技术来提高其可解释性。然而,不透明且难以理解的算法在临床应用中可能引发用户对潜在风险的担忧。因此,用于临床治疗和预后判断的生物标志物必须遵循广泛认可的临床应用标准。此外,监管机构和专业团体也应确保所有创新算法都符合这些标准。总的来说,尽管黑盒模型可能在性能上具有优势,但在医疗保健领域,模型的可解释性对于确保其安全性和有效性至关重要。

(八)机器人口腔医学

手术效果的优劣受技术、心理和身体等多方面因素的综合影响。传统手术机器人具备一些显著优势,例如抗震动能力和减轻疲劳。当这些机器人与人工智能控制算法结合使用时,可以进一步提升手术效果,最大限度地减少操作误差,并能够更有效地触及难以到达的身体区域。此外,全自主手术机器人还有潜力普及手术治疗并实现手术结果的标准化,使其在医疗资源受限的环境中也能发挥作用,例如,在战地或火星探测任务中。要开发出多功能且临床可行的自主外科手术设备,需要集成控制算法、机器人技术、计算机视觉和智能传感器技术。机器人能够解读感官输入和测量环境条件，从而成功执行手术任务。通过应用机器学习算法，机器人能够从过往经验中学习，预测手术结果并实时完成任务。在口腔医学领域，自主手术机器人尤其具有应用价值。例如，在安装种植体时，需要在牙槽骨上精确钻孔，因为它们具有极高的精密度和准确性，自主手术机器人能够提升这类手术的成功率。自主手术机器人还能执行根管治疗，如清除受感染的牙髓组织并用生物相容材料填补根管。与人类口腔医生相比，自主手术机器人在执行这些任务时可以更加精准和高效。预计到 21 世纪末，我们将看到临床上可行的口腔医生机器人的出现。

三、未来人工智能可能面临的挑战

（一）数据质量

在开发口腔医学人工智能系统时，数据质量是至关重要的因素，因为它直接关系到系统输出的精密度和可信度。口腔医学人工智能系统能够基于多种数据进行训练，包括病患记录、医学影像和临床研究数据。例如，庞大的口腔影像数据集可以用于训练人工智能系统，以更准确地识别和诊断牙周病和龋齿等口腔疾病。然而，如果训练数据存在偏倚或多样性不足，可能会影响人工智能系统提供准确诊断或治疗建议的能力。例如，如果一个人工智能系统仅在一个主要由特定人群或地区患者组成的数据集上接受训练，它的预测可能无法适用于其他人群。这可能导致预测的不准确或偏倚，进而可能产生错误的诊断或不恰当的治疗建议。因此，研究者和开发者必须确保用于训练人工智能系统的数据既具有代表性也具有多样性，广泛收集不同来源和不同人群的数据。此外，为了确保训练数据的准确性和最新性，研究者和开发者需要定期对数据进行审查和更新。

（二）隐私与安全

口腔医疗信息因其敏感性而必须受到严格保护。为保障患者数据的隐私和安全，人工智能系统需严格遵循相关的隐私和安全法规。随着人工智能模型在医疗保健领域的广泛应用，我们必须对可能出现的安全风险保持警觉。对抗性攻击是人工智能模型面临的一个严重问题，它通过操纵数据误导模型，从而产生不准确的输出。例如，实验室结果的微小变动可能会对死亡率预测造成影响，而交通标志上的污垢等外部因素也可能干扰自动驾驶系统的判断。为了保护患者数据的隐私性并确保决策的精确性，医疗保健专业人员、人工智能研究者和政策制定者必须持续意识到这些风险，并采取适当的预防措施。对于伦理问题的更深入讨论，请参阅第 16 章。

（三）缺乏标准化

为了让人工智能系统高效地从各类数据中学习并提供准确的诊断，实现口腔医疗数据的标准化是至关重要的。这不仅包括建立数据收集、管理和共享的规范，还涉及为口腔疾病及其治疗建立统一的术语和词汇体系。特别要指出的是，国际标准化组织（ISO）已经为口腔医学成像技术制订了标准，以确保不同成像技术产生的图像具有一致性和可比性。口腔医疗数据的标准化不仅可以提升用于训练人工智能系统的数据处理质量及其多样性，还能促进研究人员与口腔临床工作者之间的数据共享。通过这种协同工作，我们可以开发出更加精确和高效的人工智能系统，以服务于口腔疾病诊断和治疗领域。

（四）成本

成本是决定人工智能系统在口腔医学领域应用可行性的关键因素。算法研发、购置软硬件，以及聘请系统维护人员均需要大量的前期费用。此外，系统的持续维护、升级和数据管理的持续成本也会带来额外的经济压力。

因此，较高的实施成本可能使规模较小或预算受限的口腔诊所在应用人工智能技术时遇到困难。然而，进行全面的成本效益分析至关重要，它能够评估人工智能技术为口腔诊疗带来的潜在益处。基于这样的分析，人工智能系统有潜力提升口腔疾病诊断和治疗的准确性和效率，从而改善患者治疗效果，并降低长期的医疗成本。

在探索具有成本效益的方法方面，一些人工智能系统可以与现有工具和技术无缝集成，从而减少对硬件和软件的大量投资。例如，基于云的人工智能系统为规模较小的医疗机构提供了更灵活和经济的选项。

目前，已有专为口腔医学行业设计的人工智能系统被开发出来，它们能够执行包括口腔图像分析、患者风险评估和治疗规划在内的多种任务。这些系统有潜力提升患者满意度，减少对人力资源的依赖，并提升口腔护理服务的整体水平。尽管存在这些优势，经济成本仍可能成为一些口腔诊所采纳这些系统的障碍。

四、人工智能的未来发展方向

（一）机器学习的变革

机器学习在医疗保健领域的进展迅猛，预示着未来将呈现出与现状截然不同的景象。目前，算法开发所依赖的数据样本量往往不足 2 000 个案例，并且这些数据主要源自单一医院或保险理赔记录。未来的趋势将转向联邦学习，即汇聚来自众多机构的数据，创造出数以百万计的多层次、互联的案例。这一变化将使人们对医疗保健有更全面的了解，进而优化诊断方法和治疗选项。

同时，机器学习在医疗保健中的应用也将经历显著的变革。目前的应用主要集中在关联模型构建和图像结构识别上。未来，研究将更多地关注多类病理模式的检测、预测性模型构建，以及决策支持系统。随着研究焦点的转变，机器学习算法将能够为患者治疗做出更加精准的决策，带来更好的治疗效果和更高的治疗标准。

训练模式也标志着当前与未来医疗领域机器学习的一个重要差异。目前，监督学习构成了主要的训练方法，即机器学习算法通过学习带有标签的数据集来进行训练。然而在未来，机器学习算法将通过无监督或半监督学习技术，从未经标记的数据中发掘知识。这将使算法能够识别出以往可能未被察觉的新模式和趋势。

此外，医疗保健领域中机器学习算法的测试方法也将发生变革。目前，交叉验证是评估机器学习算法准确性的常用手段。在未来，独立数据集和预留的测试集将被用来评估算法的性能，这将更直接地反映算法在实际应用中的效果。

确保机器学习算法的有效性，需要对它们的准确性进行量化。目前，准确性的评估主要依赖于准确度、受试者操作特征曲线下面积（AUC）、F_1指数和分割重叠度指标。未来，评估的重点将转向衡量算法带来的价值，包括其对治疗决策的影响、临床效果、患者报告的结果，以及成本效益等。此外，可信度也将成为一个关键指标，其中可解释的人工智能将在确定算法的准确性方面扮演重要角色。

用于评估机器学习算法的研究类型也将随之转变。目前，最常见的研究类型是基于回顾性数据收集的诊断准确性研究。未来，主要的研究设计将转向随机对照试验或前瞻性数据收集的大规模队列研究。这将使研究人员能够更准确地评估算法在现实世界中的表现，从而改善患者的治疗效果。

（二）通用人工智能和超级人工智能

关于人工智能的未来发展，通常将其分为三大类：弱人工智能（artificial narrow intelligence，ANI）、通用人工智能（artificial general intelligence，AGI）和超级人工智能（artificial super intelligence，ASI）。ANI 是为特定工作创建的，如下国际象棋或围棋等游戏，以及面部识别和语音识别等任务。目前，为了提升工作的精确性和效率，最广泛应用的人工智能类型是 ANI，口腔医疗行业已经采用人工智能来设计和制造口腔修复体。口腔医疗行业中使用的计算机辅助设计和制造（CAD/CAM）系统正是运用了 ANI 技术。这些系统在设计和制作牙冠、修复桥等口腔修复体时展现出了极高的效率和准确性，详见第 4 章。

　　采用 CAD/CAM 技术设计和制作牙冠、修复桥等口腔修复体是人工智能在口腔医学领域应用的一个典型例子。这些设备通过人工智能算法分析患者牙齿的数字图像，创建出所需修复体的三维模型。随后，人工智能系统能够依据该模型，精确地指导铣削设备制造出修复体。

　　与此相对，通用人工智能（AGI）是一种具备执行人类所有智力任务能力的人工智能系统。AGI 目前还停留在理论层面，尚未完全实现。AGI 的目标是创建一种无须针对特定任务进行定制训练，即可处理各类人类智力活动的人工智能系统。尽管这类系统的研发仍处于初级阶段，但人工智能领域的研究者和开发者正在积极推进 AGI 系统的构建，使其能够模仿人类的认知过程进行学习和推理。在口腔医学领域，AGI 具有巨大的应用潜力，尤其在诊断影响口腔健康的问题上可能表现出特别的效用。因此，可以在包含大量口腔影像和医疗记录的数据集上训练 AGI 系统，以有效检测和识别患者的口腔健康问题。同样，AGI 系统也能够基于患者个体的口腔医疗需求和医疗历史来定制治疗计划。此外，集成 AGI 的设备还可以应用于根管治疗和拔牙等复杂的口腔手术。由于 AGI 系统具备类似人类的推理和学习能力，它们能够以高精密度和高准确度执行治疗，从而减少操作失误，降低并发症发生风险。

　　人工智能技术即将实现两项重大的新进展。第一个是能够综合处理多种信息类型，包括文本和视觉数据，以增强其推理能力。例如，视觉问答系统能够以自由文本的形式回答有关图像的问题。一些人工智能模型甚至已通过医疗执照测试，显示出它们出色的推理技能。第二个是具身人工智能的发展，这指的是系统不仅具备感知和推理能力，还能规划与周围环境的互动。具身人工智能不局限于解决当前人工智能系统所关注的特定问题，而是追求像人类一样应对复杂问题的能力。尽管在实现具身智能所需的一些关键领域（如多任务学习和持续学习）已经取得了进展，但完全的通用人工智能系统仍然是一个未实现的目标。ASI 常被视为一种"奇点"，指的是一种能够超越人类智力和创造力，完成人类目前无法实现的活动的系统。ASI 目前仍然是理论上的设想，在技术上尚未可行。一些分析师预测，ASI 的发展可能在未来几十年内实现。口腔医学是 ASI 有潜力带来变革的众多领域之一。利用 ASI 创建预测模型，识别感染特定口腔疾病风险较高的患者，是其在口腔医学领域应用的一个实例。借助这些模型，口腔专业人员能够根据每位患者的独特需求，提供定制化的预防计划和治疗方法，这些模型综合考虑了遗传、生活方式和病史等多种因素。随着 ASI 概念的出现，人们也开始关注这一强大技术的伦理影响，以及确保其以负责任和安全的方式被使用的重要性。

参考文献

Alam MK, Abutayyem H, Kanwal B, Shayeb MAL. Future of orthodontics—A systematic review and meta-analysis on the emerging trends in this field. J Clin Med. 2023;12(2):532. https://doi.org/10.3390/jcm12020532.

Alawi F. Artificial intelligence: the future might already be here. Oral Surg Oral Med Oral Pathol Oral Radiol. 2023;135(3):313–5. https://doi.org/10.1016/j.oooo.2023.01.002.

Aminoshariae A, Kulild J, Nagendrababu V. Artificial intelligence in endodontics: current applications and future directions. J Endod. 2021;47(9):1352–7. https://doi.org/10.1016/j.joen.2021.06.003.

Carrillo-Perez F, Pecho OE, Morales JC, Paravina RD, Della Bona A, Ghinea R, Pulgar R, Perez MDM, Herrera LJ. Applications of artificial intelligence in dentistry: a comprehensive review. J Esthet Restor Dent. 2022;34(1):259–80. https://doi.org/10.1111/jerd.12844.

Chen YW, Stanley K, Att W. Artificial intelligence in dentistry: current applications and future perspectives. Quintessence Int. 2020;51(3):248–57. https://doi.org/10.3290/j.qi.a43952.

Denecke K, Gabarron E. How artificial intelligence for healthcare look like in the future? Stud Health Technol Inform. 2021;281:860–4. https://doi.org/10.3233/SHTI210301.

Howard J. Algorithms and the future of work. Am J Ind Med. 2022;65(12):943–52. https://doi.org/10.1002/ajim.23429.

Hung KF, Yeung AWK, Bornstein MM, Schwendicke F. Personalized dental medicine, artificial intelligence, and their relevance for dentomaxillofacial imaging. Dentomaxillofac Radiol. 2023;52(1):20220335. https://doi.org/10.1259/dmfr.20220335.

Joshi S, Vibhute G, Ayachit A, Ayachit G. Big data and artificial intelligence—tools to be future ready? Indian J Ophthalmol. 2021;69(7):1652–3. https://doi.org/10.4103/ijo.IJO_514_21.

Karger E, Kureljusic M. Artificial intelligence for cancer detection—a bibliometric analysis and avenues for future research. Curr Oncol. 2023;30(2):1626–47. https://doi.org/10.3390/curroncol30020125.

Kolluri S, Lin J, Liu R, Zhang Y, Zhang W. Machine learning and artificial intelligence in pharmaceutical research and development: a review. AAPS J. 2022;24(1):19. https://doi.org/10.1208/s12248-021-00644-3.

Kulkarni S, Seneviratne N, Baig MS, Khan AHA. Artificial intelligence in medicine: where are we now? Acad Radiol. 2020;27(1):62–70. https://doi.org/10.1016/j.acra.2019.10.001.

Laur O, Wang B. Musculoskeletal trauma and artificial intelligence: current trends and projections. Skeletal Radiol. 2022;51(2):257–69. https://doi.org/10.1007/s00256-021-03824-6.

Lopez-Jimenez F, Attia Z, Arruda-Olson AM, Carter R, Chareonthaitawee P, Jouni H, Kapa S, Lerman A, Luong C, Medina-Inojosa JR, Noseworthy PA, Pellikka PA, Redfield MM, Roger VL, Sandhu GS, Senecal C, Friedman PA. Artificial intelligence in cardiology: present and future. Mayo Clin Proc. 2020;95(5):1015–39. https://doi.org/10.1016/j.mayocp.2020.01.038.

Malamateniou C, Knapp KM, Pergola M, Woznitza N, Hardy M. Artificial intelligence in radiography: where are we now and what does the future hold? Radiography (Lond). 2021;27(Suppl 1):S58–62. https://doi.org/10.1016/j.radi.2021.07.015.

Morch CM, Atsu S, Cai W, Li X, Madathil SA, Liu X, Mai V, Tamimi F, Dilhac MA, Ducret M. Artificial intelligence and ethics in dentistry: a scoping review. J Dent Res. 2021;100(13):1452–60. https://doi.org/10.1177/00220345211013808.

Muresanu S, Almasan O, Hedesiu M, Diosan L, Dinu C, Jacobs R. Artificial intelligence models for clinical usage in dentistry with a focus on dentomaxillofacial CBCT: a systematic review. Oral Radiol. 2023;39(1):18–40. https://doi.org/10.1007/s11282-022-00660-9.

Niu PH, Zhao LL, Wu HL, Zhao DB, Chen YT. Artificial intelligence in gastric cancer: application and future perspectives. World J Gastroenterol. 2020;26(36):5408–19. https://doi.org/10.3748/wjg.v26.i36.5408.

Noorbakhsh-Sabet N, Zand R, Zhang Y, Abedi V. Artificial intelligence transforms the future of health care. Am J Med. 2019;132(7):795–801. https://doi.org/10.1016/j.amjmed.2019.01.017.

Orhan K, Yazici G, Kolsuz ME, Kafa N, Bayrakdar IS, Çelik Ö. An artificial intelligence hypothetical approach for masseter muscle segmentation on ultrasonography in patients with bruxism. J Adv Oral Res. 2021;12(2):206–13. https://doi.org/10.1177/23202068211005611.

Ossowska A, Kusiak A, Swietlik D. Artificial intelligence in dentistry—narrative review. Int J Environ Res Public Health. 2022;19(6) https://doi.org/10.3390/ijerph19063449.

Panesar S, Cagle Y, Chander D, Morey J, Fernandez-Miranda J, Kliot M. Artificial intelligence and the future of surgical robotics. Ann Surg. 2019;270(2):223–6. https://doi.org/10.1097/SLA.0000000000003262.

Rekawek P, Rajapakse CS, Panchal N. Artificial intelligence: the future of maxillofacial prognosis and diagnosis? J Oral Maxillofac Surg. 2021;79(7):1396–7. https://doi.org/10.1016/j.joms.2021.02.031.

Rowe SP, Soyer P, Fishman EK. The future of radiology: what if artificial intelligence is really as good as predicted? Diagn Interv Imaging. 2022;103(9):385–6. https://doi.org/10.1016/j.diii.2022.04.006.

Savadjiev P, Chong J, Dohan A, Vakalopoulou M, Reinhold C, Paragios N, Gallix B. Demystification of AI-driven medical image interpretation: past, present and future. Eur Radiol. 2019;29(3):1616–24. https://doi.org/10.1007/s00330-018-5674-x.

Schwendicke F, Samek W, Krois J. Artificial intelligence in dentistry: chances and challenges. J Dent Res. 2020;99(7):769–74. https://doi.org/10.1177/0022034520915714.

Shu LQ, Sun YK, Tan LH, Shu Q, Chang AC. Application of artificial intelligence in pediatrics: past, present and future. World J Pediatr. 2019;15(2):105–8. https://doi.org/10.1007/s12519-019-00255-1.

Sunarti S, Fadzlul Rahman F, Naufal M, Risky M, Febriyanto K, Masnina R. Artificial intelligence in healthcare: opportunities and risk for future. Gac Sanit. 2021;35(Suppl 1):S67–70. https://doi.org/10.1016/j.gaceta.2020.12.019.

Tandon D, Rajawat J. Present and future of artificial intelligence in dentistry. J Oral Biol Craniofac Res. 2020;10(4):391–6. https://doi.org/10.1016/j.jobcr.2020.07.015.

Tekkesin AI. Artificial intelligence in healthcare: past, present and future. Anatol J Cardiol. 2019;22(Suppl 2):8–9. https://doi.org/10.14744/AnatolJCardiol.2019.28661.

Wang F, Preininger A. AI in health: state of the art, challenges, and future directions. Yearb Med Inform. 2019;28(1):16–26. https://doi.org/10.1055/s-0039-1677908.

10